"十四五"普通高等教育医学类计算机系列教材

医药计算机基础教程

（第二版）

屠志青　吴　刚◎主　编
张　铭　黄颖琦◎副主编

中国铁道出版社有限公司
CHINA RAILWAY PUBLISHING HOUSE CO., LTD.

内容简介

本书以高校医药类专业学生计算机应用能力培养为主线，重点在于"应用"和"能力"的提升，根据当前计算机文化基础在高校医药类专业教育改革的理念与要求，结合作者丰富的教学经验和教学改革成果编写而成。全书共分为八章，包括计算机与信息技术概述、计算机系统基础、Windows 7 操作系统、Word 2016 文字处理软件、Excel 2016 电子表格处理软件、PowerPoint 2016 演示文稿制作软件、网络应用基础、软件基础技术。

与本书配套出版的还有集实践和练习题于一体的《医药计算机基础实践教程》(第二版)。

本书适合作为医学类高等学校非计算机专业的计算机基础教材，也可作为高等学校成人教育或自学办公自动化的参考书。

图书在版编目（CIP）数据

医药计算机基础教程/屠志青,吴刚主编. —2 版. —北京:中国铁道出版社有限公司，2023.8
"十四五"普通高等教育医学类计算机系列教材
ISBN 978-7-113-30348-8

Ⅰ.①医… Ⅱ.①屠…②吴… Ⅲ.①计算机应用-医药学-高等学校-教材 Ⅳ.①R319

中国国家版本馆 CIP 数据核字(2023)第 118138 号

书　　名：医药计算机基础教程
作　　者：屠志青　吴　刚

策　　划：李志国　　**编辑部电话：**（010）83527746
责任编辑：张松涛　许　璐
封面设计：刘　颖
责任校对：安海燕
责任印制：樊启鹏

出版发行：中国铁道出版社有限公司（100054，北京市西城区右安门西街 8 号）
网　　址：http://www.tdpress.com/51eds/
印　　刷：三河市兴达印务有限公司
版　　次：2017 年 8 月第 1 版　2023 年 8 月第 2 版　2023 年 8 月第 1 次印刷
开　　本：787 mm×1 092 mm 1/16　**印张：**18.75　**字数：**478 千
书　　号：ISBN 978-7-113-30348-8
定　　价：49.00 元

第二版前言

《医药计算机基础教程》（第一版）的宗旨是：培养学生的计算机应用能力和解决实际问题的能力，重点要求在 Windows 7 平台下突出 Office 2010 办公软件的应用能力。该教材在使用过程中得到了检验，受到了广大师生的肯定。根据教育部大学计算机基础课程教学指导委员会的要求，我们对该书进行了相应的修订再版。

第二版响应党的二十大号召，全面贯彻党的教育方针，落实立德树人根本任务，在继续保留其优点和特色的基础上，在形式和内容上进行了更新和提升，主要进行了以下修订：根据教育部考试中心制定的新版等级考试大纲，将 Office 2010 升级到了 Office 2016，并优化完善教学案例；对“网络应用基础”一章重新进行梳理，删除部分陈旧内容，增加了新知识和前沿技术的介绍，并以兼容性、易用性较好的 Google Chrome 浏览器为例介绍了浏览器的使用方法；“软件基础技术”一章增加和更新了 Python 介绍，精简了 Java 介绍，补充了对程序设计与算法设计区别的介绍。此外，本书还对前一版的一些不妥之处进行了修正。

本书由屠志青、吴刚任主编，张铭、黄颖琦任副主编，罗莉、侯洪彬、赵梅、李志鹏、蒙毅等参与编写。本书在编写过程中得到了中国铁道出版社有限公司和编者所在学校的大力支持与帮助，在此表示衷心的感谢。

由于编者水平所限，加之时间仓促，书中难免存在疏漏和不足之处，敬请专家与读者批评指正。

编　者

2023 年 4 月

第一版前言

计算机科学是信息科学的重要组成部分。在信息化社会中，计算机文化知识已成为人们知识结构中不可或缺的重要组成部分，计算机的应用已成为各学科发展的基础。因此，学习和掌握计算机基础知识已成为人们的迫切要求，只有熟练掌握计算机应用的基本技能和操作技巧，才能站在时代的前列，适应社会发展的要求，成为一个新型的有用人才。随着计算机技术和网络技术的不断完善，人们的工作效率也在不断提高，它甚至影响到人们的行为、思想和习惯。为了适应医药高等学校大学生对计算机基础知识了解的要求，提升计算机的应用能力，我们综合多年来在计算机教学实践中积累的丰富经验，采用"任务驱动"的教学理念，紧跟计算机技术的潮流，编写了这本《医药计算机基础教程》。

本书编写的宗旨是：培养学生的计算机应用能力和解决实际问题的能力。依据是：教育部考试中心制定的《全国计算机等级考试一级 MS Office 考试大纲（2013 年版）》和《全国计算机等级考试二级公共基础知识考试大纲（2013 年版）》。重点要求：在 Windows 7 平台下，突出 Office 2010 办公软件的应用能力，并在此基础上强化计算机基础知识和计算机网络基础等内容，为培养学生的"计算思维"，特增设了软件基础技术的相关内容；本书在编写时以案例为基础，在完成任务的过程中学习知识点，使学生学以致用。本书主要内容包括计算机的发展、特点、应用与组成，以及数据在计算机中的表示和计算机病毒的概念；Windows 7 操作系统，通过具体的案例介绍 Windows 7 中的基本概念、文件的概念及基本操作；Word 2010 文字处理软件，主要完成文字的录入和编辑、文档格式的编排、图文混排以及表格的编辑和处理等任务；Excel 2010 电子表格处理软件，主要完成电子表格的创建、编排和格式的设置，使用公式或函数对数据进行分析与处理，建立各种格式的图表等任务；PowerPoint 2010 演示文稿制作软件，主要完成幻灯片的制作与编辑、动画设计等；网络运用基础，主要介绍有关网络的基本概念、Internet 的发展和应用、IE 的使用以及电子邮件的知识；软件基础技术，主要介绍常用的开发工具和常见算法设计思想。

本书内容组织方式深入浅出、循序渐进，基本概念、基本知识和技术描述准确，实践性强，精选素材，融合医药知识与特点，定位为医药类本科非计算机专业计算机基础

课程的教材或参考书。本书的主要特点如下:

- 内容的深度和广度符合最新的全国计算机等级考试要求，并略有提高。
- 注重知识点的基础性、系统性和实用性，突出“应用”和“能力”的提升。
- 与本书配套出版的还有集实践和习题于一体的《医药计算机基础实践教程》。

本书由吴刚、屠志青任主编，曾萍、张铭、黄颖琦任副主编，其他参编人员有罗莉、侯洪彬、赵梅、李志鹏等。本书在编写过程中得到了中国铁道出版社和编者所在学校的大力支持与帮助，在此表示衷心的感谢。

由于编者水平有限，加之时间仓促，书中难免存在疏漏和不足之处，敬请专家与读者批评指正。

编 者

2017 年 5 月

目　　录

第 1 章　计算机与信息技术概述

21 世纪是人类文明发展史上的一个重要世纪，是科学技术快速发展的世纪。随着全球信息化、数字化、网络化的发展，信息作为社会发展的重要资源，因网络而变得更加方便传播。计算机文化已渗透到社会的各个领域，成为人类文化中不可缺少的一部分。在进入信息时代的今天，学习计算机知识，掌握计算机的应用已成为人们的迫切需求。本章主要介绍计算机的发展及应用、信息技术基础、数制与编码、信息安全与病毒防治。

1.1　计算机的发展及应用

计算机作为 20 世纪人类最伟大的发明之一，是一种能自动、高速、精确地对信息进行存储、传送与加工处理的电子工具，是现代信息处理技术的基础。经过半个多世纪的高速发展与广泛应用，人们传统的工作、学习和生活方式被彻底改变。在这样一个全新的信息时代，人们的生活已经无法离开计算机。

1.1.1　计算机的发展历史

从人类起源以来，曾经使用手指、石子、结绳等最原始的方法进行计算。随着社会的进步，慢慢出现了使用计算工具进行计算，如算筹。北宋时期，中国人在长期使用算筹的过程中发明了更为方便的算盘，它结合一整套计算口诀和十进制计数法，能够方便快捷地实现十进制各种基本的计算。此后，世界各国的人们通过不断的发明和改进，相继发明了计算尺、机械计算器、差分机和分析机等计算工具。

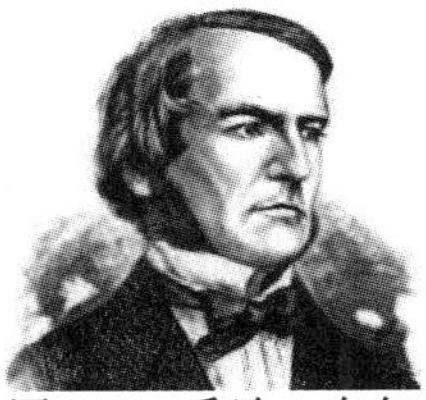

图 1-1　乔治・布尔

1854 年，英国数学家、逻辑学家乔治・布尔（见图 1-1）设计了一套表示逻辑理论中基本概念的符号，并规定了运算法则，将形式逻辑归结为代数运算，从而建立了逻辑代数，应用逻辑代数从理论上解决了具有两种点状态的电子管作为计算机的逻辑元件问题，为二进制的使用奠定了理论基础。

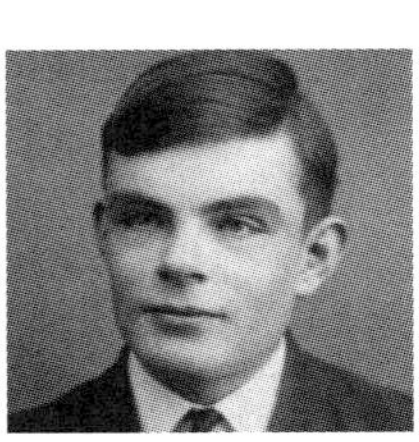

图 1-2　阿兰・图灵

1936 年，被称为计算机科学之父、人工智能之父的英国数学家、逻辑学家阿兰・图灵（见图 1-2），在他的《论可计算数及其在判定问题中的应用》论文中，从理论上论证了通用计算机的结构理论，提出了现代电子数字计算机的数学模型。

1945 年 6 月，匈牙利裔美籍数学家约翰・冯・诺依曼（见图 1-3）首先提出在计算机中“存储程序”的概念，起草了一个全新的“存储程序通用电子计算机方案”，为现代计算机的结构理论奠定了有力的基础。

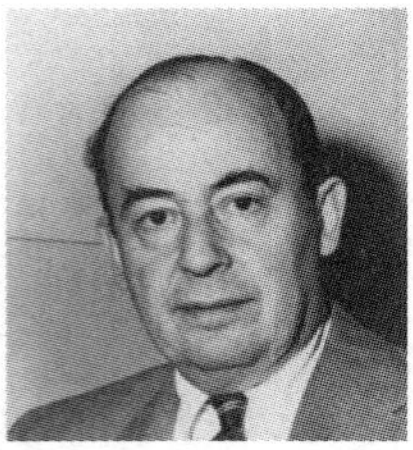

图 1-3 冯·诺依曼

1946 年 2 月 14 日，世界上第一台计算机在美国宾夕法尼亚大学研制成功，命名为 ENIAC（electronic numerical integrator and computer，电子数字积分计算机），如图 1-4 所示。它内部总共安装了 17 468 个电子管，70 000 多个电阻，10 000 多个电容和 1 500 多个继电器，电路的焊接点多达 500 万个；在机器表面布满电表、电线和指示灯。机器被安装在一排 2.75 m 高的金属柜中，占地面积 170 m^2，重达 30 t。虽然 ENIAC 体积庞大，耗电量惊人，运算速度不过每秒几千次加减法运算，但它比当时已有的计算装置要快 1 000 倍，而且还有按事先编好的程序自动执行算术运算、逻辑运算和存储数据的功能，因此，ENIAC 宣告了一个新时代的开始。从此科学计算的大门也被打开了。

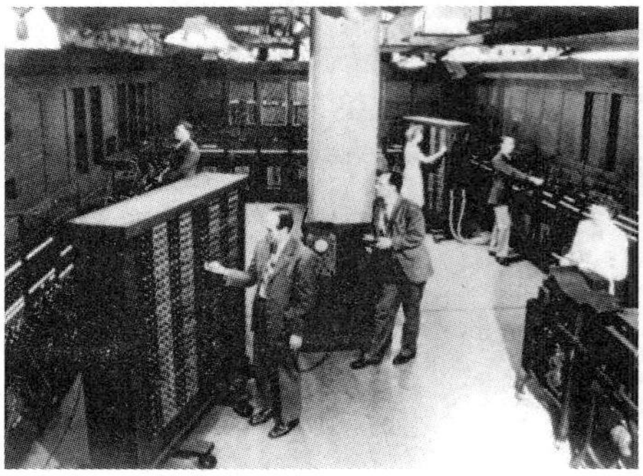

图 1-4 ENIAC

计算机的发展历史按其组成中采用的电子逻辑器件，可大致分为以下四个阶段：

1．第一代计算机（电子管计算机，1946—1957 年）

第一代计算机的主要特点是采用真空电子管作为逻辑元件，汞延迟线、阴极射线示波管静电存储器、磁鼓、磁芯作为主存储器，磁带作为外存储器。软件使用机器语言、汇编语言。一般用于军事和科学领域中的科学计算方面。第一代计算机笨重、体积庞大、速度慢、功耗大、造价高、可靠性差且维护困难。

2．第二代计算机（晶体管计算机，1958—1964 年）

第二代计算机的主要特点是采用晶体管代替电子管作逻辑元件，用磁芯或磁鼓作内存储器，磁盘与磁带作外存储器。同时如 FORTRAN、COBOL、ALGO160 等计算机高级语言也相应出现。与电子管计算机相比，晶体管计算机体积更小、寿命更长、耗电少、成本低、逻辑功能强，且可靠性高、更方便。因此，除了应用于军事研究、科学计算以外，也开始在数据处理、过程控制方面得到应用。

3．第三代计算机（集成电路计算机，1965—1970 年）

第三代计算机的主要特点是采用中、小型集成电路替代晶体管作逻辑元件，半导体存储器作内存储器，大幅度提升了存储容量。高级程序设计语言、操作系统发展迅速，出现了标准化的程序设计语言和人机会话式的 BASIC 语言。与晶体管计算机相比，集成电路计算机体积更小、质量更轻、耗电更省、寿命更长、功能更强、成本更低、运算速度和可靠性大大提高。其应用也进一步扩大到社会的多个领域。

4．第四代计算机（大规模、超大规模集成电路计算机，1971 年至今）

第四代计算机的主要特点是采用大规模、超大规模集成电路作逻辑元件，使用集成度越来越高的半导体存储器作内存储器，大容量的软、硬磁盘或光盘作外存储器。由于集成度越来越高，出现了微型计算机，展开了微型计算机发展的新时代。系统软件和应用软件得到了巨大的发展，出现了精简指令集计算机（RISC），软件系统也越来越工程化、理论化，程序设计自动化。同时计算机网络技术、分布式处理技术、多媒体技术也得到了相应的发展，计算机网络成为计算机发展的重要特征。这一代计算机的体积、质量、耗电、成本均大幅降低，运算速度、可靠性、存储容量、功能、寿命均大幅提升。

1.1.2　中国计算机的发展历史

我国计算机起步于 1956 年。在 1956 年颁布的《1956—1967 年科学技术发展远景规划》（简称十二年科技规划）中，把计算机列为发展科学技术的重点之一，并在 1957 年筹建中国第一个计算技术研究所。同年，夏培肃完成了第一台电子计算机运算器和控制器的设计工作，同时编写了中国第一本电子计算机原理讲义。

我国计算机的研制按照其组成中采用的电子逻辑器件，也可大致分为以下四个阶段：

1. 第一代电子管计算机研制（1957—1964 年）

1957 年，哈尔滨工业大学研制成功中国第一台模拟式电子计算机。

1957 年，中科院计算所开始研制通用数字电子计算机。

1958 年，中国第一台计算机——103 型通用数字电子计算机研制成功并交付使用，运行速度每秒 1 500 次。

1958 年 5 月我国开始了第一台大型通用电子数字计算机（104 机）研制。在研制 104 机同时，夏培肃院士领导的科研小组首次自行设计并于 1960 年 4 月研制成功一台小型通用电子数字计算机 107 机。

1964 年我国第一台自行设计的大型通用数字电子管计算机 119 机研制成功。

2. 第二代晶体管计算机研制（1965—1972 年）

1965 年，中国第一台大型晶体管电子计算机——109 乙机研制成功。对 109 乙机加以改进，两年后又推出 109 丙机，它在我国两弹试制中发挥了重要作用，被用户誉为“功勋机”。

华北计算所先后研制成功 108 机、108 乙机（DJS-6）、121 机（DJS-21）和 320 机（DJS-8），并在 738 厂等五家工厂生产。

1965～1975 年，738 厂共生产 320 机等第二代产品 380 余台。中国人民解放军军事工程学院（简称哈军工，是国防科技大学前身）于 1965 年 2 月成功推出了 441B 晶体管计算机并小批量生产了 40 多台。

3. 第三代中小规模集成电路计算机研制（1973—1980 年）

1973 年，北京大学与北京有线电厂等单位合作研制成功运算速度每秒 100 万次的中国第一台百万次集成电路大型通用电子计算机。

1974 年清华大学等单位联合设计，研制成功 DJS-130 小型计算机，以后又推出 DJS-140 小型机，形成了 100 系列产品。

与此同时，以华北计算所为主要基地，组织全国 57 个单位联合进行 DJS-200 系列计算机设计，同时也设计开发 DJS-180 系列超级小型机。

20 世纪 70 年代后期，原电子部 32 所和国防科技大学分别研制成功 655 机和 151 机，速度都在百万次级。

进入 20 世纪 80 年代，我国高速计算机，特别是向量计算机有新的发展。

4. 第四代大规模、超大规模集成电路计算机研制（1980 年至今）

1980 年初我国不少单位也开始采用 Z80、X86 和 6502 芯片研制微机。

1983 年 12 电子部六所研制成功与 IBM PC 机兼容的 DJS-0520 微机。

1983 年，“银河Ⅰ号”巨型计算机在国防科技大学研制成功，运算速度达每秒 1 亿次，这是我国高速计算机研制的一个重要里程碑。

1984 年，联想集团的前身新技术发展公司成立，中国出现第一次微机热。

1985 年，电子工业部计算机管理局研制成功与 IBM PC 机兼容的长城 0520CH 微机。

1987 年，第一台国产 286 微机——长城 286 正式推出。

1988 年，第一台国产 386 微机——长城 386 推出，中国发现首例计算机病毒。

1990 年，中国首台高智能计算机——EST/IS4260 智能工作站诞生，长城 486 计算机问世。

1992 年，国防科技大学研究出银河-Ⅱ通用并行巨型机，峰值速度达每秒 4 亿次浮点运算（相当于每秒 10 亿次基本运算操作），为共享主存储器的四处理机向量机，其向量中央处理机是采用中小规模集成电路自行设计的，总体上达到 20 世纪 80 年代中后期国际先进水平。它主要用于中期天气预报。

1993 年，国家智能计算机研究开发中心（后成立北京市曙光计算机公司）研制成功曙光一号全对称共享存储多处理机，这是国内首次以基于超大规模集成电路的通用微处理器芯片和标准 UNIX 操作系统设计开发的并行计算机。

1995 年，曙光公司又推出了国内第一台具有大规模并行处理机（MPP）结构的并行机曙光 1000（含 36 个处理机），峰值速度每秒 25 亿次浮点运算，实际运算速度上了每秒 10 亿次浮点运算这一高性能台阶。曙光 1000 与美国 Intel 公司 1990 年推出的大规模并行机体系结构与实现技术相近，与国外的差距缩小到 5 年左右。

1997 年，国防科大研制成功银河-Ⅲ百亿次并行巨型计算机系统，采用可扩展分布共享存储并行处理体系结构，由 130 多个处理结点组成，峰值性能为每秒 130 亿次浮点运算，系统综合技术达到 20 世纪 90 年代中期国际先进水平。

1997 至 1999 年，曙光公司先后在市场上推出具有机群结构（cluster）的曙光 1000A，曙光 2000-I，曙光 2000-Ⅱ超级服务器，峰值计算速度已突破每秒 1 000 亿次浮点运算，机器规模已超过 160 个处理机，

1999 年，银河四代巨型机研制成功。

2000 年，我国自行研制成功高性能计算机“神威 I”，其主要技术指标和性能达到国际先进水平。我国成为继美国、日本之后世界上第三个具备研制高性能计算机能力的国家。

2000 年，曙光公司推出每秒 3 000 亿次浮点运算的曙光 3000 超级服务器。

2001 年，中科院计算所研制成功我国第一款通用 CPU——“龙芯”芯片。

2002 年，曙光公司推出完全自主知识产权的“龙腾”服务器，龙腾服务器采用了“龙芯-1”CPU，采用了曙光公司和中科院计算所联合研发的服务器专用主板，采用曙光 LINUX 操作系统，该服务器是国内第一台完全实现自有产权的产品，在国防、安全等部门将发挥重大作用。

2003 年 12 月 9 日，联想承担的国家网格主节点“深腾 6800”超级计算机正式研制成功，其实际运算速度达到每秒 4.183 万亿次，全球排名第 14 位，运行效率 78.5%。

2003 年 12 月 28 日，“中国芯工程”成果汇报会在人民大会堂举行，我国“星光中国芯”工程开发设计出 5 代数字多媒体芯片，在国际市场上以超过 40%的市场份额占领了计算机图像输入芯片世界第一的位置。

2005 年 4 月 18 日，“龙芯二号”正式亮相。由中国科学研究院计算技术研究所研制的中国首

个拥有自主知识产权的通用高性能 CPU“龙芯二号”正式亮相。

2009 年 10 月 29 日，中国首台千万亿次超级计算机“天河一号”（见图 1-5）诞生。这台计算机每秒 1 206 万亿次的峰值速度和每秒 563.1 万亿次的 Linpack 实测性能，使中国成为继美国之后世界上第二个能够研制千万亿次超级计算机的国家。

2009 年，中国科学研究院计算技术研究所研制的 3A1000 是我国首个四核 CPU 芯片“龙芯 3 号”。

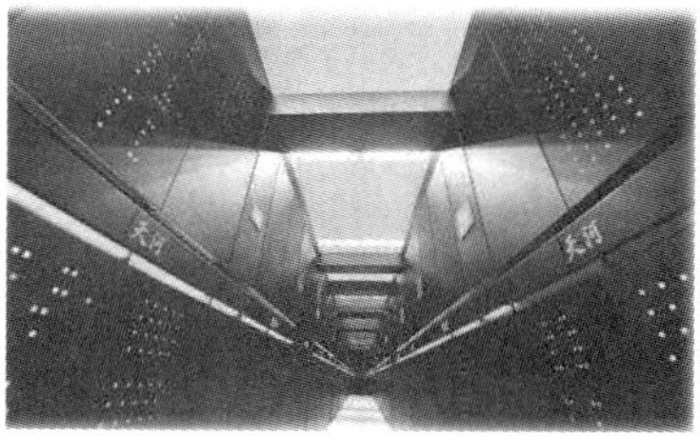

图 1-5　天河一号

2010 年 11 月 15 日，经过一年时间全面的系统升级后，“天河一号”在第 36 届全球超级计算机五百强排名中夺魁。升级后的“天河一号”运算速度可达每秒 2 570 万次。

2012 年 9 月 16 日“神威蓝光”高效能计算机在山东省济南国家超级计算中心安装。神威系统每秒能进行约一千万亿次运算，排在世界最快的 20 台计算机之列。更为重要的是，该系统采用的是由本国的一家计算机研究所设计、在上海制造的 8 700 片神威 1600 微处理器。

2013 年 5 月，“天河二号”（见图 1-6）超级计算机由中国国防科技大学研发成功，以峰值计算速度每秒 5.49 亿亿次、持续计算速度每秒3.39亿亿次双精度浮点运算的优异性能位居榜首，成为全球最快超级计算机。

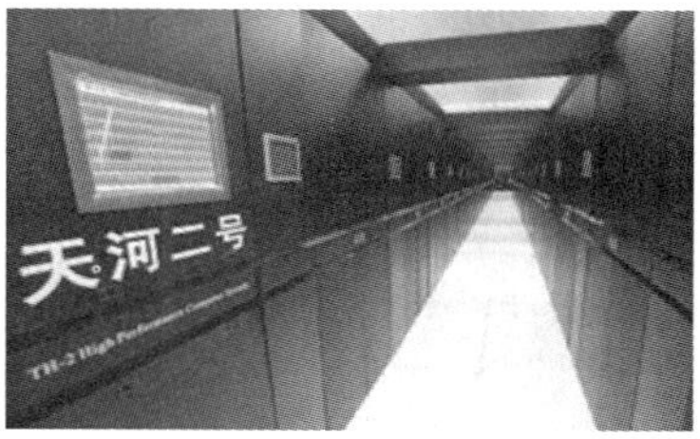

图 1-6　天河二号

2016 年 6 月 20 日，德国法兰克福国际超算大会（ISC）公布了新一期全球超级计算机 TOP500 榜单，由我国国家并行计算机工程技术研究中心研制的“神威 · 太湖之光”（见图 1-7）以超第二名近三倍的运算速度夺得第一。

2016 年 7 月 15 日，中国自主研制的超级计算机“神威 · 太湖之光”成为“运算速度最快的计算机”，其速度打破吉尼斯世界纪录。

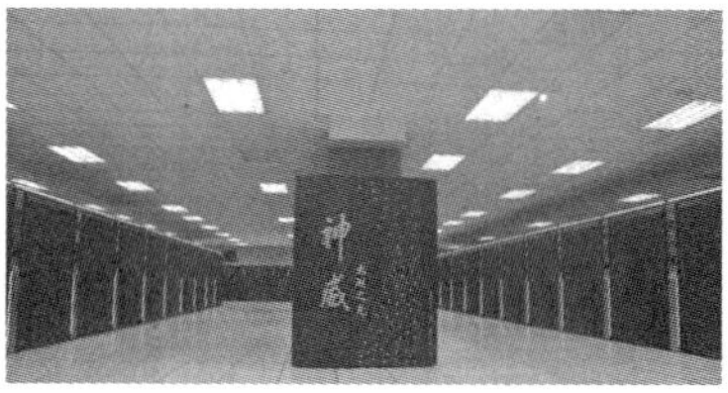

图 1-7　神威 · 太湖之光

2017 年 5 月 23 日，全球第一台量子计算机正式诞生，而这台量子计算机正是由中国所创造，量子计算机的出现不仅能够解决传统计算机中的能耗问题，还将给材料科学、量子化学、药物研究以及互联网等方面带来各种前沿科技的发展和变革。

2017 年 6 月“神威 · 太湖之光”凭借这一“超级速度”第三次出现在榜单榜首位置，实现三连冠。

2018 年 4 月 23 日，中国电科 38 所发布了实际运算性能在业界同类产品最强的数字信号处理器——“魂芯二号 A”。

2018 年，曙光、天河与神威已进入超级计算机竞赛领域的 E 级（秒钟运算一百亿亿次）超算研发，并逐步实现 CPU 和加速器的全国产化。

2021 年，第五十八届全球超级计算机 TOP 500 排行榜中，我国以 186 台继续领先全球，美国以 123 台排名世界第二。

1.1.3 未来计算机的发展方向

虽然基于集成电路的计算机短期内还不会退出历史舞台，但在未来社会中，计算机、网络、通信技术将会三位一体化。未来的计算机需要把人从重复、枯燥的信息处理中解脱出来，使得人们的工作、生活和学习方式彻底发生改变，给人类和社会节约出更大的生存和发展空间。随着计算机技术日新月异的发展，不断有新的计算机在紧锣密鼓地加紧研究。未来计算机正朝着巨型化、智能化、微型化、网络化和多媒体化的方向发展。

1. 未来计算机的发展方向

1）巨型化

所谓巨型化，是一种高精度、高速度、内存容量大和功能强的计算机。这类计算机主要用于天文、气象、地质、核工业、航天、军事等尖端科技领域，其运行速度一般在每秒上百亿次，是一个国家计算机技术水平和现代科学技术水平的标志。目前运算速度为每秒几百亿次到上万亿次的巨型计算机已经投入运行，并正在研制更高速的巨型机。

2）智能化

所谓智能化，是具有人工智能，能模拟人的感觉并有思维能力的计算机。智能化的研究包括模糊识别、图像识别、理解自然语言、推理决策、定理证明、虚拟现实技术、专家系统和智能机器人等。智能机器人的研制已获得阶段性的成果。

3）网络化

所谓网络化，是指利用计算机技术和通信技术，将分布在不同地理位置的具有独立功能的多台计算机互联起来，通过通信线路连接起来，在网络操作系统、网络管理软件及网络通信协议的管理和协调下，以实现软硬件和数据资源共享的目的。各类面向全球网络化应用的新型计算机和信息终端已成为主要产品，特别是云计算、移动网络计算已成为网络化发展的新形势。

4）微型化

所谓微型化，是指向着更小的方向发展，不但要使用方便还要体积小、成本低、功能齐全。计算机已经具有很强的计算能力和便携性，CPU 的生产技术已经达到纳米级，成本也在逐渐下降，智能手机、平板电脑和笔记本电脑以其更方便快捷、性价比更高的优势受到人们的青睐。

5）多媒体化

所谓多媒体化，是指对文本、视频图像、图形、声音、文字等多媒体信息进行综合处理，并通过计算机将各种媒体以数字形式展现，增加了信息来源，改善了人机界面，使人和计算机之间接受和处理信息的关系更加亲近友好。多媒体计算机是计算机技术、通信技术和大众传播技术相结合的产物，是当前计算机领域中最引人注目的高新技术之一。

2. 未来的计算机

从电子计算机的产生及发展可以看到，目前计算机技术的发展都是以电子技术的发展为基础的，集成电路芯片是计算机的核心部件。许多科学家认为以半导体材料为基础的集成技术日益走向它的物理极限，要解决这个矛盾，必须开发新的材料，采用新的技术。随着高新技术的研究和发展，世界各国的研究人员正在加紧研究开发新型计算机，我们有理由相信计算机技术也将拓展到其他新兴的技术领域，计算机的体系结构与技术都将产生一次量与质的飞跃，计算机新技术的开发和利用必将成为未来计算机发展的新趋势。

从计算机的研究情况来看，未来计算机将有可能在量子计算机、光子计算机、分子计算机、纳米计算机等方面的研究领域上取得重大突破。

1）量子计算机

量子计算机是一类遵循量子力学规律进行高速数学和逻辑运算、存储及处理量子信息的物理装置。量子计算机利用原子的多重自旋进行，可以在量子位上计算，可以在 0 和 1 之间计算。因此，一个量子位可以存储 2 个数据。同样数量的存储位，量子计算机的存储量比通常计算机大许多，它的性能能够超过任何可以想象的标准计算机。

2）光子计算机

光子计算机是利用光子代替电子、光互连代替导线互连、光硬件代替计算机中的电子硬件、光运算代替电运算进行数据运算、传输和存储，即全光数字计算机。在光子计算机中，不同波长的光代表不同的数据，可以对计算量大、复杂度高的任务实现快速的并行处理。在一般条件下光束互不干扰的特性，使得光计算机能够在极小的空间内开辟很多平行的信息通道，密度大得惊人。一块截面等于 5 分硬币大小的棱镜，其通过能力超过全球现有全部电缆的许多倍。在目前基础上光子计算机使运算速度呈指数上升。

3）分子计算机

分子计算机是通过吸收分子晶体上以电荷形式存在的信息，并以更有效的方式进行组织排列来运行的。运算过程就是蛋白质分子与周围物理化学介质的相互作用过程。它的积小、耗电少、运算快、存储量大。将在医疗诊治、遗传追踪和仿生工程中发挥无法替代的作用。目前正在研究的主要有生物分子或超分子芯片、分子化学反应算法等几种类型。以色列科学家已经研制出一种由 DNA 分子和酶分子构成的微型分子计算机，分子计算机进入实用阶段将指日可待。

4）纳米计算机

"纳米"是一个计量单位，大约是氢原子直径的 10 倍。纳米技术是用单个原子、分子制造物质的科学技术，纳米管元件尺寸在几到几十纳米范围，质地坚固，有着极强的导电性，能代替硅芯片制造计算机。纳米计算机是用纳米技术研发的新型高性能计算机。应用纳米技术研制的计算机内存芯片，其体积只有数百个原子大小，相当于人的头发丝直径的千分之一。纳米计算机体积小、造价低、存量大、性能好，几乎不需要耗费任何能源，而且比今天的计算机性能要强大许多倍，将逐渐取代芯片计算机，推动计算机行业的快速发展。

1.1.4　计算机的特点

计算机问世之初，主要用于数值计算，"计算机"也因此得名。但随着计算机技术的迅猛发展，它的应用范围迅速扩展到自动控制、信息处理、智能模拟等各个领域，能处理包括数字、文字、表格、图形、图像在内的各种各样的信息。与其他工具和人类自身相比,计算机具有存储性、通用性、高速性、自动性和精确性等特点。

计算机的特点主要包含以下几个方面：

1．运算速度快

计算机的运算速度是标志计算机性能的重要指标之一。通常用每秒执行定点加法的次数或平均每秒执行指令的条数来衡量。目前，最快的微型计算机每秒可运算亿次以上，巨型计算机每秒可运算亿亿次以上。

2．计算精度高

由于计算机采用二进制表示数据，因此数据的精确度主要取决于计算机的字长，字越长、有效位数越多，运算精度也越高。

3．具有逻辑判断能力

计算机不仅能进行算术运算，还可进行各种逻辑运算，具有逻辑判断能力。布尔代数是建立计算机的逻辑基础，逻辑判断是计算机能实现信息处理自动化的重要原因。

4．存储容量大

计算机的存储器具有存储信息越来越多、存储时间越来越长的海量存储能力。存储容量呈 GB、TB、PB、EB、ZB、YB、BB 级快速递增。目前已实现云存储。

5．具有自动控制能力

计算机自动化控制能力是由预先存放在机器内的程序和数据控制其操作，工作时按照程序规定的操作，依次自动响应完成，不需人工干预的自动化过程。存储程序是计算机工作的一个重要原则，也是计算机能自动处理的基础。

6．支持多种人机交互形式

计算机具有多种输入/输出设备，配上适当的软件后，可支持用户进行方便的人机交互。以广泛使用的鼠标为例，用户手握鼠标，只需将手指轻轻一点，计算机便随之完成某种操作功能，真可谓“得心应手，心想事成”。

7．通用性强

计算机能够在各行各业得到广泛的应用，其原因之一就是具有很强的通用性。计算机可以将任何复杂的信息处理任务分解成一系列的基本算术运算和逻辑运算，反映在计算机的指令操作中。按照各种规律要求的先后次序把它们组织成各种不同的程序，存入存储器。

1.1.5 计算机的分类

计算机的分类方法较多，根据处理的对象、用途和规模不同可有不同的分类方法，下面介绍常用的分类方法。

1．按处理的对象划分

计算机按处理的对象划分可分为模拟计算机、数字计算机和混合计算机。

（1）模拟计算机：指专用于处理连续的电压、温度、速度等模拟数据的计算机。其特点是参与运算的数值由不间断的连续量表示，其运算过程是连续的，由于受元器件质量影响，其计算精度较低，应用范围较窄。模拟计算机目前已很少生产。

（2）数字计算机：指用于处理数字数据的计算机。其特点是数据处理的输入和输出都是数字量，参与运算的数值用非连续的数字量表示，具有逻辑判断等功能。数字计算机是以近似人类大脑的“思维”方式进行工作的，所以又被称为“电脑”。

（3）混合计算机：指模拟技术与数字计算灵活结合的电子计算机，输入和输出既可以是数字数据，也可以是模拟数据。

2. 根据计算机的用途划分

根据计算机的用途不同可分为专用计算机和通用计算机两种。

（1）通用计算机：通用计算机适用于解决一般问题，其适应性强，应用面广，如科学计算、数据处理和过程控制等，但其运行效率、速度和经济性依据不同的应用对象会受到不同程度的影响。

（2）专用计算机：专用计算机用于解决某一特定方面的问题，配有为解决某一特定问题而专门开发的软件和硬件，应用于如自动化控制、工业仪表、军事等领域。专用计算机针对某类问题能显示出最有效、最快速和最经济的特性，但它的适应性较差，不适于其他方面的应用。

3. 根据计算机的规模划分

计算机的规模由计算机的一些主要技术指标来衡量，如字长、运算速度、存储容量、外部设备、输入和输出能力、配置软件丰富与否、价格高低等。计算机根据其规模可分为巨型机、小巨型机、大型机、小型机、微机、图形工作站等。

（1）巨型机：又称超级计算机，一般用于国防尖端技术和现代科学计算等领域。巨型机是当代速度最快的，容量最大的，体积最大的，造价也是最高的。目前巨型机的运算速度已达每秒上百亿亿次，并且这个记录还在不断刷新。巨型机是计算机发展的一个重要方向，研制巨型机也是衡量一个国家经济实力和科学水平的重要标志。

（2）小巨型机：又称小超级计算机或桌上型超级电脑，典型产品有美国 Convex 公司的 C-1、C-3 等和 Alliant 公司的 FX 系列等，我国有 NS1000。

（3）大型机：大型机包括通常所说的大、中型计算机，这类计算机具有较高的运算速度和较大的存储容量，一般用于科学计算、数据处理或用作网络服务器，但随着微机与网络的迅速发展，正在被高档微机所取代。

（4）小型机：小型机一般用于工业自动控制、医疗设备中的数据采集等方面。如 DEC 公司的 PDL11 系列、VAX11 系列，HP 公司的 1000、3000 系列等。目前，小型机同样受到高档微机的挑战。

（5）微机：微型计算机简称微机，又叫个人计算机（PC），是目前发展最快、应用最广泛的一种计算机。微机的中央处理器采用微处理芯片，体积小巧轻便。目前微机使用的微处理芯片主要有 Intel 公司的酷睿系列和 AMD 公司的锐龙系列。

（6）图形工作站：图形工作站是以个人计算环境和分布式网络环境为前提的高性能计算机，通常配有高分辨率的大屏幕显示器及容量很大的内存储器和外部存储器，并且具有较强的信息处理功能和高性能的图形、图像处理功能以及联网功能。主要应用在专业的图形处理和影视创作等领域。

1.1.6　计算机的应用

计算机的应用领域极其广泛，已经深入社会的各个领域，使得计算机的应用也是无处不在：

1. 科学计算

科学计算是指用计算机来完成和解决科学研究和工程技术中遇到的数学计算问题，又称数值计算。利用计算机进行科学计算，不仅可以节省大量的时间、人力和物力，而且可以提高计算精度，实现人工无法解决的各种科学计算问题，是发展现代尖端技术必不可少的重要工具。例如：人造卫星轨道计算、天气预报、人类基因序列分析、地质探矿、飞船设计等方面的大量计算都可以利用计算机来完成。

2．数据处理

数据处理又称信息处理，是指对大量各种信息的收集、分类、存储、整理、加工、传播、利用等一系列工作的统称。特点是需处理的原始数据量大但算术运算较简单，有着大量的逻辑判断与运算。它是目前计算机最广泛的应用领域。例如，财务管理、项目管理、图书管理、档案管理、企业管理、医疗管理等。目前，数据处理已经形成了诸如办公自动化系统、管理信息系统等应用系统。

3．人工智能

人工智能是指用计算机模拟某些人类大脑高思维活动，如感知、理解、推理、学习等某些智能行为，又称智能模拟。它是将控制论、仿真技术、计算机科学、心理学等综合起来应用的科学，是一个重要领域和前沿学科。它的目的是使计算机具有“推理”和“学习”的功能。目前在机器人、专家系统、模式识别、定理证明方面都有应用，其中最具代表性、应用最成功的两个方面是机器人和专家系统。

“专家系统”是使计算机具有某一方面的专门知识的程序系统，它总结了该方面专家的知识，拥有专门的知识库，利用这些知识来处理所遇到的问题，如人机对弈、模拟医生开处方等。

“机器人”是人工智能的前沿领域，可以代替人进行危险作业、流水线生产安装等工作。如高温、高辐射、剧毒等环境下工作。机器人的可利用性高，应用范围也很广，非常值得期待。

近年来人工智能的研究开始走向实用化。人工智能是计算机应用研究的前沿学科。

4．过程控制

过程控制是指利用计算机进行生产过程、实时过程的控制，又称实时控制。特点是要求实时性强，即计算机做出反应的时间必须与被控过程的实际时间相适应。广泛应用于石油化工、交通运输、机械加工、水电、冶金及其他国民经济部门中生产过程的控制，以及航天飞船、火箭和导弹等的自动控制。特别是人造卫星的发射及回收、导弹的拦截等需要精确控制的各种任务中，没有计算机的快速反应和调整，将无法成功。

5．计算机网络

计算机网络是通信技术与计算机技术有机结合的产物，可以将分布在不同地点的计算机互连起来，按照网络协议互相通信，以便共享软、硬件资源。目前，计算机网络技术的发展已经改变了人类传统的生活方式，通过计算机和网络人们可以在任何地方任何时候浏览全世界的新闻、聊天、收发邮件、网上学习、网上购物等。因此在交通、金融、企业管理、教育、邮电、商业等各行各业中得到了更广泛的应用。计算机网络的应用已渗透到社会生活的各个方面。目前，Internet 已成为全球性的互联网络。

6．计算机辅助系统

计算机辅助系统是指用计算机帮助工程技术人员进行设计工作，使设计工作半自动化甚至全自动化，它是计算机用于辅助设计（CAD）、辅助制造（CAM）、辅助测试（CAT）和辅助教学（CAI）等方面的统称。

CAD(computer aided design)指利用计算机及其图形设备帮助设计人员进行设计工作，提高设计的自动化程度，节省人力和物力。CAM (computer aided manufacturing)是指利用计算机来进行生产设备管理控制和操作的过程，提高产品质量，降低生产成本。CAT(computer aided test）是指利用计算机协助进行测试的一种方法，利用计算机进行复杂而大量的测试工作。CAI(computer aided instruction)是指教师借助计算机的辅助功能进行的教学实践过程，这种教学手段通过采用多媒体技术、程序设计技术、动画模拟技术和知识库技术等计算机技术，有效解决了传统教学手段单一和片面的不足。

7. 仿真

仿真是指对设想的或实际的系统建立模型，并对模型进行实验并观察它的行为的一个过程。仿真是解决设计问题的一个有效手段，可用于了解一个系统的行为，或评估不同参数、运行策略的效果。

例如，设计一个地铁站，用计算机建立起地铁站模型后，通过计算机仿真，可以模拟不同人流情况下地铁站的承受能力，观察地铁站受到火灾和震动时的逃生情况，甚至是抵御战争攻击和自然灾害的能力等。这样就为设计人员提供了很多有价值的参数，同时也可以节省一笔实际测试的费用。

1.2　信息技术基础

1.2.1　信息、信息技术与信息化

什么是信息，何谓信息技术，信息化后的社会又是怎样的？古时候人们利用烽火传递信号、驿差传送消息；近代使用书信传递消息；现代使用电报、电话传递消息。消息传输的时间更快更及时、信息更准确。当代随着计算机的出现和逐步普及，即时信息的传播对全社会的影响变得越来越重要，信息时代已经来临。

1. 信息

信息作为科学术语最早出现在哈特莱（R. V. Hartley）于 1928 年撰写的《信息传输》一文中。

20 世纪 40 年代，信息的奠基人香农（C. E. Shannon）给出了信息的明确定义，香农（Shannon）认为“信息是用来消除随机不确定性的东西”，这一定义被人们看作是经典性定义并加以引用。

信息是指音讯、消息、通信系统传输和处理的对象，泛指人类社会传播的一切内容。信息就是对各种事物的存在方式、运动状态和相互联系特征的一种表达和陈述；是自然界、人类社会和人类思维活动普遍存在的一切物质和事物的属性，它存在于人们的周围。信息是反映客观世界中各种事物的特征和变化，并可借某种载体加以传递的有用知识。

信息按其内容分为自然信息和社会信息。自然信息是自然界一切事物存在的方式及其运动变化状态的反应；社会信息按其性质又可分为政治信息、经济信息、军事信息、文化信息、科学技术信息、社会生活信息等。信息按其表现形态一般可分为数据、文本、声音和图像等。

各个年代信息传递的比较见表 1–1。

表 1-1 各个年代信息传递的比较

远　古	近　代	现　代	当　代
口耳相传或借助器物，信息传递速度慢、不精确；靠驿差长途跋涉，信息传递速度慢、信息形式单一	依靠交通工具的邮政系统。信息传递速度相对快一些、距离远相对就慢，且费用高	电报、电话。速度快、信息为单一文字	计算机网络。传递的信息量大、信息多样化，传递速度极快、不受地域阻碍

信息的基本特征有：

（1）感知性：信息能够通过人的感觉器官被接受和识别。其感知的方式和识别的手段因信息载体不同而各异：物体、色彩、文字等信息由视觉器官感知，音响、声音中的信息由听觉器官识别，天气冷热的信息则由触觉器官感知。

（2）依附性：信息的表示、传播和存储必须依附于某种载体，语言、文字、声音、图像和视频等都是信息的载体。而纸张、胶片、磁带、磁盘、光盘，甚至人的大脑等，则是承载信息的媒介。

（3）可加工性：人们对信息进行整理、归纳、去粗取精、去伪存真，从而获得更有价值的信息。例如天气预报的产生，一般要经过多个环节：首先要对大气进行探测，获得第一手大气资料；然后进行一定范围内的探测资料交换、收集、汇总；最后由专家对各种气象资料进行综合分析、计算和研究得出结果。

（4）可传递性：在案例中采用了语言、纸条、网络等几种方式进行信息的传递，由此可见，信息具有可传递性。信息传递可以是面对面的直接交流，也可以通过电报、电话、书信、传真来沟通；还可通过报纸、杂志、广播、电视、网络等来实现。

（5）可共享性：信息可以被不同的个体或群体接收和利用，它并不会因为接收者的增加而损耗，也不会因为使用次数的增加而损耗。例如，电视节目可以被许多人同时收看，但电视节目的内容不会因此而损失。信息可共享的特点使得信息资源能够发挥最大效用，同时能使信息资源生生不息。

（6）可伪性：由于人们在认知能力上存在差异，对于同一信息，不同的人可能会有不同的理解，形成“认知伪信息”；或者由于传递过程中的失误，产生“传递伪信息”，如在案例中第一组将纸条给第一位同学看后，用悄悄话往下传，传到最后一个人时，会产生信息的失真；也有人出于某种目的，故意采用篡改、捏造、欺骗、夸大、假冒等手段，制造“人为伪信息”。伪信息带来社会信息污染，具有极大的危害性。

（7）时效性：信息作为对事物存在的方式和运动状态的反映，随着客观事物的变化而变化。股市行情、气象信息、交通信息等瞬息万变，可谓机不可失、时不再来。

（8）价值相对性：信息具有使用价值，能够满足人们某一方面的需要。但信息使用价值的大小取决于受者的需求及其对信息的理解、认识和利用能力。

2. 信息技术

信息技术（information technology，IT）是指在信息科学的基本原理和方法的指导下扩展人类信息功能的技术。一般来说，信息技术是以电子计算机和现代通信为主要手段实现信息的获取、加工、传递和利用等功能的技术总和。人的信息功能包括：感觉器官承担的信息获取功能，神经网络承担的信息传递功能，思维器官承担的信息认知功能和信息再生功能，效应器官承担的信息执行功能。

信息技术主要包括传感技术、通信技术、计算机技术和缩微技术等内容。

传感技术（sensing technology）是指高精度、高效率、高可靠性的采集各种形式信息的技术。它的作用在于延长人的感觉器官收集信息的功能。目前，传感技术已经发展了一大批敏感元件，除了普通的照相机能够收集可见光波的信息、微音器能够收集声波信息之外，现在已经有了红外、紫外等光波波段的敏感元件，帮助人们提取那些人眼所见不到的重要信息。还有超声和次声传感器，可以帮助人们获得那些人耳听不到的信息。如各种遥感技术（卫星遥感技术、红外遥感技术等）和智能传感技术等。

通信技术（telecommunication technology）：是指将信息从一个地点传送到另一个地点所采取的方法和措施。它的作用在于延长人的神经系统传递信息的功能。通信技术先后由人体传递信息通信到简易信号通信，再发展到有线通信和无线通信，再到如今的移动式电话（手机）、传真、卫星通信，这些随时随地可用的现代通信方式使数据和信息的传递效率得到很大的提高，从而使过去必须由专业的电信部门来完成的工作转由行政、业务部门办公室的工作人员直接方便地来完成。通信技术成为办公自动化的支撑技术。

计算机技术（computer technology）：是指用计算机快速、准确的计算能力、逻辑判断能力和人工模拟能力，对系统进行定量计算和分析，为解决复杂系统问题提供手段和工具。它的作用在于延长人的思维器官处理信息和决策的功能。计算机技术与现代通信技术一起构成了信息技术的核心内容。计算机技术同样取得了飞速的发展，体积虽然越来越小，功能却越来越强。

缩微技术（microfilm technology）：是指将文献、工程图纸以及图片等信息缩摄到缩微胶片上，并加以保存和提供利用的技术，它以另一种形式补充了计算机的存储介质。它的作用在于延长人的记忆器官存储信息的功能。国外的缩微技术发展很快，美国是缩微技术最发达的国家。例如世界闻名的美国 UMI 公司是一个收集、储藏以及提供文献检索的出版公司，其服务范围包括近一百五十万册历代书籍、期刊、博士论文、档案以及原件。它的产品不仅包括印刷品、缩微平片，而且提供机读信息。

信息技术的基本内容与人的信息器官相对应，是人的信息器官的扩展，它们形成一个完整的系统，通信技术和计算机技术是核心，传感技术是核心与外部世界的接口。

现代信息技术已是一门综合性很强的高技术，它以通信、电子、计算机、自动化和光电等技术为基础，是产生、存储、转换和加工图像、文字和声音及数字信息的高新技术的总称。

3. 信息化

“信息化”一词最早是与“信息产业”“信息化社会”联系在一起的，其提出源于日本。1963 年，梅棹忠夫在《信息产业论》一书中首先向世人描述了“信息革命”“信息化社会”的诱人前景。该书被译成英文传播到西方，西方社会普遍使用“信息化”的概念是 20 世纪 70 年代后期才开始的。如今，“信息化”一词在全世界得到了广泛使用。人们从技术、知识、生产、经济、社会、国家等多角度对“信息化”的定义与内涵进行了阐释。

关于信息化的表述，在中国学术界和政府内部做过较长时间的研讨。如有的认为，信息化就是计算机、通信和网络技术的现代化；有的认为，信息化就是从物质生产占主导地位的社会向信息产业占主导地位社会转变的发展过程；有的认为，信息化就是从工业社会向信息社会演进的过程，等等。

1997年召开的首届全国信息化工作会议，对信息化和国家信息化定义为："信息化是指培育、发展以智能化工具为代表的新的生产力并使之造福于社会的历史过程。国家信息化就是在国家统一规划和组织下，在农业、工业、科学技术、国防及社会生活各个方面应用现代信息技术，深入开发广泛利用信息资源，加速实现国家现代化进程。"

实现信息化要构筑和完善的六个要素为：开发利用信息资源、建设国家信息网络、推进信息技术应用、发展信息技术和产业、培育信息化人才及制定和完善信息化政策。

从产生的角度看，信息化层次包括：信息产业化与产业信息化、产品信息化与企业信息化、国民经济信息化、社会信息化。

信息化代表了一种信息技术被高度应用，信息资源被高度共享，从而使得人的智能潜力以及社会物质资源潜力被充分发挥，个人行为、组织决策和社会运行趋于合理化的理想状态。同时信息化也是IT产业发展与IT在社会经济各部门扩散的基础之上的，不断运用IT改造传统的经济、社会结构从而通往如前所述的理想状态的一段持续的过程。

4．信息社会

信息社会也称信息化社会，是脱离工业化社会以后，信息将起主要作用的社会。

在农业社会和工业社会中，物质和能源是主要资源，所从事的是大规模的物质生产。而在信息社会中，信息成为比物质和能源更为重要的资源，以开发和利用信息资源为目的的信息经济活动迅速扩大，逐渐取代工业生产活动而成为国民经济活动的主要内容。

信息经济在国民经济中占据主导地位，并构成社会信息化的物质基础。以计算机、微电子和通信技术为主的信息技术革命是社会信息化的动力源泉。

由于信息技术在资料生产、科研教育、医疗保健、企业和政府管理以及家庭中的广泛应用，从而对经济和社会发展产生了巨大而深刻的影响，从根本上改变了人们的生活方式、行为方式和价值观念。

信息社会的基础包括：计算机技术及其系统与网络；信息高速公路；以反映人类生活和客观世界存在的各种数据库为核心的各种载体形式的信息资源；掌握和主宰信息技术的专家人才和具有信息文化素质的用户人才。

信息社会的主要特点包括：

（1）在信息社会中，信息、知识成为重要的生产力要素，和物质、能量一起构成社会赖以生存的三大资源。

（2）信息社会的经济是以信息经济、知识经济为主导的经济，它有别于农业社会是以农业经济为主导，工业社会是以工业经济为主导。

（3）在信息社会，劳动者的知识成为基本要求。

（4）科技与人文在信息、知识的作用下更加紧密地结合起来。

（5）人类生活不断趋向和谐，社会可持续发展。

1.2.2 信息技术的发展

信息技术的发展经历了三个重要阶段：古代信息技术发展阶段、近代信息技术发展阶段、现代信息技术发展阶段。

古代信息技术主要是通过手势、面部表情、身体动作或简单的嗓音（语言、符号文字、图形）来表达信息，利用人脑、石刻、甲骨、青铜器、竹简、木牍、丝绸和纸张来存储信息。其特征是以文字记录为主要信息存储手段，书信传递为主要信息传递方法。其中经历语言的产生、文字的产生、印刷术的发明三大重大信息变革。

近代信息技术主要是以电信为主角，整个近代信息技术的发展过程就是电信革命过程。使用有线通信、无线通信、卫星通信技术，利用电报、电话、无线电话、传真、广播、电视传输信息，录音、摄影、电影来存储信息。其特征是信息的以电为主体的信息传输技术，传递信息的速度更快、距离更远、内容更多。

现代信息技术是产生、存储、转换和加工图像、文字、声音等数字信息的一切现代高新技术的总称。以 1946 年在美国诞生的第一台电子数字计算机 ENIAC 为起点，使用计算机网络和卫星通信来传输信息及光电（磁带、磁盘、光盘、电子全息）技术来存储信息。其特征是将计算机、网络、光纤和卫星通信紧密地结合起来。现代信息技术由于渗透性、综合性强，使它处于现代高新技术群体中的最核心、最先导的地位，并推动信息革命的直接动力，使得计算机更智能化、价格更低。

信息技术的发展经历了五次重大的变革：古代语言的利用、文字的发明、印刷术的发明、近代电信革命、现代计算机技术的发明和利用。第一次信息革命是语言的使用，是从猿到人的重要标志，发生在距今约 35 000 年～50 000 年前。第二次信息革命是文字的创造，它使得人们可以超越时间和地理的局限互相书信往来，从而也留下了古代文明的记载，大约在公元前 3 500 年。第三次信息革命是大约在公元 1040 年，我国开始使用活字印刷技术，印刷术的发明为传播和积累提供了保证。它使得书籍更为普及，人人都有机会接受知识的洗礼。第四次信息革命是电报、电话、广播电视的发明和传播，突破了时间与空间的限制，它使得信息的获取更加方便快捷。第五次信息革命是计算机技术与现代通信技术的结合并普及，人类社会进入数字化信息时代，获取信息更加即时、多元化。

1.2.3 信息化时代

信息化不仅带给人类社会经济形态的巨大变革，引起人类社会生活的重大变化。信息资源日益成为重要的生产要素、无形资产和社会财富；信息网络更加普及并日趋融合；信息化与经济全球化相互交织，推动着全球产业分工深化和经济结构调整，重塑着全球经济竞争格局；互联网加剧了各种思想文化的相互激荡，成为信息传播和知识扩散的新载体；电子政务在提高行政效率、改善政府效能、扩大民主参与等方面的作用日益显著；信息安全的重要性与日俱增，成为各国面临的共同挑战。信息化在当今社会中的作用以及对社会的冲击，使得人类社会迎来一个崭新的社会生活时代——数字化生存时代。数字生存时代社会生活可以用下面的变化来描述。

电子银行：商业银行等银行业金融机构利用面向社会公众开放的通信通道或开放型公众网络，以及银行为特定自助服务设施或客户建立的专用网络，向客户提供的银行服务。电子银行业务主要包括利用计算机和互联网开展的网上银行业务，利用电话等声讯设备和电信网络开展的电话银行业务，利用移动电话和无线网络开展的手机银行业务，以及其他利用电子服务设备和网络、由客户通过自助服务方式完成金融交易的业务，如自助终端、ATM、POS 等。

电子商务：电子商务是运用数字信息技术，对企业的各项活动进行持续优化的过程。电子商务涵盖的范围很广，一般可分为企业对企业（B2B），或企业对消费者（B2C）两种。另外还有消费者对消费者（C2C）这种大步增长的模式。随着国内 Internet 使用人数的增加，利用 Internet 进行网络购物并以银行卡付款的消费方式已日渐流行，市场份额也在迅速增长，电子商务网站也层出不穷，网上购物成为一种时尚。

网上会议：科学家、企业家、行政系统管理人员通过网络参加电视会议，进行远程研究、沟通协调、发布命令等。

网上学校：学校围墙将消失，可以通过教育网络在家中到大学读书，还可在网上请教某一知名学者和教授；可以通过互联网共享全球教育资源，不用出国就能网上留学；利用 Internet，可以真正实现全民教育和终身教育。

网上广告：可以在网上看到所需要的任何商品信息，而且可以货比三家，直到找到满意的商品为止。

网上娱乐和休闲：在网上，可以博览群书，也可以发表自己的见解；可以听音乐，也可以看电影；可以聊天，也可以玩游戏；可以足不出户浏览世界名山大川。

数字化校园：是以数字化信息和网络为基础，在计算机和网络技术上建立起来的对教学、科研、管理、技术服务、生活服务等校园信息的收集、处理、整合、存储、传输和应用，使数字资源得到充分优化利用的一种虚拟教育环境。通过实现从环境（包括设备、教室等），资源（如图书、讲义、课件等）到应用（包括教、学、管理、服务、办公等）的全部数字化，在传统校园基础上构建一个数字空间，以拓展现实校园的时间和空间维度，提升传统校园的运行效率，扩展传统校园的业务功能，最终实现教育过程的全面信息化，从而达到提高管理水平和效率的目的。

数字城市（digital city）：以计算机技术、多媒体技术和大规模存储技术为基础，以宽带网络为纽带，运用遥感、全球定位系统、地理信息系统、遥测、仿真-虚拟等技术，对城市进行多分辨率、多尺度、多时空和多种类的三维描述，即利用信息技术手段把城市的过去、现状和未来的全部内容在网络上进行数字化虚拟实现。

线上政务大厅：网上政务大厅是充分运用互联网、大数据、云计算等手段，创新行政审批方式，推行各级各类审批服务事项线上集中，搭建了横向到部门，纵向连省、州市、县三级的线上审批服务平台，实现网上咨询、申报、预受理和预审查，初步形成了审批服务“一张网”。

1.3 数据、数制与编码

1.3.1 信息与数据

信息从不同的领域和不同的角度出发有着不同的含义，从计算机应用的角度来说，信息是人们对客观世界的认识，即对客观世界的一种反映。计算机要将信息进行处理，就需要先把在客观世界里获取到的信息转换成计算机可以识别的数据。因此，数据就是信息的具体表现形式，一组可以记录、可以识别的记号或符号，是信息的载体。数据的形式可以是狭义上的数字，还可以是具有一定意义的文字、字母、数字符号的组合、图形、图像、视频、音频等，也是客观事物的属性、数量、位置及其相互关系的抽象表示。例如，“0，1，2，…”“阴、雨、下降、气温”“学生的档案记录、货物的运输情况”等都是数据。数据可以通过输入设备输入计算机进行数据加工处理，转化为新的信息，在物理介质上传输或记录。

信息与数据既有联系，又有区别。数据是信息的表现形式和载体，可以是符号、文字、数字、语音、图像、视频等。而信息是数据的内涵，信息是加载于数据之上，对数据作具体有含义的解释。数据和信息是不可分离的，信息依赖数据来表达，数据则生动具体地表达出信息。数据是符号，是物理性的，信息是对数据进行加工处理之后所得到的并对决策产生影响的数据，是逻辑性和观念性的。具体表现为以下几方面：

（1）信息是加工后的数据。信息是一种经过选摘、分析、综合的数据，它使用户可以更清楚地了解正在发生什么事。所以，数据是原材料，信息是产品，信息是数据的含义。

（2）数据和信息是相对的。表现在一些数据对某些人来说是信息，而对另外一些人而言则可能只是数据。例如，在运输管理中，运输单对司机来说是信息，这是因为司机可以从该运输单上知道什么时候要为什么客户运输什么物品。而对负责经营的管理者来说，运输单只是数据，因为从单张运输单中，他无法知道本月的经营情况，并不能掌握现有可用的司机、运输工具等。

（3）信息是观念上的。因为信息是已加工了的数据，所以采用什么模型（或公式）、多长的信息间隔时间来加工数据，以获得信息，是受人对客观事物变化规律的认识制约的，由人确定的。因此，信息是揭示数据内在的含义，是观念上的。

1.3.2　数据单位

计算机内的所有数据（无论是数值型还是非数值型）都是用二进制进行表示，只能处理“0”和“1”两个基本符号，其中二进制数常用的单位有位、字节和字。

1. 位（bit）

计算机中存储数据的最小单位，不可分割的数据单位，指二进制数中的一个位数，称为“比特”，简称位。1 位二进制其值表示为“0”或“1”，2 位二进制其值表示为“00”“01”“10”“11”……n 位二进制其值表示有 2^n 种状态。

2. 字节（Byte）

字节是计算机中存储数据容量大小的基本单位。计算机存储容量的大小是以字节的多少来衡量的，因此字节被认为是计算机中最小的信息单位。一个字节由相邻 8 位二进制数组成，即 1Byte= 8 bit。常用的容量表示单位有 KB（千字节）、MB（兆字节）、GB（吉字节）、TB（太字节）等，K、M、G、T 分别读着千、兆、吉、太。各容量单位的换算关系如下：

1 KB = 2^{10} B（Byte）= 1 024 B（Byte）

1 MB = 2^{20} B（Byte）= 1 024 KB = 1 024 × 1 024 B（Byte）

1 GB = 2^{30} B（Byte）= 1 024 MB = 1 024 × 1 024 × 1 024 B（Byte）

1 TB = 2^{40} B（Byte）= 1 024 GB = 1 024 × 1 024 × 1 024 × 1 024 B（Byte）

3. 字（Word）

计算机在存储、传送、处理数据信息时，将一组二进制数作为一个整体来使用，这组二进制数就是一个字。一个字里的二进制数位数称为字长。通常字还表示计算机一次存取、加工、运算和传送的数据长度，一个字通常由一个字节或若干字节组成（一般为字节的整数倍）。由于字长是计算机一次所能处理的实际位数的多少，所以能极大地影响计算机处理数据的速率。字长越长，存储容量越大，精度越高，运算速度越快，功能越强大。不同计算机系统内部的字长不同，所以它成为衡量计算机性能的一个重要标志。通常有 8 位机、16 位机、32 位机、64 位机等。

1.3.3 数制

数制也称计数制，是用一组固定的符号和统一的规则来表示数值的方法。任何一个数制都包含两个基本要素：基数和位权。基数是数制所使用数码的个数。例如，二进制的基数为 2；十进制的基数为 10。位权是数制中某一位上的 1 所表示数值的大小（所处位置的价值）。例如，十进制的 123，百位数 1 的权是 10^2，十位数 2 的权是 10^1，个位数 3 的权是 10^0。二进制中的 1011，从左数第一位 1 的权是 2^3，第二位 0 的权是 2^2，第三位 1 的权是 2^1，第四位 1 的权是 2^0。

1. 进位计数制

日常生活中，人们习惯使用的是十进制，而在计算机中使用的是二进制。此外，为了简化二进制的书写和记忆，人们还常使用八进制和十六进制。常见进位计数制数码和基数见表 1-2。

数制有以下特点：

（1）使用一组固定的单一数字符号来表示数目的大小。

（2）有统一的规则。以 N 为基数，逢 N 进一。

表 1-2 常见进位计数制数码、基数

数 制	数 码	基数	规 则	数制符号
二进制	0、1	2	逢二进一	B
十进制	0、1、2、3、4、5、6、7、8、9	10	逢十进一	D
八进制	0、1、2、3、4、5、6、7	8	逢八进一	O 或 Q
十六进制	0、1、2、3、4、5、6、7、8、9、A、B、C、D、E、F	16	逢十六进一	H

（3）权值大小不同。位权就是单位数码在该数位上所表示的数量。位权以指数形式表达，指数的底是基数进位制的基数。例如：

① 十进制数 111.1 可以表示为 $1\times10^2+1\times10^1+1\times10^0+1\times10^{-1}$。

② 二进制数 111.1 可以表示为 $1\times2^2+1\times2^1+1\times2^0+1\times2^{-1}$。

③ 八进制数 111.1 可以表示为 $1\times8^2+1\times8^1+1\times8^0+1\times8^{-1}$。

④ 十六进制数 111.1 可以表示为 $1\times16^2+1\times16^1+1\times16^0+1\times16^{-1}$。

其中的 10^2、10^1、10^0、10^{-1}，2^2、2^1、2^0、2^{-1}，8^2、8^1、8^0、8^{-1} 及 16^2、16^1、16^0、16^{-1} 称为权，每一位数的数字符号乘以它的权即得到该位数的数值，该种表示方式称为位权展开式，位权展开式又称乘权求和式。

为了区分不同的进制数，便于书写，可以将数制的基数以下标的形式写在数的右下方，例如：

① 十进制数 111.1 可记为 $(111.1)_{10}$。

② 二进制数 111.1 可记为 $(111.1)_2$。

③ 八进制数 111.1 可记为 $(111.1)_8$。

④ 十六进制数 111.1 可记为 $(111.1)_{16}$。

还可以用 B、Q、D、H 分别表示二、八、十和十六进制，写于数的后面。如上面各个进制数可依次记为 111.1D、111.1B、111.1Q、111.1H。

默认表示的数为十进制数。如 111.1，表示的是十进制数。

2．计算机中采用二进制表示的原因

由于二进制数只有 0、1 两个基本数字，这两个状态正好与计算机中电子器件的物理现象一致。例如，电平的高与低、晶体管的导通与截止、逻辑代数中的“真”与“假”等，所以二进制数在电子技术上比较容易实现。因此，数据在计算机内部都采用二进制表示。

二进制的特性主要表现为：

（1）可行性：二进制数的实现最为容易。

（2）可靠性：二进制数只有两个状态，数字的转移和处理不易出错。

（3）简易性：二进制的运算法则简单。

（4）逻辑性：二进制的 1、0 两个代码，正好可以代表逻辑代数的“真”“假”。

1.3.4　数制之间的转换

1．将 *R* 进制（二进制、八进制、十六进制数）转换成十进制

将 *R* 进制数（二进制、八进制、十六进制数）按位权展开式展开，然后按十进制规则进行计算求和，其结果就是对应的十进制，这种方法称为“位权法”。

【例 1-1】 把$(111.011)_2$转换成十进制。

$$(111.011)_2=1\times2^2+1\times2^1+1\times2^0+0\times2^{-1}+1\times2^{-2}+1\times2^{-3}$$
$$=4+2+1+0+0.25+0.125$$
$$=(7.375)_{10}$$

【例 1-2】 把$(167.25)_8$转换成十进制。

$$(167.25)_8=1\times8^2+6\times8^1+7\times8^0+2\times8^{-1}+5\times8^{-2}$$
$$=64+48+7+0.25+0.078125$$
$$=(119.328125)_{10}$$

【例 1-3】 把$(2CF.A)_{16}$转换成十进制。

$$(2CF.A)_{16}=2\times16^2+12\times16^1+15\times16^0+10\times16^{-1}$$
$$=512+192+15+0.625$$
$$=(719.625)_{10}$$

2．十进制转换成 *R* 进制

十进制转换成 *R* 进制时，整数部分的转换与小数部分的转换方法是不同的。为了将一个既有整数部分又有小数部分的十进制数转换成二进制数，可以将其整数部分和小数部分分别转换，然后再组合。

1）十进制转换成二进制

（1）整数部分：除 2 取余法。将十进制数反复除以 2，直到商是 0 为止，并将每次相除之后所得的余数按次序记下来，第一次相除所得余数是 K_0，最后一次相除所得的余数是 K_{n-1}，则 $K_{n-1}K_{n-2}\cdots K_2\,K_1\,K_0$ 即为转换所得的二进制数。这个规律是“先余为低位，后余为高位”。

【例 1-4】 将十进制数$(25)_{10}$转换成二进制数。

解：

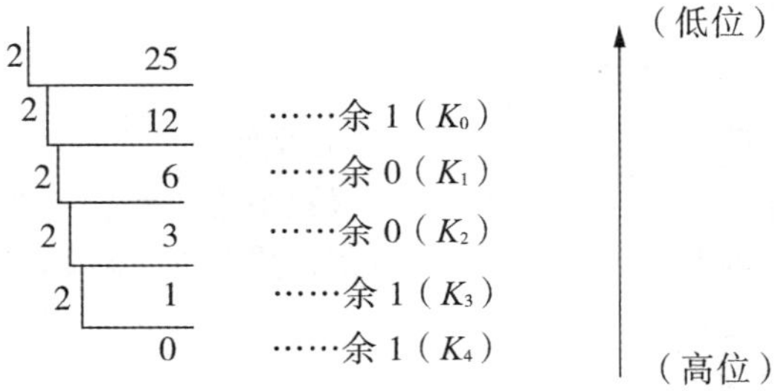

$(25)_{10}=(11001)_2$。

（2）小数部分：乘 2 取整法。将十进制数的纯小数（不包括乘后所得的整数部分）反复乘以 2，直到乘积的小数部分为 0 或小数点后的位数达到精度要求为止。第一次乘以 2 所得的结果是 K_{-1}，第二次乘以 2 所得的整数是 K_{-2}，最后一次乘以 2 所得的结果是 K_{-m}，则所得二进制数为 0. K_{-1} K_{-2} …K_{-m}。这个规律是“先整为高位，后整为低位”。

【例 1-5】 将十进制数 $(0.1875)_{10}$转换成二进制。

解：取整数部分

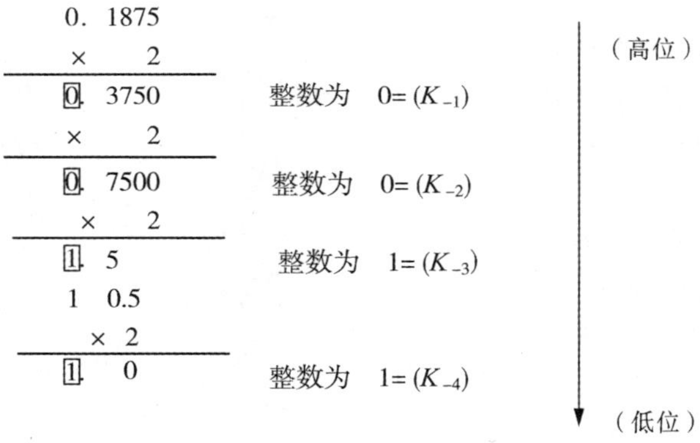

$(0.1875)_{10}=(0.0011)_2$。

【例 1-6】 将十进制数 $(25.1875)_{10}$转换成二进制数。

解：对于这种既有整数又有小数的十进制数，可以将其整数部分和小数部分分别转换为二进制，然后再组合起来，就是所求的二进制数了。

$(25)_{10}=(11001)_2$

$(0.1875)_{10}=(0.0011)_2$

$(25.1875)_{10}=(11001.0011)_2$

2）十进制转换成八进制

十进制转换为八进制的方法与十进制转换为二进制的方法类似。

十进制整数→八进制方法：“除 8 取余”；“先余为低位，后余为高位”。

十进制小数→八进制小数方法：“乘 8 取整”；“先整为高位，后整为低位”。

【例 1-7】 将十进制$(205)_{10}$转换为八进制。

```
8 | 205                        ↑ （低位）
  8 | 25    ……余 5（K0）
    8 | 3   ……余 1（K1）
        0   ……余 3（K2）       （高位）
```

$(205)_{10}=(315)_8$

3）十进制转换成十六进制

十进制转换为十六进制的方法与十进制转换为二进制的方法类似。

十进制整数→十六进制方法：“除 16 取余”；“先余为低位，后余为高位”。

十进制小数→十六进制小数方法：“乘 16 取整”“先整为高位，后整为低位”。

【例 1-8】 将$(98)_{10}$转换为十六进制。

```
16 | 98                        ↑ （低位）
  16 | 6    ……余 2（K0）
       0    ……余 6（K1）       （高位）
```

$(90)_{10}=(62)_{16}$

3. 二进制、八进制、十六进制之间的转换

1）二进制数转换为八进制数

二进制数转换为八进制数的方法：以小数点为界，整数部分向左、小数部分向右分别将每三位二进制数组成一组（如果不足三位，可用零补足），把每组数换成对应的八进制数即可。八进制数转换为二进制数，将每一位八进制数展开成三位二进制数即可。

【例 1-9】 将二进制数$(11101101011.10)_2$转换成八进制数。

```
011   101   101   011 .100
 3     5     5     3  . 4
```

即$(11101101011.10)_2=(3553.4)_8$

【例 1-10】 将八进制数$(6472)_8$转换为二进制数。

```
 6     4     7     2
110   100   111   010
```

即$(6472)_8=(110100111010)_2$

二进制与八进制对照表见表 1–3。

表 1-3　二进制与八进制对照表

二进制	八进制	二进制	八进制
000	0	100	4
001	1	101	5
010	2	110	6
011	3	111	7

2）二进制数转换为十六进制数

二进制数转换为十六进制数的方法：以小数点为界，整数部分向左、小数部分向右分别将每

四位二进制数组成一组（如果不足四位，可用零补足），把每组数换成对应的十六进制数即可。十六进制数转换为二进制数，将每一位十六进制数展开成四位二进制数即可。

【例 1-11】 将二进制数$(11110010100010.111)_2$转换为十六进制数

0011	1100	1010	0010	.	1110
3	C	A	2	.	E

即 $(11110010100010.111)_2=(3CA2.E)_{16}$

【例 1-12】 将十六进制数$(F4B3)_{16}$转换成二进制数：

F	4	B	3
1111	0100	1011	0011

即 $(F4B3)_{16}=(1111010010110011)_2$

二进制与十六进制对照表见表 1-4。

表 1-4 二进制与十六进制对照表

二进制	十六进制	二进制	十六进制
0000	0	1000	8
0001	1	1001	9
0010	2	1010	A
0011	3	1011	B
0100	4	1100	C
0101	5	1101	D
0110	6	1110	E
0111	7	1111	F

4. 二进制数的算术运算和逻辑运算

二进制的运算分为算术运算和逻辑运算两种。算术运算即四则运算，而逻辑运算是对逻辑数据进行处理。

1）算术运算

二进制算术运算法则见表 1-5。

表 1-5 二进制算术运算法则

加	减	乘	除
1+1 =10（向高位进位）	1−1 = 0	1 × 1 = 1	1 ÷ 1 =1
1+0 = 1	1−0 = 1	1 × 0 = 0	1 ÷ 0（无意义）
0+1 = 1	0−1 = 1（向高位借位）	0 × 1 = 0	0 ÷ 1 =0
0+0 = 0	0−0 = 0	0 × 0 = 0	

【例 1-13】 计算$(110.01)_2+(10.10)_2$。

$$\begin{array}{r} 110.01 \\ +\quad 10.10 \\ \hline 1000.11 \end{array}$$

所以 $(110.01)_2+(10.10)_2=(1000.11)_2$

【例 1-14】 计算$(110.01)_2-(10.10)_2$。

```
        1 1 0 . 0 1
  -       1 0 . 1 0
  -------------------
          1 1 . 1 1
```

所以$(110.01)_2-(10.10)_2=(11.11)_2$

【例 1-15】 计算$(110)_2\times(101)_2$。

```
           1 1 0
       ×   1 0 1
   ---------------
           1 1 0
         0 0 0
   +   1 1 0
   ---------------
       1 1 1 1 0
```

所以$(110)_2\times(101)_2=(11110)_2$

【例 1-16】 计算$(111100)_2\div(1100)_2$。

```
           101
  1100 / 111100
        - 1100
       ---------
          1100
         -1100
       ---------
             0
```

所以$(111100)_2\div(1100)_2=(101)_2$。

2）逻辑运算

逻辑变量之间的运算称为逻辑运算，它是用符号来表达和演算事物内部逻辑关系的一种现代数学方法。主要包括三种基本运算："与"运算（又称逻辑乘法）、"或"运算（又称逻辑加法）、"非"运算（又称逻辑否定）。此外，还包括"异或"等运算，见表 1-6。

表 1-6　二进制逻辑运算法则

逻辑与	逻辑或	逻辑非	逻辑异或
$1\cap 1=1$	$1\cup 1=1$	$\overline{1}=0$	$1\oplus 1=0$
$1\cap 0=0$	$1\cup 0=1$	$\overline{0}=1$	$0\oplus 1=1$
$0\cap 1=0$	$0\cup 1=1$		$1\oplus 0=1$
$0\cap 0=0$	$0\cup 0=0$		$0\oplus 0=0$

"与"其他的表示符号：&、×；"或"其他的表示符号：|、+；"非"其他的表示符号：!、～；"异或"其他的表示符号：^。

1.3.5　计算机信息编码

1．数值数据编码

在计算机内部，数的表示形式称为机器数。其特点是符号数值化，通常规定一个数值的最高位为符号位。用“0”或“1”来表示，0 表示该数为正，符号位为 1 表示该数为负。为了方便、有效地进行二进制数的加减运算，可在机器内部使用补码。在了解为何机器要使用补码之前，让我们先了解原码、反码和补码的概念。

1）原码

原码就是符号位加上真值的绝对值，即用第一位表示符号，其余位表示值。比如，如果是 8 位二进制，[+1]原 = 0000 0001，[-1]原 = 1000 0001。

2）反码

正数的反码与其原码相同，最高位为 0 表示正数，其余位为数值位。负数的反码是其符号位取 1，对应的数值部分按位取反得到，如果是 8 位二进制，[+1]反 = 0000 0001，[-1]反 = 1111 1110。

3）补码

正数的补码与其原码相同。负数的补码是在其反码的最低位上加 1 得到。如果是 8 位二进制，[+1]补 = 0000 0001，[-1]补 = 1111 1111。

补码是为简化二进制运算而提出的一种表示方式。有了补码，可以使得符号位能与有效数值部分一起参加运算，从而简化运算规则；也使得减法运算转换为加法运算，如计算 1-1，直接转化为[+1]补+[-1]补进行计算，简化计算机中运算器的线路设计。所以计算机数值运算实际上都是用补码来进行的。

2. 非数值数据编码

数值数据只是计算机所处理数据的一种类型。由于计算机中的数据以二进制的形式存储、运算、识别和处理，如英文字母、标点符号、特殊字符、图形符号等各种字符都必须按特定规则变成二进制编码才能输入计算机，因此产生了另一种数据类型，为字符数据。

将字符数据按照约定的规则，用二进制编码的形式在计算机中表示出来，称为字符数据编码。目前，最通用的字符数据编码是 ASCII 码。

1）ASCII 码

计算机中最常用的字符编码是美国标准信息交换码（american standard code for information interchange)，简称 ASCII 码。1963 年，鲍勃·比默尔制定了 ASCII 码，1968 年成为美国标准。之后，ASCII 码被国际标准化组织指定为国际标准。ASCII 码编码有两种版本，即标准的 ASCII 码和扩展的 ASCII 码，即 7 位码和 8 位码两种版本。

标准 ASCII 码用一个字节（8 位）表示一个字符，但是最高位并未使用，被置为 0，只用低 7 位表示 128 个（$2^7=128$）字符。包括 10 个阿拉伯数字、26 个大写英文字母、26 个小写英文字母、32 个标点及运算符号和 34 个控制符号，见表 1-7。例如，0 的 ASCII 码 48[$(0110000)_2$]；A 的 ASCII 码 65[$(1000001)_2$]；a 的 ASCII 码 97[$(1100001)_2$]。

表 1-7 标准 ASCII 码字符集

$D_3D_2D_1D_0$	$D_6D_5D_4$							
	000	001	010	011	100	101	110	111
0000	NUL	DLE	SP	0	@	P	`	p
0001	SOH	DC1	!	1	A	Q	A	q
0010	STX	DC2	“	2	B	R	b	r
0011	ETX	DC3	#	3	C	S	c	s

续表

$D_3D_2D_1D_0$	$D_6D_5D_4$							
	000	001	010	011	100	101	110	111
0100	EOT	DC4	$	4	D	T	d	t
0101	ENQ	NAK	%	5	E	U	e	u
0110	ACK	SYN	&	6	F	V	f	v
0111	BEL	ETB	‘	7	G	W	g	w
1000	BS	CAN	(	8	H	X	h	x
1001	HT	EM	)	9	I	Y	i	y
1010	LF	SUB	*	:	J	Z	j	z
1011	VT	ESC	+	;	K	[	k	{
1100	FF	FS	,	<	L	\	l		
1101	CR	GS	–	=	M	]	m	}
1110	SO	RS	.	>	N	↑	n	～
1111	SI	US	/	?	O	→	o	DEL

扩展 ASCII 码是将标准 ASCII 码最高位置为 1，用完整的 8 位二进制数的编码形式表示一个字符，总共可以表示 256 个字符。其中扩展部分的 ASCII 码值范围为 128～255，共 128 个字符，通常被定义为一些图形符号。

2）汉字字符的表示

英文是拼音文字，基本符号比较少，编码比较容易，因此，在计算机系统中，输入、内部处理、存储和输出都可以使用 ASCII 码完成。而汉字字数多，字形复杂，计算机存储和处理也比较复杂，因此在不同的场合要使用不同的编码。根据汉字输入、处理、输出的过程，通常有四种类型的编码，即输入码、国标码、机内码、字形码。

（1）输入码。汉字的输入码又称汉字外码，指的是从键盘将汉字输入到计算机时使用的编码。输入码主要可以分为三类：数字编码、拼音编码和字形编码。

① 数字编码。常用的数字编码是国标区位码。区位码的特点是编码方法简单，码与字一一对应，无重码。但因记忆困难，虽然 Windows 操作系统中自带有中文区位码输入法，但很少有人使用。

② 拼音编码。拼音编码是按照汉字的拼音来输入汉字的。这种方法简单易学，但由于汉字同音字太多，输入后一般要进行选择，输入速度较慢。搜狗拼音输入法就是拼音编码，其他常用的拼音编码还有智能 ABC 输入法、微软拼音等。

③ 字形编码。字形编码是以汉字的形状确定的编码。汉字都有一定的偏旁和部首，字形编码将这些偏旁部首用字母或数字进行编码。字形编码的重码率低，输入速度快，但是要熟记偏旁部首的编码，还要合理地将汉字拆分为一定的偏旁部首，所以字形码比较难学。典型的字形编码是五笔字型。

（2）国标码。我国在 1981 年制订颁布了《信息交换用汉字编码字符集　基本集》（GB/T 2312—1980）它是汉字编码国家标准，简称为国标码。国标码是国家规定的用于汉字信息处理的代码依据。

根据词频统计的结果，选择出 6 763 个常用汉字，并为每个汉字分配了标准代码，以供汉字交换信息使用。按照汉字出现的频度，将它们分为一级汉字库 3 755 个和二级汉字库 3 008 个。其中一级汉字按拼音排序，二级汉字按部首排序。但是 GB 2312—1980 不能处理人名、古汉语等情景中出现的罕用字以及少数民族的文字，为了解决这个问题，我国陆续研究、发布了多个汉字编码。目前，汉字普遍采用的编码是 GB 18030—2005《信息技术中文编码字符集》，收入了 70 000 多个汉字。

国标码用两个字节表示一个汉字，每个字节只使用低 7 位，高位为 0，分别表示一个汉字所在的区和位。

（3）机内码。机内码是计算机内部处理汉字信息时所用的汉字编码。内码采用变形的国标码，即将国标码两字节的最高位由 0 改为 1，其余 7 位不变。

如“沪”字的国标码为 3B26H，前字节为 00111011B，后字节为 00100110B，高位改成 1 后得到 10111011B 和 10100110B，转换成十六进制就得到“沪”的内码为 BBA6H。

（4）字形码。汉字的字形码是汉字字库中存储的汉字字形的数字化信息，用于汉字的显示输出或打印机输出。汉字字库是汉字字形库的简称，是汉字字形数字化后以二进制文件形式存储在存储器而形成的汉字字模库。汉字字形库可以用点阵或矢量来表示，目前大多采用点阵方式。

① 字形点阵主要有 16×16 点阵、24×24 点阵、32 × 32 点阵、48×48 点阵、128×128 点阵及 256×256 点阵等。点阵数越大，字形越清晰美观，所占存储空间越大。但因点阵中每个点的信息要用一位二进制位来表示，所以，随着点阵数的增大，字形码占用的字节数也相应增大。如 16×16 点阵的字形码，每个汉字占用的存储空间为 32B（16×16/8=32）；而 24×24 点阵的字形码则需要 72B（24×24/8=72）存储空间，编码简单，但字体放大以后会失真，边缘有锯齿。

② 矢量字库保存的是每一个汉字的轮廓特征，在显示或打印时，需经过复杂的算法计算，相对点阵字库来说速度慢，但字体放大以后不会失真。

汉字输入时，首先由输入码将其转换成相应的机内码；根据机内码，找到其字模信息在汉字字库中的位置；然后取出该字的字模信息，输出到屏幕上显示或打印机上打印。

1.4 信息安全与病毒防治

21 世纪的今天，科学技术，尤其是信息技术的迅猛发展，使得计算机这一人类伟大的发明已经广泛深入到社会的各个角落，人们利用计算机存储数据、处理图像、互发邮件、充分享用计算机带来的无可比拟的功能和智慧。随着信息社会的到来，信息资源得到了极大的丰富，各种应用软件日益普及，人们每天都会处理各种信息。如何有效获取、利用信息，保护信息的安全等已成为在信息社会中生存的一项基本能力。

1.4.1　信息安全概述

1．信息安全

信息安全本身包括的范围很大，其中包括如何防范商业企业机密泄露、防范青少年对不良信息的浏览、个人信息的泄露等。网络环境下的信息安全体系是保证信息安全的关键，包括计算机安全操作系统、各种安全协议、安全机制（数字签名、消息认证、数据加密等），直至安全系统，如 UniNAC、DLP 等，只要存在安全漏洞便可以威胁全局安全。

信息安全学科可分为狭义安全与广义安全两个层次，狭义的安全是建立在以密码论为基础的计算机安全领域，早期中国信息安全专业通常以此为基准，辅以计算机技术、通信网络技术与编程等方面的内容；广义的信息安全是一门综合性学科，从传统的计算机安全到信息安全，不但是名称的变更也是对安全概念的延伸，安全不再是单纯的技术问题，而是将管理、技术、法律等问题相结合的产物。

国际标准化组织（ISO）对计算机信息安全的定义是：为数据处理系统建立和采取的技术上和管理上的安全保护，保护计算机硬件、软件不因偶然的或恶意的原因而遭破坏、更改和暴露。美国国防部国家计算机安全中心的定义是“要讨论计算机安全首先必须讨论对安全需求的陈述。”而今，信息安全是指信息系统(包括硬件、软件、数据、人、物理环境及其基础设施)受到保护，不受偶然的或者恶意的原因而遭到破坏、更改、泄露，系统连续可靠正常地运行，信息服务不中断，最终实现业务连续性。

一般说来，安全的系统会利用一些专门的安全特性来控制对信息的访问，只有经过适当授权的人，或者以这些人的名义进行的进程可以读、写、创建和删除这些信息。我国公安部计算机管理监察司的定义是“计算机安全是指计算机资产安全，即计算机信息系统资源和信息资源不受自然和人为有害因素的威胁和危害。”

国务院于 1994 年 2 月 18 日颁布的《中华人民共和国计算机信息系统安全保护条例》第一章第三条的定义是：计算机信息的安全保护，应当保障计算机及其相关的配套设备设施（含网络）的安全，运行环境的安全，保障信息的安全，保障计算机功能的正常发挥，以维护计算机信息系统的安全运行。

2．信息安全目标

信息安全的实现目标：

（1）真实性：对信息的来源进行判断，能对伪造来源的信息予以鉴别。

（2）保密性：是指防止非授权的主体阅读信息。它是信息安全一诞生就具有的特性，也是信息安全主要的研究内容之一。更通俗地讲，就是说未授权的用户不能够获取敏感信息。对纸质文档信息，我们只需要保护好文件，不被非授权者接触即可。而对计算机及网络环境中的信息，不仅要制止非授权者对信息的阅读。也要阻止授权者将其访问的信息传递给非授权者，以致信息被泄露。

（3）完整性：是指防止信息被未经授权地篡改。它可保护信息保持原始的状态，使信息保持其真实性。如果这些信息被蓄意地修改、插入、删除等，形成虚假信息将带来严重的后果。

（4）可用性：是指授权主体在需要信息时能及时得到服务的能力，保证合法用户对信息和资源的使用不会被不正当地拒绝。可用性是在信息安全保护阶段对信息安全提出的新要求，也是在网络化空间中必须满足的一项信息安全要求。

（5）不可否认性：是指在网络环境中，信息交换的双方不能否认其在交换过程中发送信息或接收信息的行为。建立有效的责任机制，防止用户否认其行为，这一点在电子商务中是极其重要的。

（6）可控制性：是指对信息和信息系统实施安全监控管理，防止非法利用信息和信息系统。

信息安全的保密性、完整性和可用性主要强调对非授权主体的控制。而对于控制授权主体的不正当行为而言，信息安全的可控性和不可否认性恰恰是通过对授权主体的控制，实现对保密性、完整性和可用性的有效补充，主要强调授权用户只能在授权范围内进行合法的访问，并对其行为进行监督和审查。

除了上述信息安全目标外，还有信息安全的可审计性、可鉴别性等。信息安全的可审计性是指信息系统的行为人不能否认自己的信息处理行为。与不可否认性的信息交换过程中行为可认定性相比，可审计性的含义更宽泛一些。信息安全的可见鉴别性是指信息的接收者能对信息的发送者的身份进行判定。它也是一个与不可否认性相关的概念。

3．信息安全威胁

（1）信息泄露：信息被泄露或透露给某个非授权的实体。

（2）破坏信息的完整性：数据被非授权地进行增删、修改或破坏而受到损失。

（3）拒绝服务：对信息或其他资源的合法访问被无条件地阻止。

（4）非法使用（非授权访问）：某一资源被某个非授权的人，或以非授权的方式使用。

（5）窃听：用各种可能的合法或非法的手段窃取系统中的信息资源和敏感信息。例如对通信线路中传输的信号搭线监听，或者利用通信设备在工作过程中产生的电磁泄漏截取有用信息等。

（6）业务流分析：通过对系统进行长期监听，利用统计分析方法对诸如通信频度、通信的信息流向、通信总量的变化等参数进行研究，从中发现有价值的信息和规律。

（7）假冒：通过欺骗通信系统（或用户）达到非法用户冒充成为合法用户，或者特权小的用户冒充成为特权大的用户的目的。黑客大多是采用假冒攻击。

（8）旁路控制：攻击者利用系统的安全缺陷或安全性上的脆弱之处获得非授权的权利或特权。例如，攻击者通过各种攻击手段发现原本应保密，但是却又暴露出来的一些系统“特性”，利用这些“特性”，攻击者可以绕过防线守卫者侵入系统的内部。

（9）授权侵犯：被授权以某一目的使用某一系统或资源的某个人，却将此权限用于其他非授权的目的，也称作“内部攻击”。

（10）特洛伊木马：软件中含有一个觉察不出的有害的程序段，当它被执行时，会破坏用户的安全。这种应用程序称为特洛伊木马。

（11）陷阱门：在某个系统或某个部件中设置的“机关”，使得在特定的数据输入时，允许违反安全策略。

（12）抵赖：这是一种来自用户的攻击，比如否认自己曾经发布过的某条消息、伪造一份对方来信等。

（13）重放：出于非法目的，将所截获的某次合法的通信数据进行复制，而重新发送。

（14）计算机病毒：一种在计算机系统运行过程中能够实现传染和侵害功能的程序。

（15）人员不慎：一个授权的人为了某种利益，或由于粗心，将信息泄露给一个非授权的人。

（16）媒体废弃：信息被从废弃的磁碟或打印过的存储介质中获得。

（17）物理侵入：侵入者绕过物理控制而获得对系统的访问。

（18）窃取：重要的安全物品，如令牌或身份卡被盗。

（19）业务欺骗：某一伪系统或系统部件欺骗合法的用户或系统自愿地放弃敏感信息等。

4. 信息安全相关技术

在市场上比较流行，而又能够代表未来发展方向的安全产品大致有以下几类：

（1）用户身份认证：是安全的第一道大门，是各种安全措施可以发挥作用的前提，身份认证技术包括静态密码、动态密码（短信密码、动态口令牌、手机令牌）、USB KEY、IC 卡、数字证书、指纹虹膜、人脸识别等。

（2）防火墙：防火墙在某种意义上可以说是一种访问控制产品。它在内部网络与不安全的外部网络之间设置障碍，阻止外界对内部资源的非法访问，防止内部对外部的不安全访问。主要技术有包过滤技术、应用网关技术、代理服务技术。防火墙能够较为有效地防止黑客利用不安全的服务对内部网络的攻击，并且能够实现数据流的监控、过滤、记录和报告功能，较好地隔断内部网络与外部网络的连接。但它本身可能存在安全问题，也可能会是一个潜在的瓶颈。

（3）网络安全隔离：网络隔离有两种方式，一种是采用隔离卡来实现的，另一种是采用网络安全隔离网闸实现的。隔离卡主要用于对单台机器的隔离，网闸主要用于对于整个网络的隔离。

（4）安全路由器：由于 WAN 连接需要专用的路由器设备，因而可通过路由器来控制网络传输。通常采用访问控制列表技术来控制网络信息流。

（5）虚拟专用网（VPN）：虚拟专用网是在公共数据网络上，通过采用数据加密技术和访问控制技术，实现两个或多个可信内部网之间的互联。VPN 的构筑通常都要求采用具有加密功能的路由器或防火墙，以实现数据在公共信道上的可信传递。

（6）安全服务器：安全服务器主要针对一个局域网内部信息存储、传输的安全保密问题，其实现功能包括对局域网资源的管理和控制，对局域网内用户的管理，以及局域网中所有安全相关事件的审计和跟踪。

（7）电子签证机构——CA 和 PKI 产品：电子签证机构（CA）作为通信的第三方，为各种服务提供可信任的认证服务。CA 可向用户发行电子签证证书，为用户提供成员身份验证和密钥管理等功能。PKI 产品可以提供更多的功能和更好的服务，将成为所有应用的计算基础结构的核心部件。

（8）安全管理中心：由于网上的安全产品较多，且分布在不同的位置，这就需要建立一套集中管理的机制和设备，即安全管理中心。它用来给各网络安全设备分发密钥，监控网络安全设备的运行状态，负责收集网络安全设备的审计信息等。

（9）入侵检测系统（IDS）：入侵检测，作为传统保护机制（如访问控制、身份识别等）的有效补充，形成了信息系统中不可或缺的反馈链。

（10）入侵防御系统（IPS）：入侵防御系统作为 IDS 很好的补充，是信息安全发展过程中占据重要位置的计算机网络硬件。

（11）安全数据库：由于大量的信息存储在计算机数据库内，有些信息是有价值的，也是敏感的，需要保护。安全数据库可以确保数据库的完整性、可靠性、有效性、机密性、可审计性及存取控制与用户身份识别等。

（12）安全操作系统：给系统中的关键服务器提供安全运行平台，构成安全 WWW 服务，安全 FTP 服务、安全 SMTP 服务等，并作为各类网络安全产品的坚实底座，确保这些安全产品的自身安全。

（13）图文档加密：能够智能识别计算机所运行的涉密数据，并自动强制对所有涉密数据进行加密操作，而不需要人的参与。体现了安全面前人人平等。从根源解决信息泄密造成计算机中存储数据丢失的原因主要是：病毒侵蚀、人为窃取、计算机电磁辐射、计算机存储器硬件损坏等。

1.4.2 计算机病毒

计算机病毒最早出现在 20 世纪 70 年代 David Gerrold 科幻小说 *When H.A.R.L.I.E. was One*。最早科学定义出现在 1983 年，在 Fred Cohen（南加大）的博士论文“计算机病毒案例”“一种能把自己（或经演变）注入其他程序的计算机程序”。启动区病毒、宏（macro）病毒和脚本（script）病毒也是相同概念传播机制。它们同生物病毒类似，生物病毒是把自己注入细胞之中。

病毒不是来源于突发或偶然的原因。一次突发的停电和偶然的错误，会在计算机的磁盘和内存中产生一些乱码和随机指令，但这些代码是无序和混乱的，病毒则是一种比较完美的、精巧严谨的代码，按照严格的秩序组织起来，与所在的系统网络环境相适应和配合起来，病毒不会通过偶然形成，并且需要有一定的长度，这个基本的长度从概率上来讲是不可能通过随机代码产生的。现在流行的病毒主要是由人为故意编写的，多数病毒可以找到作者和产地信息。

1. 计算机病毒的定义

计算机病毒是指编制或者在计算机程序中插入的破坏计算机功能或者破坏数据，影响计算机使用并且能够自我复制的一组计算机指令或者程序代码。

计算机病毒是一个程序，一段可执行码。就像生物病毒一样，具有自我繁殖、互相传染以及激活再生等生物病毒特征。计算机病毒有独特的复制能力，它们能够快速蔓延，又常常难以根除。它们能把自身附着在各种类型的文件上，当文件被复制或从一个用户传送到另一个用户时，它们就随同文件一起蔓延开来。

2. 计算机病毒的分类

1）从其传播方式上

（1）引导型病毒。又称开机型病毒。当用户开机时，通过 DOS 的引导程序引入内存中，它不以文件的形式存储在磁盘上，因此也没有文件名，十分隐蔽。由于它先于操作系统装入内存，因此它能够完全控制 DOS 的各类中断，具有强大的破坏能力。常见的大麻病毒、巴基斯坦智囊病毒及米开朗琪罗病毒等均属这类。

（2）文件型病毒。这是一种针对性很强的病毒，一般来讲，它只感染磁盘上的可执行文件（COM、EXE、SYS 等），它通常依附在这些文件的头部或尾部，一旦这些感染病毒的文件被执行，病毒程序就会被激活，同时感染其他文件。这类病毒数量最大，它们又可细分为外壳型、源码型和嵌入型等。

（3）混合型病毒。这类病毒兼有上述两种病毒的特点，它既感染引导区又感染文件，正是因为这种特性，使它具有了很强的传染性。如果只将病毒从被感染的文件中清除，当系统重新启动时，病毒将从硬盘引导进入内存，这之后文件又会被感染；如果只将隐藏在引导区中的病毒消除掉，当文件运行时，引导区又会被重新感染。

2）按其破坏程度来分

（1）良性病毒。这类病毒多数是恶作剧的产物，其目的不为破坏系统资源，只是为了自我表现一下。其一般表现为显示信息、发出声响、自我复制等。

（2）恶性病毒。这类病毒的目的在于破坏计算机中的数据。删除文件，对数据进行删改、加密，甚至对硬盘进行格式化，使计算机无法正常运行甚至瘫痪。

3. 计算机病毒的特征

（1）程序性（可执行性）。计算机病毒与其他合法程序一样，是一段可执行程序，但它不是一个完整的程序，而是寄生在其他可执行程序上，因为它享有一切程序所能得到的权力。在病毒运行时，与合法程序争夺系统的控制权。计算机病毒只有当它在计算机内得以运行时，才具有传染性和破坏性。也就是说计算机 CPU 的控制权是关键问题。

（2）传染性。传染是病毒的基本特征。计算机病毒是一段人为编制的计算机程序代码，这段程序代码一旦进入计算机并得以执行，它就会搜索其他符合其传染条件的程序或者存储介质，确定目标后再将自身代码插入其中，达到自我繁殖的目的。只要一台计算机感染病毒，如不及时处理，那么病毒会在这台计算机上迅速扩散，其中的大量文件会被感染。而被感染的文件又成为新的传染源，再与其他机器进行数据交换或通过网络接触，病毒会继续进行传染。

（3）潜伏性。潜伏性的第一种表现是指，病毒程序不用专用检测程序是检查不出来的，因此病毒可以潜伏在磁盘或磁带里几天，甚至几年，一旦时机成熟，得到运行机会，就又要四处繁殖、扩散，继续危害。潜伏性的第二种表现是指，计算机病毒的内部往往有一种触发机制，不满足触发条件时，计算机病毒除了传染外没有别的破坏。触发条件一旦得到满足，有的在屏幕上显示信息、图形或特殊标识，有的则执行破坏系统的操作，如格式化磁盘、删除磁盘文件、对数据文件做加密、封锁键盘以及使系统死锁等。

（4）可触发性。因某个事件或数值的出现，诱使病毒实施感染或进行攻击的特性称为可触发性。为了隐藏自己，病毒必须潜伏，少做动作。如果完全不动，一直潜伏，病毒既不能感染也不能进行破坏，便失去了杀伤力。病毒既要隐藏又要维持杀伤力，它必须具有可触发性。

（5）破坏性。所有的计算机病毒都是一种可执行程序，而这一可执行程序又必然要运行，所以对系统来讲，所有的计算机病毒都存在一个共同的危害，即降低计算机系统的工作效率，占用系统资源。同时计算机病毒的破坏性主要取决于计算机病毒设计者的目的，如果病毒设计者的目的在于彻底破坏系统的正常运行，那么这种病毒对于计算机系统进行攻击造成的后果是难以估计的，它可以毁掉系统的部分数据，也可以破坏全部数据并使之无法恢复。

（6）攻击的主动性。病毒对系统的攻击是主动的，不以人的意志为转移的。也就是说，从一定的程度上讲，计算机系统无论采取多少严密的保护措施都不可能彻底地消除病毒对系统的攻击，而保护措施充其量是一种预防的手段而已。

（7）病毒的隐藏性。计算机病毒的隐藏性表现为两个方面：第一、传染的隐藏性，一般不具有外部表现，不易被人发现。第二、病毒程序存在的隐藏性，一般的病毒程序都夹在正常程序之中，很难被发现，而一旦病毒发作出来，往往已经给计算机系统造成了不同程度的破坏。

（8）病毒的针对性。计算机病毒是针对特定的计算机和特定的操作系统的。例如：有针对 IBM PC 及其兼容机的，有针对 Apple 公司的 Macintosh 的，还有针对 UNIX 操作系统的。例如，小球病毒是针对 IBM PC 机及其兼容机上的 DOS 操作系统的。

（9）寄生性。计算机病毒还具有寄生性特点。计算机病毒需要在宿主中寄生才能生存，才能更好地发挥其功能，破坏宿主的正常机能。通常情况下，计算机病毒都是在其他正常程序或数据中寄生，在此基础上利用一定媒介实现传播，在宿主计算机实际运行过程中，一旦达到某种设置条件，计算机病毒就会被激活，随着程序的启动，计算机病毒会对宿主计算机文件不断进行修改，使其破坏作用得以发挥。

4．计算机病毒的危害

1）病毒激发对计算机数据信息的直接破坏作用

大部分病毒在激发的时候直接破坏计算机的重要信息数据，所利用的手段有格式化磁盘、改写文件分配表和目录区、删除重要文件或者用无意义的“垃圾”数据改写文件、破坏 CMOS 设置等。

2）占用磁盘空间和对信息的破坏

寄生在磁盘上的病毒总要非法占用一部分磁盘空间。引导型病毒的一般侵占方式是由病毒本身占据磁盘引导扇区，而把原来的引导区转移到其他扇区，也就是引导型病毒要覆盖一个磁盘扇区。被覆盖的扇区数据永久性丢失，无法恢复。文件型病毒利用一些 DOS 功能进行传染，这些 DOS 功能能够检测出磁盘的未用空间，把病毒的传染部分写到磁盘的未用部位去。所以在传染过程中一般不破坏磁盘上的原有数据，但非法侵占了磁盘空间。一些文件型病毒传染速度很快，在短时间内感染大量文件，每个文件都不同程度地加长了，造成磁盘空间的严重浪费。

3）抢占系统资源

除 VIENNA、CASPER 等少数病毒外，其他大多数病毒在动态下都是常驻内存的，这就必然抢占一部分系统资源。病毒所占用的基本内存长度大致与病毒本身长度相当。病毒抢占内存，导致内存减少，一部分软件不能运行。除占用内存外，病毒还抢占中断，干扰系统运行。计算机操作系统的很多功能是通过中断调用技术来实现的。病毒为了传染激发，总是修改一些有关的中断地址，在正常中断过程中加入病毒的“私货”，从而干扰了系统的正常运行。

4）影响计算机运行速度

病毒进驻内存后不但干扰系统运行，还影响计算机速度，主要表现在：

（1）病毒为了判断传染激发条件，总要对计算机的工作状态进行监视，这相对于计算机的正常运行状态既多余又有害。

（2）有些病毒为了保护自己，不但对磁盘上的静态病毒加密，而且进驻内存后的动态病毒也处在加密状态，CPU 每次寻址到病毒处时要运行一段解密程序把加密的病毒解密成合法的 CPU 指令再执行；而病毒运行结束时再用一段程序对病毒重新加密。CPU 额外执行数千条及至上万条指令。

（3）病毒在进行传染时同样要插入非法的额外操作，特别是传染移动盘时不但计算机速度明显变慢，而且移动盘正常的读写顺序被打乱，发出刺耳的噪声。

5）计算机病毒错误与不可预见的危害

计算机病毒与其他计算机软件的一大差别是病毒的无责任性。编制一个完善的计算机软件需要耗费大量的人力、物力，经过长时间调试完善，软件才能推出。但在病毒编制者看来既没有必要这样做，也不可能这样做。很多计算机病毒都是个别人在一台计算机上匆匆编制调试后就向外抛出。反病毒专家在分析大量病毒后发现绝大部分病毒都存在不同程度的错误。错误病毒的另一个主要来源是变种病毒。有些初学计算机者尚不具备独立编制软件的能力，出于好奇或其他原因修改别人的病毒，造成错误。计算机病毒错误所产生的后果往往是不可预见的，反病毒工作者曾经详细指出黑色星期五病毒存在九处错误、乒乓病毒有五处错误等。但是人们不可能花费大量时间去分析数万种病毒的错误所在。大量含有未知错误的病毒扩散传播，其后果是难以预料的。

5. 计算机病毒的传播途径

计算机病毒有自己的传输模式和不同的传输路径。计算机本身的主要功能是它自己的复制和传播，这意味着计算机病毒的传播非常容易，通常可以交换数据的环境就可以进行病毒传播。有三种主要类型的计算机病毒传播途径：

（1）通过移动存储设备进行病毒传播：如 U 盘、CD、移动硬盘等都可以是传播病毒的路径，而且因为它们经常被移动和使用，所以它们更容易成为计算机病毒的目标，成为计算机病毒的携带者。

（2）通过网络来传播：这里描述的网络方法也不同，网页、电子邮件、QQ、BBS 等都可以是计算机病毒网络传播的途径，特别是近年来，随着网络技术的发展和互联网的运行频率的加快，计算机病毒的传播速度越来越快，范围也在逐步扩大。

（3）利用计算机系统和应用软件的弱点传播：近年来，越来越多的计算机病毒利用应用系统和软件应用的不足传播出去，因此这种途径也被划分在计算机病毒基本传播方式中。

6. 常见的计算机病毒

（1）“爱虫”病毒。该病毒是通过 Microsoft Outlook 电子邮件系统传播的，邮件的主题为“I LOVE YOU”并包含一个附件。一旦在 Microsoft Outlook 里打开这个邮件，系统就会自动复制并向地址簿中的所有邮件地址发送这个病毒。“爱虫”病毒是一种蠕虫病毒，可以改写本地及网络硬盘上的某些文件，染毒以后邮件系统会变慢，并可能导致整个网络系统崩溃。

（2）CIH 病毒。CIH 是一个纯粹的 Windows 95/98 病毒，通过软件之间的相互复制、盗版光盘的使用和 Internet 的传播而大面积传染。CIH 病毒发作时将用杂乱数据覆盖硬盘前 1 024 KB，破坏主板 BIOS 芯片，使机器无法启动，彻底摧毁计算机系统。

（3）Happy 99 蠕虫。它是一种自动通过 E-mail 传播的病毒，如果单击了它，就会出现一幅五彩缤纷的图像，许多人以为是贺年卡之类的软件。它将自身安装到 Windows 下并修改注册表，下次启动时自动加载。自此病毒安装成功之后，发出的所有邮件都会有一个附件——Happy 99.exe，如果收信人单击了此文件，那么计算机就会中毒。

（4）木马病毒、黑客病毒。木马病毒其前缀是：Trojan，黑客病毒前缀名一般为 Hack。木马病毒的公有特性是通过网络或者系统漏洞进入用户的系统并隐藏，然后向外界泄露用户的信息，而黑客病毒则有一个可视的界面，能对用户的计算机进行远程控制。木马、黑客病毒往往是成对出现的，即木马病毒负责侵入用户的计算机，而黑客病毒则会通过该木马病毒来进行控制。现在这两种类型都越来越趋向于整合了。

（5）脚本病毒。脚本病毒的前缀是：Script。脚本病毒的公有特性是使用脚本语言编写，通过网页进行传播的病毒。脚本病毒还会有如下前缀：VBS、JS（表明是何种脚本编写的），如欢乐时光（VBS.Happytime）、十四日（Js.Fortnight.c.s）等。

（6）宏病毒。其实宏病毒是也是脚本病毒的一种，由于它的特殊性，因此在这里单独作为一类。宏病毒的前缀是：Macro，第二前缀是：Word、Word97、Excel、Excel97 等其中之一。凡是只感染 Word97 及以前版本 Word 文档的病毒采用 Word97 作为第二前缀，格式是：Macro.Word97；凡是只感染 Word97 以后版本 Word 文档的病毒采用 Word 作为第二前缀，格式是：Macro.Word；凡是只感染 Excel97 及以前版本 Excel 文档的病毒采用 Excel97 作为第二前缀，格式是：Macro.Excel97；凡是只感染 Excel97 以后版本 Excel 文档的病毒采用 Excel 作为第二前缀，格式是：Macro.Excel，依此类推。该类病毒的公有特性是能感染 Office 系列文档，然后通过 Office 通用模板进行传播。

（7）后门病毒。后门病毒的前缀是：Backdoor。该类病毒的公有特性是通过网络传播，给系统开后门，给用户计算机带来安全隐患。如很多读者遇到过的 IRC 后门 Backdoor.IRCBot。

1.4.3 计算机病毒的防治

病毒往往会利用计算机操作系统的弱点进行传播，提高系统的安全性是防病毒的一个重要方面，但完美的系统是不存在的，过于强调提高系统的安全性将使系统多数时间用于病毒检查，系统失去了可用性、实用性和易用性；另一方面，信息保密的要求让人们在泄密和抓住病毒之间无法选择。病毒与反病毒将作为一种技术对抗长期存在，两种技术都将随计算机技术的发展而得到长期的发展。

1．养成良好的使用计算机的习惯

（1）上互联网时，不要打开来历不明的电子邮件和不太了解的网站。从互联网下载的文件或软件要经杀毒处理后再打开或安装使用。

（2）有许多网络病毒就是通过猜测简单密码的方式攻击系统的，因此使用复杂的密码，将会大大提高计算机的安全系数。密码长度最好不少于 8 位字符，而且最好是由字母、数字和特殊字符组合而成的。

在不同的场合使用不同的密码。网上需要设置密码的地方很多，如网上银行、上网账户、E-mail、聊天室以及一些网站的会员等。应尽可能使用不同的密码，以免因一个密码泄露导致所有资料外泄。对于重要的密码（如网上银行的密码）一定要单独设置，并且不要与其他密码相同。

设置密码时要尽量避免使用有意义的英文单词、姓名缩写以及生日、电话号码等容易泄露的字符作为密码，最好采用字符与数字混合的密码。

不要贪图方便在拨号连接时选择"保存密码"选项；如果使用 E-mail 客户端软件（Outlook Express、Foxmail、The bat 等）来收发重要的电子邮箱，如 ISP 信箱中的电子邮件，在设置账户属性时尽量不要使用"记忆密码"的功能。因为虽然密码在机器中是以加密方式存储的，但是这样的加密往往并不保险，一些初级的黑客即可轻易地破译你的密码。

定期地修改自己的上网密码，至少一个月更改一次，这样可以确保即使原密码泄露，也能将损失减小到最少。

（3）不要随意浏览黑客网站、色情网站。这点毋庸多说，不仅是道德层面，而且时下许多病毒、木马和间谍软件都来自黑客网站和色情网站。

（4）定期备份重要数据，尤其是对关键性数据，其重要性有时比安装防御产品更有效。数据备份的重要性毋庸讳言，无论你的防范措施做得多么严密，也无法完全防止"道高一尺，魔高一丈"的情况出现。如果遭到致命的攻击，操作系统和应用软件可以重装，而重要的数据就只能靠日常的备份。所以，无论你采取了多么严密的防范措施，也不要忘了随时备份你的重要数据，做到有备无患！

2．做好病毒预防

计算机病毒一旦发作，系统和数据都会受到威胁。因此病毒预防是防治计算机病毒最经济有效的措施。预防计算机病毒的主要措施有：

（1）利用功能打全系统补丁。安装正版的杀毒软件和防火墙，并及时升级到最新版本。安装网络版杀毒软件的用户，要在安装软件时将其设定为自动升级。据统计，有 80%的网络病毒是通过系统安全漏洞进行传播的，像蠕虫王、冲击波、震荡波等，所以我们应该定期到微软网站去下载最新的安全补丁，以防患未然。

（2）关闭不必要的共享或将共享资源并设为只读状态。使用即时通信工具时，不要随意接收好友发来的文件。经常用杀毒软件检查硬盘和每一张外来盘。

（3）应用入侵检测系统，检测超过授权的非法访问和来自网络的攻击。

（4）迅速隔离受感染的计算机，当计算机发现病毒或异常时应立刻断网，以防止计算机受到更多的感染，或者成为传播源，再次感染其他计算机。

（5）了解一些病毒知识，这样就可及时发现新病毒并采取相应措施，在关键时刻使自己的计算机免受病毒破坏。如果能了解一些注册表知识，就可以定期看一看注册表的自启动项是否有可疑键值；如果了解一些内存知识，就可以经常看看内存中是否有可疑程序。

（6）安装专业的杀毒软件进行全面监控。在病毒日益增多的今天，使用杀毒软件进行防毒，是越来越经济的选择，不过用户在安装了反病毒软件之后，应该经常进行升级、将一些主要监控经常打开（如邮件监控）、内存监控等、遇到问题要上报，这样才能真正保障计算机的安全。

病毒的发作给全球计算机系统造成巨大损失，令人们谈“毒”色变。上网的人中，很少有谁没被病毒侵害过。对于一般用户而言，首先要做的就是为计算机安装一套正版的杀毒软件。

现在不少人对防病毒有个误区，就是对待计算机病毒的关键是“杀”，其实对待计算机病毒应当是以“防”为主。目前绝大多数的杀毒软件都在扮演“事后诸葛亮”的角色，即计算机被病毒感染后杀毒软件才忙不迭地去发现、分析和治疗。这种被动防御的消极模式远不能彻底解决计算机的安全问题，杀毒软件应“拒病毒于计算机门之外”。因此，应当安装杀毒软件的实时监控程序，应该定期升级所安装的杀毒软件（如果安装的是网络版，在安装时可先将其设定为自动升级），给操作系统打上相应补丁、升级引擎和病毒定义码。由于新病毒的出现层出不穷，现在各杀毒软件厂商的病毒库更新十分频繁，应当设置每天定时更新杀毒实时监控程序的病毒库，以保证其能够抵御最新出现的病毒的攻击。

每周要对计算机进行一次全面的杀毒、扫描工作，以便发现并清除隐藏在系统中的病毒。当用户不慎感染上病毒时，应该立即将杀毒软件升级到最新版本，然后对整个硬盘进行扫描操作，清除一切可以查杀的病毒。如果病毒无法清除，或者杀毒软件不能做到对病毒体进行清晰的辨认，那么应该将病毒提交给杀毒软件公司，杀毒软件公司一般会在短期内给予用户满意的答复。而面对网络攻击之时，我们的第一反应应该是拔掉网络连接端口，或按下杀毒软件上的断开网络连接按钮。

（7）安装个人防火墙软件进行防黑。由于网络的发展，用户计算机面临的黑客攻击问题也越来越严重，许多网络病毒都采用了黑客的方法来攻击用户计算机，因此，用户还应该安装个人防火墙软件，将安全级别设为中、高，这样才能有效地防止网络上的黑客攻击。

如果有条件，可安装个人防火墙（Fire Wall）以抵御黑客的袭击。所谓“防火墙”，是指一种将内部网和公众访问网（Internet）分开的方法，实际上是一种隔离技术。防火墙是在两个网络通信时执行的一种访问控制尺度，它能允许你“同意”的人和数据进入你的网络，同时将你“不同意”的人和数据拒之门外，最大限度地阻止网络中的黑客来访问你的网络，防止他们更改、复制、毁坏你的重要信息。防火墙安装和投入使用后，并非万事大吉。要想充分发挥它的安全防护作用，必须对它进行跟踪和维护，要与商家保持密切的联系，时刻注视商家的动态。因为商家一旦发现其产品存在安全漏洞，就会尽快发布补救（Patch）产品，此时应尽快确认真伪（防止特洛伊木马等病毒），并对防火墙进行更新。在理想情况下，一个好的防火墙应该能把各种安全问题在发生之前解决。就现实情况看，这还是个遥远的梦想。目前各家杀毒软件的厂商都会提供个人版防火墙软件，防病毒软件中都含有个人防火墙，所以可用同一张光盘运行个人防火墙安装，重点提示防火墙在安装后一定要根据需求进行详细配置。合理设置防火墙后应能防范大部分的蠕虫入侵。

3. 定期进行查杀毒

计算机用户要充分和正确地使用杀毒软件，定期查杀计算机病毒。若发现计算机已经感染病毒，应立即进行病毒清除。

1）人工清除病毒

若发现磁盘引导区的记录被破坏，就用正确的引导记录覆盖它；若发现某一文件已经染上了病毒，则可以恢复那个文件的正确备份或消除链接在该文件上的病毒，或者干脆清除该文件等；如果病毒无法清除，就可以将病毒提交给杀毒软件公司，杀毒软件公司一般会在短期内给予答复；如果面对的是网络攻击，用户应该立即断开网络连接。

2）杀毒软件清理病毒

杀毒软件具有对特定种类的病毒进行检测的功能，有的软件可以查出上百种，甚至几千种病毒，并且大部分软件可以同时清除查出来的病毒。利用反病毒软件清除病毒时，一般不会因清除病毒而破坏系统中的正常数据。

第 2 章　计算机系统基础

计算机系统由硬件系统和软件系统两大部分组成。

硬件系统简称为“硬件”（hardware），是指构成计算机的元件、器件、电子线路和物理装置，是看得见摸得着的物理实体，包括计算机的主机和外围设备。

软件系统简称为“软件”（software），是为运行、管理和维护计算机而编制的各种程序、数据和文档的总称。计算机软件分为系统软件和应用软件两大类。

计算机是靠硬件和软件的协同工作来执行给定任务的。计算机硬件是支持软件工作的基础，没有良好的硬件配置，软件再好也没有用武之地。同样，没有软件的支持，再好的硬件配置也是毫无价值的。人们把没有装备任何软件的计算机称为“裸机”。

计算机系统的基本组成如图 2-1 所示。

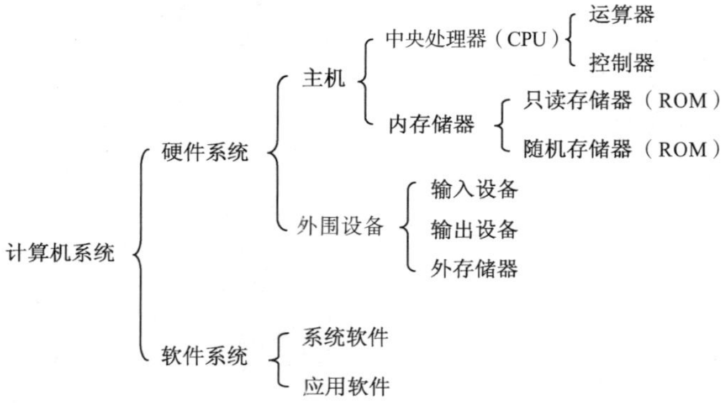

图 2-1　计算机系统的组成

2.1　计算机硬件系统

2.1.1　冯 · 诺依曼计算机结构模型

1945 年，著名的匈牙利裔美籍科学家约翰 · 冯 · 诺依曼（John Von Neumann）提出了“存储程序控制”的计算机系统组成结构，即冯 · 诺依曼体系结构，这在计算机发展史中是一个里程碑式的事件，其奠定了现代计算机的基础。此后的计算机系统组成结构虽经不断发展，现代计算机的设计和制造技术也有了很大的提高，但总体上都采用了冯 · 诺依曼体系结构。冯 · 诺依曼被称为现代电子计算机之父。

冯 · 诺依曼计算机的设计思想概括起来主要有以下特点：

（1）计算机由运算器、控制器、存储器、输入设备、输出设备五大功能部件组成。

（2）在计算机内部采用二进制数。

（3）将程序和数据存储在存储器中，当程序运行时，从存储器中读出执行。

冯·诺依曼思想的核心就是“存储程序”。程序是人们为解决某一实际问题而编写的有序指令集合，指令的设计和调试过程称为程序设计。将程序像数据一样存储到计算机内存储器中，计算机在运行程序时就能自动地、连续地从内存储器取出指令并执行。计算机的功能很大程度上体现为程序的功能，或者说，如果没有程序，计算机什么也不会做。

2.1.2　计算机五大功能部件

冯·诺依曼原理的提出，构成了现代计算机技术的基本雏形，迄今为止，计算机的基本组成仍然遵循以下原则，即由五大部分组成，包括控制器、运算器、存储器、输入设备和输出设备。

1. 控制器

控制器（control unit, CU）是计算机的指挥中心和控制中心，使计算机中的各个部件自动协调地工作。它负责从存储器中取出指令，并对指令进行译码；根据指令的要求，按时间的先后顺序，负责向其他各部件发出控制信号，保证各部件协调一致地工作。

2. 运算器

运算器（arithmetic unit, AU）是在控制器的指挥下，对信息或数据进行运算。运算分为两类，包括算术运算（加、减、乘、除等）和逻辑运算（与、或、非、异或、比较等），逻辑运算是进行逻辑判断的非数值运算。

运算器的核心部件是算术逻辑单元（arithmetic logic unit，ALU）。ALU 加上一组寄存器就可以构成简单的运算器。ALU 是实现具体算术逻辑运算的部件，而寄存器的任务是向 ALU 提供当前运算操作的数据。

控制器和运算器合称中央处理器（central processing unit，CPU），是计算机硬件系统的核心，决定计算机的主要性能之一。

3. 存储器

存储器（memory）是计算机记忆或暂存数据的部件。计算机中的全部信息，包括原始的输入数据。经过初步加工的中间数据以及最后处理完成的有用信息都存放在存储器中。而且，指挥计算机运行的各种程序，即规定对输入数据如何进行加工处理的一系列指令也都存放在存储器中。

存储器分为内存储器（内存）和外存储器（外存）两种。内存储器中存放将要执行的指令和运算数据，容量较小，但存取速度快。外存储器容量大、成本低、存取速度慢，用于存放需要长期保存的程序和数据。当存放在外存中的程序和数据需要处理时，必须先将它们读到内存中才能进行处理。目前，广泛使用的微型计算机外存储器主要有硬盘、光盘及 U 盘等。

4. 输入设备

输入设备（input device）是给计算机输入信息的设备。输入设备是重要的人机接口，用于输入人们要求计算机处理的数据、字符、文字、图形、图像、声音等各种信息，并负责将输入的信息转换成计算机能识别的二进制代码，送入存储器保存。常用的输入设备有键盘、鼠标、扫描仪、麦克风、手写板、游戏杆、触摸屏、外存储器等。

5. 输出设备

输出设备（output device）是输出计算机处理结果的设备。计算机输出的信息只能是二进制形式，不同的输出设备可相应地将计算机输出的二进制信息转换成人们可识别的形式，如文字、图像、声音等。常用的输出设备有显示器、打印机、外存储器等。

外存储器既可作为输入设备，也可作为输出设备。

2.1.3 计算机的工作原理

计算机的五大功能部件通过适当连接就构成了计算机的硬件系统，五大部分相互配合，协同工作。计算机的大体工作过程描述如下：

（1）通过输入设备将程序和数据送入内存（也称主存）。

（2）控制器向内存发出取指令命令。

（3）在取指令命令下，程序指令逐条送入控制器。

（4）控制器对指令进行译码，并根据指令的操作要求，向存储器和运算器发出存取指令命令和运算命令。

（5）由运算器完成对数据的运算处理。

（6）将运算结果送入主存。

（7）最后在控制器发出的输出命令的作用下，通过输出设备输出计算机结果。

计算机基本工作原理如图 2-2 所示。

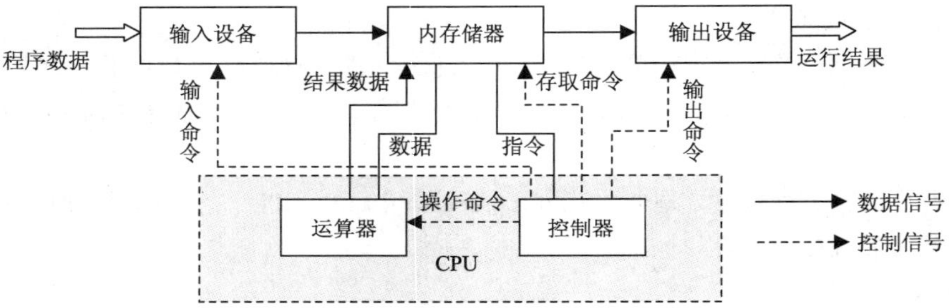

图 2-2 计算机五大部分协同工作原理

2.1.4 计算机总线结构

总线（bus）是将计算机各个部件联系起来的一组公共信号线，各部件由总线连接并通过它传递数据和控制信号。微型计算机中的总线一般分为内部总线、系统总线和外部总线。内部总线是同一部件内部的连接总线，如连接 CPU 的控制器、运算器和各寄存器之间的总线。系统总线是同一台计算机的各部件之间相互连接的总线，如连接 CPU、内存、I/O 接口之间的总线。外部总线则是微型计算机和外围设备之间的总线。

系统总线根据传输的信息类型，可以分为三类：数据总线、地址总线和控制总线。

1. 数据总线

数据总线（data bus, DB）是传送数据的信号线。数据总线的传输方向是双向的，CPU 可以沿数据总线从内存或外设读入数据，也可以沿数据总线向内存或外设送出数据。数据总线的位数和微处理器的位数是一致的，是衡量微型计算机运算能力的重要指标之一。

2. 地址总线

地址总线（address bus, AB）用于传送 CPU 发出的地址信息。CPU 通过地址总线向内存、外设传输地址信息，因而地址总线是单向的。地址总线的位数决定了 CPU 的寻址能力，也决定了计算机的最大内存容量。例如，16 bit 地址总线的寻址能力是 2^{16}= 64 KB，而 32 位地址总线的寻址能力是 2^{32}=4 GB。

3. 控制总线

控制总线（control bus, CB）用来传递各种控制与应答信号。它传递的信号基本上分两类：一类是由 CPU 向内存、外设发送的控制信号，另一类是由外设或有关接口电路向 CPU 送回的应答、请求等信号。控制总线是最复杂、最灵活、功能最强的一类总线，其方向也因控制信号不同而有差别。例如，读写信号和中断响应信号由 CPU 传给存储器和 I/O 接口；中断请求和准备就绪信号由其他部件传输给 CPU。

微型计算机采用开放体系结构，由多个模块构成一个系统。为了方便总线与电路板的连接，总线在主板上提供了多个扩展槽与插座，任何插入扩展槽的电路板（显示卡、声卡等）都可以通过总线与 CPU 连接，这为用户自己组合可选设备提供了方便。

计算机总线工作示意图如图 2-3 所示。

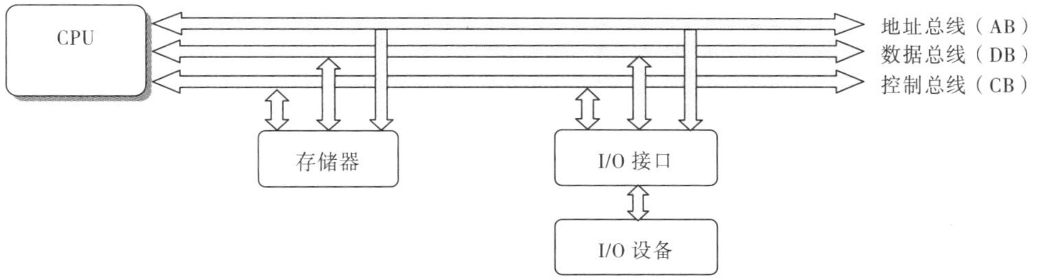

图 2-3　计算机总线示意图

总线上的信号必须与连接到总线上的各个部件所产生的信号相协调。用于在总线与某个部件或设备之间建立连接的局部电路称为接口。例如，用于实现外围设备和总线相连接的电路称为输入/输出接口（I/O 接口）。

总线的主要性能指标是总线宽度和总线频率。总线宽度定义为一次能并行传输的二进制位数，如 64 位总线一次能传送 64 位数据，总线频率用于表示总线的速度，人们常常以 MHz 表示的速度来描述总线频率，如 800 MHz、1 333 MHz 等。

2.2　微机的硬件组成

现代应用最广泛的个人计算机即 PC，属于微型计算机，也是遵循冯・诺依曼原理，在计算机系统基本组成的基础上发展而来的。从外观上看，一套基本的微机硬件由主机、显示器、键盘、鼠标组成，根据需要还可增加打印机、音箱、扫描仪等外围设备，如图 2-4 所示。

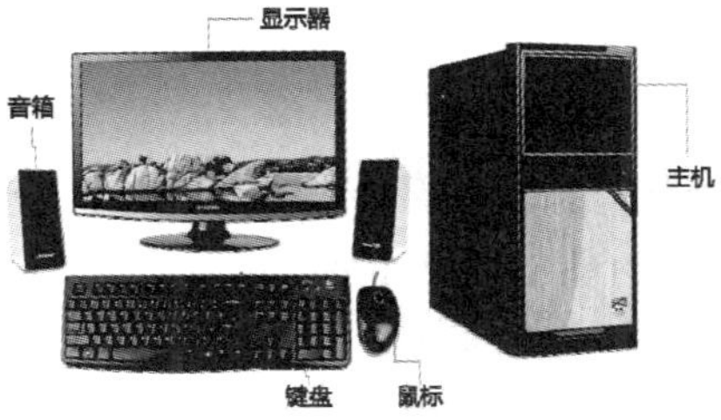

图 2-4　微机外观示意图

在主机箱内，有主板、CPU、内存、硬盘、光盘驱动器、各种接口卡（适配卡）、电源等一系列设备。作为计算机爱好者，要想自己动手组装一台个人计算机，就要对构成微机的各个部分有所了解。

2.2.1 微处理器

微处理器（CPU），是微机系统的核心，它的性能大致上反映出微机的性能。CPU 直接与内存储器交换数据，它的作用是完成各种运算，并控制计算机各部件协调地工作。CPU 外观如图 2-5 所示。

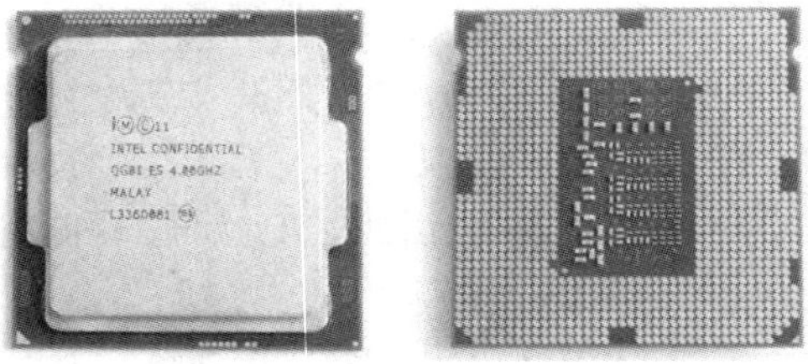

（a）正面　　（b）背面

图 2-5　CPU 的正面和背面

1. 微处理器简介

CPU 主要由控制器、运算器和寄存器构成。各部件的主要功能如下：

（1）控制器：主要用于控制计算机的操作，如读取各种指令，并对指令进行分析。

（2）运算器：主要用于完成计算机的数据处理功能，如算术运算和逻辑运算。

（3）寄存器：用于临时存放指令、即将被处理的数据、下一条指令地址、数据和计算结果等。

2. 微处理器的主要性能指标

1）字长

字长是指 CPU 一次能同时处理的二进制数据的位数。字长直接反映了一台计算机的计算精度，字长越长，计算精度越高。字长总是 8 的整倍数，通常 PC 的字长有 16 位（早期）、32 位、64 位等，目前，64 位的字长技术已经成为主流。一个字长为 16 位的 CPU 一次能处理的二进制数的位数为 16 位，如果要处理更多的数据，就需要执行多次。显然，CPU 的字长越长，工作速度就越快，性能就越好，但同时它的内部结构就越复杂。

2）主频

主频是 CPU 最重要的性能指标之一，它是 CPU 工作的时钟频率，是 CPU 内数字脉冲信号震荡的速度，它决定着 CPU 内部数据传输和指令执行的速度。一般来说，主频越高，一个时钟周期里完成的指令数也越多，CPU 的运算速度也就越快。但由于内部结构不同，并非所有主频相同的 CPU 性能都一样。

计算机 CPU 的频率一般泛指的是 CPU 的主频。主频的单位是 Hz，从早期的 4.77 MHz、20 MHz、90 MHz、166 MHz……到现在的 1 GHz、2 GHz、2.8 GHz、4 GHz 等甚至更高。

计算机的整体运行速度不仅取决于 CPU 运算速度，还与其他各分系统的运行情况有关，只有在提高主频的同时，各分系统运行速度和各分系统之间的数据传输速度都能得到提高后，计算机整体的运行速度才能真正得到提高。

3）多核心技术

多核心技术，也称多内核技术，是指在一枚处理器中集成两个或多个完整的计算引擎（内核）。2006 年开始，由于基于原有技术的 CPU 频率难于提升，仅提高单核芯片的速度会产生过多热量且无法带来相应的性能改善，两大主要 CPU 生产厂商 Intel 和 AMD 公司相继推出自己的双核心处理器。所谓双核心处理器，简单地说就是在一块 CPU 基板上集成两个处理器核心，从而提高计算能力。

目前，CPU 已经朝着多核心、高性能、低功耗方向发展，与单纯提升 CPU 频率相比，采用多核心技术的 CPU 更具优势。AMD 发布了最新一代霄龙处理器，最高型号的核心数高达 96 核心。

4）CPU 的生产工艺技术

CPU 的生产工艺技术中的线宽值，是指在硅材料上生产 CPU 时内部各元器件间的连接线宽度，单位通常为 μm、nm。线宽值越小，代表生产工艺越先进，器件集成度越高，功耗越小。芯片制造工艺在 1995 年以后，从 0.5 μm、0.35 μm、0.25 μm、0.18 μm、0.15 μm、0.13 μm、0.11 μm，发展到 90 nm、65 nm、45 nm、32 nm、14 nm、7 nm 甚至更小。

提高处理器的制造工艺具有重大的意义，因为更先进的制造工艺会在 CPU 内部集成更多的晶体管，使处理器实现更多的功能和更高的性能；更先进的制造工艺还会减少处理器的功耗，从而减少其发热量，解决处理器性能提升的障碍；更先进的制造工艺会使处理器的核心面积进一步减小，也就是说在相同面积的晶圆上可以制造出更多的 CPU 产品，直接降低了 CPU 的产品成本，从而最终会降低 CPU 的销售价格，使广大消费者得利。

5）高速缓存（cache memory）

CPU 的高速缓存是内置在 CPU 中的一种临时存储器，它的容量比内存小，但读写速度比内存快很多，略低于 CPU 的速度。CPU 内高速缓存的运行频率极高，一般是和处理器同频运作，工作效率远远大于系统内存。程序运行过程中，高速缓存可减少 CPU 访问内存的次数，从而可大大加快程序的运行速度。高速缓存有一级缓存（L1 cache）、二级缓存（L2 cache）、三级缓存（L3 cache）。通常，cache 容量越大、级数越多，CPU 的执行效率越高。目前使用的 CPU 多数带有三级缓存。

当 CPU 向内存存取数据时，由于内存速度跟不上 CPU 的高速而使其等待，从而浪费了 CPU 的宝贵时间。在 CPU 与内存之间增加高速缓冲存储器后，CPU 能直接对其存取数据，从而减少了时间，提高了系统的运行速度。

CPU 读取数据的顺序是：先从缓存中寻找，找到后直接进行读取；如果未能找到，才从内存中进行读取。

3. 微处理器生产厂家

CPU 的生产厂家有 Intel、AMD、Zilog、Motorola、IBM、Cyrix 等。当前，我们所最熟知的两大 CPU 巨头是 Intel 和 AMD。

（1）Intel CPU。Intel 公司是全球最大的半导体芯片制造商之一。它成立于 1968 年。自 1978 年推出全球第一颗 CPU——Intel 4040 后，它在 CPU 领域一直处于霸主地位，先后有 4040、8080、8085、8088、8086、80286、80386、80486、Pentium（奔腾）、Celeron（赛扬）、Core（酷睿）、Xeon（至强）等系列微处理器。

（2）AMD CPU。AMD 公司也是世界上最大的半导体制造商之一，该公司在 CPU 市场中的占有率仅次于 Intel 公司，其产品以高性价比著称。目前市场上主流的 AMD CPU 有 Sempron（闪龙）、Athlon（速龙）、Phenom（羿龙）、Ryzen（锐龙）系列。

二者相比较，Intel 的优势是性能和稳定性，而价格低、性价比高则是 AMD 的法宝。在商业和办公领域 Intel 占统治地位，而家用 PC 使用 AMD CPU 居多。因此，装机时，CPU 的选择即决定了平台的走向。选择 CPU 之前要先结合预算明确自己的应用，着重了解一下所看好 CPU 的性能、潜能、功耗和发热情况，满足自身应用应放在 CPU 选择的首位。

目前能在微处理器领域与处于霸主地位的 Intel 公司一争高下的只有 AMD 公司。但不可忽视的是由中国科学院计算机研究所自主研制的"龙芯"处理器。2002 年 8 月 10 日诞生的"龙芯一号"是我国首枚拥有自主知识产权的通用高性能微处理芯片。龙芯架构具有完全自主、技术先进、兼容生态三方面特点。"龙芯"尽管还没有实力在商业领域与 Intel 和 AMD 展开竞争，但它结束了中国无"芯"的历史，并正以惊人的速度不断发展。

2.2.2 主板

主板又称系统板或母板，是微机主机箱内最大的一块集成电路板，微机硬件系统的其他部件都是直接或间接通过主板相连的。

主板的主要功能有两个：一是提供安装 CPU、内存和各种功能卡的插座，部分主板甚至将一些功能卡的功能集成在主板上；二是为各种常用外部设备，如鼠标、键盘、打印机、扫描仪、外部存储器等提供通用接口。

主板的性能影响着整个计算机的性能，一块好的主板，也是 CPU、内存、硬盘等硬件可以高效工作的保证。

1. 主板的 ATX 结构

所谓主板结构，就是根据主板上各元器件的布局排列方式、尺寸大小、形状、所使用的电源规格等制定出的通用标准，所有主板厂商都必须遵循。

ATX 是目前市场上最常见的主板结构，该结构规范是 Intel 公司提出的一种主板标准。ATX 主板结构实物图如图 2-6 所示，平面结构图如图 2-7 所示。

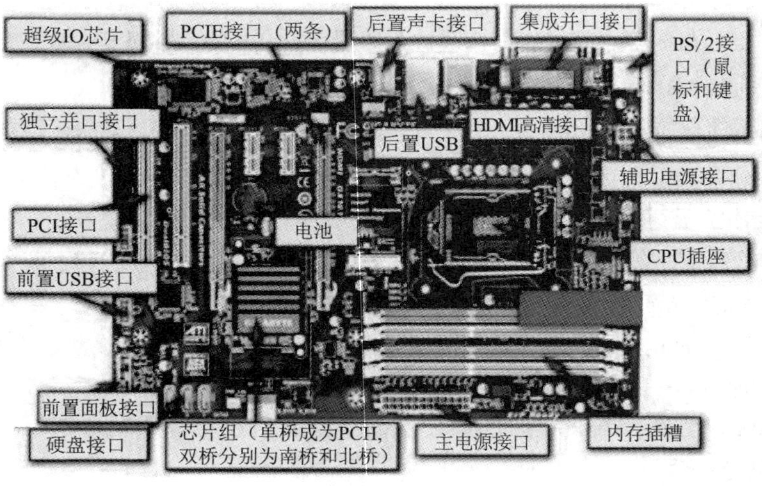

图 2-6　主板结构及接口

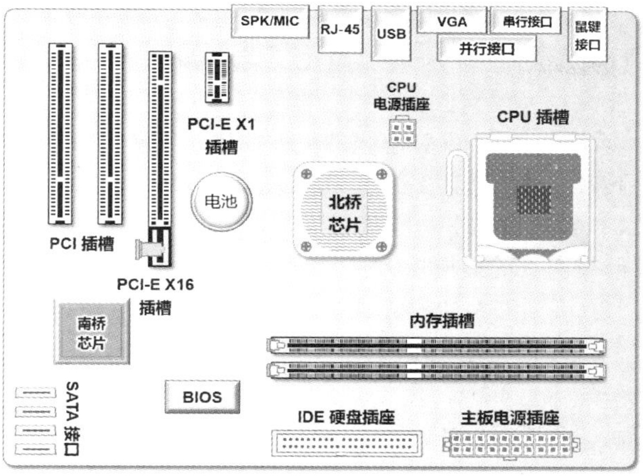

图 2-7　ATX 主板平面结构示意图

2. 主板的插槽和接口

现代主板技术已非常成熟，几乎都是模块化的设计。主板上的主要部件包括 CPU 插槽、内存插槽、总线扩展槽、主板芯片组、BIOS 芯片、CMOS 芯片、I/O 接口等。现在的主板集成度越来越高，声卡、网卡等一般都集成到主板上，芯片数目越来越少，故障率逐步降低，速度以及稳定性也随之提高。

1）CPU 插座

CPU 插座用于连接并固定 CPU 芯片，由主板提供电源进行工作。不同的 CPU 针脚个数可能不同，因此需选择与之匹配的主板。

2）内存插槽

内存插槽是主板上用来安装内存的地方。早期的 SDRAM 内存和如今的 DDR 内存在卡口上有些不同，因此内存条也需要与主板上的内存插槽相匹配。

目前常见的内存插槽为 DDR2、DDR3、DDR4、DDR5 内存插槽，其他的还有早期的 DDR 和 SDRAM 内存插槽。需要说明的是不同的内存插槽它们的引脚、电压、性能都不尽相同。

3）主板芯片组

芯片组是 PC 各组成部分相互连接和通信的枢纽，由主板上两块超大规模集成电路芯片构成。按照在主板上的排列位置的不同，通常分为北桥芯片和南桥芯片。

（1）北桥芯片：通常在主板上靠近 CPU 插槽的位置，它是存储控制中心，用于高速连接 CPU、内存条、显卡，并与南桥芯片互连，起主导性的作用，也称为主桥，其发热量较高，所以北桥芯片上装有散热片。

（2）南桥芯片：通常靠近 PCI 总线插槽的位置，它是 I/O 控制中心，主要与 PCI 总线插槽、USB 接口、硬盘接口、BIOS 和 CMOS 存储器等连接。

南桥和北桥合称芯片组，不过现在由于集成度的提高，有些主板的南北桥芯片已经被集成在一起。芯片组在很大程度上决定了主板的功能和性能的优劣。

4）总线扩展槽

总线扩展槽也称 I/O 插槽，主要用于扩展微型计算机的功能，用户可以根据自己的需要在扩展槽上插入各种用途的插卡，如显卡、网卡、声卡、防病毒卡等。任何插卡插入扩展槽后，就可以通过系统总线与 CPU 连接，在操作系统的支持下实现即插即用，这种开放的体系结构为用户组合各种功能设备提供了方便。目前，主板上的扩展插槽主要有 ISA 插槽、PCI 插槽、AGP 插槽、PCI-E 插槽等形式。

（1）ISA 插槽：ISA 插槽是基于 ISA 总线的扩展插槽，其颜色一般为黑色，比 PCI 接口插槽要长些，位于主板的最下端。其工作频率为 8 MHz 左右，为 16 位插槽，最大传输率 8 MB/s，可插接显卡、声卡、网卡，以及所谓的多功能接口卡等扩展插卡。其缺点是 CPU 资源占用太高，数据传输带宽太小，是已经被淘汰的插槽接口。目前还能在许多老主板上看到 ISA 插槽，现在新出品的主板上，已经几乎看不到 ISA 插槽的身影。

（2）PCI 插槽：PCI 总线插槽是基于 PCI 局部总线的扩展插槽，其颜色一般为乳白色。其位宽为 32 位或 64 位，工作频率为 33 MHz，最大数据传输率为 133 MB/s（32 位）和 266 MB/s（64 位）。可插接显卡、声卡、网卡、电视卡、Modem、视频采集卡以及其他各类繁多的扩展卡。PCI 插槽是主板的主要扩展插槽。

（3）AGP 插槽：AGP 是在 PCI 总线基础上发展起来的，主要针对图形显示方面进行优化，专门用于图形显示卡。AGP 标准经过多年的发展，从最初的 AGP1.0、AGP2.0，发展到现在的 AGP3.0。最后的版本是 AGP3.0，即 AGP 8X。AGP 8X 的传输速率可达到 2.1 GB/s，AGP 插槽通常都是棕色的。还有一点需要注意的是，它不与 PCI、ISA 插槽处于同一水平位置，而是内进一些，这使得 PCI、ISA 卡不可能插得进去。随着显卡速度的提高，AGP 插槽已经不能满足显卡传输数据的速度，目前 AGP 显卡已经逐渐淘汰，取代它的是 PCI Express 插槽。

（4）PCI-E 插槽：PCI-E 插槽又称 PCI Express 插槽，是最新的总线和接口标准。它的主要优势是数据传输速率高，目前最高可达到 32 GB/s 以上，而且还有相当大的发展潜力。PCI–E 插槽也有多种规格，从 PCIE 1X 到 PCIE 16X，能满足现在低速设备和高速设备的需求。这个新标准全面取代 PCI 和 AGP，实现了总线标准的统一。

（5）BIOS 和 CMOS：主板上有两块重要的集成电路，一块是基本输入输出系统 BIOS，另一块是 CMOS 存储器。

BIOS（basic input output system）：是一组固化到主板上一个 ROM（只读存储器）芯片上的程序，它保存着计算机最重要的基本输入输出的程序、开机自检程序和系统自启动程序，它可从 CMOS 中读写系统设置的具体信息。其主要功能是为计算机提供最低级、最直接的硬件控制。

CMOS（complementary metal oxide semiconductor）：是计算机主板上一块可读写的 RAM 芯片。因为可读写的特性，所以在计算机主板上用来保存 BIOS 设置计算机硬件参数后的数据，这个芯片仅仅是用来存放数据的。存放着用户对计算机硬件设置的一些参数，包括当前的系统日期和时间、系统的口令、系统中安装的硬盘和光盘驱动器的类型及参数，显卡的类型，启动系统时访问外存储器的顺序等。一旦设定参数后，CMOS 会记住这些数据，不必每次开机再设置了。由于 CMOS 芯片是随机存储器，具有易失性，因此，必须使用电池供电，才能使计算机关机后不会丢失所存储的信息。

5）I/O 接口

I/O 接口是计算机输入、输出的重要通道。接口一般位于主机箱的后部，目前主板上常见的 I/O 接口主要有 PS/2 接口、VGA 接口、DVI 接口、HDMI 接口、USB 接口、RJ-45 接口、音频接口等，如图 2-8 所示。

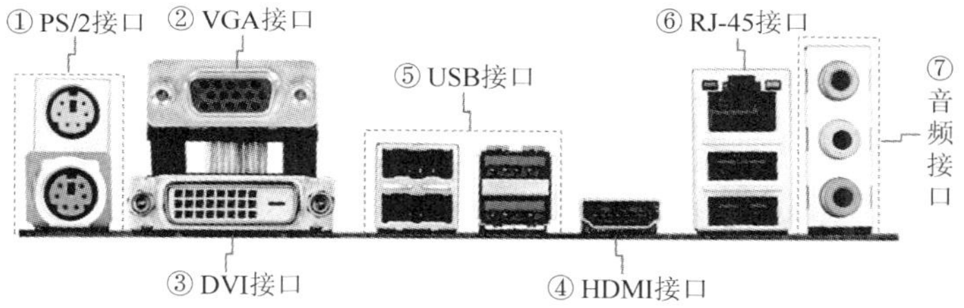

图 2-8　主板 I/O 接口

（1）PS/2 接口。PS/2 接口最早出现在 IBM 的 PS/2 的计算机上，因而得此名称，它是一种 6 针的圆形接口，俗称“小口”或“圆口”。键盘和鼠标都可以使用 PS/2 接口，但是按照 PC99 颜色规范，鼠标通常占用浅绿色接口，键盘占用紫色接口。PS/2 过去一直作为键盘和鼠标的标准接口，但现在正逐渐被 USB 接口取代。

（2）VGA 接口。目前比较主流的视频输出接口一共有三种，分别为 VGA、DVI、HDMI。VGA 接口应用范围非常广泛，是三种接口中最先推出的标准。VGA 接口外形像“D”，所以也叫 D-Sub 接口，上面共有 15 个针孔，分成三排，每排五个。VGA 接口是采用模拟信号传输，工作原理是首先将计算机内的数字信号转换为模拟信号，将信号发送到 LCD 显示器，而显示器再将该模拟信号转换为数字信号。计算机显卡产生的是数字信号，显示器使用的也是数字信号，所以使用 VGA 的视频接口相当于是经历了一次数/模转换和一次模/数转换，不可避免地造成了信号的损失，画质会有所下降，而且容易受其他信号的干扰，高分辨率下字体有点虚。另外需要注意，使用 VGA 连接设备，线缆长度最好不要超过 10 m，而且要注意接头是否安装牢固，否则可能引起图像中出现虚影。

（3）DVI 接口。DVI 接口传输的是数字信号，可以传输大分辨率的视频信号。DVI 连接计算机显卡和显示器时不用发生转换，所以信号没有损失。

（4）HDMI 接口。HDMI 接口传输的也是数字信号，所以在视频质量上和 DVI 接口传输所实现的效果基本相同。HDMI 接口还能传送音频信号。假如显示器除了有显示功能，还带有音响时，HDMI 的接口可以同时将计算机视频和音频的信号传递给显示器。由于音频和视频信号采用同一条电缆，这个非常适合用户组建 HTPC（家庭影院计算机）平台，连接大尺寸的液晶电视。

（5）USB 接口。USB（universal serial bus，通用串行总线）接口是现在最为流行的接口，有支持热插拔，即插即用的优点，所以 USB 接口已经成为 U 盘、键盘、鼠标、移动硬盘、打印机等计算机外围设备最主要的接口方式。USB 版本经历了多年的发展，主要有三代连接标准，分别为 USB1.0、USB2.0、USB3.0。USB1.0 的最大传输速率为 12 Mbit/s，USB2.0 的最大传输速率为 480 Mbit/s，2008 年推出的第三代 USB3.0 最大传输速率达 5 Gbit/s。2013 年 12 月宣布 USB3.1 诞生，也是当今 USB 的最高规格，将数据传输速度提升至 10 Gbit/s。

（6）RJ-45 接口。RJ-45 接口通常用于数据传输，最常见的应用为网卡接口。

（7）音频接口。计算机箱后面一般有三个音频插孔，音频接口通常用颜色来定义：

① 草绿色：Line Out 音频输出端口，可以连接耳机或音箱的输入端。

② 粉红色：Mic 接口，是连接麦克风的端口，用于聊天或者录音。

③ 淡蓝色：Line In 音频输入端口，用来输入其他音频信号（如录音机、录像机），该输入的

信号可以在计算机上放出。此接口家庭用户一般闲置无用。

3．主板的品牌

全世界生产主板芯片组的厂家有 Intel（美国）、AMD（美国）、nVIDIA（美国）、SiS（中国）、VIA（中国）、Server Works（美国）等几家，其中以 Intel、AMD、nVIDIA 的芯片组最为常见。

生产主板的厂商有几千家，比较著名的主板品牌有华硕、微星、技嘉、华擎、映泰、七彩虹等。

2.2.3 内存储器

内存储器又称主存储器，简称内存，是微型计算机的重要部件之一。它是与 CPU 沟通的桥梁，用来存放当前计算机运行所需的程序和数据，因此内存的性能对计算机的影响非常大。

微机系统中内存储器是将多个存储器芯片并列焊接在一块长方形的电路板上，构成内存组，一般称为内存条，通过主板的内存插槽接入系统。内存条外观如图 2-9 所示。

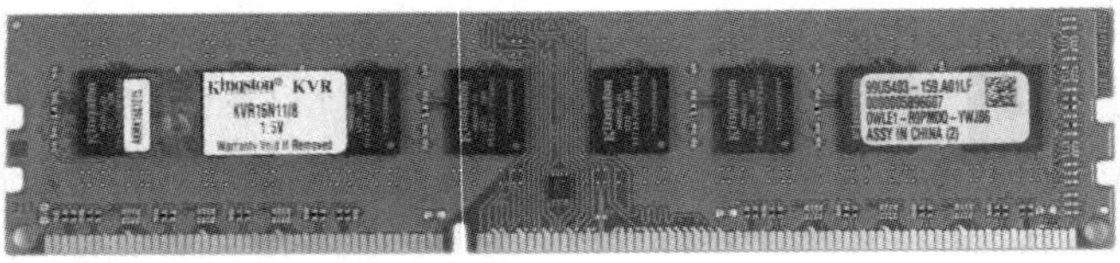

（a）不带散热片的内存条

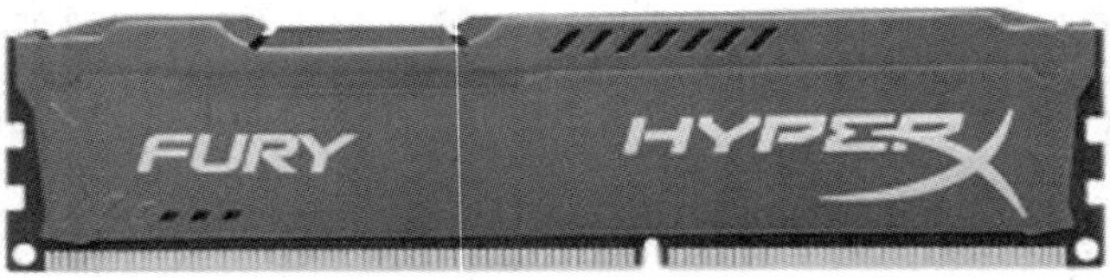

（b）带散热片的内存条

图 2-9 内存条

内存储器按工作方式的不同分为随机访问存储器（random access memory，RAM）和只读存储器（read only memory，ROM）两类。

1．随机访问存储器（RAM）

RAM 是可读可写的存储器但在计算机断电后，RAM 中的信息将丢失。内存一般是指 RAM，用于存放计算机运行的程序和数据。微机中配置的内存条就是指 RAM 内存，CPU 对它们既可以写入数据也可以读出数据，但一旦关机断电，RAM 中的信息将全部丢失，因此只能用于暂存数据。

2．只读存储器 ROM

ROM 是只能读不能写入和修改的存储器。其存储的信息一旦被写入就固定不变，具有永久保存的特点。因此在计算机中，ROM 一般用于存放基本的输入/输出控制程序，即 BIOS、自检程序等。

另外，由于 RAM 的读写速度比 CPU 慢得多，当 RAM 直接与 CPU 交换数据时，就会出现速度不匹配的情况，所以在它们之间设计了一个速度较快的高速缓冲存储器（cache）。

内存在计算机中的作用与 CPU 一样是举足轻重的，内存容量越大，频率越高，数据交换的通道也越宽敞。可以说，内存是除了 CPU 之外能表明计算机性能的另一标准。在选购内存时，我们关注的性能指标主要是内存容量和内存频率。

1）内存容量

内存容量是指该内存条的存储容量，是内存条的关键性参数。内存容量以 MB 或 GB 作为单位。内存的容量一般都是 2 的整次方倍，如 2 GB、4 GB、8 GB、16 GB、32 GB 等，一般而言，内存容量越大越有利于系统的运行。

2）内存频率

内存频率和 CPU 主频一样，习惯上被用来表示内存的速度，它代表着该内存所能达到的最高工作频率。内存频率（或称为内存主频）是以 MHz（兆赫）为单位来计量的。内存主频越高在一定程度上代表着内存所能达到的速度越快。目前较为主流的内存频率有 1 066 MHz、1 333 MHz、1 600 MHz 的 DDR3 内存，2 133 MHz、2 400 MHz、2 666 MHz、2 800 MHz、3 000 MHz、3 200 MHz 的 DDR4 内存，4 800 ~ 8 400 MHz 的 DDR5 内存。内存频率的选择，主要是根据主板内存频率的支持，以及 CPU 的内存频率共同支持来确定的。

2.2.4　外存储器

外存储器又称辅助存储器，用以存放系统文件、大型文件、数据库等大量程序与数据信息，它们位于主机范畴之外，简称外存。与内存储器相比，外存储器的特点是存储容量大、价格较低，而且在断电的情况下也可以长期保存数据，所以又称为永久性存储器，不足之处是读写速度比内存慢。外存可以存放大量的信息，但不能直接与 CPU 交换信息，当计算机需要处理外存上的信息时，必须首先将要处理的信息读入内存，再由 CPU 进行处理。为了增加内存容量，方便读写操作，有时将硬盘的一部分当作内存使用，这就是“虚拟内存”。

微机常用的外存储器有硬盘、光盘、U 盘等，它们既属于输入设备，又属于输出设备。

1. 硬盘

硬盘是计算机中容量最大、速度最快的外部存储器。通常情况下，安装到计算机上的操作系统和软件均保存在硬盘中。主要的硬盘生产厂家有 Seagate（希捷）、WD（西部数据）、Toshiba（东芝）、Samsung（三星）、Fujitsu（富士通）、Maxtor（迈拓）等。

目前用于微机常见的硬盘类型有 HDD 机械硬盘、SSD 固态硬盘、HHD 混合硬盘。

1）HDD 机械硬盘

HDD（hard disk drive）是传统的机械式硬盘。通过旋转的带磁性的铝制磁盘，使用带磁头的通过高性磁铁控制的移动臂在磁盘上来回移动读取和写入数据。

HDD 硬盘由磁盘控制器、磁头组件、磁头驱动机构、转动机构及盘片等组成，一般置于主机箱内，也可以装上硬盘盒作为移动硬盘使用。图 2-10 所示为 HDD 硬盘的外观及内部结构。

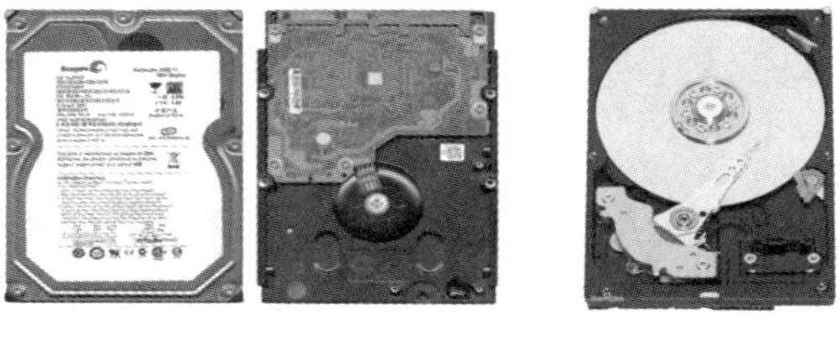

（a）硬盘的外观　　（b）硬盘的内部结构

图 2-10　HDD 硬盘的外观及内部结构

目前市场上主流的 HDD 硬盘容量有 1 TB、2 TB、3 TB、4 TB 等。常用硬盘接口主要有 SATA 接口，但移动硬盘采用 USB、IEEE 1394 等接口。目前传统 HDD 硬盘因为成本低廉等因素依然占据着硬盘市场的主要份额。

2）SSD 固态硬盘

SSD（solid state drive）固态硬盘采用 Flash 闪存作为存储介质，读取速度相对机械硬盘更快，寻道时间几乎为 0，这样的特质在作为系统盘时，可以明显加快操作系统启动速度和软件启动速度。抗震性能方面：SSD 固态硬盘由于完全没有机械结构，所以不怎么怕震动和冲击，不用担心因为震动造成不可避免的数据损失。发热功耗方面：SSD 固态硬盘不同于传统硬盘，不存在盘片的高速旋转，所以发热也明显低于机械硬盘，而且 Flash 芯片的功耗极低，这对于笔记本式计算机用户来说，这意味着电池续航时间的增加。图 2-11 所示为 SSD 硬盘的外观及内部结构。

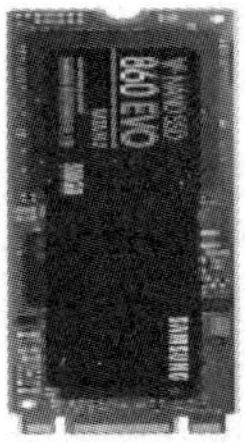

（a）M.2 接口

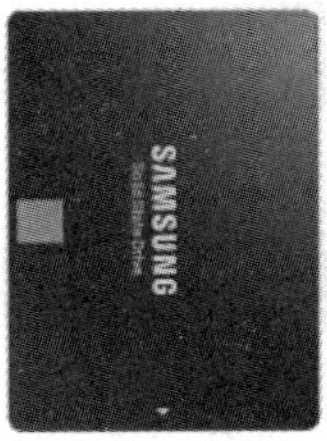

（b）SATA 接口

图 2-11　SSD 硬盘外观

采用 Flash 闪存的 SSD 硬盘具备相当高的数据安全性，并且在噪声、便携性等方面都有传统硬盘所无法媲美的优势，在航空航天、军事、金融、电信、电子商务等部门中都有广泛的使用。

固态硬盘具有传统机械硬盘不具备的快速读写、质量轻、能耗低以及体积小等特点，同时其劣势也较为明显。目前 SSD 硬盘的价格仍较为昂贵，容量较低，一旦硬件损坏，数据较难恢复等；并且亦有人认为固态硬盘的耐用性（寿命）相对较短。

SSD 硬盘取代 HDD 硬盘的时机即将到来,除了生活中常见的笔记本式计算机外，SSD 还应用于车载、工控、视频监控、网络监控、网络终端、电力、医疗、航空、导航设备等领域。目前，消费级 SSD 常见容量包括 256 GB、512 GB、1 TB、2 TB、4 TB 这几种，企业级 SSD 容量则更大一些，可达 16 TB、32 TB、64 TB、甚至 128 TB。

3）HHD 混合硬盘

HHD（hybrid hard disk）混合硬盘是既包含传统硬盘又有闪存模块的大容量存储设备。闪存处理存储中写入或恢复最频繁的数据。HHD 在发展之初备受关注，在当时固态硬盘价格非常昂贵，这种结合了闪存与机械硬盘的混合产品让人们感受到了“既跑得快，容量也大”的优势。不过慢慢地随着固态硬盘价格的下调，混合硬盘的声音也越来越小，生存压力越来越大。

2．光盘和光盘驱动器

光盘是一种利用激光技术存储信息的装置。记录在光盘上的数据呈螺旋状由中心向外散开，盘片表面有许许多多微小的坑点，那些就是记录的数字信息。读光盘数据时，利用激光束扫描光盘，根据激光在小坑上的反射变化得到数字信息。光盘具有成本低、存储密度高、容量大、价格便宜、信息保存时间长的特点，适用于保存多种数据信息，如声音、图像、动画、视频、电影等多媒体信息。

根据光盘的存储容量，可将光盘分为 CD、DVD、BD（蓝光光盘）等几种类型，这几种类型的光盘，在结构上有所区别，但主要结构原理是一致的。

（1）CD（compact disk）。CD 代表小型激光盘，最早被用来存储高质量、数字化的音乐，也可用来存储各种类型的数据信息，存储容量一般为 600～700 MB。

（2）DVD。在诞生之初是 digital video disk（数字视频光盘），目前则称为 digital versatile disk（数字通用光盘）。DVD 是 CD 的后继产品，满足了人们对大存储容量、高性能存储媒体的需求，早期的 DVD 只应用于数字影像存储，现在 DVD 已广泛进入到数据存储领域。DVD 的存储容量一般为 4.7 GB。

（3）BD（blue-ray disc）。蓝光光盘是继 DVD 之后的新一代光盘格式，用于存储高品质的影音以及高容量的数据。命名为蓝光是由于其采用波长为 405 nm 的蓝色激光光束来进行读/写操作。由于使用了波长较短的蓝光激光，可聚焦于更小的点，相较于使用红光激光的 DVD，可以提高数据的存储密度。BD 单层容量为 25 GB 或 27 GB，双层 46 GB 或 54 GB。

根据光盘读写性能特性，可分为只读型光盘、一次写入型光盘和可重复擦写型光盘。

（1）只读型光盘（CD-ROM、DVD-ROM、BD-ROM）。其内容由生产厂家写入，用户在使用过程中只能读取，不能修改和删除，也不能写入。

（2）一次写入型光盘（CD-R、DVD-R、BD-R）。可由用户用光盘刻录机写入信息，但只能写一次，写入后不能修改和删除。

（3）可重复擦写型光盘（CD-RW、DVD-RW、BD-RW）。用户可以用光盘刻录机对光盘上的信息进行多次写入，并可以对写入的信息进行修改和删除。

光盘驱动器简称光驱，它是读取光盘信息的设备。不同的光盘需要不同的光盘驱动器来支持。常见的光驱有 CD-ROM、DVD-ROM、蓝光光驱、COMBO、刻录机等。

（1）CD-ROM。只能读取 CD 盘的信息。

（2）DVD-ROM。可读取 CD 盘和 DVD 盘的信息。

（3）蓝光光驱。能读取蓝光光盘的光驱，并向下兼容 DVD、CD 等格式。

（4）COMBO。俗称康宝光驱，是一种集合了 CD 刻录、CD 和 DVD 读取功能为一体的光驱。

（5）刻录机。按照功能可以分为 CD 刻录机（CD-RW）、DVD 刻录机（DVD-RW）和蓝光刻录机等。对刻录机而言，分为读取速度、写入速度和复写速度，其中写入速度是最重要的指标，写入速度直接决定了刻录机的性能、档次与价格。

光驱读取资料的速度称为“倍速”，单倍速记为“1X”，倍数是衡量光驱性能的重要指标。光盘驱动器的传输速率越来越快，出现了 4X、8X 直至现在的 32X、40X、52X 等。

光驱与主机的连接可用 IDE 接口或 SATA 接口，但目前大多采用 SATA 接口，也可用 USB 接口与主机连接。光驱的数据传输速率比硬盘慢。光盘和光驱如图 2-12 所示。

3. U 盘

U 盘又名 Flash Memory（闪存盘），是一种以半导体芯片作为存储介质，通过 USB 接口与计算机交换数据的可移动存储设备。因其具有体积小、重量轻、携带方便、防震性能好、存取可靠性高、价格低等优点，取代了传统的软盘成为最便携的存储器件。图 2-13 所示为常见的 U 盘外观。

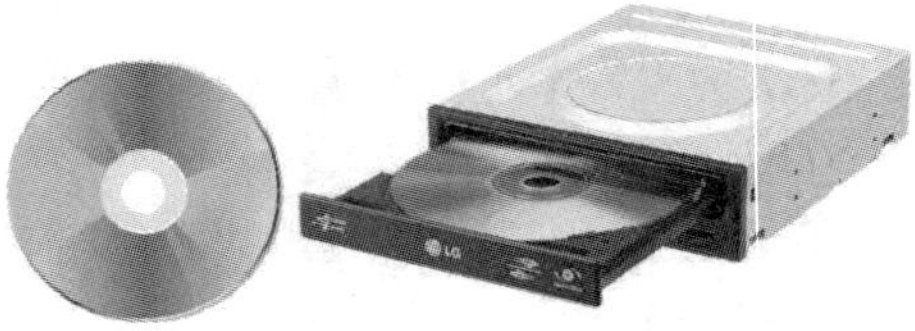

图 2-12　光盘和光驱

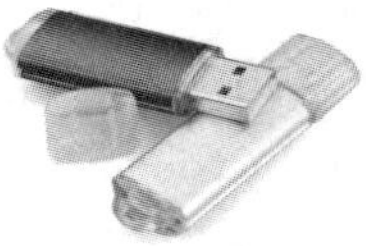

图 2-13　U 盘

2.2.5　显示器与显示适配卡

1．显示器

显示器是微机最基本的输出设备，它将数字信号转化为光信号，以文字或图形方式显示出来。显示器最重要的性能指标是分辨率，分辨率是在屏幕上横向和纵向像素的个数，例如，某显示器的分辨率为 1 280 像素 × 800 像素，表示该显示器在水平方向能显示 1 280 个点，在垂直方向能显示 800 个点，屏幕总像素的个数是它们的乘积。分辨率越高，画面包含的像素数就越多，图像就越清晰。PC 所使用的显示器主要有 CRT 显示器和 LCD 显示器两大类，如图 2-14 和图 2-15 所示。目前，主流显示屏是 LCD 显示器。

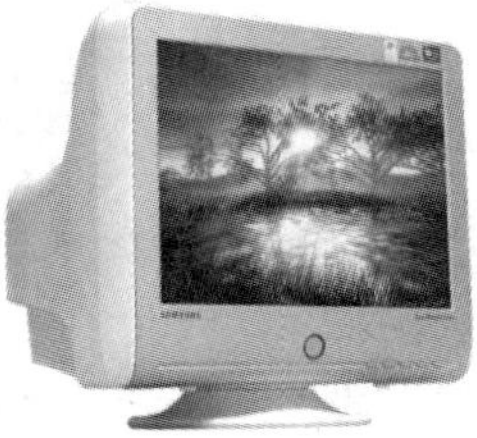

图 2-14　CRT 显示器

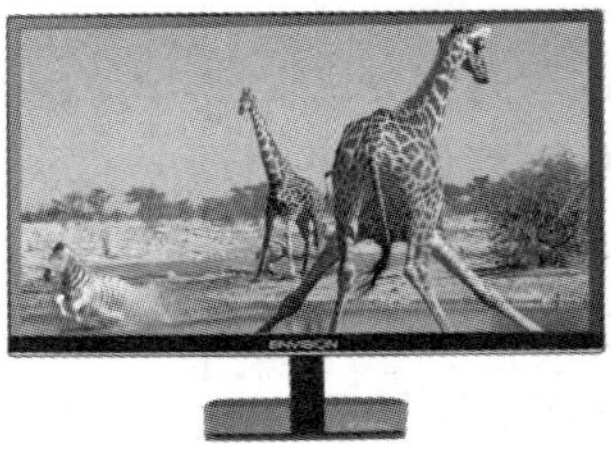

图 2-15　LCD 显示器

1）CRT 显示器（cathode ray tube）

CRT 显示器是一种使用阴极射线管的显示器，是从显像管后部的电子枪发射电子束，经偏转电极和加速电极的控制，轰击到荧光屏的某一点，形成一个发光点（像素点）。电子束从上到下，从左到右扫描轰击整个荧光屏，完成整个图像的输出。CRT 显示器的特点是显示分辨率高、价格低、使用寿命较长，但质量大、体积大、消耗量大且有电磁辐射。

除了某些特殊的场合还在使用 CRT 显示器外，在绝大多数场合，它已经被轻薄、低功耗、低成本的液晶显示器所取代。尽管液晶显示器已经全面取代 CRT 成为计算机装机的首选，但是在一些对色彩还原要求较高的行业，如医疗、冶金等，仍需要使用 CRT 显示器进行作业。

2）LCD 显示器（liquid crystal display）

LCD 显示器又称液晶显示器。液晶是指在某一个温度范围内兼有液体和晶体特性的物质。LCD 利用液晶的物理特性，通过有无电流以改变液晶的排列，控制光线的通过，从而达到显示图像的目的。和 CRT 显示器相比，LCD 的优点是机身薄、占地小、工作电压低、辐射小、图像清晰、不存在画面闪烁的问题，广泛用于便携式计算机、数码照相机等设备。现在，随着液晶显示器的价格下降，过去仅用在便携式计算机上的液晶显示器，现已普及到普通台式计算机上，而传统的 CRT

显示器已经逐步退出市场。

目前广泛使用的还有一种称为 LED 的液晶显示器，严格来讲 LED 显示器是 LCD 液晶显示器的一种。LED 和 LCD 的区别仅仅是它们的背光类型不一样，LED 背光采用发光二极管作为背光光源。比起 LCD 背光来说，LED 背光的显示屏颜色更鲜艳、饱和度更高、可视角度更大、色域饱和度更高、色彩更准。所以 LED 在亮度、功耗、可视角度和刷新速率等方面，都更具优势。

2．显示适配卡

显示适配卡简称显示卡或显卡，是连接计算机和显示器的一种接口卡。显示器必须配合显卡才能够正常工作，两者共同构成微机的显示系统。显卡的主要作用是控制计算机中图形的输出，它负责接受 CPU 送来的显示数据，并处理成显示器认识的格式存储在显存中，再送到显示器形成图像。

显卡主要用于处理图形数据、传输数据给显示器并控制显示器的数据组织方式。显卡的性能直接决定显示器的成像速度和效果。

显卡根据结构形式不同，分为集成显卡和独立显卡。集成显卡是指集成在 PC 主板上的集成显示芯片；独立显卡是指以独立的板卡存在，需要插在主板相应接口上。独立显卡根据采用的总线接口标准不同，又分为 PCI、AGP 和 PCI Express 类型的显卡。PCI 型已淘汰，虽然有显卡还使用 AGP 接口，但目前主流的显卡采用 PCI Express 接口。显卡外观如图 2-16 所示。

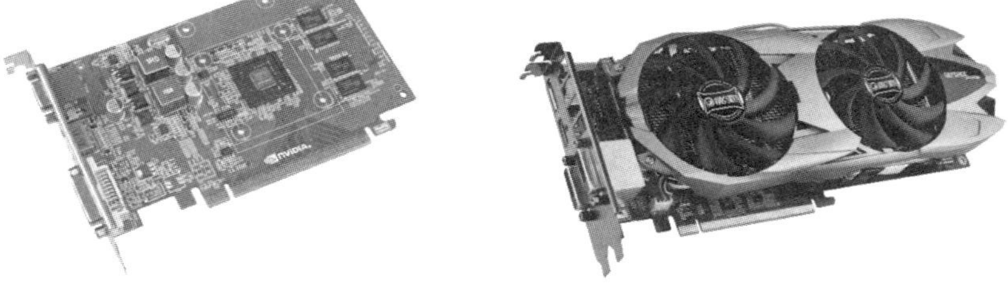

（a）不带风扇的显卡　　（b）带风扇的显卡

图 2-16　显卡

显卡的一个主要性能指标是显存大小，显存也叫显示内存，是用来暂时存储显示芯片处理的数据。在屏幕上看到的图像数据都是存放在显存中。显卡达到的分辨率越高，屏幕上显示的像素点越多，所需的显存也越大。显存对显卡的性能影响很大，显存容量越大，所能显示的分辨率和颜色数就越高，显示效果也就越好。

2.2.6　主机箱和电源

1．主机箱

主机箱简称机箱，是安装主机的金属箱。机箱主要对计算机核心部件起保护作用，屏蔽产生的电磁辐射。从外观上看，有卧式和立式两种，PC 的主机箱一般为立式。主板、CPU、内存、显卡、硬盘、光驱、电源等都安装在机箱内部，如图 2-17 所示。

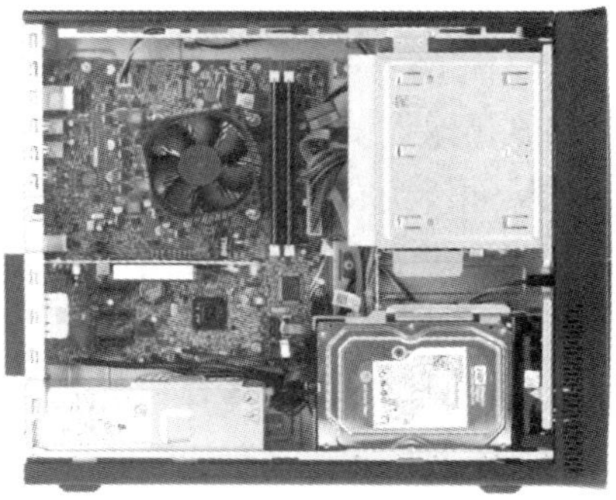

图 2-17　机箱内部构成

机箱的正面一般有电源开关、复位按钮、耳机插孔、

USB 接口和光盘驱动器支架前挡板等。主机背面有电源插座和其他一些接口，电源插座是给主机提供电源的。

机箱有很多种类型，目前最为常见的是 ATX、Micro ATX 两种。ATX 机箱支持现在绝大部分类型的主板。Micro ATX 机箱是出于进一步的节省桌面空间的目的，在 ATX 机箱的基础之上建立的，比 ATX 机箱体积小。各个类型的机箱只能安装其支持的类型的主板，一般是不能混用的，所以选购时一定要考虑选配的板卡类型。

机箱的外壳通常是由钢板构成，并在外面镀了一层锌。较好的机箱出于坚固的考虑，外壳钢板厚度通常要求在 1 mm 以上为好，当然也不是越厚越好，钢板过厚会使机箱整体重量和成本增加。此外，机箱表面烤漆是否均匀、边缘切口是否圆滑（一些劣质机箱的外壳边缘很容易划伤皮肤）、外壳是否容易变形也值得注意。

由于 CPU、显卡、硬盘速度的提高，在工作时产生的热量越来越多，机箱散热效果的好坏对整个计算机系统的安全运行影响很大。质量低劣的机箱会影响其他设备的正常使用，产生如计算机频繁死机等故障。所以选购一个散热性好、内部结构合理、质量好的机箱也是非常重要的。

2. 电源

电源是主机的供电设备，电源外接 220 V 交流电，转换成直流电，提供计算机中所有部件所需要的电能。电源功率的大小、电流和电压是否稳定，将直接影响计算机的工作性能和使用寿命，也是选购过程中应该注意的事项。电源外观如图 2-18 所示。

选购电源重点考虑电源功率、输出电压稳定性、散热能力、噪声强度等。

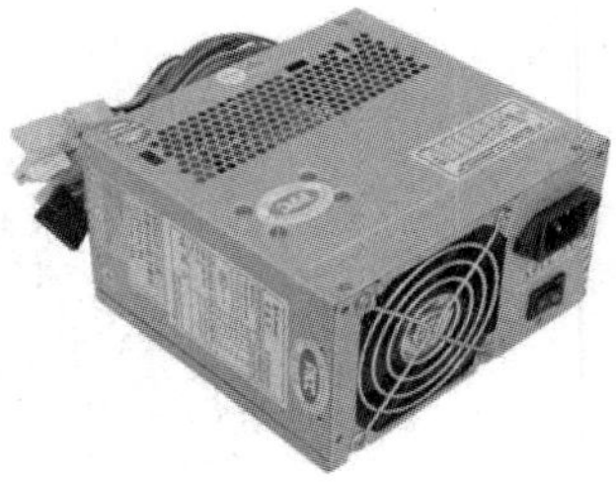

图 2-18 电源

2.2.7 键盘和鼠标

1. 键盘

键盘是微型机最常用的输入设备之一，通过键盘可以把字母、数字、文字及标点符号等输入计算机，从而可以对计算机发出指令、输入数据。当用户在键盘上按下每个按键时，会发出不同的信号，这些信号由键盘内部的电子线路转换成相应的二进制代码，然后通过键盘控制器送入系统。

选购键盘时要注意按键的手感，操作人员大量的工作都是依靠键盘与计算机进行沟通，手感好的键盘可以帮助操作人员迅速流畅地输入，并且不至于使手指、手腕和关节过于疲劳。

2. 鼠标

鼠标是控制显示屏上光标移动位置并向计算机输入用户所选中的某个操作命令或操作对象的一种常用输入设备。当移动鼠标时，它把移动距离及方向的信息转换成脉冲送到计算机，计算机再把脉冲转换成鼠标光标的坐标数据，从而达到指示位置的目的。

鼠标按工作原理一般分为机械式和光电式两种。

1）机械式鼠标

机械式鼠标的底部有一个滚动的橡胶球，是利用鼠标内的圆球滚动来触发传动轴控制鼠标指针的移动。机械式鼠标的准确性与精确度较差，传输速度较慢。机械式鼠标的价格便宜，但用久了，灰尘容易附到橡皮球和转轮上，使鼠标灵活性降低，需要经常清洗，目前不再使用。

2）光电式鼠标

光电式鼠标是利用光的反射来确定鼠标的移动。光电鼠标要比机械鼠标定位精度高，可靠性也更好。目前常用的鼠标是光电式鼠标。

3. 键盘和鼠标的接口

按连接方式，键盘和鼠标分为有线和无线两种。有线键盘和鼠标的接口类型主要有 PS/2、USB 两种类型。

1）PS/2 接口

PS/2 接口是一种 6 针的圆形接口。键盘和鼠标都可以使用 PS/2 接口，但是按照 PC99 颜色规范，鼠标通常占用浅绿色接口，键盘占用紫色接口，如图 2-19 所示。键盘和鼠标的两个 PS/2 接口不能混插，这是由它们在计算机内部不同的信号定义所决定的。但现在市面上的有些主板出现了一种键鼠通用的 PS/2 接口，这个接口的颜色是一半绿一半紫，键盘和鼠标都可以用，如图 2-20 所示。

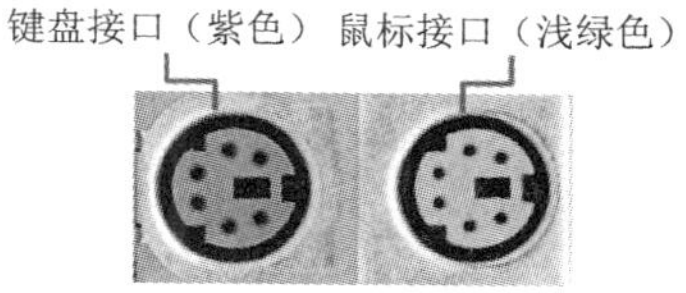

图 2-19　PS/2 接口

2）USB 接口

如图 2-21 所示为带 USB 接口的键盘和鼠标。PS/2 接口和 USB 接口的键盘和鼠标在使用方面差别不大，由于 USB 接口支持热插拔，而 PS/2 接口不支持热插拔，因此 USB 接口在使用中可能略方便一些。但是计算机底层硬件对 PS/2 接口的支持更完善一些，因此如果计算机遇到某些故障，使用 PS/2 接口的键盘兼容性会更好一些。

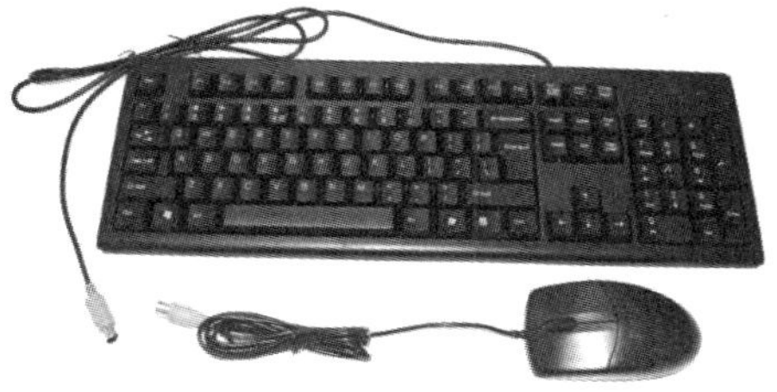

图 2-20　带 PS/2 接口的键盘和鼠标

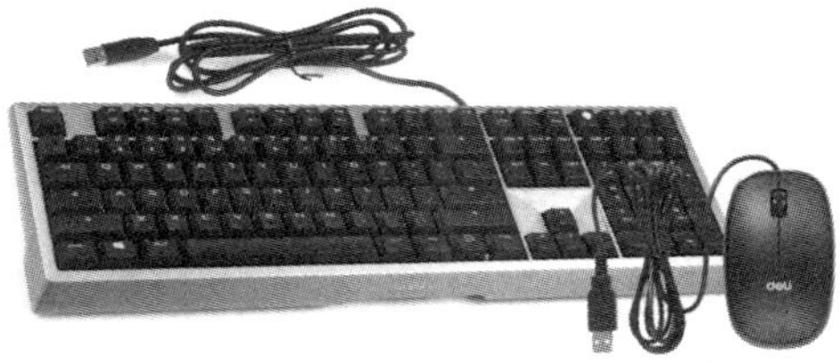

图 2-21　带 USB 接口的键盘和鼠标

除了有线键盘和鼠标，目前广泛使用的还有无线键盘和鼠标。无线键盘和鼠标无束缚，使用灵活，但容易受到外部干扰，导致可能会偶尔失灵，这对游戏用户来说可能无法接受。另外无线键盘和鼠标需通过电池供电，而有线键盘和鼠标可通过计算机供电，所以无线键盘和鼠标增加了用户的后期使用成本。

2.2.8　其他外围设备

与微机相连接的其他外围设备主要分为输入设备和输出设备两类。

常见输入设备除了键盘鼠标外还有诸如文字输入设备：磁卡阅读机、条形码阅读机、纸带阅读机、卡片阅读机等；图形输入设备：光笔、数字化仪、触摸屏等；图像输入设备：扫描仪、数字式照相机、摄像头等，如图 2-22 所示。

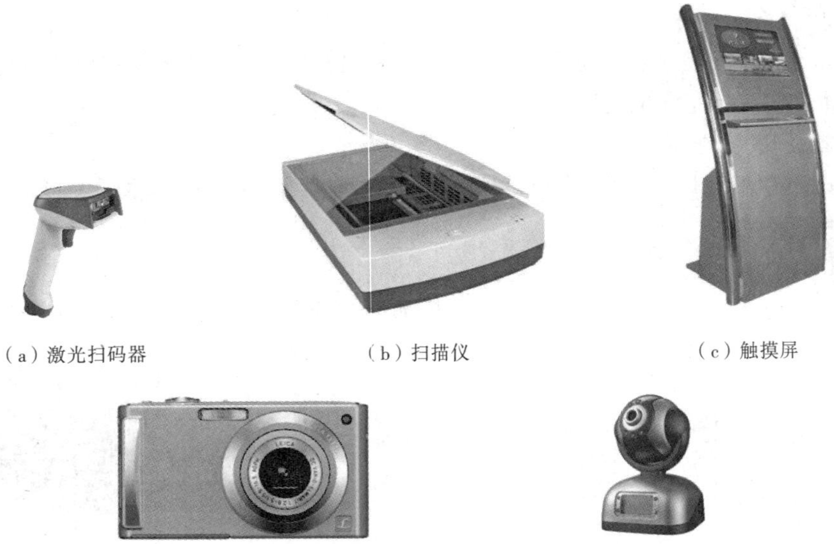

（a）激光扫码器　（b）扫描仪　（c）触摸屏

（d）数码照相机　（e）摄像头

图 2-22　各种输入设备

常用的输出设备除了显示器外，还有打印机、绘图仪、音箱等向操作提供输出结果的设备，如图 2-23 所示。

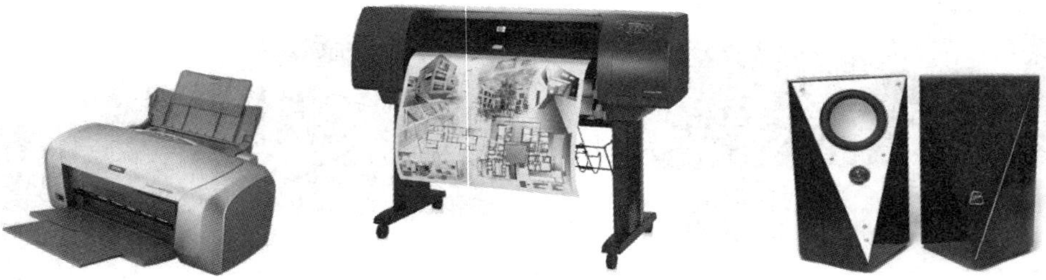

（a）打印机　（b）绘图仪　（c）音箱

图 2-23　各种输出设备

2.3　计算机软件系统

计算机软件是指在计算机硬件上运行的各种程序、数据及有关文档资料的总称，如操作系统、数据库管理系统、专用软件包、汇编程序、诊断程序、各种维护使用手册、程序流程图等，合称计算机软件系统。通常，把计算机软件系统分为系统软件和应用软件两大类。

图 2-24 所示为计算机软件系统的组成。

从图 2-24 也可以看出，一个完整的计算机系统的硬件和软件是按一定的层次关系组织起来的。系统软件为用户和应用程序提供了控制和访问硬件的手段，只有通过系统软件才能访问硬件。操作系统是系统软件的核心，它紧贴系统硬件之上，所有其他软件之下，是其他软件的共同环境。应用软件位于系统软件的外层，以系统软件作为支撑平台。软件系统与硬件系统是不可分割的，只有硬件而没有软件的系统，是无法工作的。

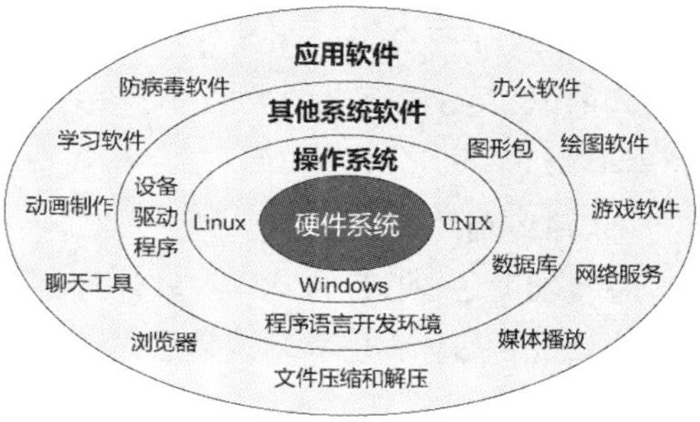

图 2-24 计算机软件系统的组成

2.3.1 系统软件

系统软件是指管理、控制和维护计算机硬件和软件资源的软件，它的功能是协调计算机各部件有效地工作，并且支持应用软件的开发和运行。系统软件使得计算机使用者和其他软件将计算机当作一个整体而不需要顾及底层每个硬件如何工作。

系统软件主要包括操作系统、程序设计语言、语言处理程序、数据库管理系统、系统服务程序、标准库等。

1. 操作系统

操作系统（operating system，OS）是管理和控制计算机硬件与软件资源的计算机程序，使计算机高效、协调、自动地工作。操作系统在计算机系统中占有特殊的重要地位，所有其他系统软件和应用软件都必须在操作系统的支持下才能运行。操作系统软件是计算机系统软件的核心，是计算机最底层的软件，所有的硬件资源都直接与操作系统打交道，是计算机硬件裸机和应用程序之间连接到纽带，是最重要的系统软件之一。

操作系统的作用主要有两个，首先是方便用户使用计算机，其次是尽可能地使计算机系统中的各项资源得到充分合理的利用。操作系统主要提供了五方面的功能：存储器管理、处理机管理、设备管理、文件管理和作业管理。

目前在微机上常见的操作系统有 DOS、Windows、UNIX、Linux、NetWare 等，其中 Windows 是当前应用最为广泛的操作系统。

2. 语言处理程序

语言处理软件可将应用软件翻译成计算机能识别的语言。应用软件通常都是由高级语言编写，而这些成千上万条由高级语言编写的程序，计算机内部是不认识的，必须由语言处理软件转换为计算机能直接读取的机器语言，才能运行应用软件。

比如汇编语言编译器、C 语言编译器等都是这类软件。

3. 数据库管理系统

随着计算机在信息处理、情报检索及各种管理系统中应用的发展，要求大量处理某些数据，建立和检索大量的表格。如果将这些数据和表格按一定的规律组织起来。可以使得这些数据和表格处理起来更方便，检索更迅速，用户使用更方便，于是出现了数据库。数据库就是相关数据的集合，数据库和管理数据库的软件构成了数据库管理系统。

数据库管理系统将大量数据有组织、动态地存储起来，方便查阅和检索，是一种操纵和管理数据库的大型软件。著名的数据库管理系统有 Oracle、DB2、Sybase、MySQL、SQL Server、PostgreSQL、Access 等。

4．系统辅助处理程序

系统辅助处理程序也称为“软件研制开发工具”“支持软件”“软件工具”，主要有编辑程序、计算机硬件初始化程序和测试排错程序等。

2.3.2 应用软件

应用软件是为解决实际问题所编写的软件的总称，涉及计算机应用的各个领域。绝大多数用户都需要使用应用软件，为自己的工作和生活服务。由于计算机的通用性和应用的广泛性，应用软件的种类比系统软件更丰富，如办公软件、图形和图像处理软件、动画制作软件、网络服务软件、媒体播放软件、防病毒软件、辅助设计软件、财务管理软件、游戏软件等。

第 3 章 Windows 7 操作系统

操作系统是管理和控制计算机硬件与软件资源的计算机程序，直接运行在“裸机”上的最基本、最重要的系统软件，任何其他软件都必须在操作系统的支持下才能运行。因此，在学习和使用计算机时，首先要认识操作系统。本章以目前个人计算机（PC）中使用较为广泛的操作系统（或称桌面操作系统），即微软公司的 Windows 系列操作系统中的 Windows 7 为例，详细介绍了 Windows 7 界面的组成、基本操作、文件管理等操作。考虑到读者的实践要求，还安排了相应的案例，以便初学者能更快地掌握 Windows 7 的基本操作。

3.1 操作系统基础知识

计算机从初始的庞然大物到现在的掌上电脑，想要运行就必须配置一种或多种操作系统。什么是操作系统？操作系统的作用是什么？操作系统有哪些功能和特征？本节将一一介绍。

3.1.1 操作系统概述

1. 操作系统的概念

操作系统（operating system，OS）是合理管理计算机的各种软硬件资源，控制计算机有条不紊地工作，并给用户提供一个良好的操作界面的计算机程序，是直接运行在计算机硬件上，任何其他软件都必须在操作系统的支持下才能运行。

2. 操作系统的作用

操作系统是用户和计算机的接口，同时也是计算机硬件和其他软件的接口。操作系统可以调度、分配和管理所有的硬件和软件系统，让它们可以统一协调地运行，以满足用户实际操作的需求。操作系统为使用计算机的用户提供各种形式的用户界面，使用户有一个好的工作环境，为其他软件的开发提供必要的服务和相应的接口等，并向其提供功能强大、使用方便以及扩展的工作环境。操作系统的作用简言之就是：有效管理计算机的软、硬件资源，为用户提供友好的界面。

3.1.2 操作系统的功能和特征

1. 操作系统的功能

操作系统的功能主要体现在对计算机资源——微处理器、存储器、外围设备、文件和作业五大计算机资源的管理，操作系统将这种管理功能分别设置成相应的程序管理模块，每个管理模块分管一定的功能，即操作系统的五大功能。

1）处理器管理

处理器管理的主要任务是对处理器的分配和运行实施有效的管理。处理器管理的另一功能是处理器调度。处理器可能是一个，也可能是多个，不同类型的操作系统将针对不同情况采取不同的调度策略。进程是处理器分配资源的基本单位，是一个具有一定独立功能的程序在一个数据集合上的一次动态执行过程。

2）存储器管理

存储器主要用来存放各种信息，操作系统对存储器的管理主要是指针对内存储器的管理。主要任务是：分配内存空间——内存分配；保证各作业占用的存储空间不发生矛盾，并使各作业在自己所属存储区中不互相干扰——内存保护；当内存容量不能满足大程序以及共存于内存的多个程序的存储要求时，借助一些存储技术来实现内存的扩充——内存扩充。

3）设备管理

设备管理是指负责管理各类外围设备（简称外设），包括分配、启动和故障处理等。主要任务是：当用户使用外围设备时，必须提出要求，待操作系统进行统一分配后方可使用。当用户的程序运行到要使用某外设时，由操作系统负责驱动外设。操作系统还具有处理外设中断请求的能力。

4）文件管理

文件管理是指操作系统对信息资源的管理。在操作系统中，将负责存取的管理信息的部分称为文件系统。文件是在逻辑上具有完整意义的一组相关信息的有序集合，每个文件都有一个文件名。文件管理支持文件的存储、检索和修改等操作以及文件的保护功能。操作系统一般都提供功能较强的文件系统，有的还提供数据库系统来实现信息的管理工作。

5）作业管理

每个用户请求计算机系统完成的一个独立的操作称为作业。作业管理包括作业的输入和输出，作业的调度与控制（根据用户的需要控制作业运行的步骤）。

2. 操作系统的特征

操作系统具有如下四个特征：

（1）并发性（concurrence）。两个或多个事件在同一时间的间隔内发生，即在一段时间内计算机中有多道程序在同时运行。应当指出，由于通常的程序是静态实体，它们是不能并发执行的。为了使程序能并发执行，系统必须分别为每个程序建立进程。进程又称任务，简单来说，是指在系统中能独立运行并作为资源分配的基本单位，它是一个活动的实体。多个进程之间可以并发执行和交换信息。

（2）共享性（sharing）。系统中的资源可供内存中多个并发执行的进程共同使用。由于资源的属性不同，故多个进程对资源的共享方式也不同，可分为互斥共享方式和同时访问共享方式。

（3）虚拟性（virtual）。通过技术把一个物理实体变成若干个逻辑上的对应物。在操作系统中虚拟的实现主要是通过分时的使用方法。显然，如果 n 是某个物理设备所对应的虚拟逻辑设备数，则虚拟设备的速度必然是物理设备速度的 $1/n$。

（4）异步性（asynchronism）。由于资源等因素的限制，通常，进程的执行并非“一气呵成”，而是以“走走停停”的方式运行。内存中每个进程在何时执行，何时暂停，以怎样的方式向前推进，每道程序需要多少时间才能完成，都是不可预知的。简单来说，进程是以异步的方式运行的。

3.1.3 操作系统的分类

操作系统按结构和功能划分包括批处理操作系统、分时操作系统、实时操作系统、网络操作系统、分布式操作系统和嵌入式操作系统等。

1. 批处理操作系统

批处理（batch processing）是指用户将一批作业提交给操作系统后就不再干预，由操作系统控制它们自动运行后再输出结果，从而减少作业建立和结束过程中的时间浪费。这种采用批量处理作业技术的操作系统称为批处理操作系统。在批处理操作系统中，用户所提交的作业都先存放在外存上并排成一个队列，成为“后备队列”，然后，由作业调度程序按一定的算法从后备队列中选择若干个作业调入内存，使它们共享 CPU 和系统中的各种资源。典型的批处理操作系统有 OS/360（M）和 MVX。

2. 分时操作系统

分时（time sharing）操作系统的工作方式是：一台主机连接了若干个终端，不同用户通过各自的终端以交互的方式共用一台计算机，计算机以时间片轮转的方法为每个用户服务。用户交互式地向系统提出命令请求，系统接受每个用户的命令，采用时间片轮转方式处理服务请求，并通过交互方式在终端上向用户显示结果，用户根据结果下发下一步指令。每个用户轮流使用一个时间片而使每个用户并不感到有别的用户存在。分时系统具有多路性、交互性、独占性和及时性的特征。多路性是指，此时有多个用户使用一台计算机，宏观上看是多个人同时使用一个 CPU，微观上是多个人在不同时刻轮流使用 CPU。交互性是指，用户根据系统响应结果进一步提出新请求（用户直接干预每一步）。独占性是指用户感觉不到计算机为其他人服务，就像整个系统为他所独占。及时性是指系统对用户提出的请求及时响应。它支持位于不同终端的多个用户同时使用一台计算机，彼此独立互不干扰，用户感到好像一台计算机全为他所用。比较典型的分时操作系统有 UNIX、Linux、Windows 系列、Mac OS 系列等。

3. 实时操作系统

实时操作系统（real time operating system，RTOS）是指使计算机能及时响应外部事件的请求在规定的严格时间内完成对该事件的处理，并控制所有实时设备和实时任务协调一致地工作的操作系统。实时操作系统要追求的目标是：对外部请求在严格时间范围内做出反应，有高可靠性和完整性。其主要特点是资源的分配和调度首先要考虑实时性然后才是效率。此外，实时操作系统具有较强的容错能力。比较典型的实时操作系统有 VRTX、RTOS 和 IEMX 等。

4. 网络操作系统

网络操作系统（net operating system，NOS）是网络的心脏和灵魂，是向网络计算机提供服务的特殊的操作系统。借由网络达到互相传递数据与各种消息，分为服务器（server）及客户端（Client）。而服务器的主要功能是管理服务器和网络上的各种资源和网络设备的共用，加以统合并控管流量，避免有瘫痪的可能性，而客户端就是有着能接收服务器所传递的数据来运用的功能，让客户端可以清楚地搜索所需的资源。比较流行的网络操作系统产品有微软公司的 Windows 类，以及 NetWare、UNIX、Linux 等。

5. 分布式操作系统

分布式操作系统（distributed operating system）是由大量的计算机通过网络被连接在一起，可以获得极高的运算能力及广泛的数据共享。由于分布式计算机系统的资源分布于系统的不同计算机上，操作系统对用户的资源需求不能像一般的操作系统那样等待有资源时直接分配的简单做法而是要在系统的各台计算机上搜索，找到所需资源后才可进行分配。因此分布式操作系统在资源管理、通信控制和操作系统的结构等方面都与其他操作系统有较大的区别。分布式操作系统的结构分布于系统的各台计算机上，能并行地处理用户的各种需求，有较强的容错能力。比较典型的分布式操作系统有鸿蒙、Amoeba 和 Mach 等。

6. 嵌入式操作系统

嵌入式操作系统（embedded operating system，EOS）是指用于嵌入式系统的操作系统。嵌入式操作系统是一种用途广泛的系统软件，通常包括与硬件相关的底层驱动软件、系统内核、设备驱动接口、通信协议、图形界面、标准化浏览器等。嵌入式操作系统负责嵌入式系统的全部软、硬件资源的分配、任务调度，控制、协调并发活动。它必须体现其所在系统的特征，能够通过装卸某些模块来达到系统所要求的功能。目前在嵌入式领域广泛使用的操作系统有嵌入式实时操作系统 μC/OS-II、嵌入式 Linux、Windows Embedded、VxWorks 等，以及应用在智能手机和平板电脑中的 Android、iOS 等。

操作系统按用户数量划分包括单用户操作系统和多用户操作系统。

1）单用户操作系统

单用户操作系统的主要用于个人计算机，它又分为单用户单任务和单用户多任务两种，单用户单任务的特征是操作系统管理简单，使单个用户每次只能高效地执行一个操作。比较典型的单用户操作系统有 MS-DOS、用于掌上电脑的 Palm OS、微软公司的 Windows XP 和苹果公司的 Mac OS 等。单用户多任务操作系统的特征是允许用户一次提交多项任务。例如，用户可以做运行程序的同时开始另一文档的编辑工作。比较典型的有 Windows mobile 和安卓等小型移动智能设备使用的操作系统。

2）多用户操作系统

多用户操作系统是指同一时间允许多个不同用户使用计算机的硬件和软件资源。为了使单个用户的问题不影响其他用户，多用户操作系统需确保均衡地满足各个用户的要求，并且每个用户使用的各个程序都具有足够且独立的资源。比较典型的多用户操作系统有 UNIX、VMS 和大型机操作系统（如 MVS）等。

3.2 典型操作系统

1. DOS

DOS（disk operation system，磁盘操作系统）是一种单用户、单任务的计算机操作系统。DOS 采用字符界面，指令比较难于记忆，不利于一般用户操作计算机。从 1981 年直到 1995 年的 15 年间，磁盘操作系统在 IBM PC 兼容机市场中占有举足轻重的地位。而且，若是把部分以 DOS 为基础的 Microsoft Windows 版本，如果 Windows 95、Windows 98 和 Windows Me 等都算进去的话，那么其商业寿命至少可以算到 2000 年。微软的所有后续版本中，磁盘操作系统仍然被保留着。

2. Microsoft Windows

Microsoft Windows 是美国微软公司研发的一套操作系统，它问世于 1985 年，起初仅仅是

Microsoft-DOS 模拟环境，后续的系统版本由于微软不断地更新升级，不但易用，也慢慢地成为人们最喜爱的操作系统。

Windows 采用了图形化模式 GUI，比起从前的 DOS 需要键入指令使用的方式更为人性化。随着计算机硬件和软件的不断升级，微软的 Windows 也在不断升级，从架构的 16 位、32 位再到 64 位，系统版本从最初的 Windows 1.0 到大家熟知的 Windows 95、Windows 98、Windows Me、Windows 2000、Windows 2003、Windows XP、Windows Vista、Windows 7、Windows 8、Windows 10 和 Windows Server 服务器企业级操作系统，不断持续更新，微软一直致力于 Windows 操作系统的开发和完善。

3. Mac OS

Mac 系统是基于 UNIX 内核的图形化操作系统，一般情况下在普通 PC 上无法安装，由苹果公司自行开发。苹果机的操作系统已经到了 OS 10，代号为 MAC OS X（X为 10 的罗马数字写法），这是 MAC 计算机诞生以来最大的变化。新系统非常可靠，它的许多特点和服务都体现了苹果公司的理念。现行的最新的系统版本是 OS X 10.12 Sierra，且网上也有在 PC 上运行的 Mac 系统，简称 Mac PC，它的许多特点和服务都体现了苹果公司的理念。

疯狂肆虐的计算机病毒几乎都是针对 Windows 的，由于 MAC 的架构与 Windows 不同，所以很少受到病毒的袭击。MAC OS X 操作系统界面非常独特，突出了形象的图标和人机对话。苹果公司不仅自己开发系统，也涉及硬件的开发。

4. UNIX

UNIX 操作系统是一个强大的多用户、多任务操作系统，支持多种处理器架构，按照操作系统的分类，属于分时操作系统，最早由 Ken Thompson、Dennis Ritchie 和 Douglas McIlroy 于 1969 年在 AT&T 的贝尔案例室开发。目前它的商标权由国际开放标准组织所拥有，只有符合单一 UNIX 规范的 UNIX 系统才能使用 UNIX 这个名称，否则只能称为类 UNIX（UNIX-like）。随着网络，特别是 Internet 的发展，UNIX 丰富的网络功能，高度的稳定性、可靠性和安全性重新引起了人们的极大关注。同时由于硬件平台价格的不断降低和 UNIX 微机版本的出现，UNIX 迅速流行，并广泛应用于网络、大型机和工作站。

5. Linux

Linux 是一套免费使用和自由传播的类 UNIX 操作系统，是一个基于 POSIX 和 UNIX 的多用户、多任务、支持多线程和多 CPU 的操作系统。它能运行主要的 UNIX 工具软件、应用程序和网络协议。它支持 32 位和 64 位硬件。Linux 继承了 UNIX 以网络为核心的设计思想，是一个性能稳定的多用户网络操作系统。Linux 操作系统诞生于 1991 年 10 月 5 日（这是第一次正式向外公布时间）。Linux 存在许多不同的 Linux 版本，但它们都使用了 Linux 内核。Linux 可安装在各种计算机硬件设备中，如手机、平板电脑、路由器、视频游戏控制台、台式计算机、大型机和超级计算机。严格来讲，Linux 这个词本身只表示 Linux 内核，但实际上人们已经习惯了用 Linux 来形容整个基于 Linux 内核，并使用 GNU 工程各种工具和数据库的操作系统。

3.3 初识 Windows 7

Windows 7 是微软公司于 2009 年 10 月发布，包含有简易版（starter，只提供给 OEM 厂商进行预装）、家庭普通版（home basic）、家庭高级版（home premium）、专业版（professional）、企业版（enterprise）和旗舰版（ultimate）六个版本。Windows 7 操作系统是微软公司继 Windows Vista 之后推出的操作系统。Windows 7 的设计主要围绕五个重点进行，分别为：针对笔记本计算机的特有设计、基于应用服务的设计、用户的个性化、视听娱乐的优化、用户易用性的新引擎。Windows 7 操作系统拥有直观高效的面向对象的图形用户界面，操作简单、易学易用，用户界面统一、友好、美观，能进行多任务处理，其优点深深吸引了广大用户与各界厂商。

3.3.1 Windows 7 新特性

1. 全新的任务栏

全新 Windows 7 任务栏仍位于 Windows 用户熟悉的位置，便于用户在窗口之间进行切换。但查看起来更加方便，功能更加强大和灵活。在 Windows 7 中，可以将常用程序“锁定”到任务栏的任意位置以便访问。可以根据需要随意重新安排它们的位置，只需单击和拖动操作即可完成。Windows 7 任务栏还增加了新的窗口预览方法。用鼠标指针指向任务栏图标，即可查看已打开文件或程序的缩略图预览，然后，将鼠标指针移到缩略图上，即可进行全屏预览。甚至还可以直接从缩略图预览关闭窗口，为使用者节省操作时间。

2. Jump Lists 轻松用

跳转列表（jump lists）是微软 Windows 7 中的一项新功能，可帮助用户快速访问常用的文档、图片、歌曲或网站。

用户只需右击 Windows 7 任务栏上的程序图标即可打开 jump lists（也可以在“开始”菜单中找到 jump lists），用户在 jump lists 中看到的内容完全取决于程序本身。使用者可以根据需要“锁定”任何文件。jump lists 不仅仅显示文件的快捷方式，有时还会提供相关命令（如撰写新电子邮件或播放音乐）的快捷访问方式。jump lists 是一个非常实用的功能，可以让用户非常方便和快捷地浏览和访问文件、文件夹、网页链接等，特别是可把一些经常访问的内容锁定到 jump lists 中，大幅提高工作效率，减少冗余操作（如 Windows 以前的版本经常需要使用者逐层单击文件夹）。

3. Aero 视觉体验

Windows Aero 是从 Windows Vista 版本开始使用的用户界面，Windows 7 家庭高级版、专业版和旗舰版中均提供 Aero 桌面视觉体验。它的特点是透明的玻璃图案、带有精致的窗口动画和新窗口颜色。Aero 是 Authentic（真实）、Energetic（动感）、Reflective（具反射性）及 Open（开阔）的缩略字，其含义为 Aero 界面是具立体感、令人震撼、具透视感和宽阔的用户界面。

Aero 特效包括以下三种特殊效果：透明毛玻璃效果、Windows Flip、任务栏缩略图。

透明毛玻璃效果：是指窗口边框呈现出毛玻璃状的透明效果，可以让用户更关注于打开窗口的内容，如图 3-1 所示。而且窗口行为经过重新的设计，具有精致的动画效果，可以将窗口最小化、最大化和重新定位，使其显示更流畅、更轻松。

Windows Flip：它实际上是【Alt + Tab】组合键的升级，之前的 Windows 版本中，按【Alt + Tab】组合键在窗口之间切换时，只能看到打开程序的图标序列，而在 Windows 7 中可以看到每个打开程序的窗口的实时预览。

任务栏缩略图：将鼠标拖动至任务栏中的程序图标，就可以方便地预览各个窗口内容，并进行窗口切换。

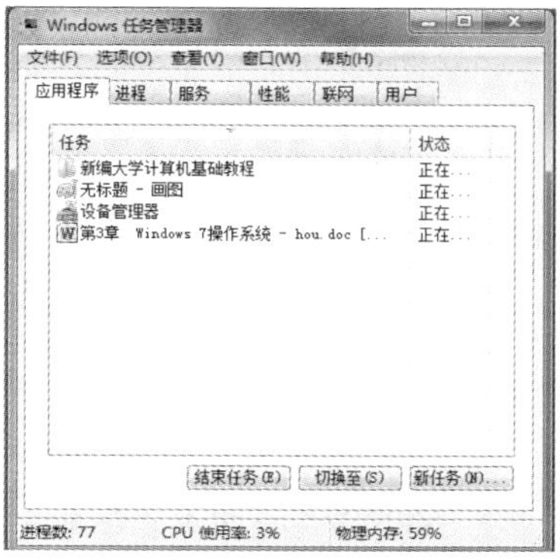

图 3-1　透明毛玻璃效果

4. 库

通过“库”，可以更加便捷地查找、使用和管理分布于整个计算机或网络中的文件。库可以将用户的资料汇集在一个位置，而无论资料实际存储在什么位置。比如说，用户要将分别位于外部硬盘驱动器、家人的计算机和自己的办公计算机中的家庭相册汇集在一起。在过去，查找特定照片是一项很烦琐的工作。而在 Windows 7 中，用户只需创建一个库并对其命名（例如，“家庭照片”），然后告诉 Windows 该新库中应包含的远程文件夹即可。用户的照片实际上仍然处于三个不同的位置，但是，它们现在可以在同一窗口中显示。Windows 7 提供了文档库、音乐库、图片库和视频库。但是，用户也可以对其进行个性化，或创建自己的库，仅需几次单击操作即可。不仅如此，用户还可以对库进行快速分类和管理。例如，按文档类型、按图片生成日期或按音乐风格进行整理。用户还可以在家庭网络中与他人轻松地共享库。

简单来说，所谓的“库”其实就是一个逻辑文件夹，用户可以将分布在不同分区的含有相同内容或不同内容的文件夹，包含在某个库中，方便用户进行管理。在库中，可以像真实文件夹一样搜索、删除、添加文件和文件夹。

5. Windows 搜索

在 Windows 7 中，用户可以在多个位置搜索更多项内容，而且速度更快。例如在“开始”菜单搜索框中输入内容，用户将立即在计算机上看到一列相关的文档、图片、音乐和电子邮件。搜索结果目前按类别分组，并包含突出显示的关键字和文本片段，便于用户更快找到所要找的内容。另外，现在很少有人会将所有文件存储在同一个位置，因此 Windows 7 还进行了专门设计，可以搜索外部硬盘驱动器、联网计算机和库。用户还可以根据日期、文件类型和其他有效分类缩小搜索范围。

6. 多点触控

Windows 7 的多点触控功能可谓是顺应民心，由于触屏手机的飞速发展，计算机产品也跃跃欲试，而 Windows 7 为触摸屏技术提供了发挥的软件空间，使之成为可能。

Windows 7 引入了多点触控概念，即一个屏幕多点操作。由于是多点触摸，机器能够感应到手指滑动的快慢以及力度（力度用触摸点的多少转换来实现），从而使操作系统应用起来更加人性化。

借助 Windows 7 和触摸感应屏幕，用户只需用手指即可在计算机上翻阅在线报纸、翻阅相册、拖拽文件和文件夹。系统中的“开始”菜单和任务栏采用了加大显示、易于手指触摸的图标，常用的 Windows 7 程序也都支持触摸操作，甚至可以在“画图”中使用手指来画图。

3.3.2　系统版本介绍

Windows 7 版本有如下六种：

1. Windows 7 简易版或初级版

这是功能最少的版本，缺乏 Aero 特效功能，没有 64 位支持，没有 Windows 媒体中心和移动中心等，对更换桌面背景有限制。它主要设计用于类似上网本的低端计算机，通过系统集成或者 OEM 计算机上预装获得，并限于某些特定类型的硬件。

2. Windows 7 家庭普通版

这是简化的家庭版，支持多显示器，有移动中心，限制部分 Aero 特效；没有 Windows 媒体中心，缺乏 Tablet 支持；没有远程桌面，只能加入而不能创建家庭网络组（home group）等。

3. Windows 7 家庭高级版

此版本面向家庭用户，满足家庭娱乐需求，包含所有桌面增强和多媒体功能，如 Aero 特效、多点触控功能、媒体中心、建立家庭网络组、手写识别等，不支持 Windows 域、Windows XP 模式、多语言等。

4. Windows 7 专业版

此版本面向爱好者和小企业用户，满足办公开发需求，包含加强的网络功能，如活动目录和域支持、远程桌面等，另外还有网络备份、位置感知打印、加密文件系统、演示模式、Windows XP 模式等功能。64 位可支持更大内存（192 GB）。

5. Windows 7 企业版

此版本面向企业市场的高级版本，满足企业数据共享、管理、安全等需求。包含多语言包、UNIX 应用支持、Bit Locker 驱动器加密、分支缓存（branch cache）等，通过与微软有软件保证合同的公司进行批量许可出售。不在 OEM 和零售市场发售。

6. Windows 7 旗舰版

此版本拥有所有功能，与企业版基本是相同的产品，仅仅在授权方式及其相关应用及服务上有区别，面向高端用户和软件爱好者。专业版用户和家庭高级版用户可以付费，通过 Windows 随时升级（WAU）服务升级到旗舰版。

通过对各版本的比较，建议广大普通用户安装使用安全、稳定、流畅、适合大众用户的 Windows 7 旗舰版。Windows 7 在安装期间能够自动识别和配置许多最新型的硬件，能够自动安装系统需要的大部分驱动程序，除了做几个必要的选择外，大部分时间用户无须干预，给用户提供了很大的方便。

3.3.3 Windows 7 系统基本运行环境

微软官方提供的硬件最低配置要求如下：

（1）处理器：1 GHz 处理器（32 位或 64 位）。

（2）内存：1 GB RAM（32 位处理器），推荐 2 GB RAM（64 位处理器）。

（3）显卡：支持 DirectX 9 的显卡，带 WDDM 1.0 或更高版本的驱动。

（4）硬盘：16 GB 可用硬盘空间（32 位处理器），或 20 GB 可用硬盘空间（64 位处理器）。

3.3.4 安装 Windows 7

Windows 7 操作系统的安装方法可分为光盘安装法、模拟光驱安装法、硬盘安装法、U 盘安装法、VHD 安装法和软件引导安装法等几种。Windows 7 操作系统供用户选择的安装模式有全新安装、升级安装和多系统安装等。本节介绍的安装方式为采用光盘安装全新系统。安装 Windows 7 的具体步骤如下：

（1）进入 BIOS，设置启动顺序为光盘启动优先。

（2）装入 Windows 7 安装光盘，启动或重启计算机，读取光盘。

（3）按照屏幕提示，用户即可顺利完成安装。

（4）激活 Windows 7 操作系统。

3.3.5 初识 Windows 7 桌面

当开启计算机并进入 Windows 7 系统后，进入用户视线的即为 Windows 桌面。在 Windows 桌面上主要有桌面图标、"开始"按钮、任务栏和桌面背景等选项，如图 3-2 所示。通过桌面，用户可进行 Windows 的操作。在桌面上用户可以添加常用的应用程序和文件夹图标，用户也可以根据自己的需要添加各种快捷图标，在使用时只需双击快捷图标即可启动相应的程序或文件。

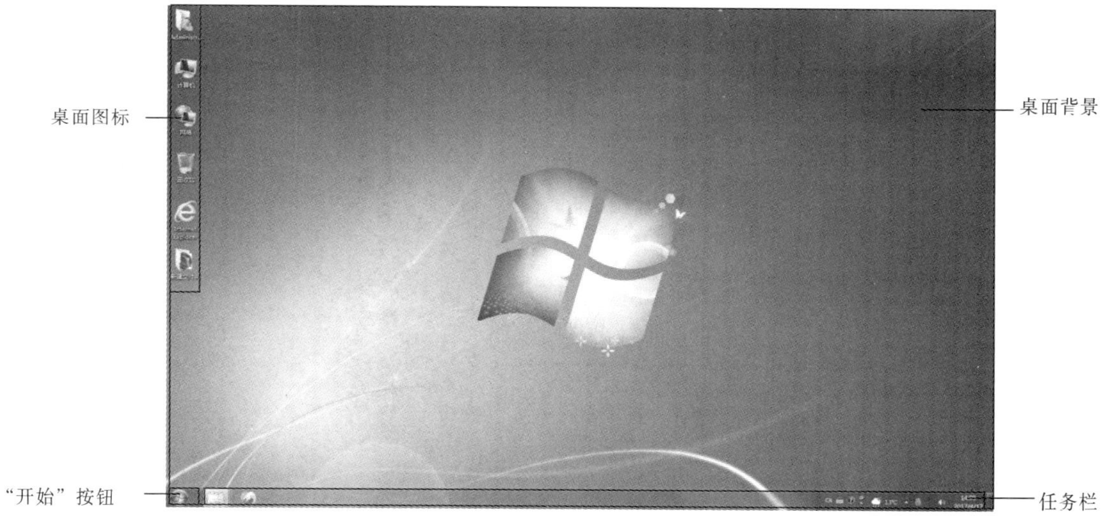

图 3-2　Windows 7 桌面

1. 桌面图标

桌面图标实质上是指向应用程序、文件夹或文件的快捷方式，双击图标可以快速启动对应的程序或打开文件夹或文件。按类型大致可分为 Windows 桌面通用图标、快捷方式图标两种。在 Windows 7 中，除"回收站"图标外，其他的桌面图标都可以删除。用户也可以根据自己的习惯创建快捷方式，放置于桌面。

桌面通用图标是由微软公司开发 Windows 时定义，被用来代表特定的 Windows 文件和程序。比如常见的"计算机""回收站"等图标。

快捷方式图标是用户安装程序或自定义常用文件夹或文件的快捷方式放置到桌面上的。

2. "开始"按钮

如图 3-2 所示，"开始"按钮在 Windows 7 桌面的左下角。可通过鼠标或【Win】键打开。在"开始"菜单中可以实现 Windows 的所有功能，它就是 Windows 的导航控制器。

如图 3-3 所示，“开始”菜单左边的大窗格从上到下可分解成“固定程序”列表、“常用程序”列表和“所有程序”列表。

“固定程序”列表：该列表中的程序的快捷方式被固定显示在“开始”菜单中，用户可方便、快捷地打开需要的程序。用户也可在列表中添加程序相应的快捷方式。

“常用程序”列表：Windows 7 操作系统根据用户的操作习惯而生成的应用程序列表，使用户更方便地查找、打开。

“所有程序”列表：在 Windows 操作系统中安装的所有程序均可在此列表中找到，包括计算机上所安装的全部程序名称。

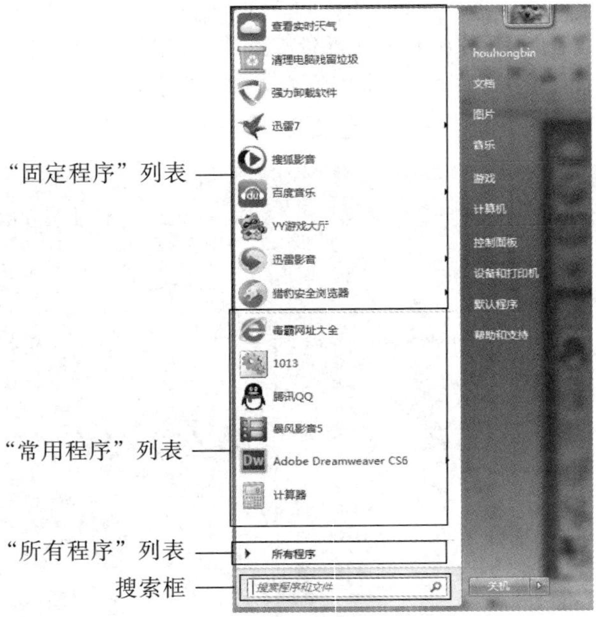

图 3-3　“开始”菜单

3．桌面背景

桌面背景位于 Windows 7 桌面的最底层，它是用户日常学习和工作的背景，起到装饰桌面的作用，用户可通过个人喜好进行更改。

4．任务栏

任务栏位于 Windows 7 桌面最下端，它是桌面的重要对象，为用户提供了快速切换应用程序、文档及其他已经打开窗口的方法。任务栏中包括“开始”按钮、快速启动区、应用程序区、语言栏、系统提示区和显示桌面按钮，如图 3-4 所示。可以通过任务栏上进行不同的操作而获得不同的功能，从而实现目的。

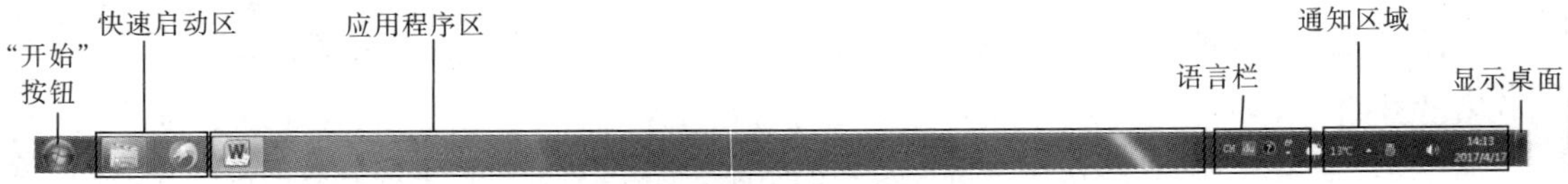

图 3-4　任务栏

3.3.6　熟悉 Windows 7 窗口

Windows 7 的窗口一般可分为应用程序窗口、文档窗口和对话框三类。

1. 窗口的组成

虽然不同窗口显示不同的内容，但大多数窗口都由相同的基本部分组成，主要包括标题栏、地址栏、搜索栏、菜单栏、工具栏、导航区及状态栏等。下面以 Windows 7 中的“计算机”窗口为例见图 3-5，逐一介绍窗口的组成。

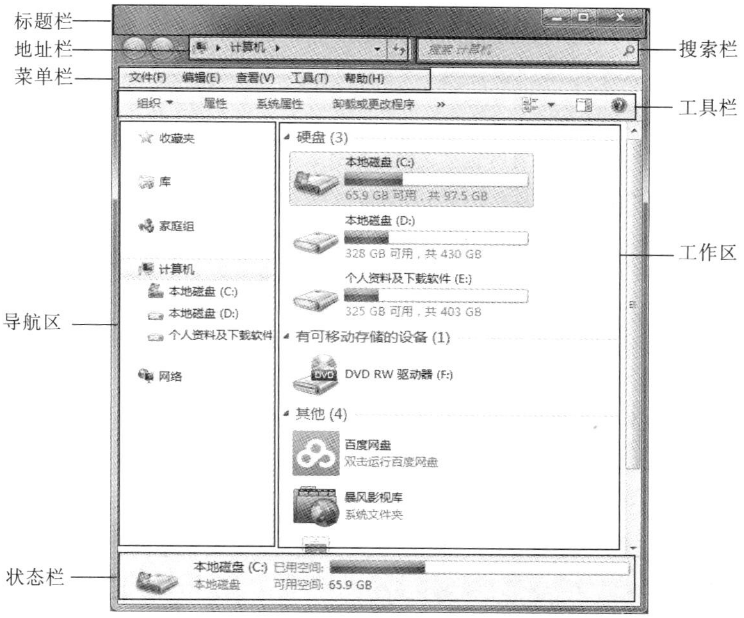

图 3-5　“计算机”窗口

（1）标题栏：位于窗口的顶端，用于显示窗口中运行的程序名称或主要内容。用户可以通过标题栏来移动窗口、改变窗口大小和关闭窗口。

（2）地址栏：位于标题栏的下方，表明当前程序所在的位置。

（3）搜索栏：位于地址栏的右侧，可以快速搜索本地文件或已安装程序。

（4）菜单栏：位于地址栏的下方，通过菜单栏中的命令可以完成多种操作。

（5）工具栏：位于菜单栏的下方，提供了调用系统各种功能和命令的按钮。

（6）导航区：位于工具栏的下方，列出了用户经常能用到的一些存储文件的位置。

（7）状态栏：位于窗口的底部，用于显示用户当前所选对象或命令的简单介绍。

（8）工作区：用于显示窗口当前工作主体的内容。一般包含操作对象、垂直滚动条和水平滚动条。

2. 窗口的基本操作

窗口的基本操作包含打开窗口，最大化、最小化及还原窗口，缩放窗口，移动窗口，切换窗口，排列窗口和关闭窗口等。

（1）打开窗口：通过鼠标或键盘进行操作开启要进入的窗口。

（2）最大化、最小化及还原窗口：在标题栏的右侧即窗口的右上角位置。

① 最大化：使窗口铺满整个屏幕。

② 最小化：使窗口缩小到任务栏中的窗口显示区。

③ 还原：当窗口被最大化后，还原可使窗口恢复为原来大小。

（3）缩放窗口：将鼠标指针移动到窗口四个角中的任意一角上，当鼠标指针变成双向箭头后，按住鼠标左键进行移动，直到调整到窗口满意时松开鼠标，窗口即定格到调整后的大小。

（4）移动窗口：当窗口处于非最大化状态时，将鼠标指针移动到窗口标题栏后，按下鼠标左键移动鼠标，将窗口移动到合适的位置时放开鼠标，窗口即定格到这个位置。

（5）切换窗口：将鼠标指针移动到任务栏的窗口按钮上，系统会显示该按钮对应窗口的缩略图，找到需要的窗口，单击即可。

二维窗口切换：按【Alt+Tab】组合键，会显示出二维窗口切换效果，如图 3-6 所示，找到需要的窗口，释放组合键即可切换到想要的窗口。

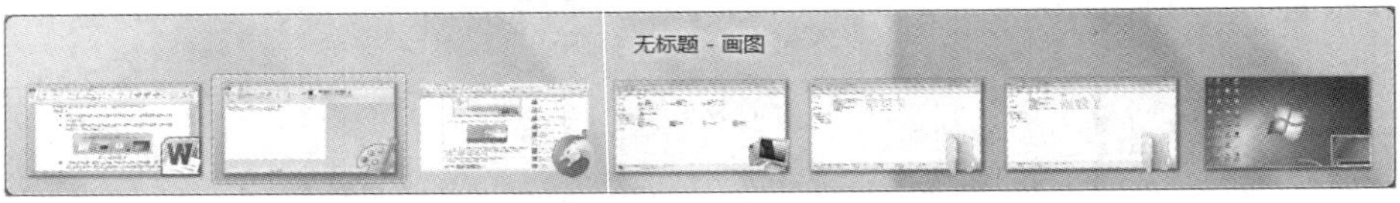

图 3-6　打开窗口缩略图

三维窗口切换：按【Win+Tab】组合键，会显示出三维窗口切换效果，如图 3-7 所示。按住【Win】键不放，再按【Tab】键或滚动鼠标滚轮即可在现有窗口缩略图中切换，当显示出所需要的窗口时，释放两键即可。

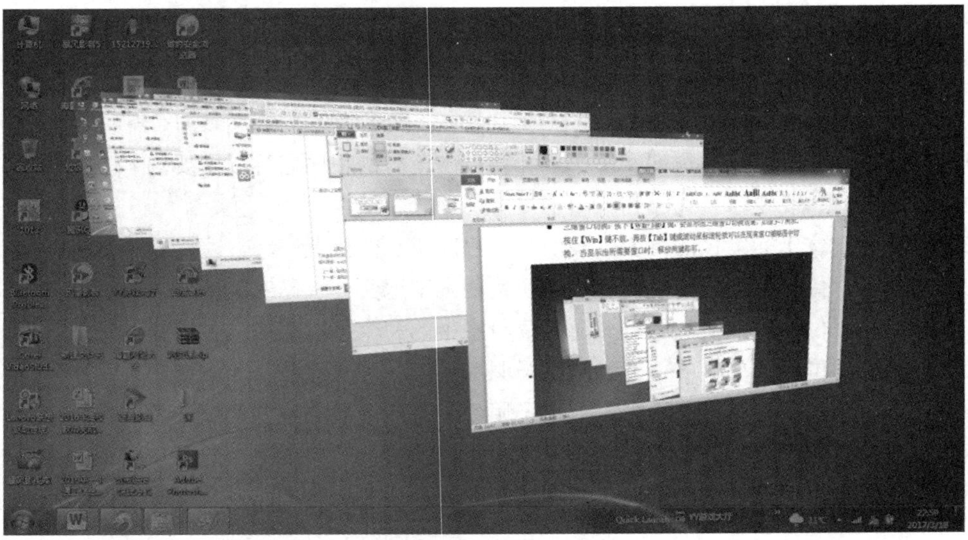

图 3-7　现有窗口 3D 缩略图

（6）排列窗口：当用户打开了多个窗口时，又想要全部使窗口处于全显示状态，这就需要用户对窗口进行排列。在中文版的 Windows 7 中为用户提供了三种排列方式，分别为“层叠窗口”“堆叠窗口”和“并排显示窗口”。具体操作方法为：在任务栏的非按钮区右击，在弹出的快捷菜单中即可选择所需的排列方式。

三种排列方式具体显示效果为：

① 层叠窗口：把窗口按打开的先后顺序依次排列在桌面上。

② 堆叠窗口：以横向的方式在屏幕上显示所有窗口，窗口之间互不重叠。

③ 并排显示窗口：以垂直的方式在屏幕上显示所有窗口，窗口之间互不重叠。

（7）关闭窗口：单击窗口右上角的或按快捷键【Alt+F4】，窗口就会被关闭。

3．对话框

对话框是用户与计算机系统之间进行信息交流的窗口，对话框是特殊类型的窗口，通过对话框用户可以对选项进行选择，实现对系统进行对象属性的修改或者设置。如图 3-8 所示，对话框中包含标题栏、选项卡与标签、文本框、列表框、命令按钮、单选按钮和复选框等对象。与常规窗口不同的是，大多数对话框无法最大化、最小化或调整大小，但它们可以整体被移动。

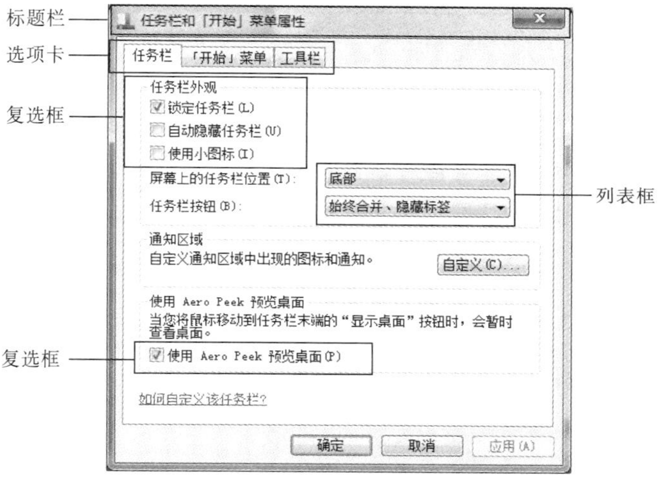

图 3-8 对话框

3.4 文件与文件夹管理

人们利用计算机所输入的文档、声音、图形图像、视频等信息以计算机文件的形式保存在计算机的存储器中，为便于用户方便管理和提取，以文件夹的形式对其进行分类存放和管理。

资源管理器可以分层的方式显示计算机内所有文件的详细图表。用户通过资源管理器可以方便地实现浏览、查看、移动和复制文件或文件夹等，只需在一个窗口中就能浏览所有的磁盘和文件夹。

3.4.1 文件

为了方便快捷地区分不同文件，计算机对文件实行按名存取的操作方式，用户对不同文件进行不同的命名。文件名由主文件名和扩展名两部分组成，中间用“.”来分隔。主文件名表示标识此文件的名称，扩展名表示此文件的类型。文件主名由字母、数字和下画线、空格以及一些特殊字符如$、#、&、@、(、)、-、[、]、^、～等组成，文件主名也可用汉字表示，一个汉字相当于两个西文字符。扩展名一般是由特定的字符组成，表示特定的含义。一般文件的类型可以从其扩展名来识别。常用类型的扩展名是约定好的，对于有约定的扩展名，用户不能随意更改。常用文件的扩展名见表 3-1。

表 3-1　常用扩展名及文件类型

扩展名	文件类型	扩展名	文件类型	扩展名	文件类型
TXT	文本文件	DOCX	Word 文件	XLSX	Excel 文件
PPTX	PowerPoint 文件	JPG	图像文件	MP3	音频文件
C	C 语言源程序	CPP	C++源文件	ACCDB	Access 文件
COM	系统命令文件	SYS	系统配置文件	EXE	可执行文件
HTM	网页文件	BAT	批处理文件	BAK	备份文件
HLP	帮助文件	OBJ	目标文件	ASM	汇编语言源文件
WMV	视频文件	RAR	压缩文件	TMP	临时文件

Windows 7 中，文件的主要命名规则如下：

（1）文件名（包括扩展名）最多可以包含 255 个字符。

（2）可以使用扩展名，也可以使用多分隔符的文件名，但其文件类型由最后一个扩展名决定，例如 first.second.third.xlsx 是合法的，其最后一个扩展名为 xlsx，表示此文件是一个 Excel 工作簿。

（3）文件名中不允许使用下列字符（英文输入法状态）：< > / \ | : " * ？ 。

（4）搜索和显示时，可以使用通配符*和?。“*”代表任意一串字符，“?”代表任意一个字符。例如，f*.*代表文件名的第一个字母为 f 的所有文件；????.xlsx 代表文件名由四个字符构成的所有 Excel 文档。

（5）Windows 7 系统对文件名使用时不区分大小写，但在显示时英文字母的大小会有不同。

3.4.2 文件夹

文件夹可以理解为用来存放文件的容器，可以方便用户管理和提取文件。文件夹不仅可以存放文件，也可以存放文件夹，文件中的文件夹被称为子文件夹，子文件夹中又可以放进其他子文件夹和文件，只要计算机存储空间足够大，在一个文件夹中可以创建任意多个子文件夹，每个子文件夹中又可以存放任意多个子文件夹和文件，这种多层次存放形式，在 Windows 7 中被称为树状结构。文件夹呈现形式如图 3-9 所示。

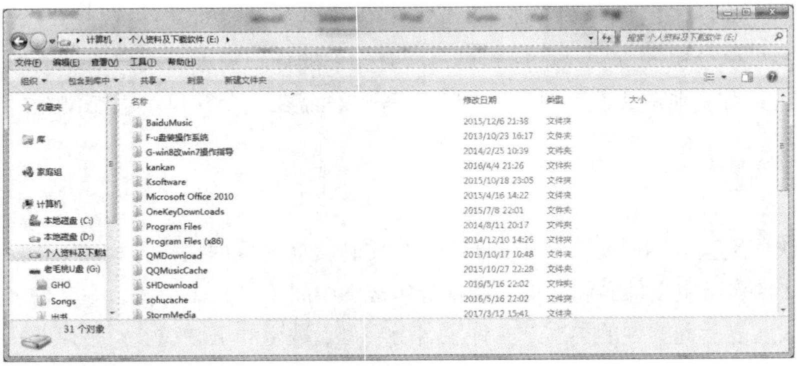

图 3-9　Windows 7 文件夹窗口

3.4.3　文件或文件夹操作

1. 新建文件或文件夹

新建文件或文件夹的方法很多，常用的方法通过"计算机"或"资源管理器"实现。操作方法如下：

（1）打开"计算机"或"资源管理器"窗口，选择需要新建文件或文件夹的位置。

（2）在"文件"菜单中选择"新建"命令，在子菜单中选择需新建的文件类型或"文件夹"。

（3）窗口中会显示已经新建的文件或文件夹，用户可以对其更名。

2. 重命名文件或文件夹

常见的操作方法如下：

（1）右击选定的文件或文件夹，在弹出的快捷菜单中选择"重命名"命令，此时文件或文件夹图标上的名称框进入可编辑状态，输入新的名字后按【Enter】键，即完成更名操作。

（2）右击选定的文件或文件夹，按快捷键【F2】，此时文件或文件夹图标上的名称框进入可编辑状态，输入新的名字后按【Enter】键，即完成更名操作。

（3）连续单击文件或文件夹图标两次，中间间隔几秒钟，此时其名称框会转为可编辑状态，输入新的名字后按【Enter】键，即完成更名操作。

3. 打开、关闭文件或文件夹

常用的打开文件或文件夹的方法有如下两种：

（1）选中需打开的文件或文件夹，右击，在弹出的快捷菜单中选择"打开"命令。

（2）选中需打开的文件或文件夹，双击。

常用的关闭文件或文件夹的方法有如下三种：

（1）在打开的文件或文件夹窗口中标题栏上单击"关闭"按钮。

（2）在打开的文件或文件夹窗口中单击"文件"菜单，选择"关闭"或"退出"命令。

（3）通过键盘按【Alt+F4】组合键。

4. 选定文件或文件夹

在 Windows 7 操作系统中，若要对文件或文件夹进行操作，必须先选定文件或文件夹，选定文件或文件夹的具体方法有如下几种：

（1）选定单个文件或文件夹。在用户要选定的文件或文件夹上单击即可选中。

（2）选定多个文件或文件夹。按住【Ctrl】键的同时单击文件或文件夹即可。

（3）选定一组相邻的文件或文件夹。第一种方法：用鼠标拖动框选要选定的文件或文件夹；第二种方法：先用鼠标单击第一项，按【Shift】键的同时，单击最后一项。

（4）任意选定多项文件或文件夹。按【Ctrl】键的同时，单击要选择的每个项目。

（5）全部选定窗口中的文件或文件夹。第一种方法：在"组织"工具中选择"全选"命令；第二种方法：利用快捷键【Ctrl+A】。

5. 文件或文件夹的复制

文件和文件夹的复制的方法有如下几种：

（1）使用快捷菜单。选定需要复制的文件或文件夹，右击，在快捷菜单中选择"复制"命令，找到要复制到的目的位置，右击空白处，在快捷菜单中选择“粘贴”命令，便可完成文件或文件夹的复制。

（2）使用快捷键。选定需要复制的文件或文件夹，按【Ctrl+C】组合键，然后在目标位置中按【Ctrl+V】组合键，即可完成文件的复制。

（3）使用拖动鼠标的方法。

① 文件或文件夹的源位置和目的位置在不同磁盘驱动器。选中文件或文件夹，将其拖动到目标位置即可。

② 文件或文件夹的源位置和目的位置在同磁盘驱动器。选中文件或文件夹，同时按住【Ctrl】键便可完成复制。

6. 文件或文件夹的移动

文件和文件夹的移动可以使用以下方法来完成：

（1）使用快捷菜单：选定需要移动的文件或文件夹，右击选定项目，在快捷菜单中选择“剪切”命令，找到要移动到的目的位置，右击空白处，在弹出的快捷菜单中选择“粘贴”命令，便可完成文件或文件夹的移动。

（2）使用快捷键：选定需要移动的文件或文件夹，按【Ctrl+X】组合键，然后在目标位置中按【Ctrl+V】组合键，即可完成文件的移动。

（3）使用拖动鼠标的方法。文件或文件夹的源位置和目的位置在相同磁盘驱动器，用鼠标拖动对象可完成文件或文件夹的移动。文件或文件夹的源位置和目的位置在不同磁盘驱动器，按住【Shift】键，用鼠标拖动对象即可。

7. 删除和还原文件或文件夹

1）删除文件或文件夹

删除文件或文件夹的方法常用的有如下几种：

（1）在“计算机”或“资源管理器”窗口中，选中要删除的文件或文件夹，右击，在弹出的快捷菜单中选择“删除”命令。

（2）选中要删除的文件或文件夹，按【Delete】键。

（3）选中要删除的文件或文件夹，选择“文件”→“删除”命令。

（4）选中要删除的文件或文件夹，用鼠标将其拖动到桌面的回收站中。

执行如上操作后，文件或文件夹会暂存到回收站中，若想让删除的文件或文件夹不进入“回收站”，只需在进行上述操作时，按住【Shift】键即可。如果删除的是从硬盘网络文件夹、USB闪存驱动器或移动硬盘中的文件或文件夹，会永久删除该文件或文件夹，而不将其存储在回收站中。

2）还原文件或文件夹

当想还原被删除的文件或文件夹时，则可进入回收站中查找。具体操作方法为：

（1）选中要还原的文件或文件夹，在“文件”菜单中选择“还原”命令，则该文件或文件夹将被还原到原来的位置。

（2）选中要还原的文件或文件夹，右击，在弹出的快捷菜单中选择“还原”命令，则该文件或文件夹将被还原到原来的位置。

8. 查看和修改文件和文件夹的属性

在 Windows 7 中，文件或文件夹一般包含四种属性：只读、隐藏、存档和索引、压缩或加密。用户可根据自己的需求进行文件或文件夹属性的修改。

右击选定的文件或文件夹，在快捷菜单中选择“属性”命令，即可打开“属性”对话框，如图 3-10 所示。在文件“属性”对话框中包含有“常规”“安全”“详细信息”“以前的版本”等选项卡。用户可通过“常规”选项卡，查看到文件的文件名、文件类型、打开方式、位置、大小、占用空间、创建、修改和访问时间，属性等；可通过不同的复选框修改文件或文件夹的属性。

9. 搜索文件或文件夹

Windows 7 提供了多种搜索文件或文件夹的方法。常用的搜索方法有如下两种：

（1）使用“开始”菜单中的搜索框。单击“开始”按钮，在“开始”菜单的搜索框中输入相关的关键字，在输入的同时系统同步显示与输入文本相匹配的项，如图 3-11 所示。

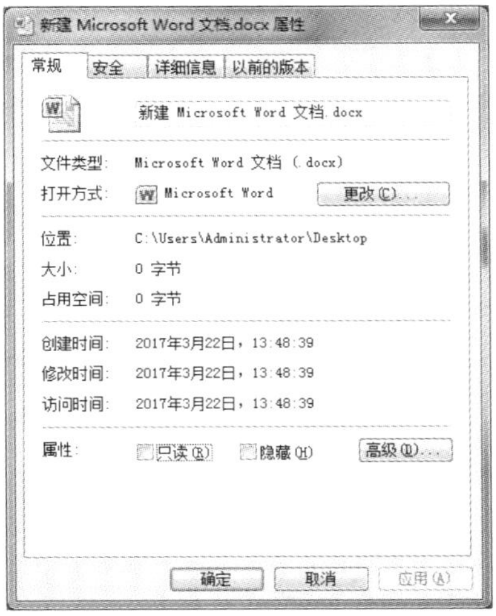

图 3-10　文件“属性”对话框

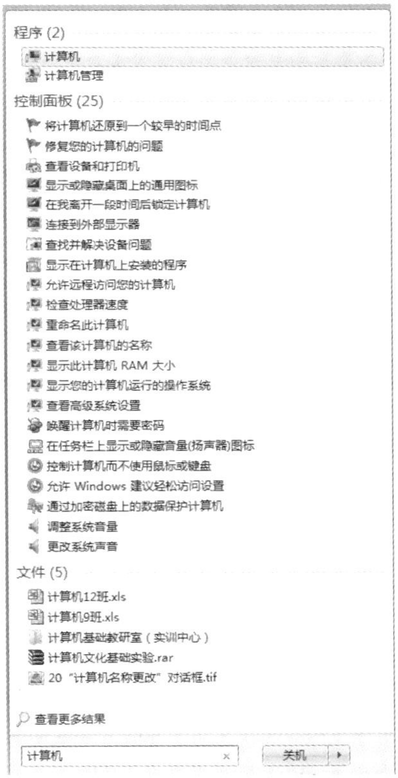

图 3-11　通过“开始”菜单搜索

（2）使用“资源管理器”中的搜索框。搜索框位于“资源管理器”右上角处，在搜索框中输入要查找的内容，即时会在窗口中出现与关键字相匹配的对象，包含的关键字会高亮突出显示出来，如图 3-12 所示。

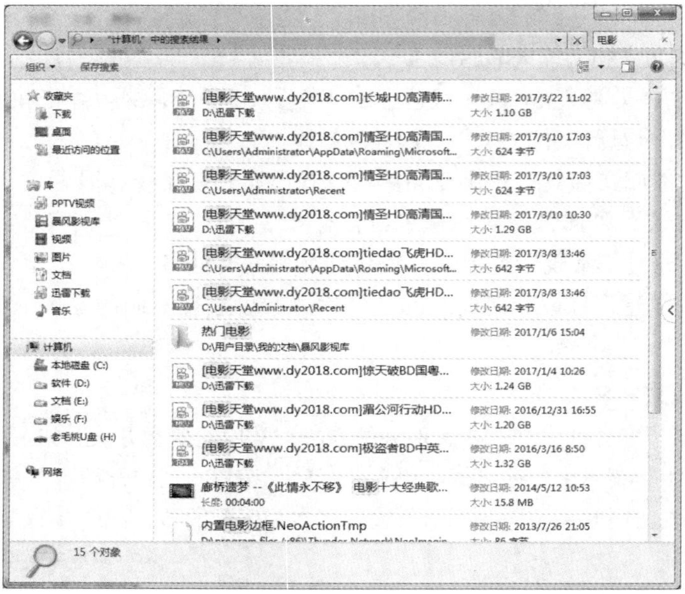

图 3-12　使用“资源管理器”搜索文件

3.4.4　资源管理器

“资源管理器”是 Windows 系统提供的资源管理工具，可以用它查看本地计算机的所有资源，特别是它提供的树形的文件系统结构，使我们能更清楚、更直观地认识计算机的文件和文件夹。通过“资源管理器”可以运行程序、打开文档、新建和删除文件、移动和复制文件、启动应用程序、连接网络驱动器、打印文档和创建快捷方式，还可以对文件进行搜索、归类和属性设置等操作。

1.“资源管理器”的启动

“资源管理器”的启动有三种方法：

（1）单击“开始”按钮，鼠标指针指向“所有程序”，选择级联菜单中的“附件”→“Windows 资源管理器”命令。

（2）右击“开始”按钮，在弹出的快捷菜单中选择“Windows 资源管理器”命令。

（3）利用【Win+E】组合键打开资源管理器。

2.“资源管理器”窗口

“资源管理器”窗口包含有“后退”和“前进”按钮、地址栏、搜索栏、工具栏、导航窗、通过资源管理器窗口，可以看到导航窗显示了所有收藏夹、库、磁盘和文件夹列表、网络列表，窗口下边显示选定资源的状态信息，右侧显示窗中列出了选定资源可以执行任务等详细信息，如图 3-13 所示。

3.“资源管理器”的使用

1）浏览文件夹

浏览文件夹可以从“资源管理器”窗口中的导航栏查看整个计算机系统的组织结构以及所有访问的详细内容。也可从“资源管理器”窗口中的地址栏输入文件夹的完整路径进行查看。

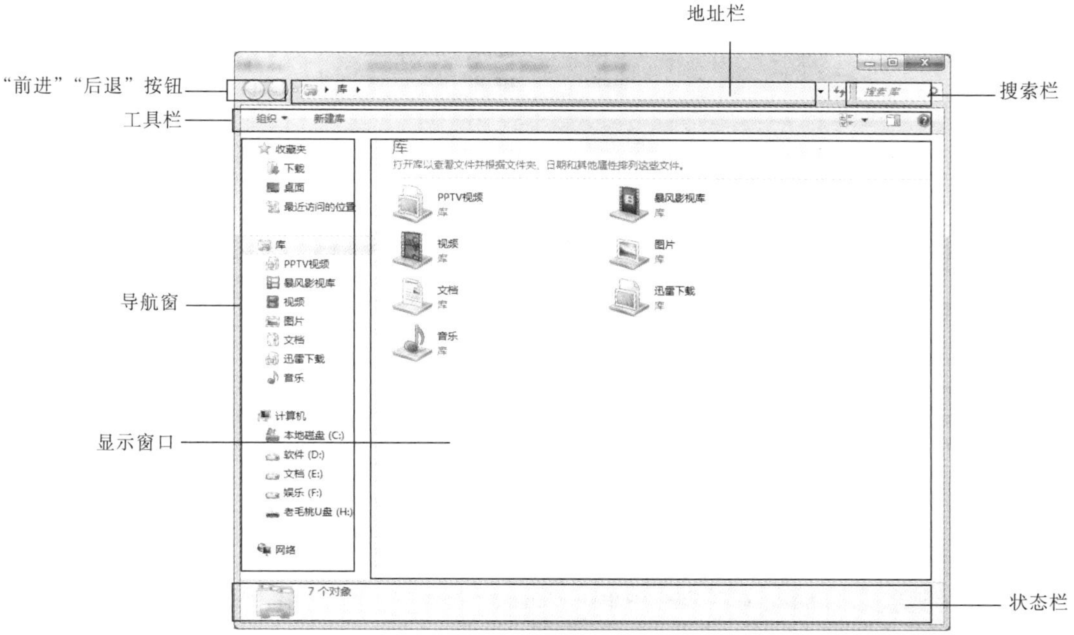

图 3-13 “资源管理器”窗口

2）设置文件和文件夹的显示方式

Windows 7 提供了文件和文件夹的八种显示方式，包括超大图标、大图标、中等图标、小图标、列表、详细信息、平铺和内容。设置文件和文件夹的显示方式有两种途径：一是通过工具栏中的“更改您的视图”按钮，即会出现包含八种显示方式的子菜单，选择所需的视图命令即可，如图 3-14 所示。二是通过在显示框的空白处右击，在弹出的快捷菜单中选择“查看”命令，即会出现包含八种显示方式的子菜单，选择所需的视图命令即可，如图 3-15 所示。

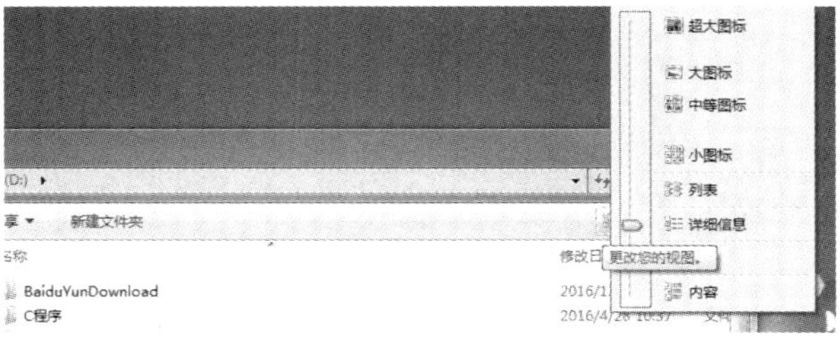

图 3-14 显示文件或文件夹方式

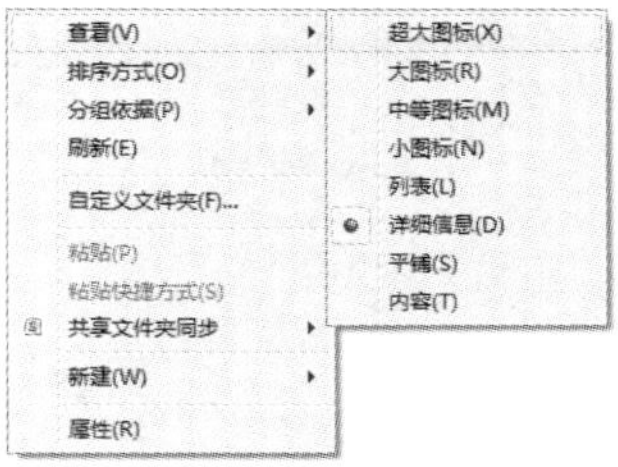

图 3-15 文件或文件夹显示方式

3）文件和文件夹的排序

Windows 7 提供了文件和文件夹的多种排序方式，包括名称、修改日期、类型、大小排序方式，针对上述四种排序方式又可以和“递增”或“递减”规律进行组合进行排序，如图 3-16 所示。以上排序方式如果不能满足用户需要，还可以选择子菜单中的“更多”命令，弹出如图 3-17 所示的对话框，选择需要的排序方式后，单击“确定”按钮，该排序方式即会出现在排序方式的子菜单中以供选择。

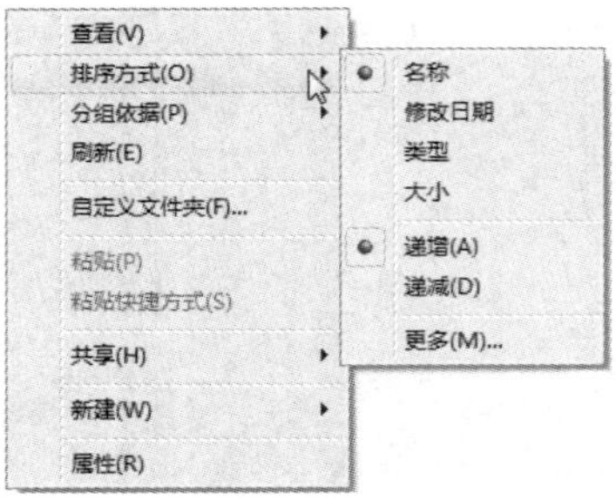

图 3-16　文件和文件夹排序方式

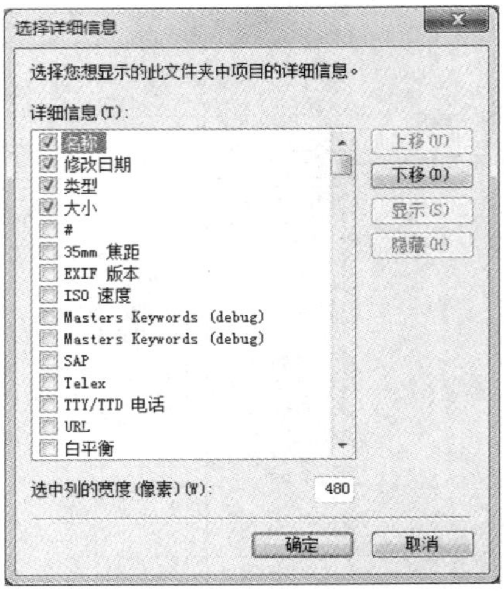

图 3-17　“选择详细信息”对话框

4）设置文件夹选项

在“资源管理器”窗口中，在工具栏中单击“组织”按钮，选择“文件夹和搜索选项”命令，如图 3-18 所示，弹出“文件夹选项”对话框，如图 3-19 所示。在“文件夹选项”对话框中，包括“常规”“查看”“搜索”三个选项卡。

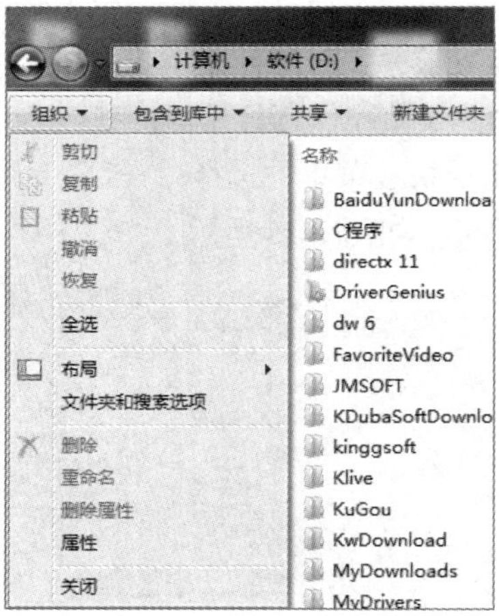

图 3-18　“组织”子菜单

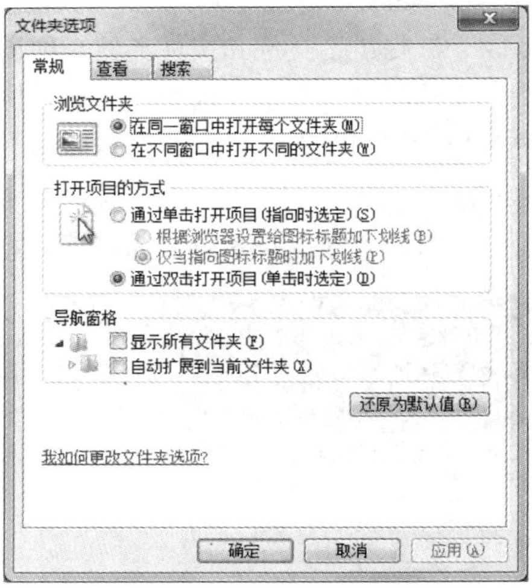

图 3-19　“文件夹选项”对话框

通过“常规”选项卡可以设置浏览文件夹的方式，打开对象的方式以及导航窗格的选项。在“查看”选项卡中，可以进行文件和文件夹的高级设置，例如，在文件夹提示中显示文件大小信息，显示隐藏的文件、文件夹和驱动器，隐藏文件的扩展名等设置选项，如图 3-20 所示。在“搜索”选项卡中，可以进行搜索内容、搜索方式的设置，如图 3-21 所示。

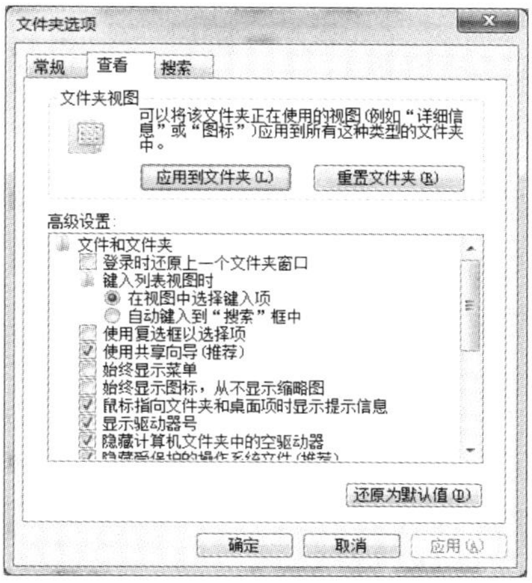

图 3-20　"查看"选项卡

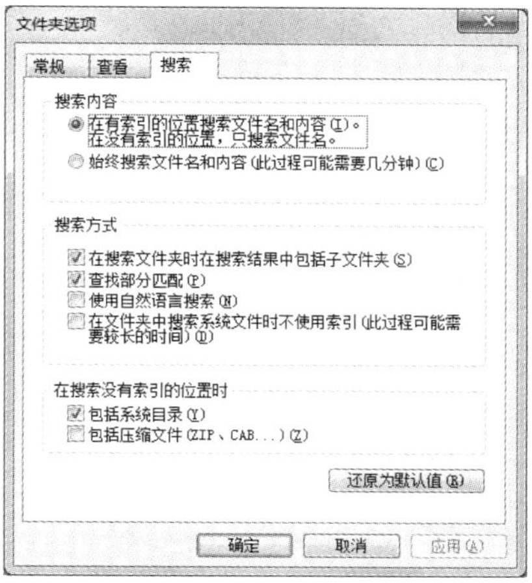

图 3-21　"搜索"选项卡

3.4.5　新增的文件管理工具——库

1．库的概念

"库"是专门用来将放在磁盘上不同位置的文件夹"组织"在一起。在组织的过程中并没有更改被包含文件和文件夹的存储位置，也没有在"库"中重新保存了一份文件和文件夹的副本，"库"仅仅是一种新的组织形式的逻辑关系。

由于"库"仅仅用来描述多个文件夹的组织形式，所以库本身不属于任何磁盘，所有的库都放在桌面的下级一个称为"库"的文件夹中，在这个总"库"中用户还可以建立自己的库。

在"资源管理器"的导航窗格中单击"库"图标，即会打开"库"文件夹，如图 3-22 所示，包含了 PPTV 视频库、暴风影视库、视频库、图片库、文档库、迅雷下载库、音乐库七个库。

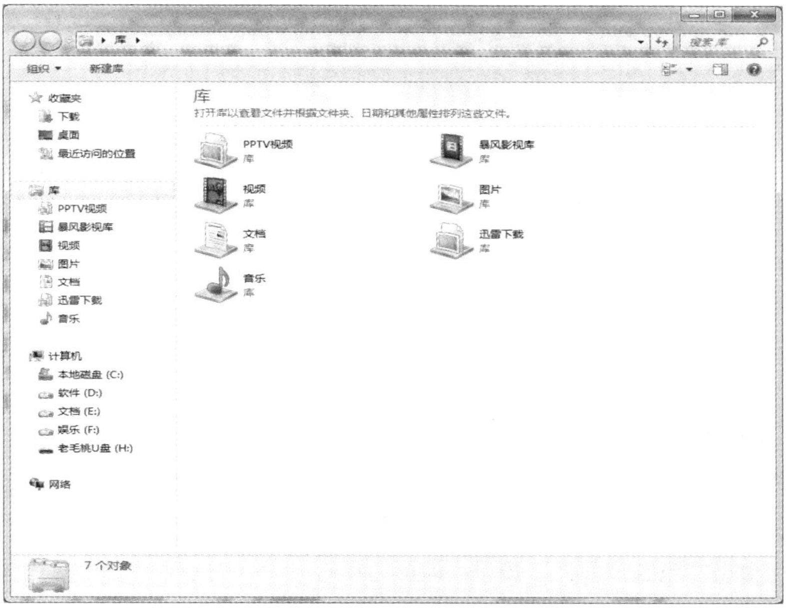

图 3-22　"库"文件夹

2．库的操作方法

1）新建库、重命名、删除等基本操作

新建库的方法是：

第一种方法：打开“资源管理器”窗口，单击导航窗格中的“库”图标，在右边窗格中的空白位置右击，选择“新建”→“库”命令，如图 3-23 所示。

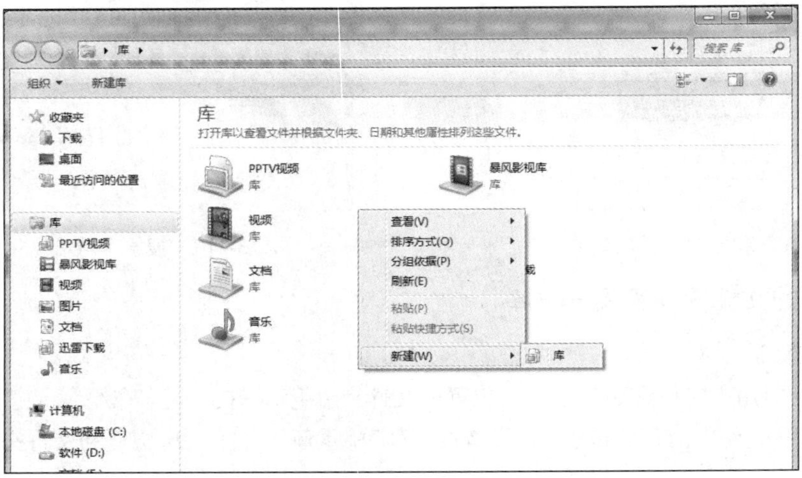

图 3-23　选择“库”命令

第二种方法：打开“资源管理器”窗口，单击导航窗格中的“库”图标，单击工具栏中的“新建库”按钮，如图 3-24 所示，输入库的名称，然后按【Enter】键即可。

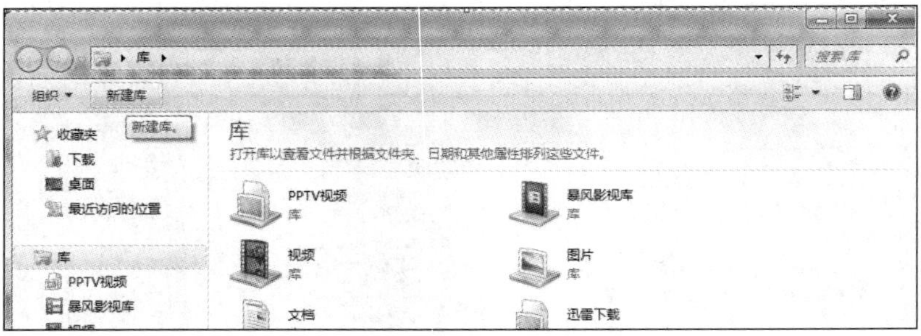

图 3-24　单击“新建库”按钮

对已经建立的库，用户可以对其进行重命名、删除等操作。操作方法为：选中需要修改的库，右击，即可弹出对话框，用户在对话框中可选择相应的操作，如图 3-25 所示。

2）在库中添加要管理的文件夹

刚添加的库是空的，需要把用户想放的资源通过如下方法进行操作处理：

选中“库”名，右击，选择“属性”命令，如图 3-25 所示。弹出图 3-26 所示的“音乐”库的属性对话框。单击“包含文件夹”按钮，即可选择用户计算机中的所有资源，选择与音乐有关的文件夹即可添加到“音乐”库中。

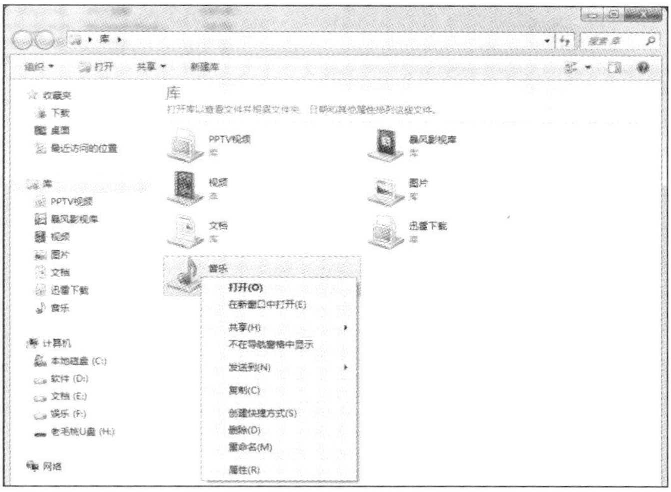

图 3-25 库的常用操作命令

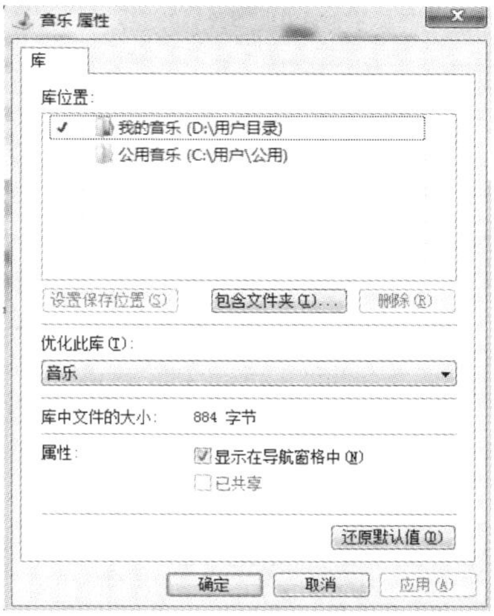

图 3-26 添加“库”内容

3.5 Windows 7 系统设置与维护

3.5.1 控制面板

控制面板是 Windows 7 中进行系统设置的工具，可通过“开始”菜单打开。它允许用户查看并操作基本的系统设置，如添加/删除软件、控制用户账户、更改辅助功能选项。进入“控制面板”后，可看到有三种查看方式：类别、大图标和小图标。不同的查看方式显示的内容不尽相同，如图 3-27～图 3-29 所示。

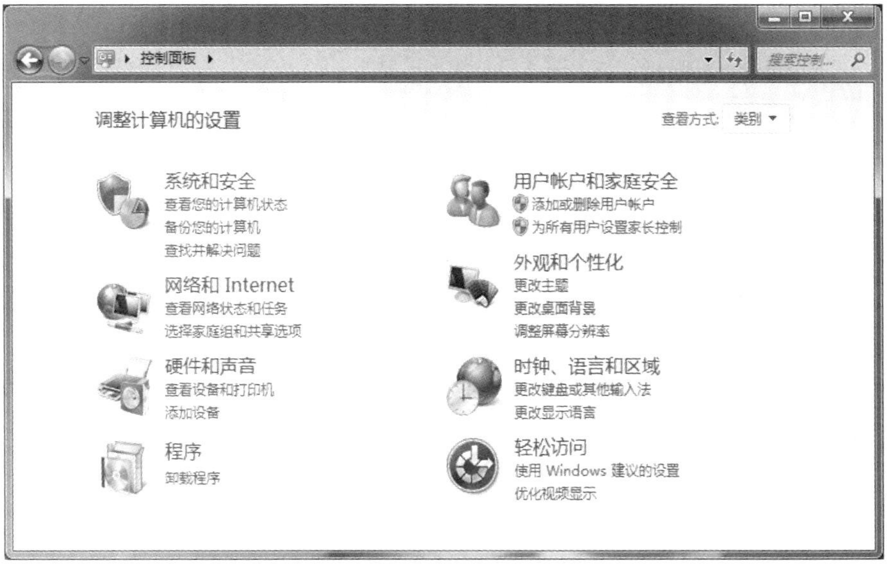

图 3-27 “控制面板”窗口“类别”查看方式

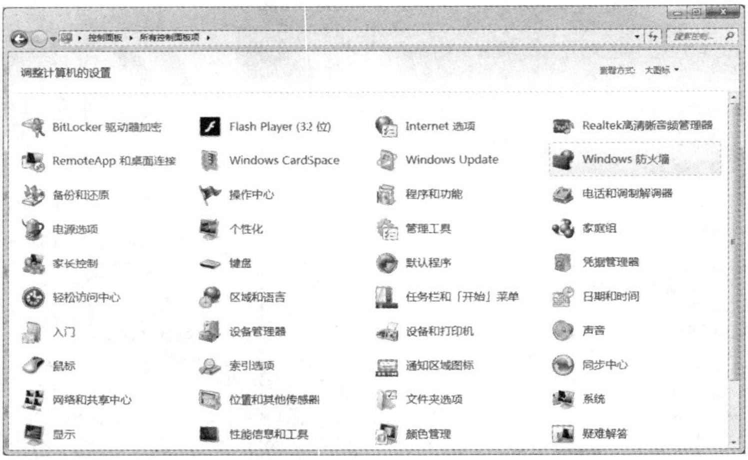

图 3-28 “控制面板”窗口“大图标”查看方式

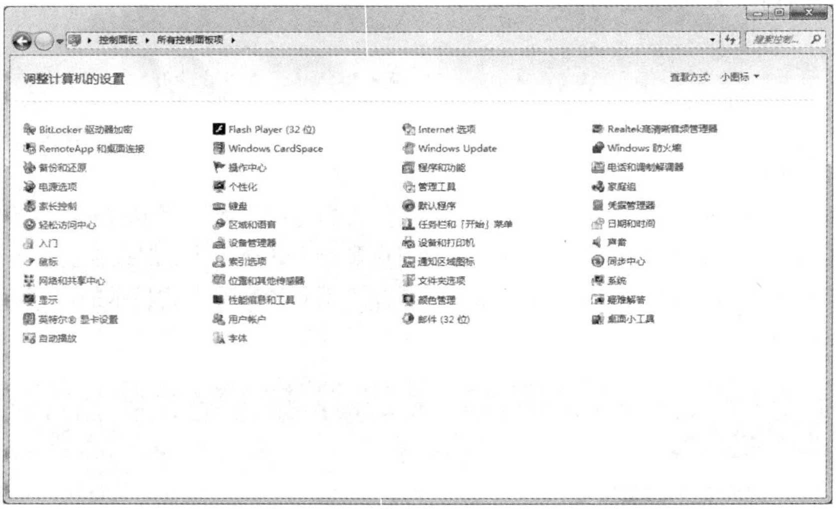

图 3-29 “控制面板”窗口“小图标”查看方式

控制面板有三种打开方法：

（1）单击“开始”按钮，在“开始”菜单中选择“控制面板”命令。

（2）在“资源管理器”窗口中，单击导航窗格中的“计算机”图标，再单击工具栏中的“打开控制面板”按钮。

（3）单击“开始”按钮，选择“所有程序”→“附件”→“系统工具”→“控制面板”命令。

3.5.2 桌面管理

1. 桌面的个性化

1）Aero 特效操作

Aero 即 Authentic（真实）、Energetic（动感）、Reflective（反射性）、Open（开阔）四个单词的缩写，表现为一种透明式的毛玻璃效果，即从一个窗口可以看到下一个窗口。这种用户界面相比 Windows XP 来说更为美观、漂亮，但是比较耗内存。打开、关闭窗口更加柔和，最大化和最小化也比较有动感。

常用的 Aero 特效有如下几种：

Aero Peek：将鼠标指针置于任务栏右下角显示桌面位置，或者使用【Win + Space】组合键，则所有窗口变成透明，但会留下边框，如图 3-30 所示。

Aero Shake：当打开多个窗口时，在标题栏处用鼠标拖动任意窗口并摇动两次则其他窗口最小化。

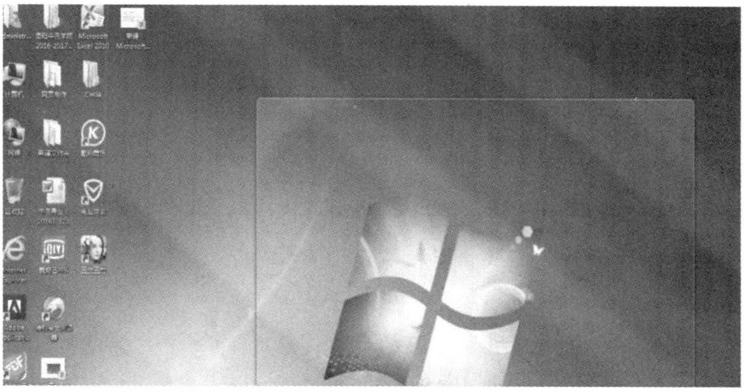

图 3-30 Aero Peek

Aero Snap：这项功能是用来进行 Windows 7 窗口管理的，但不同的是它着眼于 Windows 7 的基本控制，因为随着显示器分辨率越来越高，传统的窗口控制已经不是那么方便了，而 Aero Snap 的出现，正是为了解决这一问题。它可以为用户提供一些最基本的操作如最大化、最小化和并排显示窗口等。这些操作只需普通的鼠标移动即可实现，用户甚至无须单击鼠标。例如：【Win+↑】组合键可以实现窗口最大化，【Win+↓】组合键可以实现窗口还原或窗口最小化，【Win+←】组合键可以实现窗口靠左显示，【Win+→】组合键可以实现窗口靠右显示。

2）Windows 7 主题

Windows 7 主题是计算机上的微软 Windows 7 操作系统下的所有图片、颜色和声音的组合。它包括桌面背景、屏幕保护程序、窗口边框颜色和声音方案。某些主题也可能包括桌面图标和鼠标指针。

在此窗口中，有我的主题、Aero 主题、基本和高对比度主题、已安装的主题 4 种类型的主题可以查看或使用。“我的主题”是将原有的某个主题进行更改后保存的主题，或者用户自定义的主题。“Aero 主题”是对计算机进行个性化设置的“Windows 主题”，所有 Aero 主题都带有透明毛玻璃效果和桌面背景幻灯片。“基本和高对比度主题”不包括透明毛玻璃效果，此类主题可以提高计算机性能或让屏幕上的项目更清晰。“已安装的主题”是计算机制造商或非微软提供商所提供的主体。

用户在窗口中可根据需要选择其中一个主题。具体方法有以下几种：

（1）右击桌面，选择“个性化”命令。

（2）在“开始”菜单中输入“改变主题”并按住【Enter】键。

（3）在“控制面板”窗口中选择“外观和个性化”，再单击“更改主题”。

如图 3-31 所示为个性化窗口显示窗口外观。

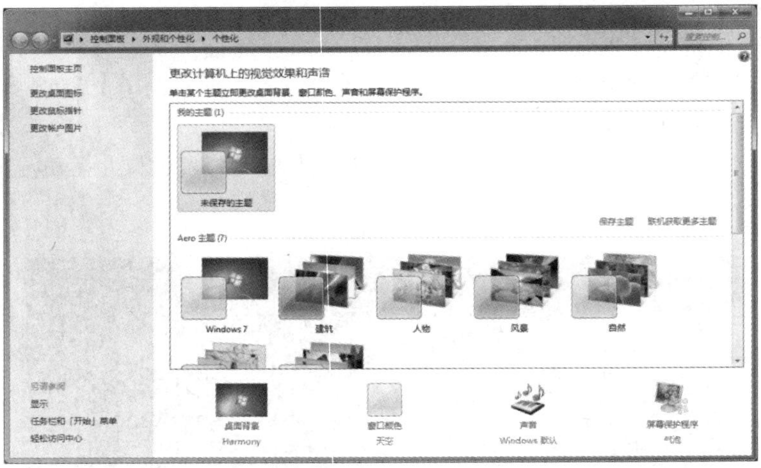

图 3-31 “个性化”窗口

3）更改桌面背景

桌面背景也被称为桌面壁纸或墙纸，计算机桌面是人和计算机对话的主要入口，也是人机交互的图形用户界面。壁纸是计算机桌面所使用的背景图片，可以根据大小和分辨率来做相应调整。

在“个性化”窗口中单击“桌面背景”按钮，即可打开“桌面背景”窗口，如图 3-32 所示。然后单击要用于桌面背景的图片或颜色。如果要使用的图片不在桌面背景图片列表中，则单击“图片位置”列表中的选项查看其他类别，或单击“浏览”按钮搜索计算机上的图片。找到所需的图片后，双击该图片，该图片将成为桌面背景。

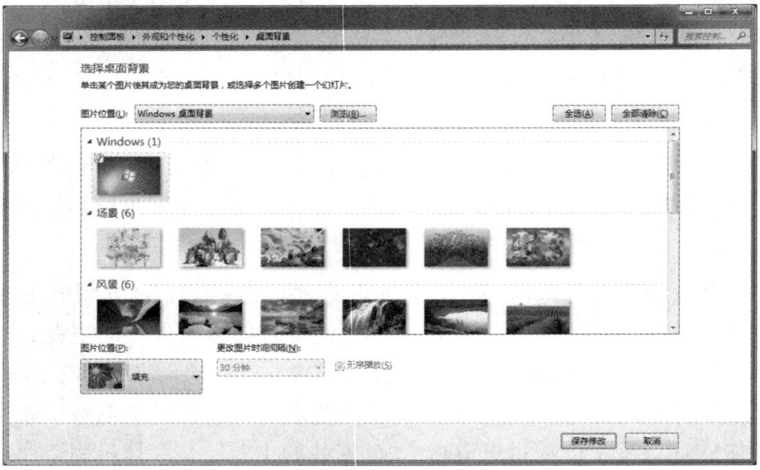

图 3-32 “桌面背景”窗口

除了设置图片背景之外，还可以设置纯色背景。即在“桌面背景”窗口中，单击“图片位置”下拉按钮，在下拉列表中选择“纯色”选项，如图 3-33 所示。再选择合适的颜色作为桌面颜色，单击“保存修改”按钮即可。

如果提供的颜色用户不满意时，可以单击“其他”按钮，在弹出的“颜色”对话框中选择颜色，自行调配颜色，如图 3-34 所示，然后单击“确定”按钮。

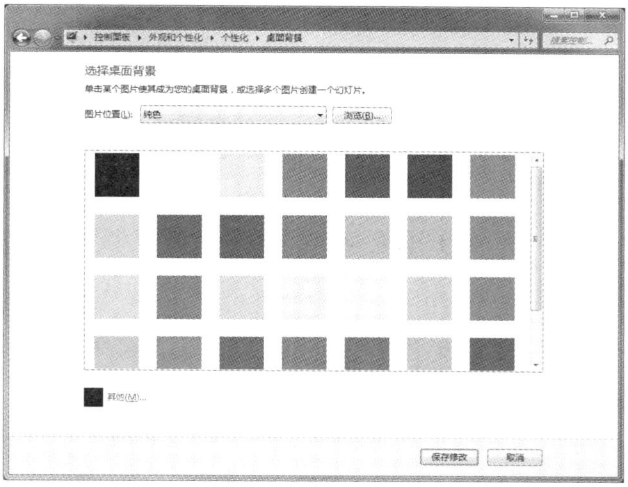

图 3-33 “纯色”桌面背景设置

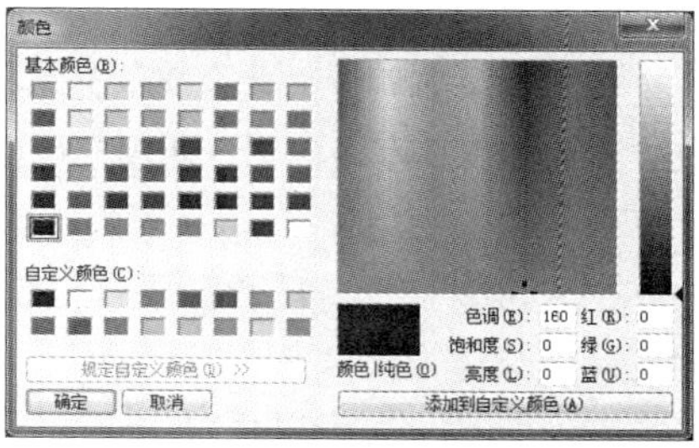

图 3-34 “颜色”对话框

4）设置窗口颜色和外观

用户可以通过对透明窗口着色，对窗口、“开始”菜单和任务栏的颜色和外观进行微调。在“个性化”窗口中，单击“窗口颜色”按钮，即可打开“窗口颜色和外观”窗口，如图 3-35 所示，可以选择区域中提供的颜色之一，也可使用“颜色混合器”自定义颜色。

勾选“启用透明效果”复选框，则窗口边框都具有 Aero 特效的毛玻璃透明效果，其透明度可以通过滑块来进行微调。反之，则窗口边框没有透明效果。

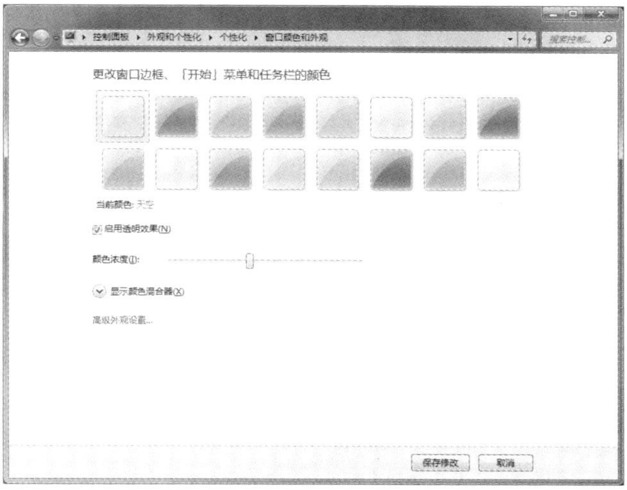

图 3-35 “窗口颜色和外观”窗口

5）设置屏幕保护

在“个性化”窗口中单击“屏幕保护程序”按钮，即可弹出“屏幕保护程序设置”对话框，如图 3-36 所示。在该对话框的“屏幕保护程序”下拉列表中，可以选择合适的屏幕保护程序，并可单击“设置”按钮对其进行进一步的设置，也可以调整“等待”时间，确定用户不操作计算机多长时间后启动屏幕保护程序。设置好之后，可以单击“预览”按钮来预览屏幕保护程序的效果。如果用户对效果不满意，返回上一步重新操作，直到满意，单击“确定”按钮即可。

6）设置桌面图标

图标是具有明确指代含义的计算机中的某个对象。其中桌面图标是资源标识，使用户可以快速访问并使用计算机。

用户可以根据自己的需要自行添加系统图标或其他图标，具体方法如下：

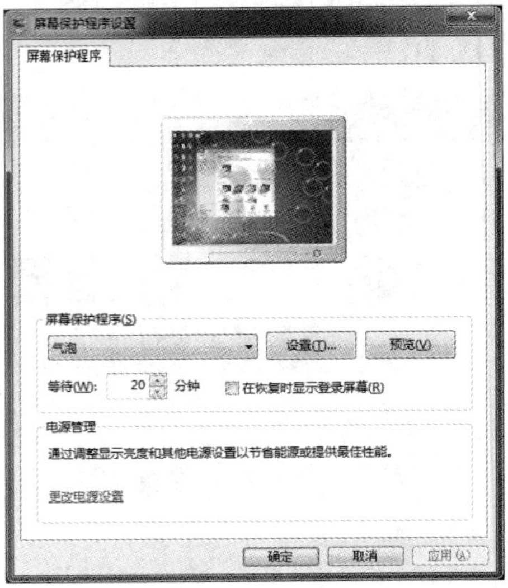

图 3-36 “屏幕保护程序设置”对话框

在“个性化”窗口中单击“更改桌面图标”超链接，打开“桌面图标设置”对话框，如图 3-37 所示。默认的桌面图标有：计算机、回收站、用户的文件、控制面板和网络。当其项目前面的复选框被选中时，该图标就会出现在桌面上，反之，该图标就不会出现在桌面上。单击“更改图标”按钮，可以修改选中图标的样式，如图 3-38 所示。

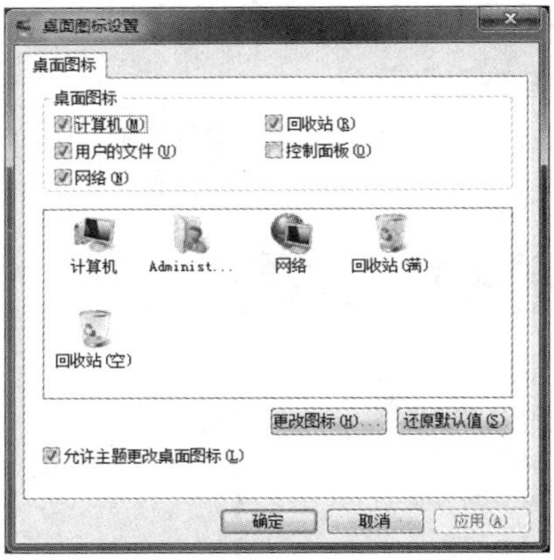

图 3-37 “桌面图标设置”对话框

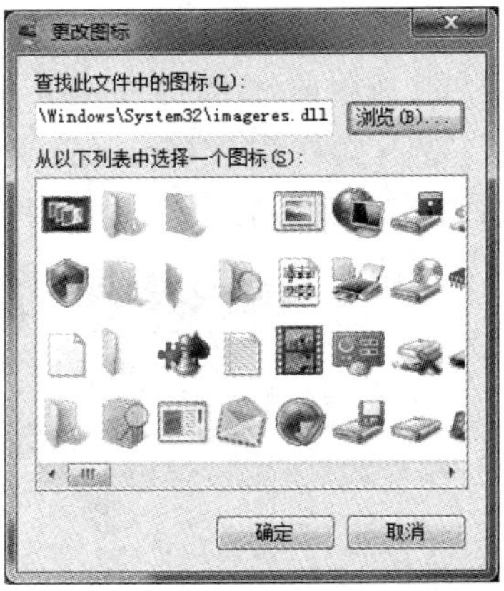

图 3-38 “更改图标”对话框

2. 桌面小工具

Windows 中包含称为“小工具”的小程序，这些小程序可以提供即时信息以及可轻松使用常用工具的功能。Windows 7 随附了一些小工具，包括 CPU 仪表盘、幻灯片放映、货币、日历、时钟、天气、图片拼图板、源标题等。例如，您可以使用小工具显示图片幻灯片或查看不断更新的标题。

若要查看计算机上安装的小工具，可以右击桌面空白处，然后在快捷菜单中选择“小工具”命令，即可打开“小工具”窗口，如图 3-39 所示。

双击其中的小工具选项，即可将其添加到桌面上。如果需要，也可以添加小工具的多个实例。如果想删除桌面上的小工具，则右击小工具，在快捷菜单中选择“关闭小工具”命令，如图 3-40 所示。

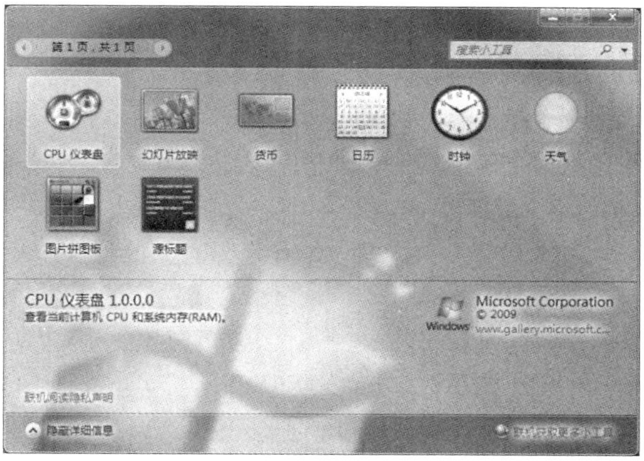

图 3-39 “小工具”窗口

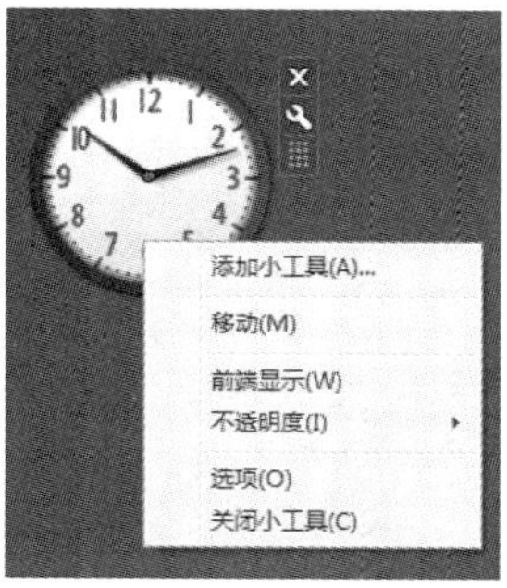

图 3-40 “小工具”快捷菜单

3. 任务栏的操作

Windows 7 中的任务栏相对于以前的版本有了很大的变化，也具备更多的功能。通过任务栏可以进行任务栏外观、通知区域、使用 Aero Peek 预览桌面等设置，如图 3-41 所示。

1）任务栏的程序锁定

常用程序的快捷方式除了可以放置到桌面上，在 Windows 7 操作系统中还可以通过任务栏将常用程序“锁定”到任务栏的任意位置以便使用，如图 3-42 所示。

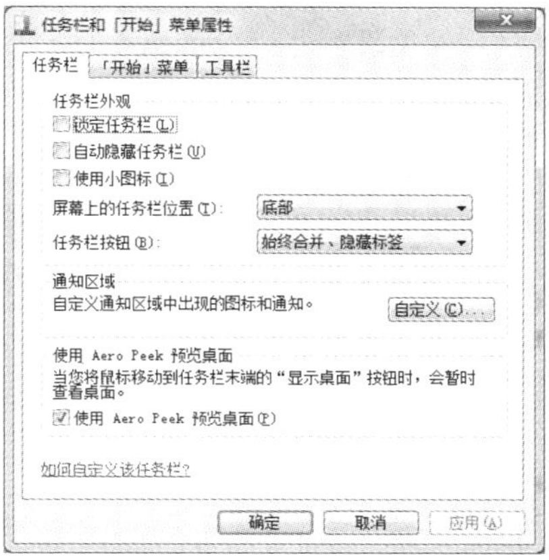

图 3-41 “任务栏和「开始」菜单属性”对话框

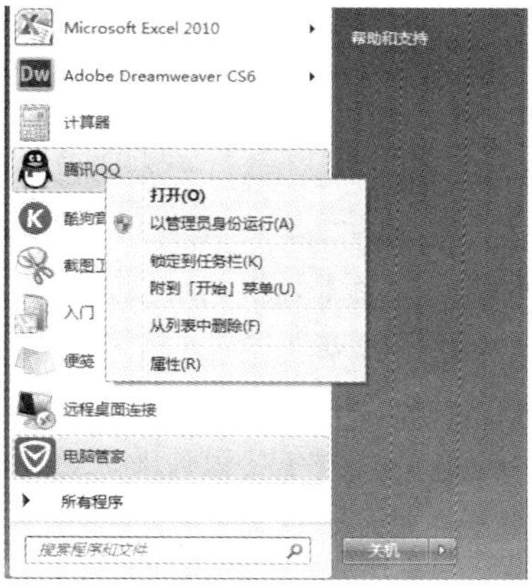

图 3-42 锁定程序到任务栏

2）通知区域

默认情况下，通知区域位于任务栏的右侧，它包含若干程序图标，这些程序图标提供有关声音、鼠标键盘、Windows 自动更新、网络连接等事项的状态和通知。安装新程序时，有时可以将此程序的图标添加到通知区域，如图 3-43 中的金山毒霸杀毒软件图标。正如任务栏可以被重新排列一样，通知区域也可以拖动调整排序。

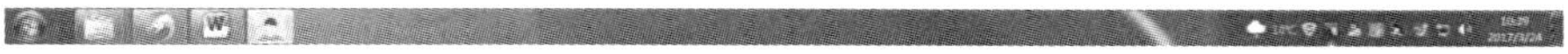

图 3-43 “通知区域”的图标

用户可自定义通知区域图标行为，其行为包含显示图标和通知、仅显示通知、隐藏图标和通知，如图 3-44 所示。操作方法是：进入“通知区域图标”窗口中，在“图标”列选中想要修改的图标，在“行为”列单击其右侧的下拉按钮，选择图标行为方式即可。

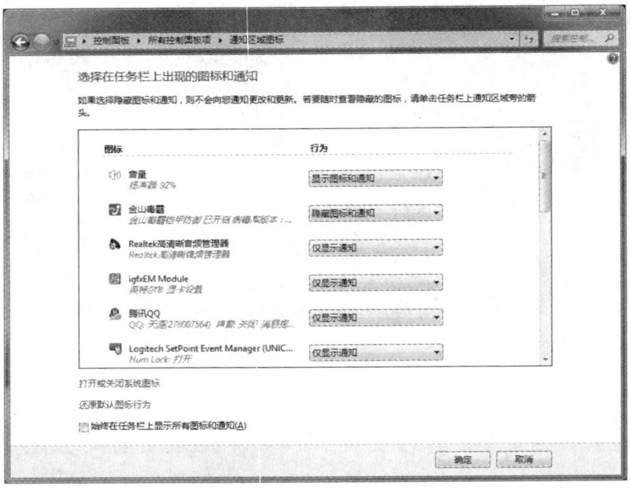

图 3-44　系统图标行为设置

3.5.3　磁盘的组织管理

磁盘管理是一项计算机使用时的常规任务，它是以一组磁盘管理应用程序的形式提供给用户，它们位于“计算机管理”控制台中，包括查错程序和磁盘碎片整理程序以及磁盘整理程序。

1．磁盘格式化

格式化是指对磁盘或磁盘中的分区进行初始化的一种操作，这种操作通常会导致现有的磁盘或分区中所有的文件被清除。格式化通常分为低级格式化和高级格式化。如果没有特别指明，对硬盘的格式化通常是指高级格式化，而对软盘的格式化则通常同时包括这两者。磁盘格式化是在物理驱动器（磁盘）的所有数据区上写零的操作过程，格式化是一种纯物理操作，同时对硬盘介质做一致性检测，并且标记出不可读和坏的扇区。由于大部分硬盘在出厂时已经格式化过，所以只有在硬盘介质产生错误时才需要进行格式化。

磁盘格式化步骤如下：

（1）直接打开“计算机”窗口，查看需要格式化的磁盘。

（2）右键需要格式化的磁盘，从弹出的菜单中选择“格式化”命令，如图 3-45 所示。

（3）会弹出格式化参数设置对话框，根据需要进行设置即可，如图 3-46 所示。

（4）单击“开始”按钮，进行格式化操作。

（5）当有格式化完毕提示框出现时，单击“确定”按钮即可完成格式化操作。

2．磁盘分区

计算机中存放信息的主要的存储设备是硬盘，但是硬盘不能直接使用，必须对硬盘进行分割，分割成的一块一块的硬盘区域就是磁盘分区。在传统的磁盘管理中，将一个硬盘分为两大类分区：主分区和扩展分区。主分区是能够安装操作系统，能够进行计算机启动的分区，这样的分区可以直接格式化，然后安装系统。

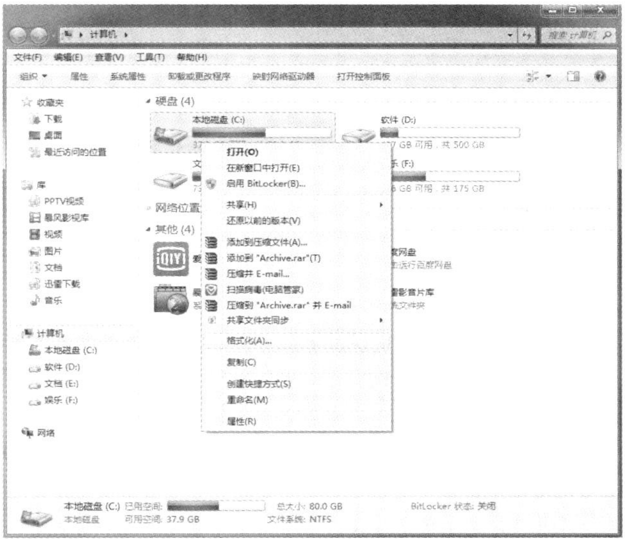

图 3-45　磁盘格式化快捷菜单

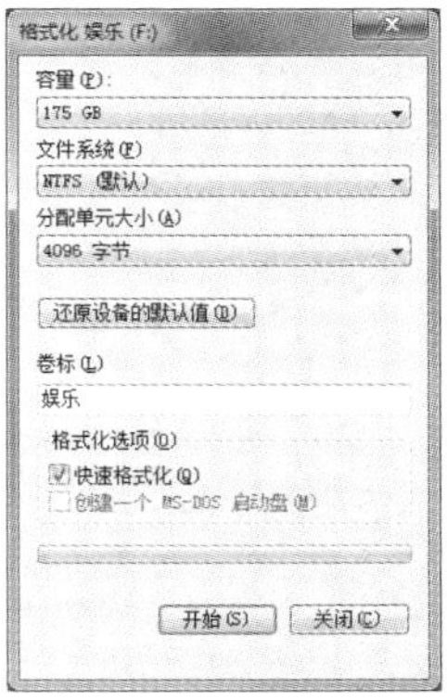

图 3-46　磁盘格式化对话框

磁盘分区一般是在“磁盘管理”窗口中进行的。Windows 7 中进入磁盘管理窗口的方法有：

（1）选择“开始”→“控制面板”→“系统和安全”→“创建并格式化硬盘分区”命令，即可打开“磁盘管理”窗口，如图 3-47 所示。

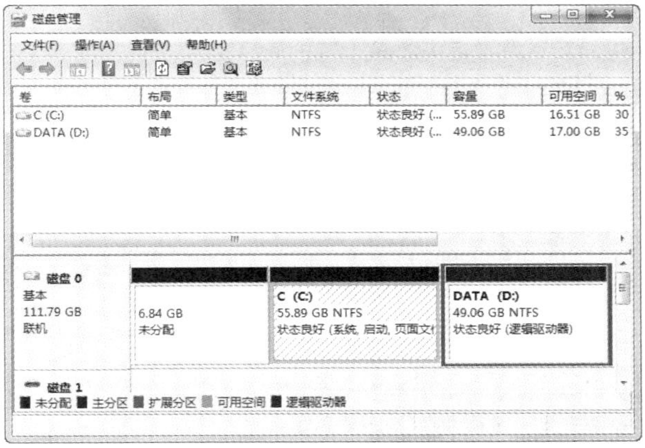

图 3-47　“磁盘管理”窗口

（2）右击计算机快捷图标，选择“管理”→“磁盘管理”命令，打开“计算机管理”窗口，如图 3-48 所示。

创建新分区（卷）的方法有如下两种：

（1）右击硬盘上未分配的区域，选择“新建简单卷”命令。在“新建简单卷”向导中，单击“下一步”按钮，如图 3-49 所示。输入要创建的卷的大小（MB）或接受最大默认大小，然后单击“下一步”按钮。接受默认驱动器号或选择其他驱动器号以标识分区，然后单击“下一步”按钮。在“格式化分区”对话框，若要使用默认设置格式化该卷，请单击“下一步”按钮。复查所有选择后，单击“完成”按钮。

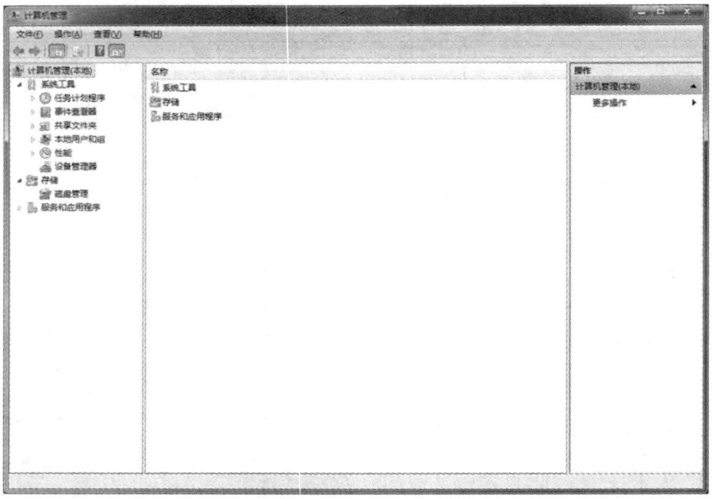

图 3-48 “磁盘管理”窗口

（2）右击硬盘上已分配的区域，选择“压缩卷”命令，弹出“压缩”对话框，输入压缩空间量（MB），输入的值不能超过可用压缩空间大小，如图 3-50 所示，然后单击“压缩”按钮，接受默认驱动器号或选择其他驱动器号以标识分区，然后单击“下一步”按钮。在“格式化分区”对话框，若要使用默认设置格式化该卷，请单击“下一步”按钮。复查所有选择后，单击“完成”按钮。

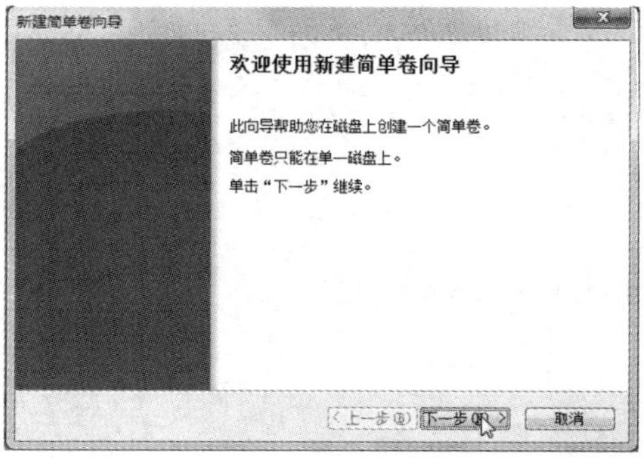

图 3-49 “新建简单卷向导”对话框

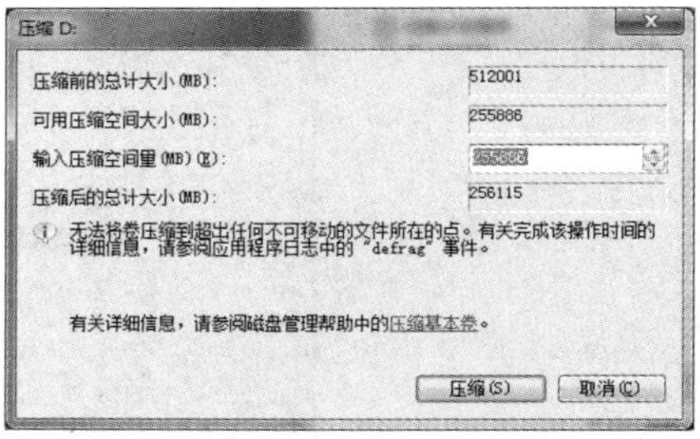

图 3-50 “压缩”对话框

3. 磁盘碎片整理

磁盘碎片应该称为文件碎片，是因为文件被分散保存到整个磁盘的不同地方，而不是连续地保存在磁盘连续的簇中形成的。硬盘在使用一段时间后，由于反复写入和删除文件，磁盘中的空闲扇区会分散到整个磁盘中不连续的物理位置上，从而使文件不能存在连续的扇区中。这样，再读写文件时就需要到不同的地方去读取，增加了磁头的来回移动，降低了磁盘的访问速度。磁盘碎片整理，就是通过系统软件或者专业的磁盘碎片整理软件对磁盘在长期使用过程中产生的碎片和凌乱文件重新整理，可提高计算机的整体性能和运行速度。一般家庭用户 1 个月整理一次，商业用户以及服务器半个月整理一次。但要根据碎片比例来考虑，如在 Windows 7 中，碎片超过 10%，则需整理，否则不必。

可以在“资源管理器”窗口中右击磁盘名称，在快捷菜单中选择“属性”命令，在弹出的“属性”对话框的“工具”选项卡中，单击“立即进行碎片整理”按钮。或者在“系统和安全”窗口中，单击“对硬盘进行碎片整理”选项。这两种方法都可打开“磁盘碎片整理程序”对话框，如图 3-51 所示。

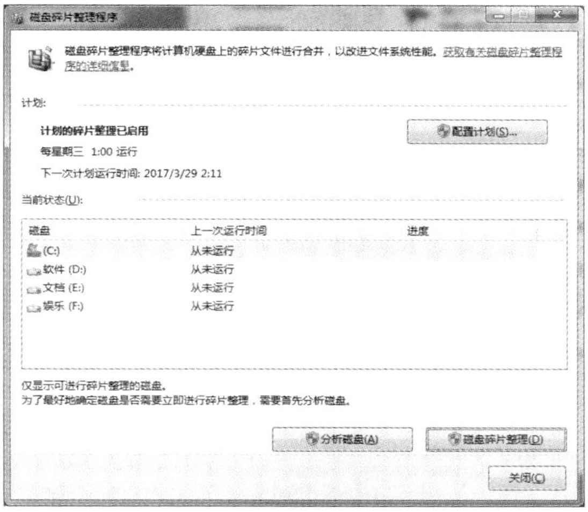

图 3-51　“磁盘碎片整理程序”对话框

在“当前状态”列表中，选择需要进行碎片整理的磁盘。若要确定是否需要对磁盘进行碎片整理，则单击“分析磁盘”按钮，分析完成后情况如图 3-52 所示。如果碎片高于 10%，则应该对磁盘进行碎片整理。单击“磁盘碎片整理”按钮，即开始运行磁盘碎片整理程序。磁盘碎片整理程序可能需要几分钟到几小时才能完成，具体取决于硬盘碎片的大小和碎片化程度。在碎片整理的同时，用户仍然可以操作计算机。

此外，可以设置定期自动整理碎片。在“磁盘碎片整理程序”对话框中，单击“配置计划”按钮，弹出“磁盘碎片整理程序：修改计划”对话框，如图 3-53 所示，可以设置定期磁盘碎片整理的频率、日期、时间和需要整理的磁盘，单击“确定”按钮即可。

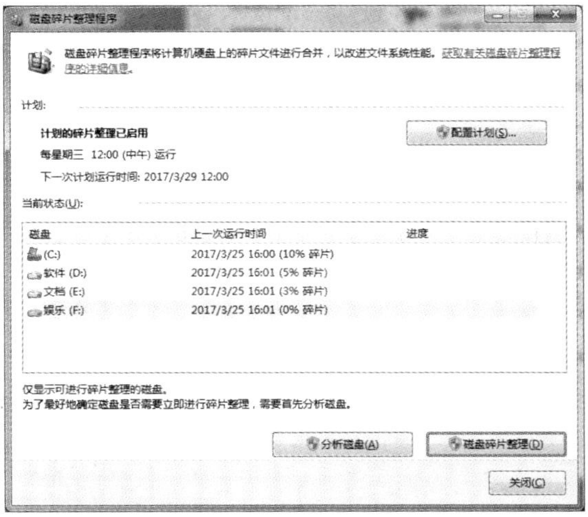

图 3-52　进行磁盘分析后的对话框

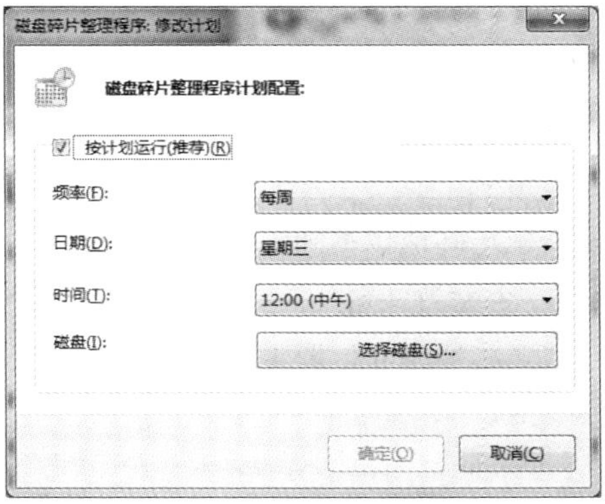

图 3-53　“磁盘碎片整理程序：修改计划”对话框

4．磁盘清理

除了文件碎片之外，随着计算机的使用，会产生很多垃圾文件，如临时文件、回收站中的文件和其他不再需要的项等。使用磁盘清理程序，可以减少硬盘上不需要的文件数量，释放磁盘空间并让计算机运行得更快。

打开磁盘清理程序的方法有：

（1）在“资源管理器”窗口中，右击磁盘名称，选择“属性”命令，在弹出对话框的“常规”选项卡中，单击“磁盘清理”按钮，如图 3-54 所示。

（2）通过“控制面板”窗口打开“系统和安全”窗口，单击“释放磁盘空间”命令，在弹出的“磁盘清理：驱动器选择”对话框中，选择要清理的硬盘驱动器，然后单击“确定”按钮，如图 3-55 所示。

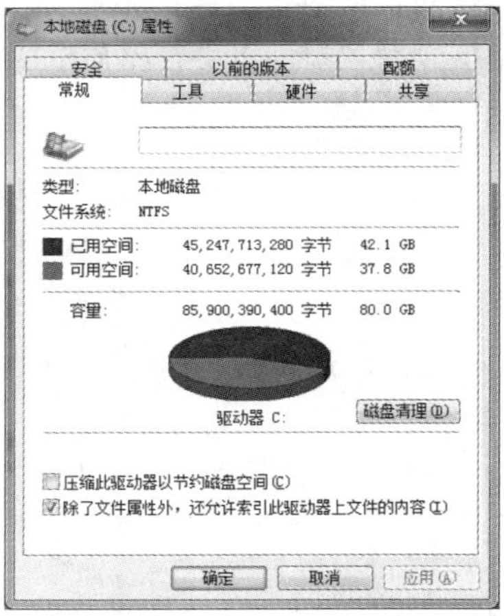

图 3-54　磁盘属性对话框

弹出磁盘清理对话框，如图 3-56 所示。在“磁盘清理”选项卡中，选中要删除的文件类型的复选框，然后单击“确定”按钮，在出现的警告对话框中，单击“删除文件”按钮即可。

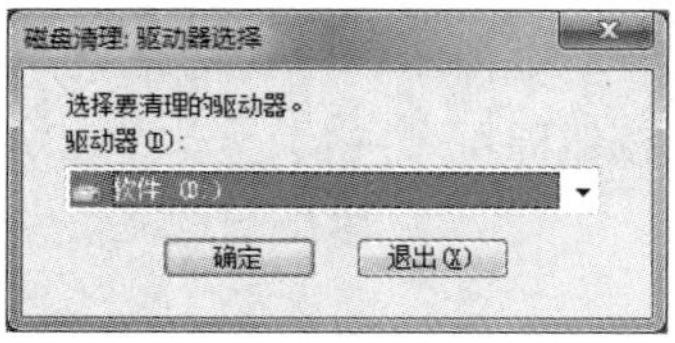

图 3-55　“磁盘清理：驱动器选择”对话框

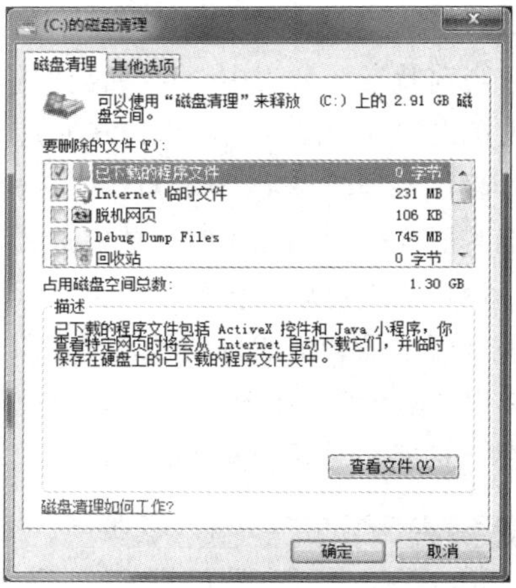

图 3-56　磁盘清理对话框

3.5.4　打印机的安装、管理与设置

打印机是常见的输出设备，用户可以将各种文档，包括图片、文字、表格、网页和电子邮件等打印出来。若要正常使用打印机，必须先将打印机与计算机相连，并且安装适合的驱动程序，以使系统正确地识别和管理打印机。

1．安装打印机

打印机按所处位置来划分，可分为本地打印机和网络、无线或 Bluetooth 打印机，它们的安装方法如下：

1）本地打印机的安装

将打印机连接到计算机上，打开打印机电源。如果要安装的打印机是即插即用型，则 Windows

7 将自动检测并安装此打印机驱动程序。如果 Windows 7 没有找到该打印机的驱动程序，系统将提示放入驱动程序光盘或选择驱动程序位置，系统找到安装程序并运行后可按照提示步骤安装。

添加（安装）本地打印机的步骤如下：

（1）选择“开始”→“控制面板”→“设备和打印机”命令，打开“设备和打印机”窗口，如图 3-57 所示。

（2）单击“添加打印机”按钮，进入“添加打印机”对话框，如图 3-58 所示。

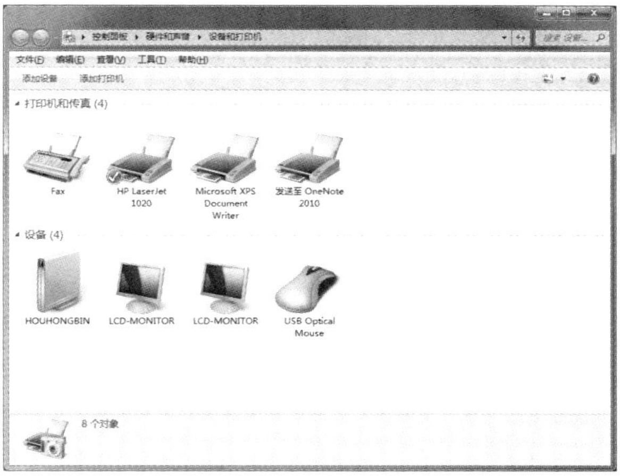

图 3-57　“设备和打印机”窗口

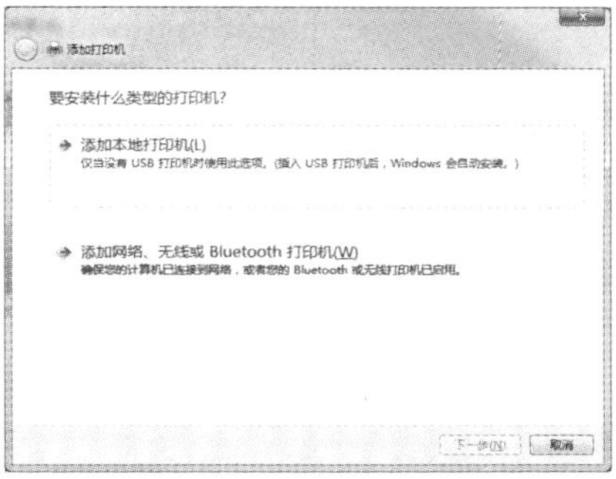

图 3-58　“添加打印机”对话框

（3）单击“添加本地打印机”按钮。

（4）在“选择打印机端口”对话框中，选择“使用现有端口”和建议的打印机端口，然后单击“下一步”按钮。

（5）在“安装打印机驱动程序”对话框中，选择打印机制造商和型号，然后单击“下一步”按钮。

（6）如果没有列出打印机，则单击“Windows Update”按钮，等待 Windows 7 检查其他驱动程序。如果未提供驱动程序，但有安装 CD，可以单击“从磁盘安装”按钮，然后浏览到打印机驱动程序所在的文件夹，执行安装程序。

（7）完成向导中的其余步骤，然后单击“完成”按钮。

（8）打印一份测试页检查打印机是否安装成功。

2）网络打印机的安装

网络打印机是指通过打印服务器（内置或者外置）将打印机作为独立的设备接入局域网或者 Internet，从而使打印机摆脱一直以来作为计算机外设的附属地位，使之成为网络中的独立成员，成为一个可与其并驾齐驱的网络结点和信息管理与输出终端，其他成员可以直接访问使用该打印机。安装一台网络打印机的步骤如下：

（1）打开“设备和打印机”窗口，单击“添加打印机”按钮。

（2）在“添加打印机”对话框中，单击“添加网络、无线或 Bluetooth 打印机”按钮。

（3）在可用的打印机列表中，选择要使用的打印机，然后单击“下一步”按钮。

（4）如有提示，则单击“安装驱动程序”按钮，即在计算机中安装打印机驱动程序。

（5）完成向导中的其余步骤，然后单击“完成”按钮。

2．删除打印机

删除打印机时，可以从“设备和打印机”窗口中删除。删除打印机的步骤如下：

（1）打开“设备和打印机”窗口。

（2）右击要删除的打印机图标，如图 3-59 所示，选择“删除设备”命令，然后在弹出的提示框中单击“是”按钮。

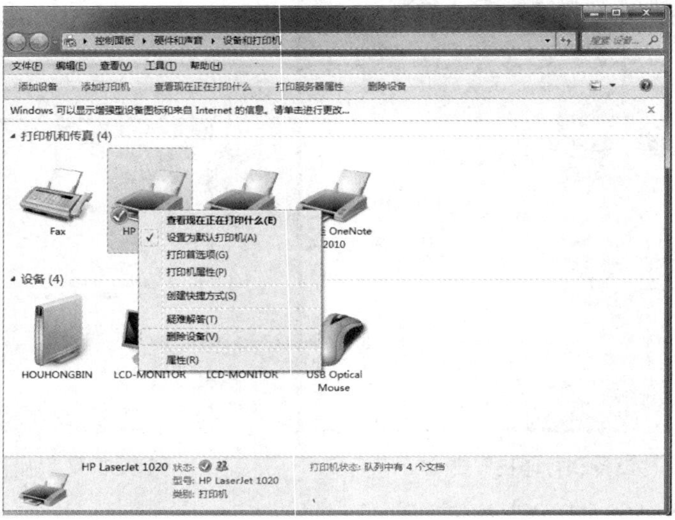

图 3-59　选择“删除设备”命令

3.5.5　任务管理

1．任务管理器

1）任务管理器的功能

Windows 任务管理器提供了有关计算机性能的信息，并显示了计算机上所运行的程序和进程的详细信息；如果连接到网络，还可以查看网络状态并迅速了解网络是如何工作的。它的用户界面提供了文件、选项、查看、帮助四个菜单项，其下还有应用程序、进程、服务、性能、联网、用户五个标签页，窗口底部则是状态栏，从这里可以查看到当前系统的进程数、CPU 使用率、内存使用率等数据，默认设置下系统每隔 2 s 对数据进行 1 次刷新。

2）任务管理器的启动

任务管理器的打开有两种方法：

（1）右击任务栏的空白处，在快捷菜单中选择“启用任务管理器”命令。

（2）按【Ctrl+Alt+Delete】组合键，在弹出的界面上选择“任务管理器”命令。

3）任务管理器的操作

（1）“应用程序”选项卡。如图 3-60 所示，在任务管理器的“应用程序”选项卡中，显示出当前正在运行的应用程序列表。这里显示了所有当前正在运行的应用程序，不过它只会显示当前已打开窗口的应用程序，而 QQ、MSN Messenger 等最小化至系统托盘区的应用程序则并不会显示出来。用户可以在这里单击“结束任务”按钮直接关闭某个应用程序，如果需要同时结束多个任务，可以按住【Ctrl】键复选；单击“新任务”按钮，可以直接打开相应的程序、文件夹、文档或 Internet 资源，如图 3-61 所示，如果不知道程序的名称，可以单击“浏览”按钮进行搜索，其实这个“新任务”的功能看起来有些类似于“开始”菜单中的“运行”命令。

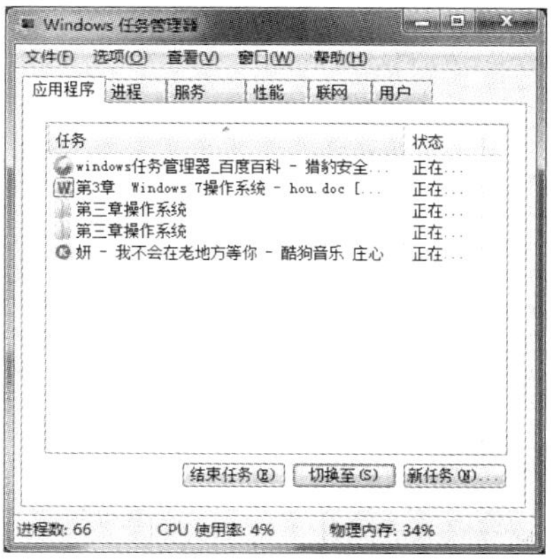

图 3-60　“应用程序”选项卡

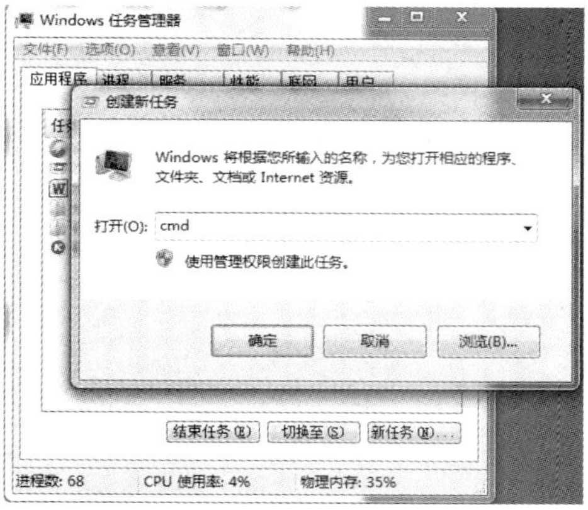

图 3-61　“创建新任务”对话框

（2）“进程”选项卡。这里显示了所有当前正在运行的进程，包括应用程序、后台服务等，那些隐藏在系统底层深处运行的病毒程序或木马程序都可以在这里找到，当然前提是要知道它的名称。找到需要结束的进程名，然后执行右键菜单中的“结束进程”命令，就可以强行终止，不过这种方式将丢失未保存的数据，而且如果结束的是系统服务，则系统的某些功能可能无法正常使用。Windows 的任务管理器只能显示系统中当前进行的进程。任务管理中的“进程”选项卡显示当前正在用户账户下运行的进程，包括正在运行的应用程序和正在提供的系统服务，如图 3-62 所示。勾选“显示所有用户的进程”复选框，即可显示所有用户正在运行的进程。用户可通过“查看”菜单下的“选择进程页列”命令添加在进程中显示的信息，如图 3-63 所示。

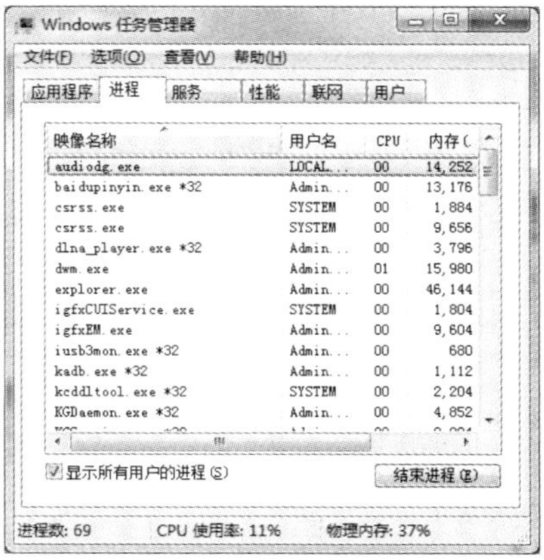

图 3-62　“进程”选项卡

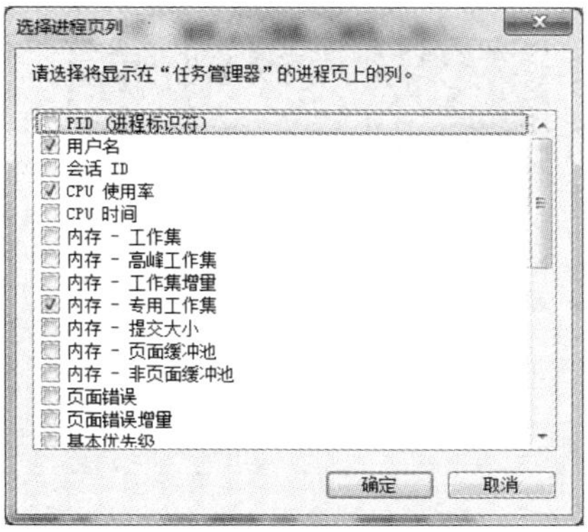

图 3-63　“选择进程页列”对话框

（3）“服务”选项卡。任务管理器中的“服务”选项卡可以用来查看当前正在用户账户下运行的服务，如图 3-64 所示。此选项卡下包括各个服务的“名称”“PID”“描述”“状态”和“工作组”，其中“状态”列表明服务是否正在运行。

（4）“性能”选项卡。任务管理器中的“性能”选项卡中可以提供给用户计算机的动态性能，例如 CPU 和各种内存的使用情况。如图 3-65 所示，其中“CPU 使用率”和“CPU 使用记录”两个图表显示当前及最近几分钟内 CPU 的使用情况，如果“CPU 使用记录”图表显示分开，则计算机具有多个 CPU，或者有一个多核的 CPU，或者两者都有，“内存”和“物理内存”两个图表显示正在使用的内存数量。在“任务管理器”窗口底部还列出了正在使用的物理内存的百分比。

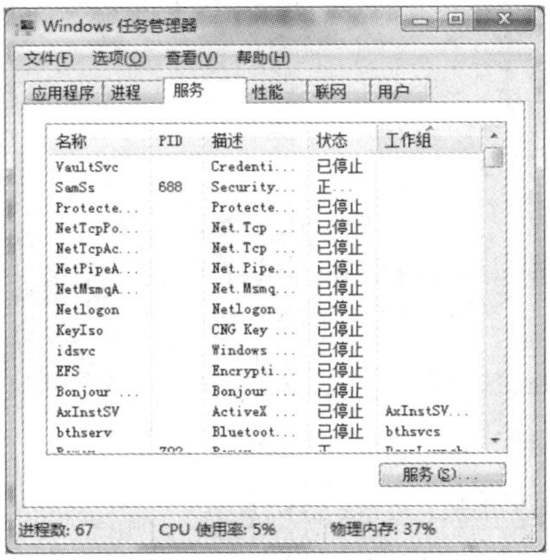

图 3-64 “服务”选项卡

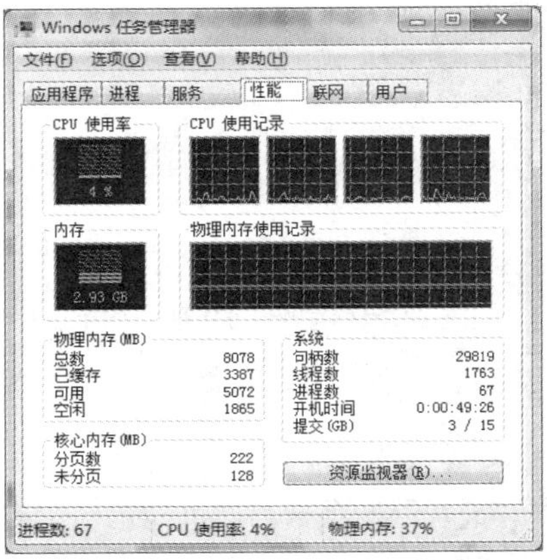

图 3-65 “性能”选项卡

（5）“联网”选项卡。任务管理器的“联网”选项卡中显示了本地计算机的网络通信情况，包括适配器名称、网络使用率、线路速度和状态，如图 3-66 所示。

（6）“用户”选项卡。任务管理器中的“用户”选项卡列出了当前计算机中所有已登录用户的名称列表、标识、状态、客户端名和会话类型，如图 3-67 所示。选择登录用户，使用“断开”或“注销”按钮可以实现对已登录用户的管理和控制。

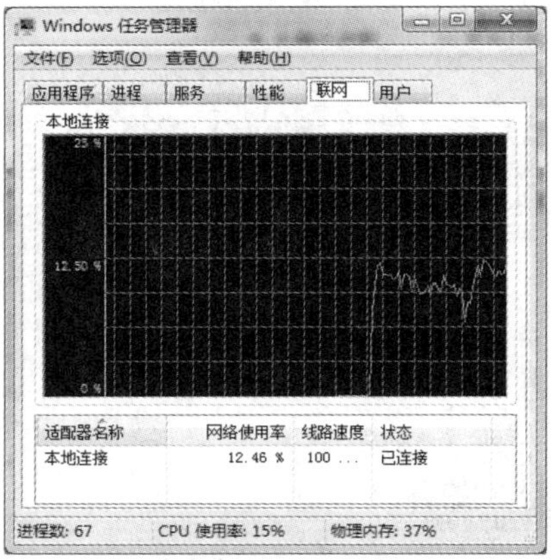

图 3-66 “联网”选项卡

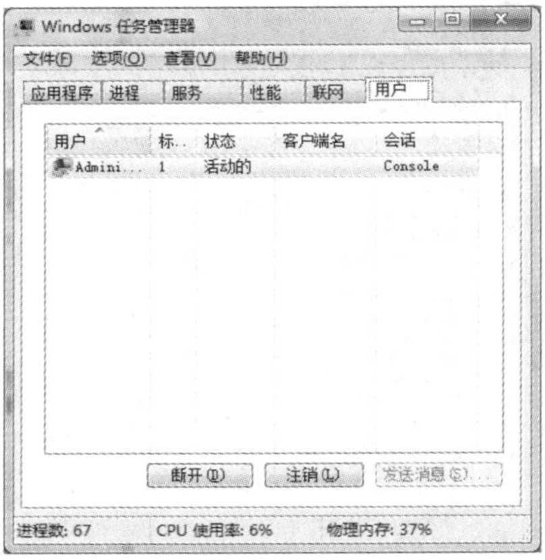

图 3-67 “用户”选项卡

2. 应用程序管理

应用程序指为完成某项或多项特定功能的计算机程序，它运行在用户模式，可以和用户进行交互，具有可视的用户界面。应用程序通常又被分为两部分：图形用户接口和引擎，它与应用软件的概念不同。应用软件按使用目的分类，可以是单一程序或其他从属组件的集合，单一程序指单一可执行文件或单一程序，例如 Word、Photoshop。从属组件的集合为多个软件的软件包，例如 Microsoft Office、OpenOffice，一般用户可无须仔细区分两者。下面就应用程序进行简单的介绍。

1）应用程序的安装

在 Windows 7 系统中安装应用程序的方法有如下三种：

（1）从 Internet 安装。用户通过 Web 浏览器，搜索所需应用程序。用户可单击“运行”按钮，按提示在线完成安装。也可单击“保存”按钮，下载后双击该安装文件进行安装。

（2）从硬盘安装。打开硬盘中安装程序所在的目录，双击其安装文件，按安装向导提示进行操作，即可完成安装。

（3）从 CD/DVD 安装。从 CD 或 DVD 安装的许多程序会自动启动程序的安装向导，即 Autorun 功能。在这种情况下，当插入光盘后，会自动弹出“自动播放”对话框，然后可以进行选择运行安装向导。

2）应用程序的更改和卸载

应用程序的更改和卸载有如下三种方法：

（1）单击“控制面板”窗口中的“程序和功能”超链接，弹出“卸载或更改程序”窗口，如图 3-68 所示。该窗口中列出了所有已安装的应用程序，选择需要卸载的应用程序，单击“卸载”或“更改”按钮或直接双击需卸载的应用程序。

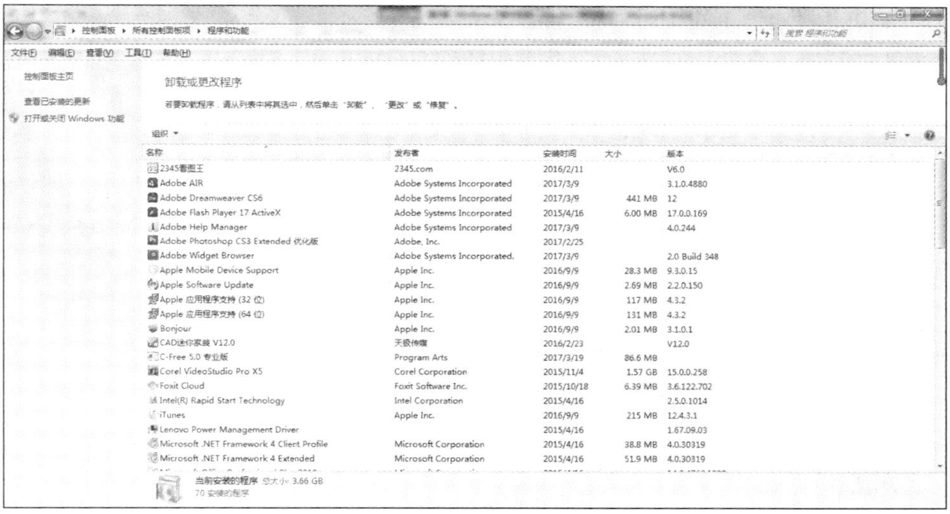
控制面板 ▸ 所有控制面板项 ▸ 程序和功能
文件(F) 编辑(E) 查看(V) 工具(T) 帮助(H)
控制面板主页
查看已安装的更新
打开或关闭 Windows 功能
卸载或更改程序
组织
名称 发布者 安装时间 大小 版本
2345看图王 2345.com 2016/2/11 V6.0
Adobe AIR Adobe Systems Incorporated 2017/3/9 3.1.0.4880
Adobe Dreamweaver CS6 Adobe Systems Incorporated 2017/3/9 441 MB 12
Adobe Flash Player 17 ActiveX Adobe Systems Incorporated 2015/4/16 6.00 MB 17.0.0.169
Adobe Help Manager Adobe Systems Incorporated 2017/3/9 4.0.244
Adobe Photoshop CS3 Extended 优化版 Adobe, Inc. 2017/2/25
Adobe Widget Browser Adobe Systems Incorporated. 2017/3/9 2.0 Build 348
Apple Mobile Device Support Apple Inc. 2016/9/9 28.3 MB 9.3.0.15
Apple Software Update Apple Inc. 2016/9/9 2.69 MB 2.2.0.150
Apple 应用程序支持 (32 位) Apple Inc. 2016/9/9 117 MB 4.3.2
Apple 应用程序支持 (64 位) Apple Inc. 2016/9/9 131 MB 4.3.2
Bonjour Apple Inc. 2016/9/9 2.01 MB 3.1.0.1
CAD迷你家装 V12.0 2016/2/23 V12.0
C-Free 5.0 专业版 Program Arts 2017/3/19 86.6 MB
Corel VideoStudio Pro X5 Corel Corporation 2015/11/4 1.57 GB 15.0.0.258
Foxit Cloud Foxit Software Inc. 2015/10/18 6.39 MB 3.6.122.702
Intel(R) Rapid Start Technology Intel Corporation 2015/4/16 2.5.0.1014
iTunes Apple Inc. 2016/9/9 215 MB 12.4.3.1
Lenovo Power Management Driver 2015/4/16 1.67.09.03
Microsoft .NET Framework 4 Client Profile Microsoft Corporation 2015/4/16 38.8 MB 4.0.30319
Microsoft .NET Framework 4 Extended Microsoft Corporation 2015/4/16 51.9 MB 4.0.30319
当前安装的程序 总大小: 3.66 GB
70 安装的程序

图 3-68 “卸载和更改程序”窗口

（2）使用应用程序自带的卸载文件，按向导操作即可将应用程序删除。

（3）借助第三方软件。如图 3-69 所示，借助软件管家中的卸载功能，在卸载窗口中，勾选系统中安装软件前的复选框，单击“一键卸载”按钮即可完成应用程序的卸载。

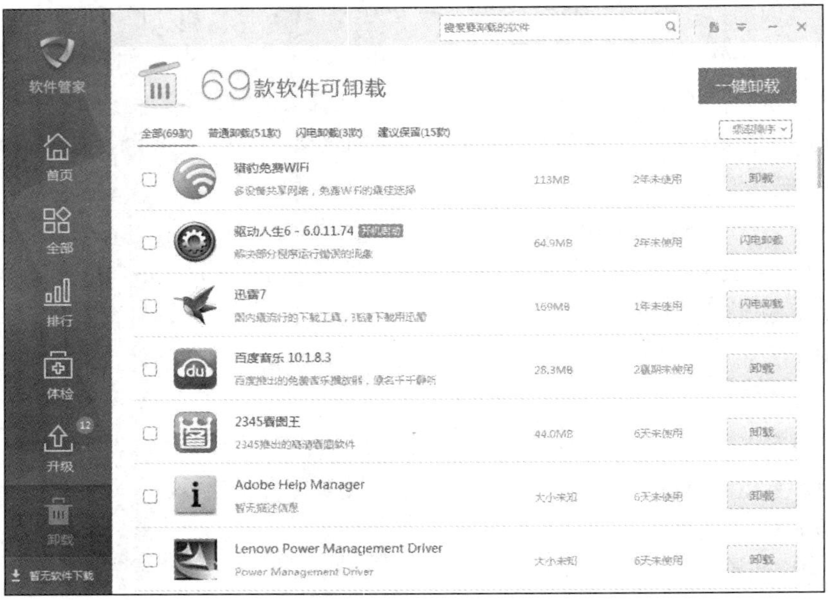

图 3-69 “软件管家卸载”窗口

3）应用程序的启动

应用程序的启动方法常用的有以下五种：

（1）双击桌面上所需应用程序的快捷图标。

（2）单击任务栏上锁定的应用程序图标。

（3）单击“开始”按钮，在“开始”菜单中找到需要的应用程序快捷方式，单击该快捷图标。

（4）使用“开始”菜单中的搜索框，输入需要的应用程序名，在搜索结果中，找到相应的应用程序，单击该应用程序选项。

（5）在任务管理器的“应用程序”选项卡中，单击“新任务”按钮，在弹出的“创建新任务”对话框中输入要启动的应用程序全名，或使用“浏览”按钮，在磁盘中找到应用程序，再单击“打开”按钮。

4）应用程序的退出

应用程序的退出常用的有以下四种方法：

（1）单击应用程序窗口右上角的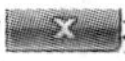按钮。

（2）在应用程序窗口中，选择“文件”→“退出”命令。

（3）使用【Alt+F4】组合键。

（4）双击控制菜单按钮，或右击该按钮，在快捷菜单中选择“关闭”命令。

5）应用程序的切换

应用程序的切换有以下三种方法：

（1）单击任务栏活动任务区的应用程序按钮。

（2）使用【Alt+Tab】组合键、【Alt+Shift+Tab】组合键或者【Win+Tab】组合键。

（3）使用任务管理器“应用程序”选项卡中的“切换至”按钮。

3.5.6　硬件环境配置

硬件环境指计算机及其外围设备组成的计算机物理系统。硬件设施是指由传播活动所需要的那些物质条件、有形条件之和构筑而成的环境。操作系统只有软硬件环境资源进行合理配置，计算机系统的整体性能才能得到提高。

1．设备管理器

设备管理器是一种管理工具，可用它来管理计算机上的设备。可以使用“设备管理器”查看和更改设备属性、更新设备驱动程序、配置设备设置和卸载设备。设备管理器提供计算机上所安装硬件的图形视图。所有设备都通过一个称为“设备驱动程序”的软件与 Windows 7 通信。使用设备管理器可以安装和更新硬件设备的驱动程序、修改这些设备的硬件设置以及解决问题。

1）打开设备管理器

打开设备管理器的方法有以下两种：

（1）在“资源管理器”窗口中，右击“计算机”图标，在弹出的快捷菜单中选择“管理”命令，打开“计算机管理”窗口，如图 3-70 所示。单击左窗格中的“设备管理器”图标，右窗格中会出现“设备管理器”列表。

（2）单击“开始”按钮，在搜索框中输入“设备管理器”的文字或“devmgmt.msc”命令，按【Enter】键，即可打开“设备管理器”窗口。

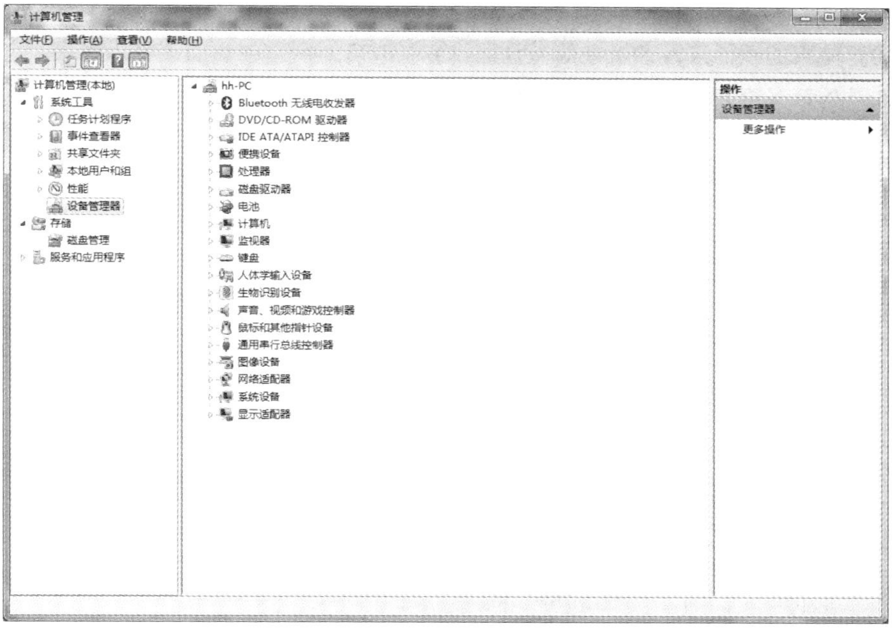

图 3-70　“计算机管理”窗口

2）查看设备属性

在“设备管理器”窗口中，双击设备名称（如处理器），展开其中具体设备列表，双击需要查看的设备，即可打开属性窗口。也可右击需要查看的设备（如通用即插即用监视器），在快捷菜单中选择“属性”命令，即可查看该设备的相关属性，如图 3-71 所示。

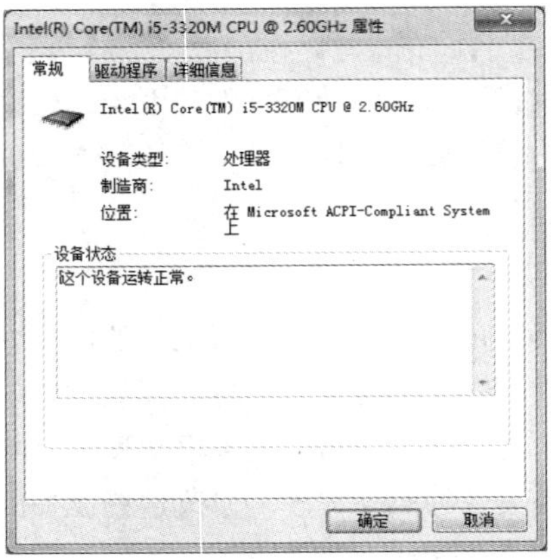

图 3-71 硬件设备的属性对话框

2. 安装硬件驱动

驱动程序是一种允许计算机与硬件或设备之间进行通信的软件。如果没有驱动程序，连接到计算机的硬件将无法正常工作。

由于 Windows 7 大大改进了对设备的支持，大多数情况下，当设备连接到计算机时，Windows 会使用系统附带的驱动程序自动完成对驱动程序的安装。此外，还可以通过转到“控制面板”中的 Windows Update 并检查是否有更新来查找驱动程序。如果 Windows 7 没有所需的驱动程序，则通常可以在要使用的硬件或设备附带的光盘上或者制造商的网站中找到该驱动程序。

若硬件设备带有安装光盘，或者可以从网上下载安装程序，其驱动程序的安装步骤与普通应用程序的安装步骤相同。

若硬件设备没有提供安装程序的可执行文件，仅仅提供其设备的驱动程序，则具体安装步骤是：

（1）打开“设备管理器”窗口。

（2）右击计算机名，在快捷菜单中选择“添加过时硬件”命令，出现“添加硬件”对话框，如图 3-72 所示，单击“下一步”按钮。

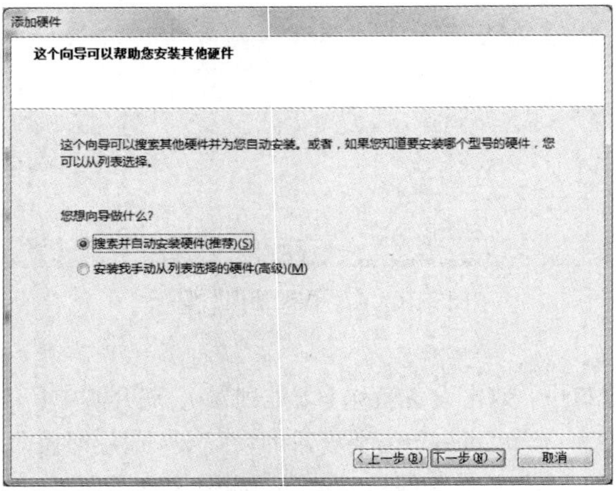

图 3-72 “添加硬件”对话框

（3）选中“安装我手动从列表选择的硬件”单选按钮，单击“下一步”按钮。

（4）按照向导的指引，完成硬件类型和位置的设置，单击“完成”按钮，即可完成驱动程序的安装。

3.5.7　附件

在 Windows 7 操作系统中，“开始”菜单的“附件”命令中包含很多实用的小工具，如画图、计算器、记事本、截图工具等，如图 3-73 所示。这些系统自带的小工具内存占用小、功能简单，但是却常常发挥很大的作用，使操作更快捷。下面介绍几个比较使用率较高的小工具。

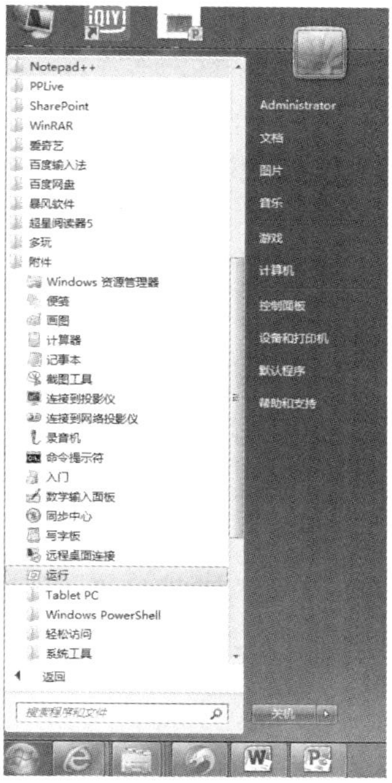

图 3-73　“附件”中的程序列表

1．画图

“画图”是 Windows 7 中的一项常用功能，是图形处理及绘制软件，具有绘制图形、编辑图形、文字处理以及打印图形文档等功能。“画图”程序窗口由标题栏、功能区、绘图区、状态栏等部分构成。图 3-74 标示了“画图”程序中的组成部分。

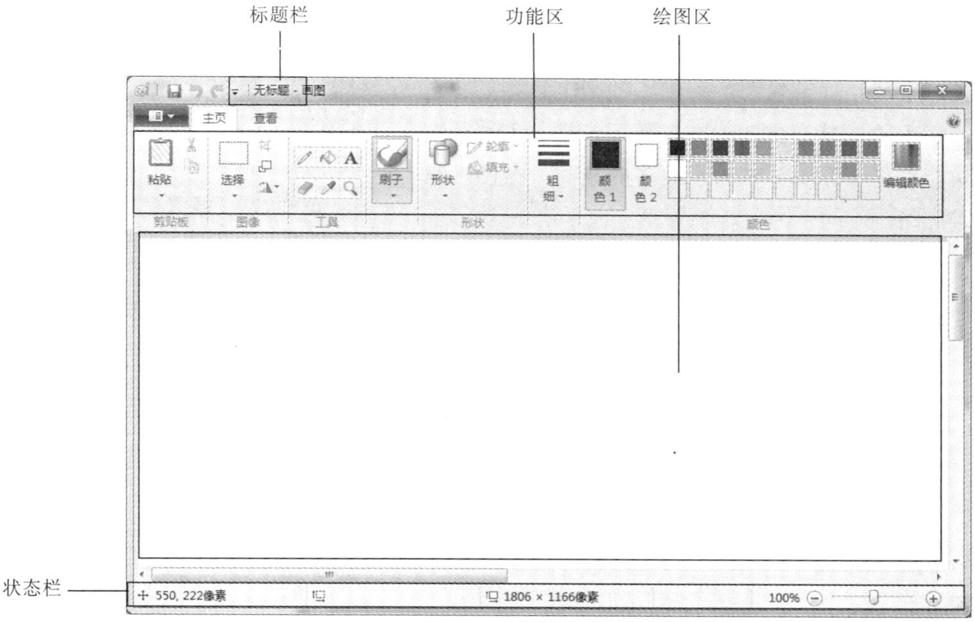

图 3-74　“画图”窗口

2．计算器

用户可通过“计算器”软件提供的标准型模式进行简单的计算，可以使用其提供的科学型模式进行三角函数、阶乘、平方、立方等，也可使用其提供的程序员模式进行数制转换或逻辑运算，也可使用其提供的统计信息模式进行平均值计算、标准偏差计算等统计学常用计算。如图 3-75 所示，Windows 7 的计算器还具备了单位转换、日期计算、抵押计算、汽车租赁计算、油耗计算等实用功能。

3. 记事本

记事本是一个用来创建文档的基本文本编辑程序。“记事本”程序只能完成纯文本文件的编辑，默认保存后文件的扩展名为.txt。用户可通过记事本打开源程序代码文件、系统配置文件（*.sys、*.ini）等。记事本窗口如图 3-76 所示。记事本默认生成文件的扩展名为.txt。

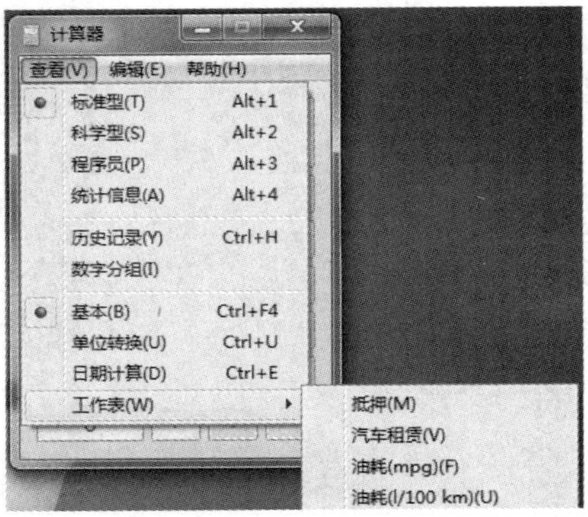

图 3-75 计算器的实用功能

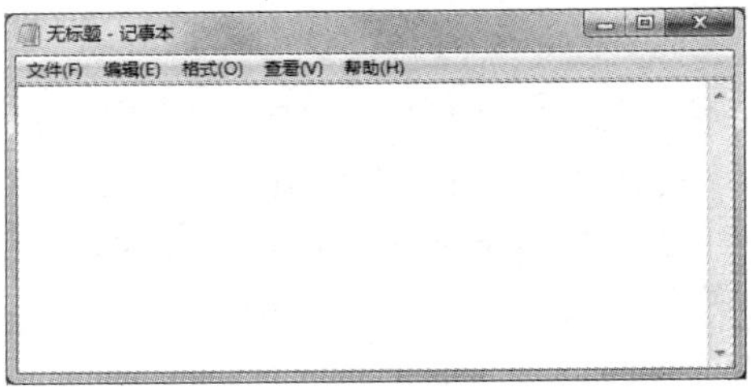

图 3-76 “记事本”窗口

4. 截图工具

截图作为使用计算机时的一种常用工具，特别是在看电影、动画时，可以留住屏幕精彩的瞬间。截图工具是系统自带的一款小巧实用的工具，这款截图工具不仅具有多种截图方式，而且功能也更加完美，带来了更多的便利。截图工具窗口如图 3-77 所示。

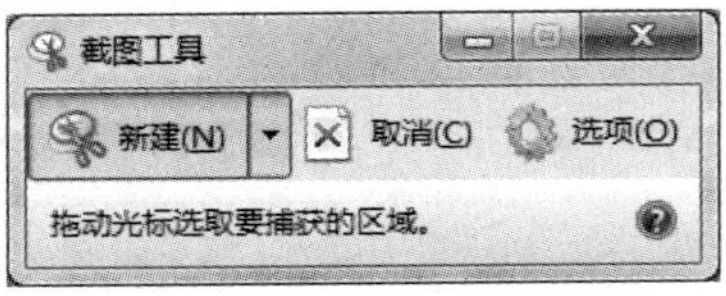

图 3-77 “截图工具”窗口

第 4 章　Word 2016 文字处理软件

Word 2016 即 2016 版的 Word，以下简称为 Word，是微软公司的一款文字处理应用程序。它最初是由 Richard Brodie 为了运行 DOS 的 IBM 计算机而在 1983 年编写的。随后的版本可运行于 Apple Macintosh（1984 年）、SCO UNIX 和 Microsoft Windows（1989 年），并成为 Microsoft Office 的一部分。作为 Office 套件的核心程序，Word 给用户提供了用于创建专业而优雅的文档工具，帮助用户节省时间，并得到优雅美观的结果。Word 在文字处理、文档编辑、表格制作、图文混排、版式设计与制作、文件打印等方面具有强大功能，能够让用户在很短时间内创建出既美观又专业的各种文档。几经改版后的 Word 已经成为目前世界上最完善和应用最广泛的文字处理软件之一。利用 Word 提供的文本格式化操作或图片处理功能，就可以使简单的文档变得更具吸引力。

本章讲解 Office 2016 版本中的 Word，具有效率高的特点、全新的现代外观和内置协作工具，可帮助您更快创建和整理文档。此外，可以将文档保存在 OneDrive 中，并从任何地方访问这些文档。想要成为强大的 Office 用户，只需在功能区上新增的“操作说明搜索”框中键入需要获得帮助的问题即可获得操作方法。

如何才能快速、完美地创建各类 Word 文档呢？由于 Word 功能非常强大，知识点非常烦琐，若采取以 Word 全部功能为主线，逐项学习的模式，初学者学到的往往是分散的知识点，似乎懂得每个功能，但却缺乏将这些功能综合应用、解决实际问题的能力。因此，本章以案例为主线，将 Word 知识的学习融于案例之中。

4.1　初识 Word

4.1.1　Word 能做什么

Word 可以用于文档编辑、排版及打印等工作，如格式整洁、条理清晰的文字型文档；图文并茂、生动活泼的图文混排型文档；用表格进行布局、数据管理与计算的表格型文档；几十乃至几百页的长文档。这些文档包含了各种形式的对象，不仅有文字，还有图、表、艺术字、图形、图表、符号对象等；这些文档采用了丰富多样的格式和样式；此外，针对长文档的专用编辑功能更是给使用者带来了便利、极大地提高了工作质量和效率。

常用的 Word 文档根据其风格和包含的对象不同，大体分为以下四种类型。

1. 文字型文档

只有文字主体的文档称为“文字型文档”，如图 4-1 所示。常见的文字型文档有通知、产品说明书、会议安排等。一般来讲，文字型文档以文字描述为主，逻辑感、层次感强。

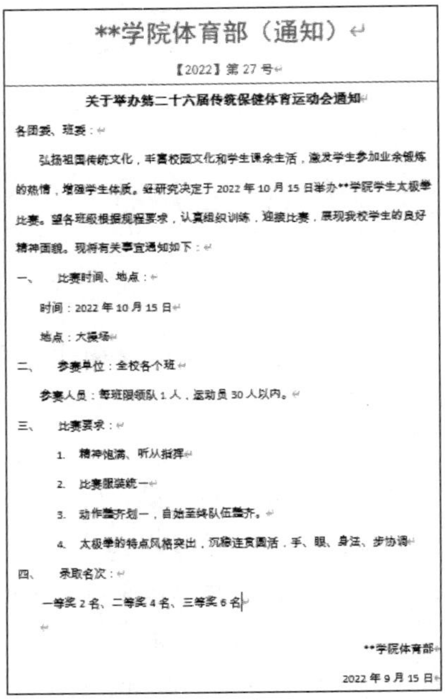

**学院体育部（通知）

【2022】第 27 号

关于举办第二十六届传统保健体育运动会通知

各团委、班委：

弘扬祖国传统文化，丰富校园文化和学生课余生活，激发学生参加业余锻炼的热情，增强学生体质。经研究决定于 2022 年 10 月 15 日举办**学院学生太极拳比赛。望各班级根据规程要求，认真组织训练，迎接比赛，展现我校学生的良好精神面貌。现将有关事宜通知如下：

一、　比赛时间、地点：

时间：2022 年 10 月 15 日

地点：大操场

二、　参赛单位：全校各个班

参赛人员：每班限领队 1 人，运动员 30 人以内。

三、　比赛要求：

1. 精神饱满、听从指挥
2. 比赛服装统一
3. 动作整齐划一，自始至终队伍整齐。
4. 太极拳的特点风格突出，沉稳连贯圆活，手、眼、身法、步协调

四、　录取名次：

一等奖 2 名、二等奖 4 名、三等奖 6 名

**学院体育部

2022 年 9 月 15 日

图 4-1　文字型文档

2. 图文混排型文档

文档中不仅有文字，还有图的文档，称为“图文混排型文档”，如图 4-2 所示。需要注意，此处的图不只是狭义的图片，还可以有多种形式，如剪贴画、外部图片、Word 绘制的图形、艺术字、SmartArt、自选图形、背景、水印等。有了这些广义上的图形，会使得文档内容更加丰富。

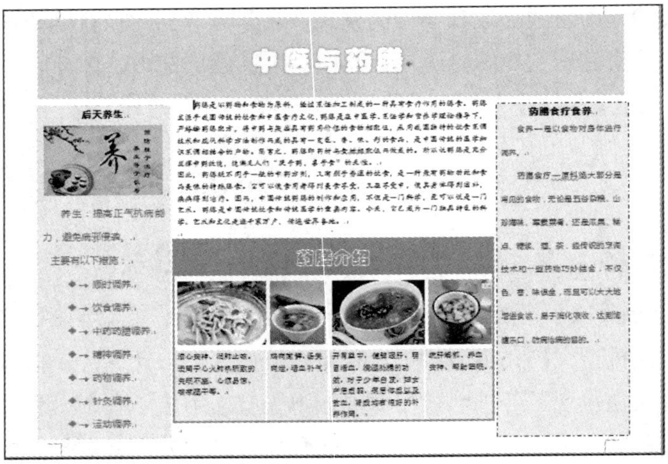

图 4-2　图文混排型文档

3. 表格型文档

以表格为主体的文档，称为表格型文档，如图 4-3 所示。表格可以令很多繁杂的数据结构更清晰、分类更清楚；表格还可以令文档布局更整齐；此外表格中可以应用函数，满足简单的计算、

统计需求（如果计算和统计需求过于复杂，建议选择 Excel 来处理）。

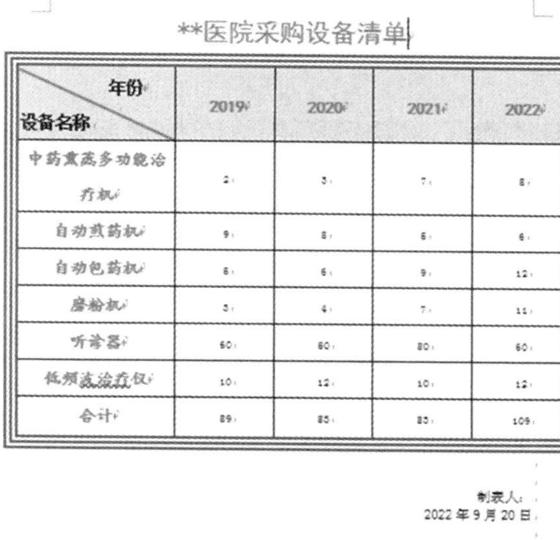

**医院采购设备清单

年份 设备名称	2019	2020	2021	2022
中药熏蒸多功能治疗机	2	3	7	8
自动煎药机	9	8	6	6
自动包药机	6	6	9	12
磨粉机	3	4	7	11
听诊器	60	60	80	60
低频流治疗仪	10	12	10	12
合计	89	85	85	109

制表人：
2022 年 9 月 20 日

图 4-3　表格型文档

4. 长文档

长文档的显著特点是页数较多，文档组成部分多样，不同部分页面格式也不同，长文档的结构如图 4-4 所示。比较常见的长文档有毕业论文、书、员工手册、投标标书等。

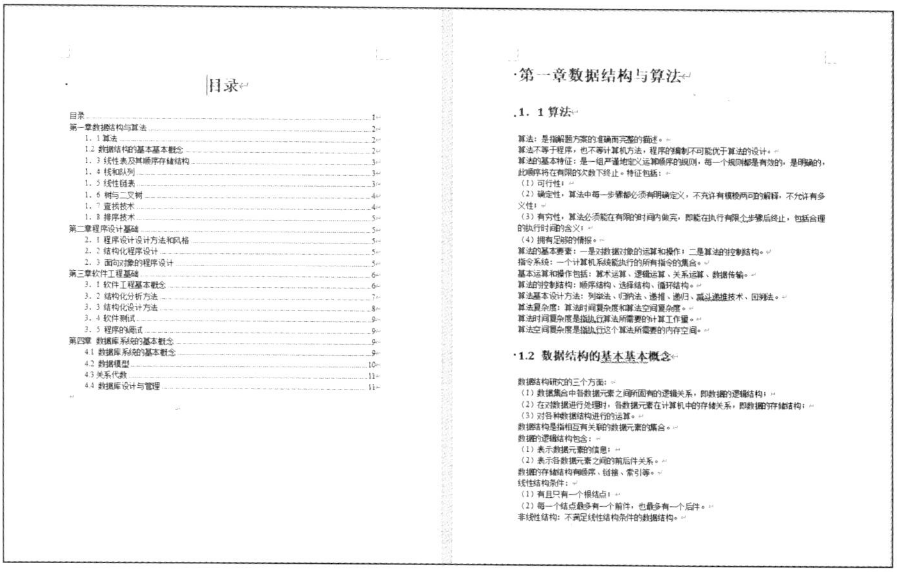

目录

第一章数据结构与算法

1.1 算法

算法：是指解题方案的准确而完整的描述。
算法不等于程序，也不等计算机方法，程序的编制不可能优于算法的设计。
算法的基本特征：是一组严谨地定义运算顺序的规则，每一个规则都是有效的，是明确的，此顺序将在有限的次数下终止。特征包括：
（1）可行性；
（2）确定性，算法中每一步骤都必须有明确定义，不充许有模棱两可的解释，不允许有多义性；
（3）有穷性，算法必须能在有限的时间内做完，即能在执行有限个步骤后终止，包括合理的执行时间的含义；
（4）拥有足够的情报。
算法的基本要素：一是对数据对象的运算和操作；二是算法的控制结构。
指令系统：一个计算机系统能执行的所有指令的集合。
基本运算和操作包括：算术运算、逻辑运算、关系运算、数据传输。
算法的控制结构：顺序结构、选择结构、循环结构。
算法基本设计方法：列举法、归纳法、递推、递归、减半递推技术、回溯法。
算法复杂度：算法时间复杂度和算法空间复杂度。
算法时间复杂度是指执行算法所需要的计算工作量。
算法空间复杂度是指执行这个算法所需要的内存空间。

1.2 数据结构的基本基本概念

数据结构研究的三个方面：
（1）数据集合中各数据元素之间所固有的逻辑关系，即数据的逻辑结构；
（2）在对数据进行处理时，各数据元素在计算机中的存储关系，即数据的存储结构；
（3）对各种数据结构进行的运算。
数据结构是指相互有关联的数据元素的集合。
数据的逻辑结构包含：
（1）表示数据元素的信息；
（2）表示各数据元素之间的前后件关系。
数据的存储结构有顺序、链接、索引等。
线性结构条件：
（1）有且只有一个根结点；
（2）每一个结点最多有一个前件，也最多有一个后件。
非线性结构：不满足线性结构条件的数据结构。

图 4-4　长文档

4.1.2　Word 的启动

启动 Word 常见的方法有以下三种：

（1）选择“开始”→“所有程序”→“Word”命令，启动 Word。

（2）从桌面快捷方式启动。

（3）双击 Word 文档图标启动。

启动 Word 后的界面，如图 4-5 所示。

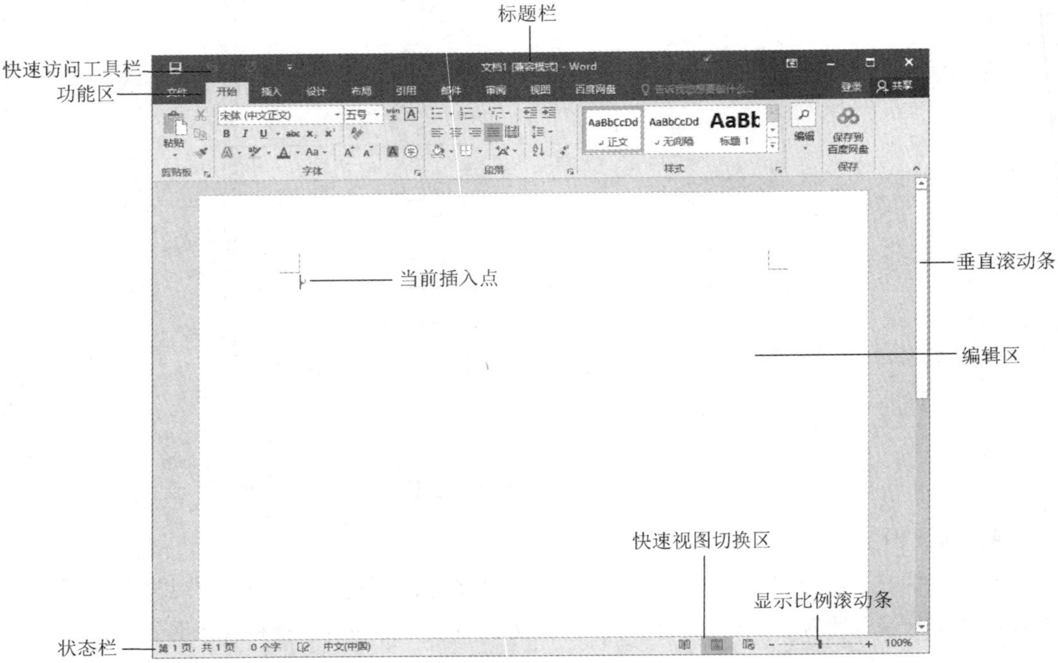

图 4-5　Word 工作界面

4.1.3　Word 工作界面

Word 窗口主要由标题栏、功能区、编辑区、状态栏等组成。在 Word 的工作界面中，所有的命令都在功能区直接呈现出来，用户可以在功能区中快速找到要使用的命令。下面对整个工作界面中的组成部分功能进行介绍。

1. 功能区

Word 默认有十大功能区，从左往右依次为：文件、开始、插入、设计、布局、引用、邮件、审阅、视图、帮助等，它们都显示于 Word 编辑区上方。其他的可根据需要自行设置，如“开发工具”默认不显示，当用户勾选后会显示，而“形状格式”则是用户插入某形状后动态显示或隐藏。

1）功能区的构成

Word 包含的功能区选项卡，随着操作对象的不同，功能区可能会发生变化，如：“格式”功能。每个功能区包含若干组，如图 4-5 所示的“开始”功能区中，包含了剪贴板、字体、段落、样式、编辑组等。每一组中有一系列相关的命令，如图 4-5 所示的“字体”组包含了字体、字号、底纹、下画线、上下标等若干命令。

（1）“文件”功能区：“文件”功能与其他不同，它主要包含一些文档的信息和基本操作，如显示文档信息，新建、打开、保存、另存为、打印文档，设置选项等；而其他除帮助功能板块的功能主要用于编辑文档。进入“文件”功能，默认显示第一项“信息”，即文档信息；其他的还有新建、打开、保存、另存为、打印、共享、导出、关闭、账户、选项，这些功能将在后面的案例中讲解。

（2）“开始”功能区：新建一个空白文档或打开文档时，功能区默认选中“开始”选项卡。在“开始”功能选项中主要用于设置文字、段落的功能，如设置字体、字号、粗细、下画线、颜色、背景色、对齐方式、边框底纹、标题等；另外还有一些常用功能，如复制、粘贴、查找、替换等。

（3）“插入”功能区：主要用于插入表格、图片、形状、图表、文本框、视频、音乐、页码、页眉、页脚、特殊符号、艺术字、编号、公式、域、SmartArt 图形（流程图、层次结构图、列表、关系、矩阵等）等。

（4）“设计”功能区：主要用于页面设置，里面含有许多排版设计好的页面样式，选中文档中的页面再选择其中一种样式，则该样式将应用到选中页；另外还有设置段落间距、页面背景（设置水印、页面颜色和页面边框）等。

（5）“布局”功能区：主要用于页面、段落和文字环绕等，如设置页边距、纸张大小和方向、分栏、文字方向、位置、环绕文字、旋转等。

（6）“引用”功能区：主要是一些适用于长文档编辑的功能，分为七组，分别为目录、脚注、信息检索、引文与书目、题注、索引和引文目录。

（7）“邮件”功能区：主要用于制作信封和邮件合并，可分为五组，分别为创建、开始邮件合并、编写和插入域、预览结果和完成。

（8）“审阅”功能区：主要用于审核文档，包含校对、见解、语言、中文简繁转换、批注、修订、更改、比较和保护等组。

（9）“视图”功能区：此视图提供五种方式显示文档，另外还有设置标尺、网格线和导航窗格是否显示、文档显示比例、窗口排列与切换和“宏”等组。

（10）“格式”功能区：此功能默认不显示，只有涉及相关操作时才显示。例如插入一个形状，“格式”自动显示。内含六组，分别为插入形状、形状样式、艺术字样式、文本、排列和大小。

（11）“开发工具”功能区：此功能默认不显示，只有打开“Word 选项”窗口并选择“自定义功能区”，并勾选后才会显示。此功能内含有六组，分别为代码、加载项、控件、映射、保护和模板。

2）功能区的变化

默认状态下，Word 共有 10 个选项卡，分别是文件、开始、插入、设计、布局、引用、邮件、审阅、视图和帮助，如图 4-6（a）所示。随着操作对象的不同，功能区的选项卡会动态地发生变化，若当前操作对象为文字，则只有 10 个基本选项卡，如图 4-6（a）所示；若当前操作对象为图片、形状、艺术字等，会自动增加一个“形状格式”选项卡，如图 4-6（b）所示；若当前操作对象为表格，会自动增加“表设计”和“布局”选项卡，如图 4-6（c）所示；若当前操作对象为图表时，会自动增加“图表设计”和“格式”选项卡，如图 4-6（d）所示。

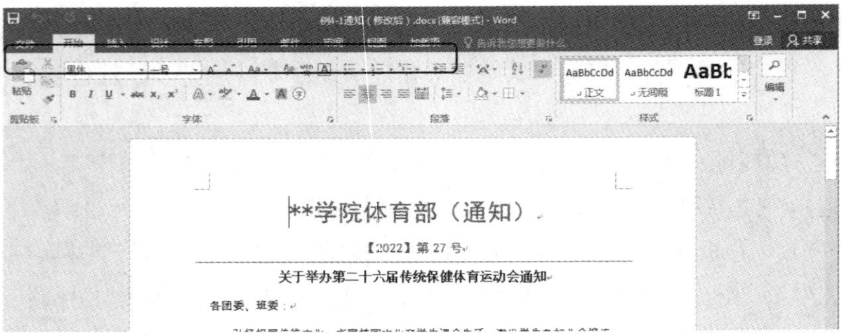

（a）功能区示意图 1

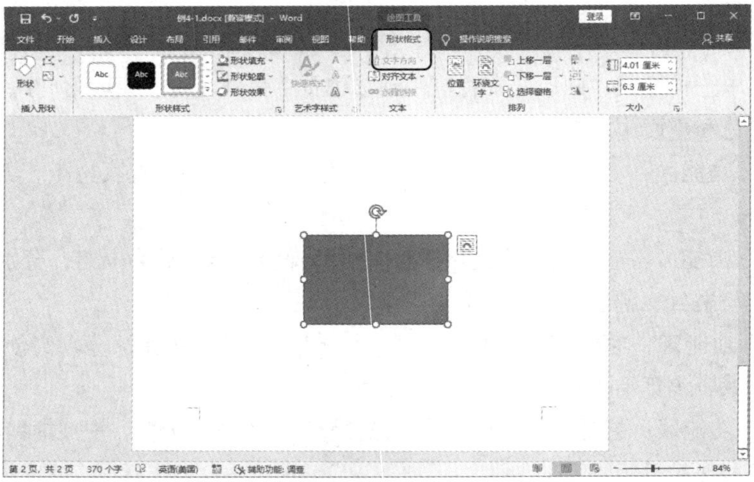

（b）功能区示意图 2

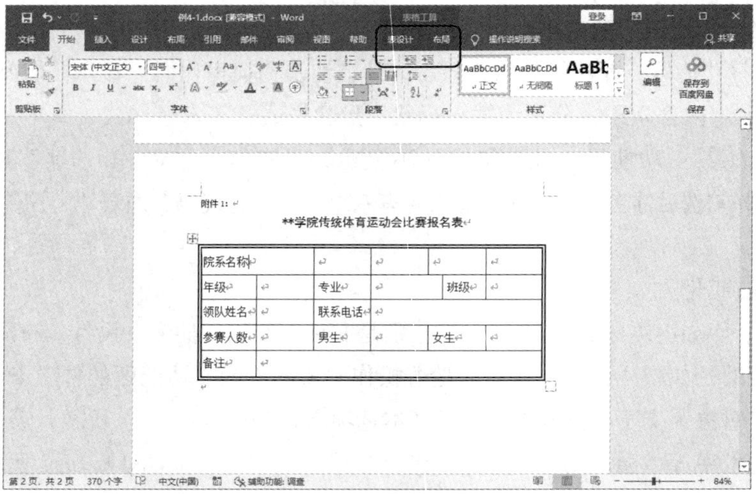

（c）功能区示意图 3

图 4-6　功能区示意图

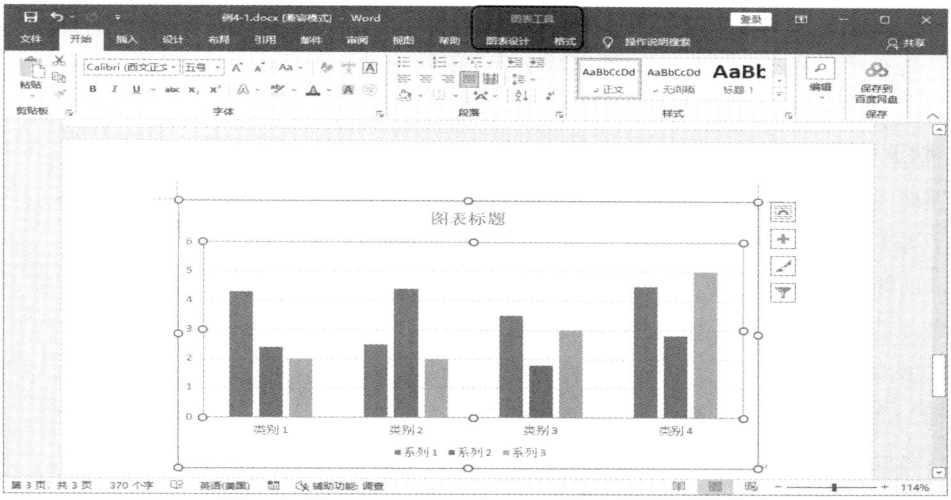

（d）功能区示意图 4

图 4-6　功能区示意图（续）

3）功能区中命令的使用

由于所有功能区共享同一空间，因此，同一时刻只能看到其中一个功能区。操作时，经常需要在功能区之间切换，然后再选择相应命令。

4）功能区的最小化和展开

单击“功能区显示选项”，在下拉列表中设置功能区显示方式，用户可以在自动隐藏功能区、显示选项卡、显示选项卡和命令之间进行切换。图 4-7（a）图为自动隐藏功能在进入编辑状态时的显示状态；图 4-7（b）图显示选项卡被选中时的显示状态；图 4-7（c）图为显示选项卡和命令被选中的显示状态。另外，按【Ctrl+F1】组合键可以快速切换显示选项卡和命令与显示选项卡的显示状态。

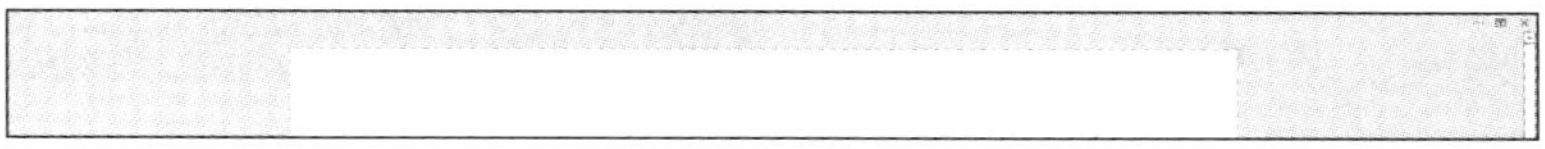

（a）自动隐藏功能区效果

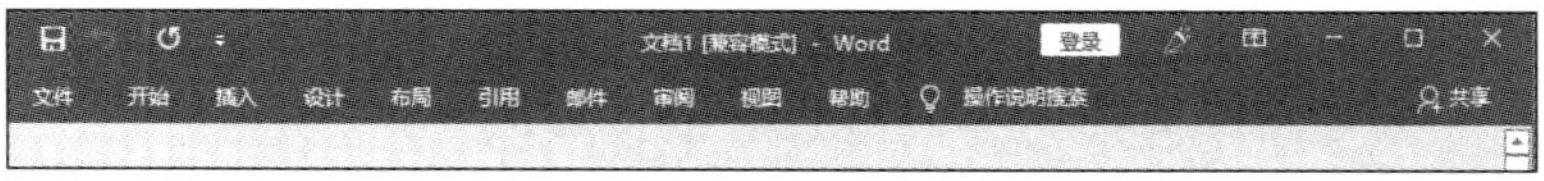

（b）显示选项卡效果

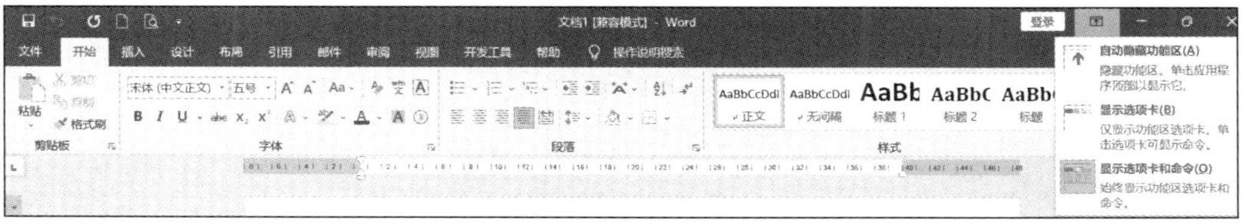

（c）显示选项卡和命令效果

图 4-7　功能区的最小化和展开

提示：为了行文方便，当需要选择“XX”功能区中“YY”组的“ZZ”命令时，本书统一表示为：选择“XX”→“YY”→“ZZ”命令，在后续的 Excel 和 PowerPoint 两款软件中同样表示。

2. 快速访问工具栏

快速访问工具栏默认位于窗口的左上角，是一组常用的命令。这组命令由于使用频率较高，通常处于可见状态，方便用户使用，故称快速访问工具栏。

默认的快速访问工具栏只有三个命令：保存、撤销和重复。用户可根据自己的习惯，增减其中的命令。单击快速访问工具栏右侧的三角按钮，弹出图 4-8（a）所示的菜单。

菜单项前面有“√”时，表示该命令在快速访问工具栏中可见，否则不可见。这些菜单项均为乒乓键，单击菜单项，可令“√”出现或隐藏。

可以通过“其他命令”菜单项，追加显示其他的命令。

“在功能区下方显示”菜单项前面有“√”时，表示该工具栏在功能区的左下方，否则在功能区的左上方。该菜单项也是个乒乓键，单击该菜单项，可改变工具栏的位置。

功能区中任何一个命令，都可以快速地放置于快速访问工具栏，具体方法：右击命令按钮，在弹出的快捷菜单中选择“添加到快速访问工具栏”命令即可，如图 4-8（b）所示。

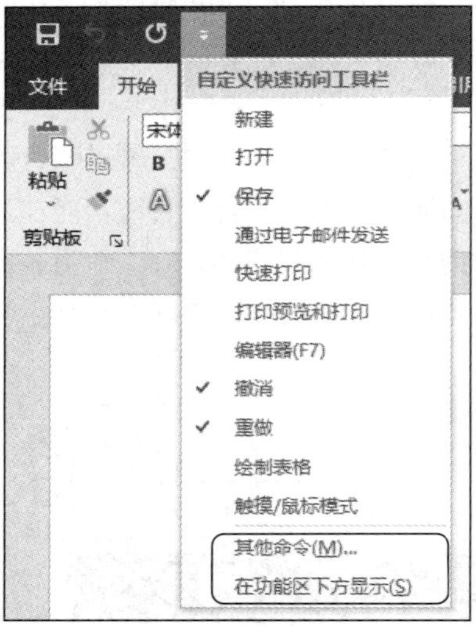

（a）自定义快速访问工具栏

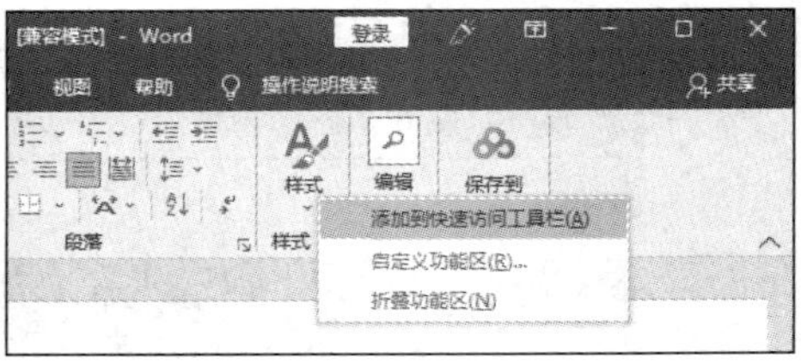

（b）添加到快速访问工具栏

图 4-8 设置快速访问工具栏

3. 显示比例滚动条

显示比例滚动条，位于工作界面的右下角，如图 4-5 所示，可灵活快速地调整文档的显示比例。

4. 浮动工具栏

在 Word 中用户要完成文字编辑工作，不仅可以通过使用功能区的命令来实现，还可以通过浮动工具栏快捷地完成相关操作。选中要编辑的文本，在出现的浮动工具栏中可以显示选中对象的常用设置工具图标，并可通过实时预览来观察变化后的文档效果，操作高效方便，如图 4-9 所示。

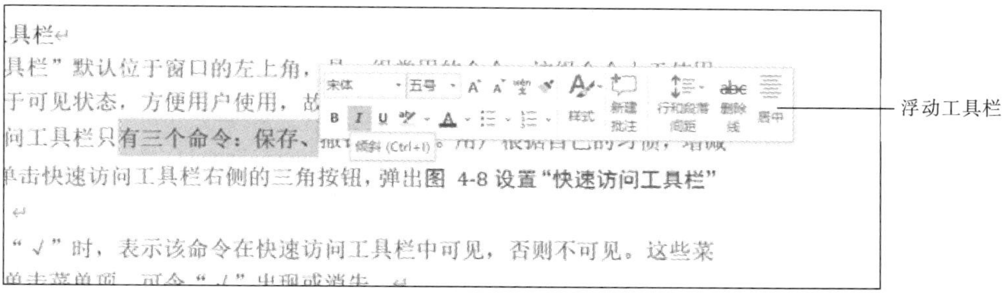

图 4-9　浮动工具栏

5. 编辑区

用于编辑文档内容，鼠标指针在该区域呈“I”形状，在编辑处有闪烁的“|”标记，为对象插入点，表示当前输入的位置。

6. 快速视图切换区

Word 提供了五种视图，方便用户从不同的角度观看文档。快速视图切换区（如图 4-5 所示），可以完成阅读视图、页面视图和 Web 版式视图之间快速的切换，被选中的视图为当前视图状态，Word 提供的视图包括：

（1）页面视图：默认的视图方式，可以编辑文档和模拟显示文档的打印结果，主要包括正文、页眉、页脚、图形对象、分栏设置、页面边距等元素，是最接近打印结果的页面显示方式，如图 4-10（a）所示。

（2）阅读视图：以图书的分栏形式显示 Word 文档，在“阅读视图”中，功能区会隐藏，选项卡剩下三个选项，在左边和右边分别有一个按钮，它们是用来翻页的，左边的用来前翻，右边的用来后翻，当文档在第一页时，左边的为灰色，如图 4-10（b）所示。单击“页面视图”按钮或按【Esc】键可以切换回页面视图。

（3）Web 版式视图：以网页的形式显示 Word 文档，Web 版式视图适用于发送电子邮件和创建网页，如图 4-10（c）所示。

（4）大纲视图：主要用于 Word 文档的标题设置，以及显示标题的层级结构，并可以方便地折叠和展开各种层级的文档。大纲视图广泛用于 Word 长文档的快速浏览和设置，如图 4-10（d）所示。

（5）草稿视图：取消了页面边距、分栏、页眉页脚和图片等元素，仅显示标题和正文，是最节省计算机系统硬件资源的视图方式。某些功能符号，如分节符、分页符等只能在草稿视图和大纲视图中才能看到它的庐山真面目，在其他视图中，他能起作用却看不见，因此很难对它进行操作，如图 4-10（e）所示。

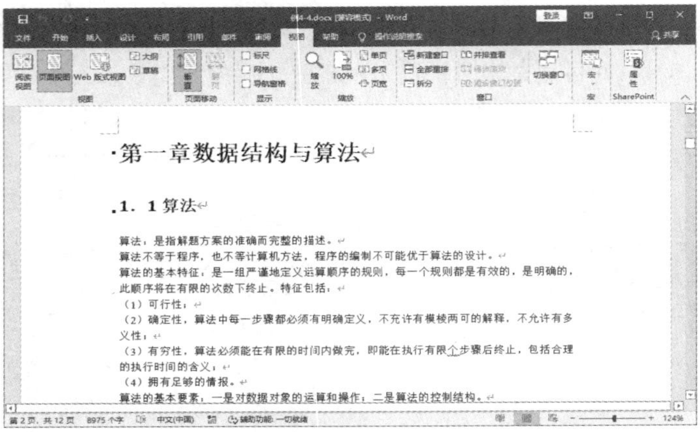

（a）页面视图

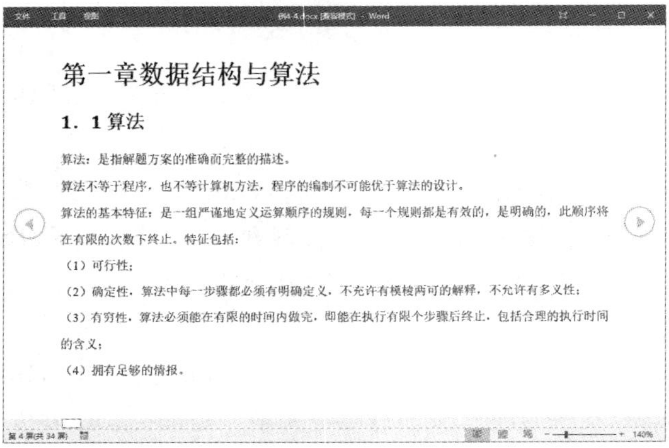

（b）阅读视图

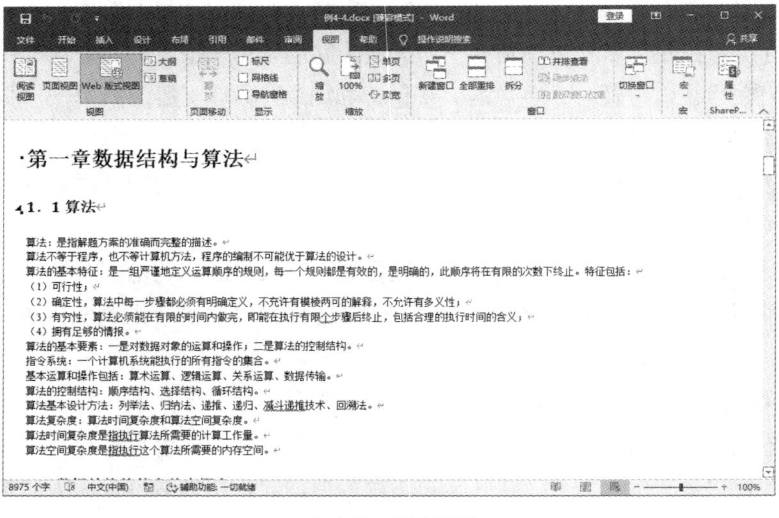

（c）Web 版式视图

图 4-10　各类视图

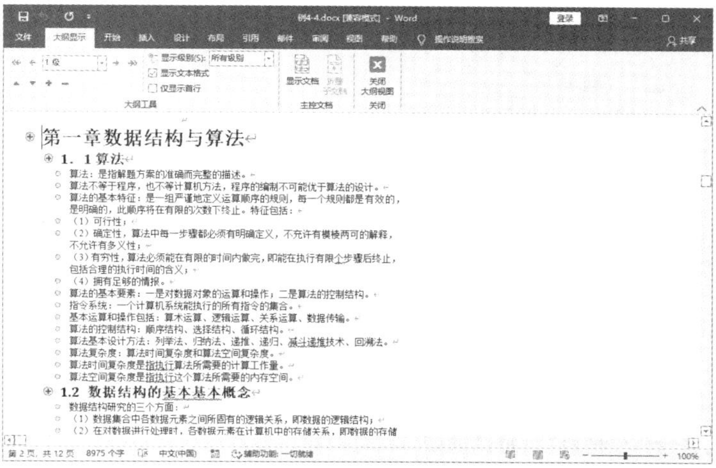

（d）大纲视图

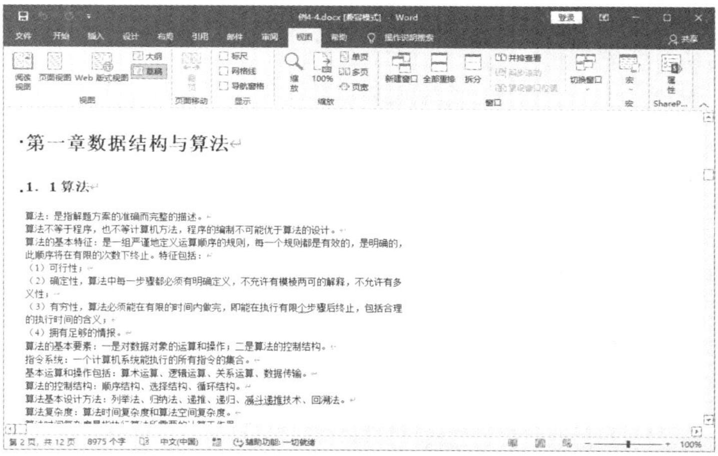

（e）草稿视图

图 4-10　各类视图（续）

7. 状态栏

状态栏位于 Word 窗口的下方，用于显示系统当前的状态。在状态栏显示当前文档的页数、字数、拼写检查情况、辅助功能、视图切换、缩放、输入法等。

4.2　文字型文档

只有文字的普通文档称为文字型文档，这类文档常见于办公公文，如通知、通告、通报、报告、请示、批复、议案、决定、意见、会议纪要等，此外，产品说明、会议行程等也常采用文字型文档。

文字型文档特点是文字内容丰富、逻辑性强。那么如何让只有文字的文档更有逻辑性、更美观、更具欣赏性呢？Word 提供了很多可以对文字或段落进行美化的工具，这些工具主要集中在“开始”功能区中。下面以创建“通知”文档为例，说明文字型文档的撰写方法和技巧。

4.2.1 案例 4-1 通知

案例功能：本案例通过对文字和段落的若干修饰技巧来撰写通知，达到以下三个目标。

（1）通知具有严肃性，不适宜有太多点缀，以文字为主；

（2）通知内容丰富，要将每个事项都交代清楚，需要较强的逻辑性；

（3）通知一般有具体的格式要求，如大标题、小标题、正文等。

案例要求：

（1）主标题（“**学院体育部（通知”）格式：一号，黑体，红色，居中对齐；

（2）小标题（“【2022】第 27 号”）格式：四号，黑体，红色，居中对齐；

（3）小标题（“关于...通知”）格式：四号，宋体，加粗，居中对齐；

（4）正文格式：宋体/Times New Roman，小四，两端对齐，首行缩进 2 字符，1.25 倍行距；其中，标号（一、二、三）用项目编号实现，悬挂缩进 2 字符；标号（1，2）用项目编号实现，左缩进 2 字符，悬挂缩进 2 字符；

（5）“附件 1”格式：五号，宋体，段前分页；

（6）表标题（“**学院传统体育运动会比赛报名表”）格式：小三，黑体，居中对齐；

（7）表格内字体格式：宋体，四号，居中对齐；

（8）将编辑好的通知保存为：“通知.docx”。

案例效果如图 4-11 所示。

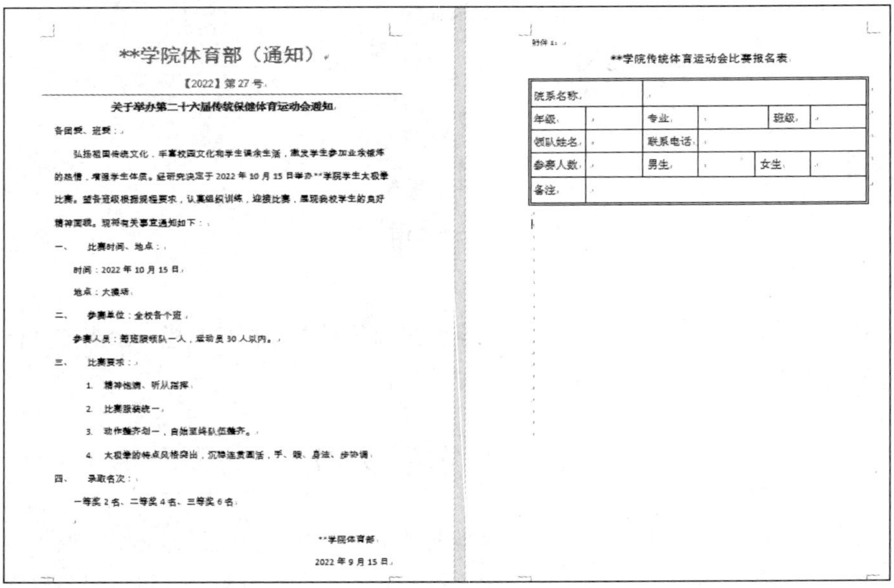

图 4-11 通知制作效果

案例步骤：

步骤 1：新建 Word 文档。Word 未启动和启动状态下，新建文档的方法不同，具体如下：

（1）若当前尚未启动 Word，则可选择菜单“开始”→“所有程序”→“Word”命令，Word 启动后同时自动会生成一份空白文档，默认名称为“文档 1”。

（2）若 Word 已经处于启动状态，则选择“文件”→“新建”命令，然后双击“空白文档”按钮（如图 4-12 所示），生成一份空白文档。

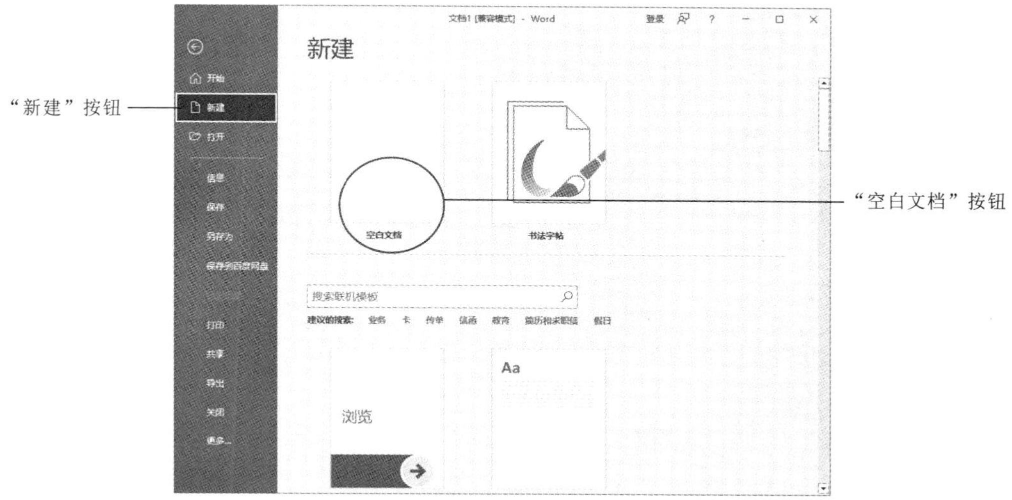

图 4-12　新建文档

步骤 2：保存 Word 文档。单击快速访问工具栏中的“保存”按钮，打开“另存为”对话框，如图 4-13（a）所示，在该窗口中，可以选择最近保存的路径进行保存，也可通过选择路径中的“OneDrive”和“添加位置”保存到云空间，还可通过选择路径中的“这台电脑”和“浏览”选择本机中保存的路径，选择好路径，根据需要可修改文件名，最后单击“保存”按钮，即可完成文档的保存，如图 4-13（b）所示。

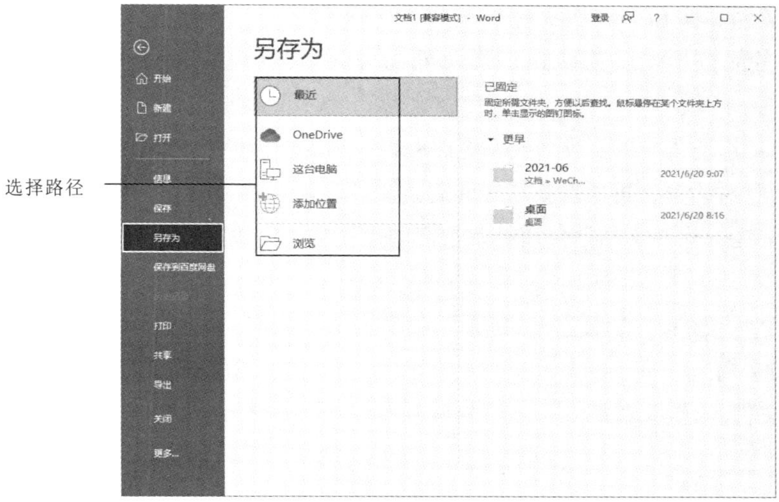

（a）保存位置选择窗口

图 4-13　首次保存过程图

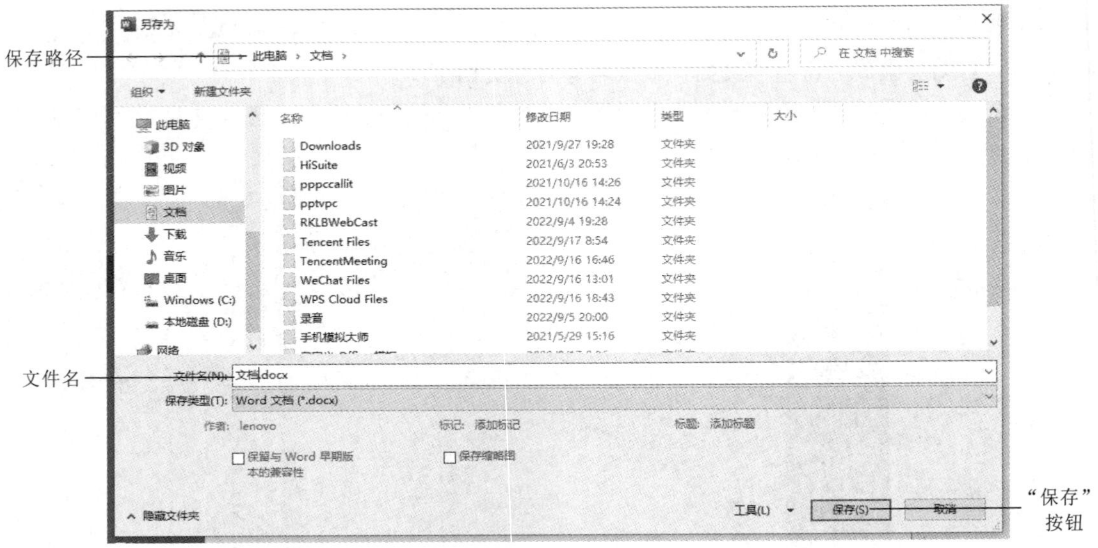

（b）"另存为"对话框

图 4-13　首次保存过程图（续）

提示：在微软新的操作系统中，已经取消了文件后缀名不超过三个字母的限制，所以从 Office 2007 版开始，后缀名就是四个字母，如 docx，xlsx，pptx，这个 x 是基于可扩展标记语言（XML）而来的。

【知识要点】

（1）新建文档后先保存：很多读者习惯新建一个文档后，直至整个文档编辑完成后，才保存文档。这样当因各种原因出现死机或者 Word 程序重启时，用户做的工作就会丢失，因此，用户要养成新建文档后立即保存或定时自动保存文档的习惯。

（2）定时保存文档：文档第一次保存后，当再次保存时，系统会将文件保存到第一次设置的路径中，文件名保持不变。为防止出现意外而丢失数据，每工作一段时间，定时保存文档。

（3）文档另存为：若是文档需要改名或者更改路径，则需要选中"文件"→"另存为"命令，可再次打开"另存为"对话框，再次选择路径和确定文件名。

（4）"保存"快捷键：保存文档是使用频率很高的操作之一，快捷键【Ctrl+S】可以更快地保存文档。

（5）再次打开文档：选择"文件"→"打开"命令，在"打开"对话框中选择需打开的文件，即可打开已经存在的文档。

（6）最近所用文件：选择"文件"→"最近所用文件"命令，可快速打开近期打开过的文件。

步骤 3：录入文字。录入通知的文字内容，如图 4-14 所示。

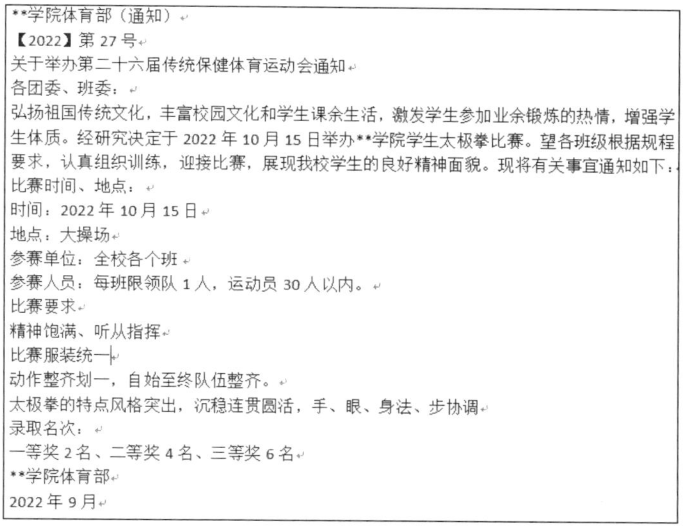
**学院体育部（通知）
【2022】第 27 号
关于举办第二十六届传统保健体育运动会通知
各团委、班委：
弘扬祖国传统文化，丰富校园文化和学生课余生活，激发学生参加业余锻炼的热情，增强学生体质。经研究决定于 2022 年 10 月 15 日举办**学院学生太极拳比赛。望各班级根据规程要求，认真组织训练，迎接比赛，展现我校学生的良好精神面貌。现将有关事宜通知如下：
比赛时间、地点：
时间：2022 年 10 月 15 日
地点：大操场
参赛单位：全校各个班
参赛人员：每班限领队 1 人，运动员 30 人以内。
比赛要求
精神饱满、听从指挥
比赛服装统一
动作整齐划一，自始至终队伍整齐。
太极拳的特点风格突出，沉稳连贯圆活，手、眼、身法、步协调
录取名次：
一等奖 2 名、二等奖 4 名、三等奖 6 名
**学院体育部
2022 年 9 月

图 4-14　通知原文

提示：段落前面的空白部分是通过段落格式设置的，不要录入空格。

步骤 4：插入表格。选择“插入”→“表格”，在弹出的窗口中选择 5 行 6 列的表格，如图 4-15 所示，即可插入一个 6×5 的表格。

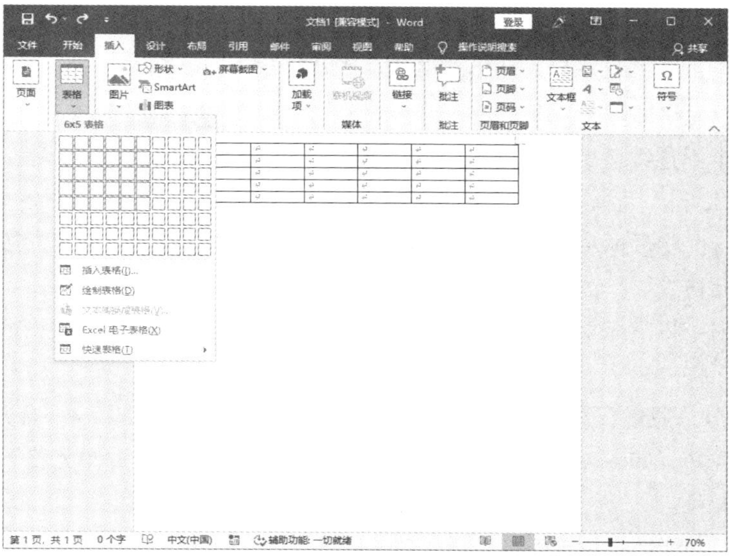

图 4-15　插入表格

步骤 5：表格布局调整。将表格布局调整为图 4-16 所示的格式，操作步骤如下：

（1）将光标置于表格中，在选项卡中会增加两项：表设计和布局。

（2）选择区域 A1:B1，选择“布局”→“合并”→“合并单元格”命令，合并单元格；

（3）选择区域 C1:F1，选择“布局”→“合并”→“合并单元格”命令，合并单元格；

（4）选择区域 D3:F3，选择“布局”→“合并”→“合并单元格”命令，合并单元格；

（5）选择区域 B5:F5，选择“布局”→“合并”→“合并单元格”命令，合并单元格；

（6）录入表格中的文字，并设置表格内外框线。

<table>
<tr><td colspan="2">院系名称</td><td colspan="4"></td></tr>
<tr><td>年级</td><td></td><td>备注</td><td></td><td>班级</td><td></td></tr>
<tr><td>领队姓名</td><td></td><td>联系电话</td><td colspan="3"></td></tr>
<tr><td>参赛人数</td><td></td><td>男生</td><td></td><td>女生</td><td></td></tr>
<tr><td>备注</td><td colspan="5"></td></tr>
</table>

图 4-16　最终的表格布局

【知识要点】

（1）单元格地址：

① 为了标识表格中的每个单元格，每个单元格都有唯一的地址。

② 单元格的地址用 Mn 表示，代表第 M 列、第 n 行的单元格地址，列号 M 用英文字母（A，B，C…）表示；行号 n 用阿拉伯数字（1，2，3…）表示。如单元格 A1 代表第 A 列第 1 行的单元格。

（2）区域地址：B6:F6 代表区域，包括从 B6 到 F6 之间的所有单元格。

（3）选择单个单元格：将鼠标指针移动至目标单元格的左侧，直至出现黑色实心箭头图标时，按下鼠标左键，即可选中单个单元格。

（4）选择多个连续单元格：单击第一个单元格，鼠标左键保持按下状态，将鼠标向右或者向下移动可以同时选择多个连续单元格。

（5）选择多个不连续单元格：首先选择第一个单元格；松开鼠标左键；按住【Ctrl】键，然后依次选择其他单元格即可。

（6）选择多个不连续区域：首先选择第一个连续区；然后按住【Ctrl】键，然后依次选择其他连续区域即可。

（7）选择单行：将鼠标左键移动至目标行的左侧，直至出现空心箭头时，按下鼠标左键，即可选中整行的单元格。

（8）选择单列：将鼠标左键移动至目标列的上方，直至出现黑色箭头时，按下鼠标左键，即可选中整列的单元格。

（9）合并/拆分单元格：选择连续单元格；选择“布局”→“合并”→“合并单元格”命令，即可完成单元格合并，如图 4-17 所示。“拆分单元格”命令位于“合并单元格”的下方，拆分时指定行数和列数即可。

（10）“布局”功能区：设置表格布局的功能区。

① “行和列”命令组：可对表格插入/删除行或列，插入时还可以选择插入的方向。“删除”命令，则可以选择删除单元格、行、列或表格。

② “合并”命令组：可以合并/拆分单元格，还可以拆分表格。

③ “单元格大小”命令组：可以指定单元格的高和宽，也可以单击“自动调整”按钮，根据单元格内容由系统自动调整单元格的高和宽。

④ “对齐方式”命令组：包括水平对齐和垂直对齐方式，还包括文字方向和单元格的边距。

⑤ “数据”命令组：“排序”和“公式”可以方便对表格进行排序及计算，此外，当表格数

据较多时，“重复标题行”命令可使每页都包含标题行。“转换为文本”命令，则可以将表格转换成文本信息。

（11）表格样式的设置：通过“表设计”功能区设置表格的边框、样式等。

（12）表格内容格式的设置：表格内容格式的设置同普通字符的设置，在“开始”功能区中设置。

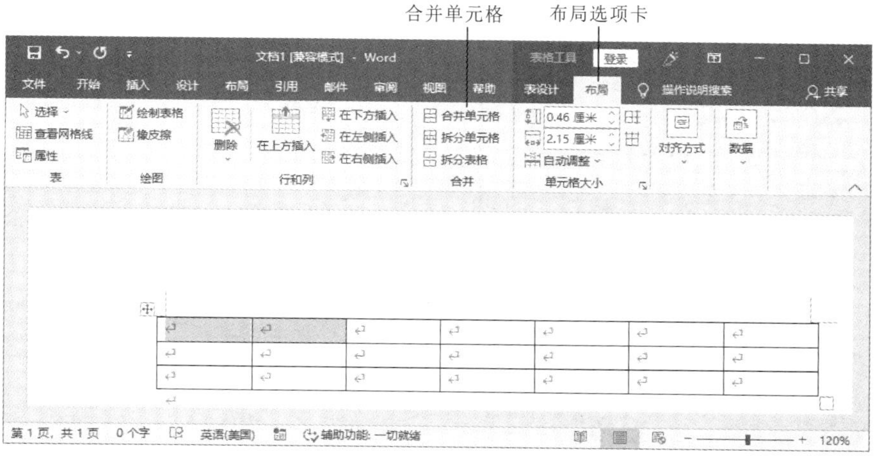

图 4-17 合并单元格

步骤 6：字符格式设置。按照以下格式要求分别对字符和段落格式进行设置：

（1）主标题（“**学院体育部（通知”）格式：一号，黑体，红色，居中对齐。

（2）小标题（“【2022】第 27 号”）格式：四号，黑体，红色，居中对齐。

（3）小标题（“关于…通知”）格式：四号，宋体，加粗，居中对齐。

（4）正文格式：宋体/Times New Roman，小四，两端对齐，首行缩进 2 字符，1.25 倍行距。

（5）“附件 1”格式：五号，宋体。

（6）表标题（“**学院传统体育运动会比赛报名表”）格式：小三，黑体，居中对齐。

【知识要点】

（1）字符的选择：将光标置于第一个字符之前，按下鼠标左键并保持按下状态，向右拖动，即可选择单个或多个字符。

（2）段落的选择：将光标置于目标段落之前，直至光标变为空心箭头，此时按下鼠标左键并上下拖动，可选中整个段落或部分段落。

（3）字符/段落格式设置步骤：首先选中目标对象；然后选择“开始”→“字体”组命令设置字符格式，选择“开始”→“段落”组命令设置段落格式。

（4）右键的使用：选中目标对象后，右击目标对象，在弹出的快捷菜单中选择“字体”或“段落”命令，可分别对字符和段落格式进行设置。

（5）“字体”对话框：功能区中显示的字体功能仅是部分常用功能，单击右下角的图标，则可以打开“字体”对话框，获得更全面的功能。“字体”对话框由“字体”（见图 4-18）和“高级”（见图 4-19）两个选项卡组成。其中“字体”选项卡都是常用功能，除了基本的字体、字号、颜色之外，还有下画线、着重号、上标、下标等；“高级”选项卡中最常用的是“字符间距”，有标准、加宽、紧缩以及后面的磅值四种选择。单击最下方的“文字效果”按钮，可在弹出窗口中为字符设置比较炫的效果。

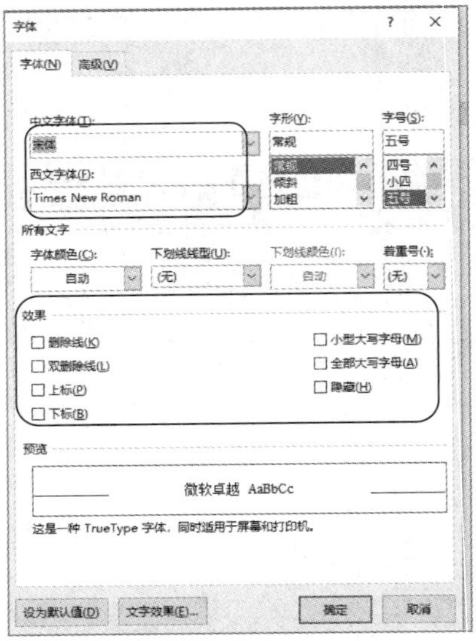

图 4-18 “字体”对话框

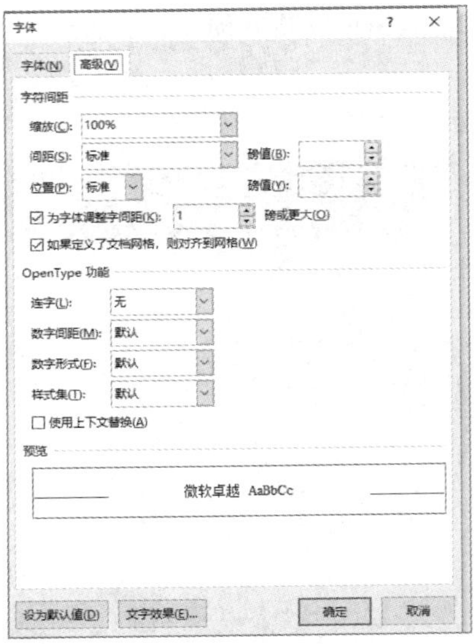

图 4-19 “高级”选项卡

（6）“段落”对话框：功能区中显示的段落功能仅是部分常用功能，单击右下角的图标，则可以打开“段落”对话框，获得更全面的功能。“段落”对话框由“缩进和间距”（见图 4-20）、“换行和分页”（见图 4-21）和“中文版式”（见图 4-22）三个选项卡组成，其中前两个是常用功能，第三个选项卡一般使用默认设置即可。

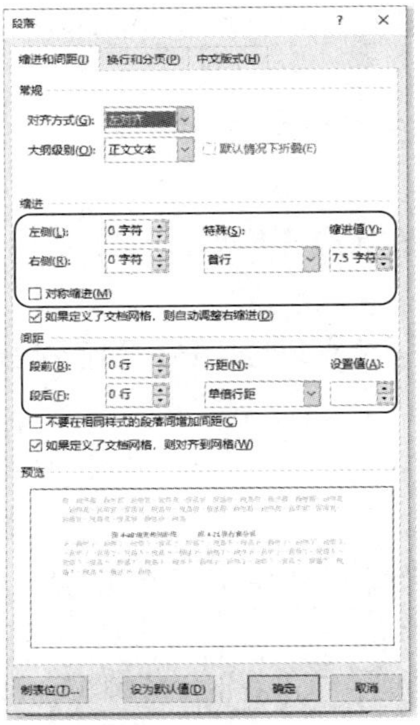

图 4-20 “缩进和间距”选项卡

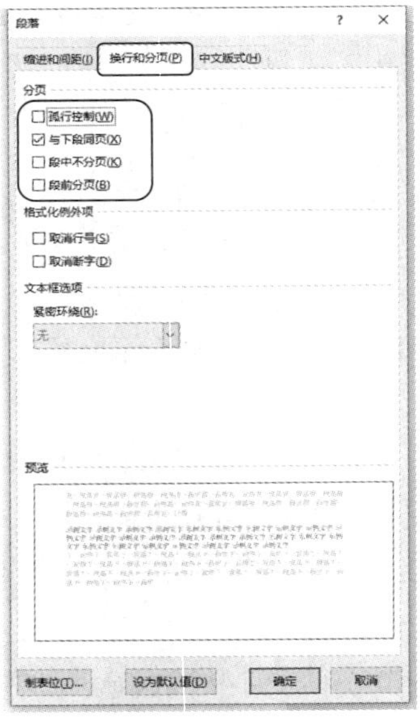

图 4-21 “换行和分页”选项卡

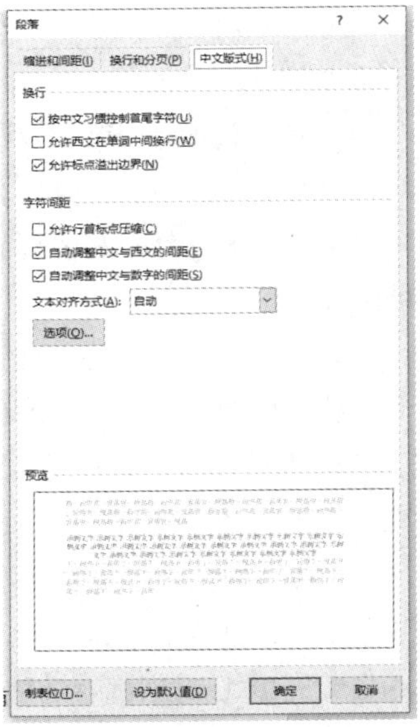

图 4-22 “中文版式”选项卡

“缩进和间距”选项卡，几个主要参数的含义如下：

① 对齐方式：默认两端对齐，根据需要选取相应的对齐方式。

② 大纲级别：只要不是标题，一般都要选择“正文文本”。

③ 缩进：缩进单位一般采用“字符”，也可以采用“厘米”。“左右缩进”指整个段落相对于页边而言的缩进。而“首行缩进”“悬挂缩进”是指首行与本段中其他行的缩进关系。

④ 间距和行距：默认为单倍行距，也可以设置为多倍行距或者固定值（单位为磅）。段前段后往往以“磅”或者“行”为单位。

“换行和分页”选项卡：本选项卡中几个复选框的含义如下：

（1）孤行控制：选中此项，可以避免段落的首行出现在页面底端，也可以避免段落的末行出现在页面顶端。

（2）与下段同页：所选段落与下一段落归于同一页。

（3）段中不分页：使一个段落不被分在两个页面中。

（4）段前分页：在所选段落前插入一个人工分页符强制分页。

提示：“开始”功能区的剪贴板中有一个“格式刷”按钮，当有多处字符格式和段落格式相同时，可以用格式刷快速设置。具体方法：

（1）设置某字符格式和某段落格式；

（2）选中已设置格式的部分；

（3）单击“格式刷”按钮，此时鼠标指针变成小刷子形状；

（4）单击目标部分，即可完成格式的设置。

若在第（3）步中单击改为双击，则格式刷可无限次使用，直到再次单击格式刷（或按【Esc】键）为止。

步骤 7：段前分页设置。选中“附件 1”第一行，右击该行，在弹出的快捷菜单中选择“段落”命令，在弹出的对话框中选择“换行和分页”选项卡，勾选“段前分页”复选框即可。

步骤 8：项目编号的使用。

通知中的标号（一、二、三）用项目编号实现，悬挂缩进 2 字符；标号（1，2）用项目编号实现，左缩进 2 字符，悬挂缩进 2 字符。

（1）选中需要增加项目编号的行。

（2）选择“开始”→“段落”→“编号”命令，如图 4-23 所示。此时可为目标行增加默认的项目编号。

（3）若对默认编号不满意，可单击“编号”按钮右侧的三角按钮，在弹出的“编号”对话框中选择自己满意的编号，也可单击最下方的“定义新编号格式”按钮，按照自己的需求创建新的编号。

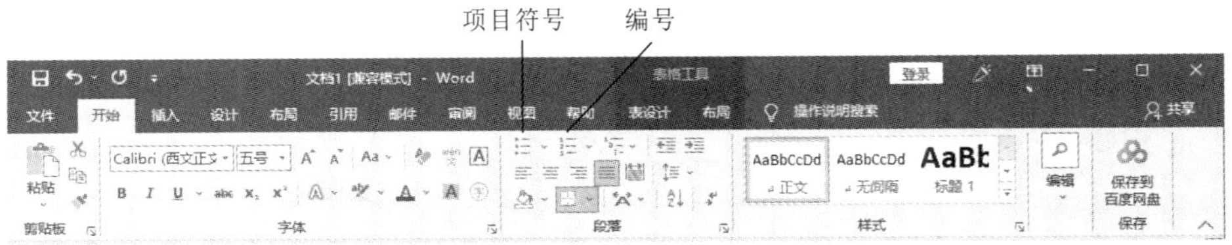

图 4-23　项目编号和符号

“编号”左侧的按钮为“项目符号”按钮，通过该按钮可为选中文本设置项目符号，使用方法同“编号”，不再赘述。

步骤 9：表格内容录入及格式设置。在表格中录入文字，并设置为宋体，四号，居中对齐。

步骤 10：为表格增加双线边框。

（1）将光标移至表格左上方，直至出现四个方向的箭头图标为止，按下鼠标左键，即可选中整个表格。

（2）选择“表格工具–表设计”→“边框”下拉列表中的“边框和底纹”命令（如图 4-24 所示），弹出“边框和底纹”对话框（如图 4-25 所示）。

（3）在图 4-25 所示窗口中，分别选择“自定义”“双线”“2.25 磅”宽度，然后单击右侧的四个边框线按钮，直至出现满意的边框效果，单击“确定”按钮即可。

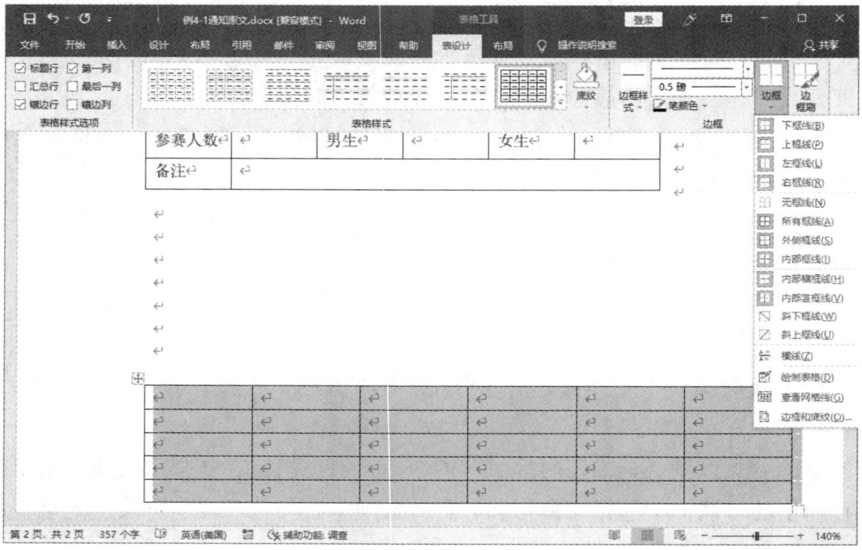

图 4-24 “边框和底纹”命令

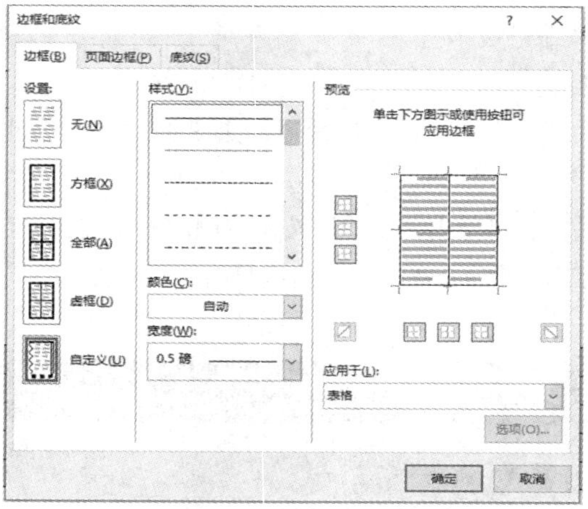

图 4-25 “边框和底纹”对话框

步骤 11：确认没问题后保存并关闭文档。

4.2.2 拓展与提高

文字型文档通常有如下特征：

（1）文档有大标题，位于页面正中，字体偏大，比较醒目、起到概括的作用。

（2）部分文档还有副标题，位于大标题之下，字体大小介于大标题与正文之间。

（3）正文部分段落结构清晰，文字大小适中。

（4）正文部分一般采用段落缩进 2 字符的格式。

（5）正文部分为了增强逻辑性，往往会采用编号或者项目符号的形式。

（6）上述特点是一般文字型文档的特征，对于部分严格的办公公文，则除了上述特征外，具有严格的格式要求。

文字型文档的修饰相对来讲比较简单，不需要太多的修饰，常用的修饰手法在案例“通知”中基本都有所涉及，包括字符格式、段落格式、项目符号、项目编号等。撰写时只要注意各部分逻辑清晰、结构明了就可以。

1．符号的录入

文字型文档的撰写首先是内容的录入，然后才是修饰。关于内容的录入，案例“通知”中讲解了简单文字和表格的录入，除此之外，还有很多其他符号的录入。

1）插入符号

选择“插入”→“符号”→“符号”命令，弹出一个小窗口，小窗口中显示了 20 种常用符号，如图 4-26 所示。单击某个符号，即可将该符号插入当前插入点。

如果常用符号中没有你需要的，则单击小窗口下方的“其他符号”按钮，弹出“符号”对话框，其中包括两个选项卡：符号和特殊符号（如图 4-27 所示）。在该对话框中单击某个符号，然后单击“插入”按钮，方可将该符号插入当前插入点。

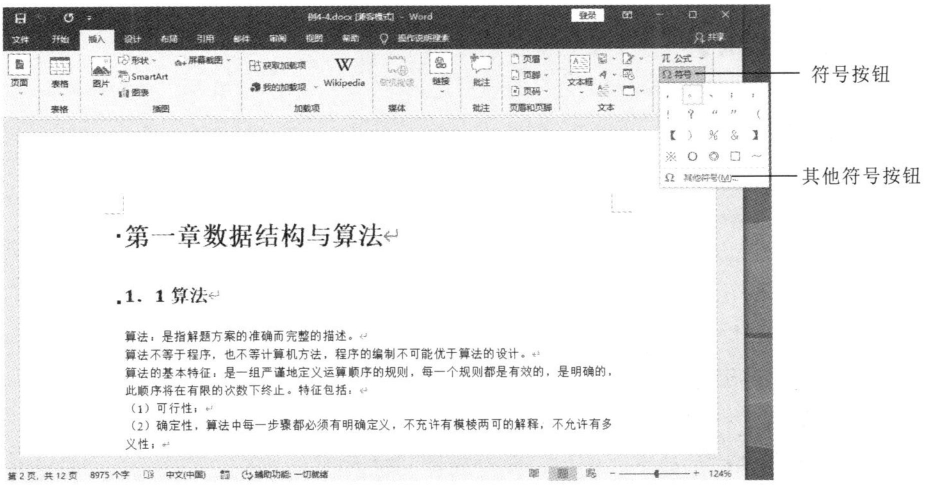

图 4-26 插入符号

“符号”选项卡中，选择“字体”和“子集”两个下拉列表后，可以调出大量的符号。其中有几个常用的字符集：

（1）普通文本符号集：在“字体”下拉列表中选择“普通文本”后，“子集”下拉列表中仍有几十种选择，其中“数学运算符”是应用较多的一项，如图 4-27 所示。

（2）Wingdings 符号集：在“字体”下拉列表中选择“Wingdings”，如图 4-28 所示。此时，会调出大量的形状各异的图形符号，这些符号常用作项目符号或者文本前面的装饰。

（3）Wingdings2/Wingdings3 符号集：在“字体”下拉列表中选择“Wingdings2”或者“Wingdings3”，会调出更多的图形符号，如图 4-29 所示。

特殊字符符号集：打开“特殊字符”选项卡，可调出很多不常见的特殊字符，如图 4-30 所示。

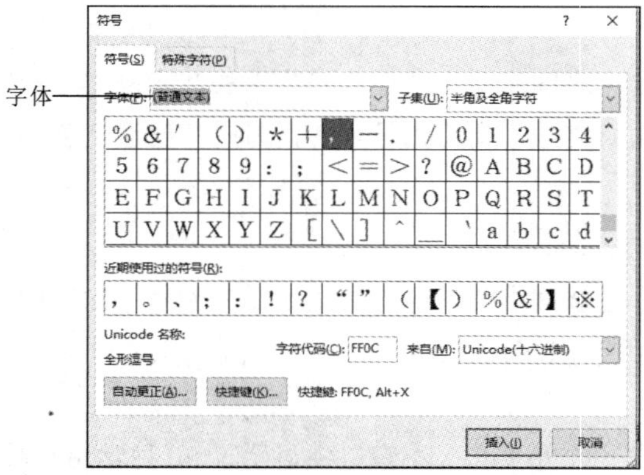

图 4-27　普通文本符号集

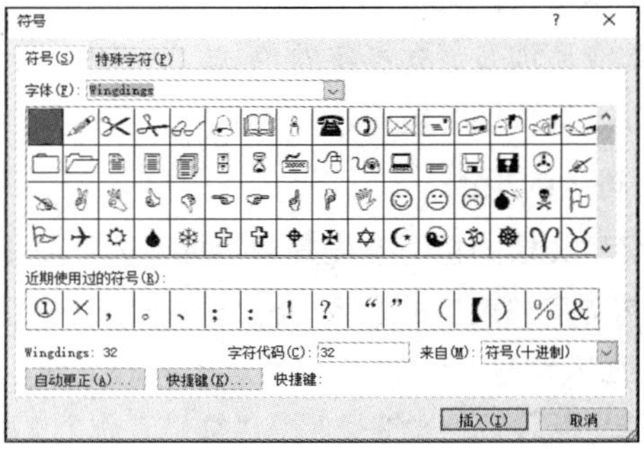

图 4-28　Wingdings 符号集

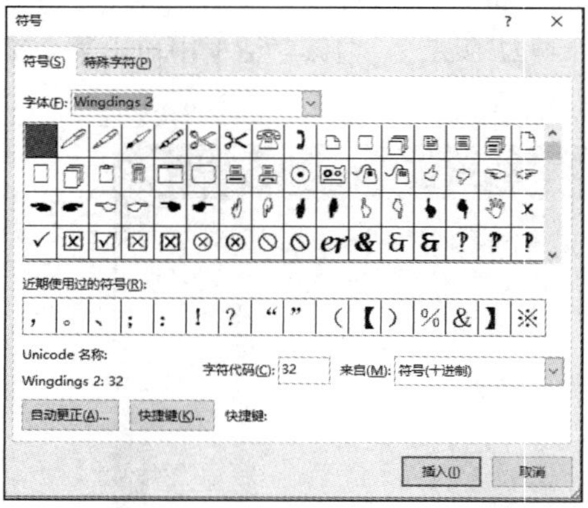

图 4-29　Wingdings2 符号集

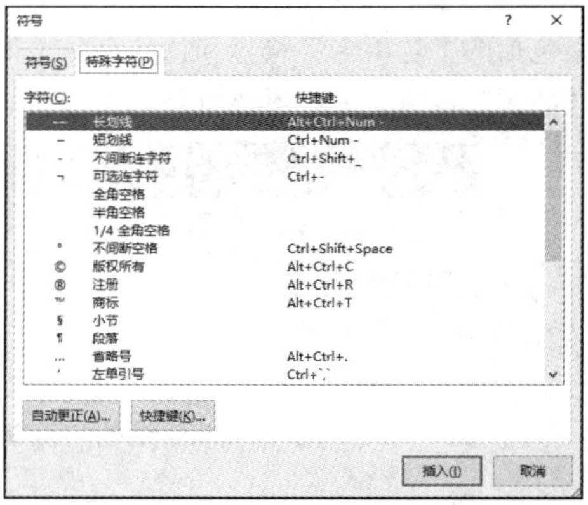

图 4-30　特殊字符符号集

2）不同数字形式的输入

选择“插入”→“符号”→“编号”命令，弹出“编号”对话框，如图 4-31 所示。在该窗口中可以输入各种各样的数字。例如，在“编号”对话框分别输入“123”，并选择编号类型为“壹，贰，叁，...”，单击“确定”按钮后，即可输入“壹佰贰拾叁”。若想输入其他的数字形式，只要在编号类型中选择相应类型即可。

3）插入日期和时间

选择“插入”→“文本”→“日期和时间”命令，弹出“日期和时间”对话框，如图 4-32 所示。在“可用格式”列表中选择相应的格式，可以输入当前的日期和时间。

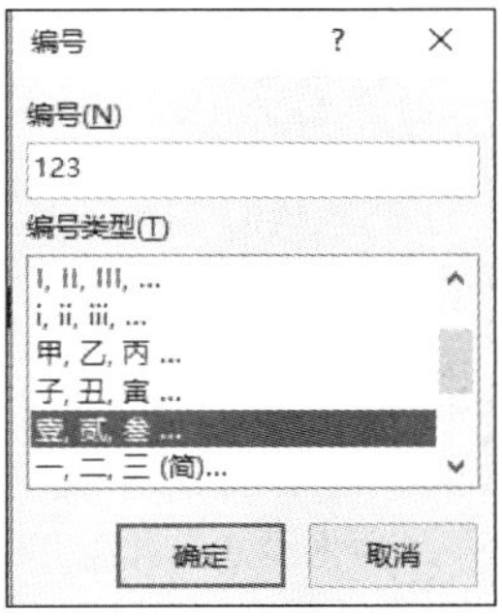

图 4-31　插入大写数字

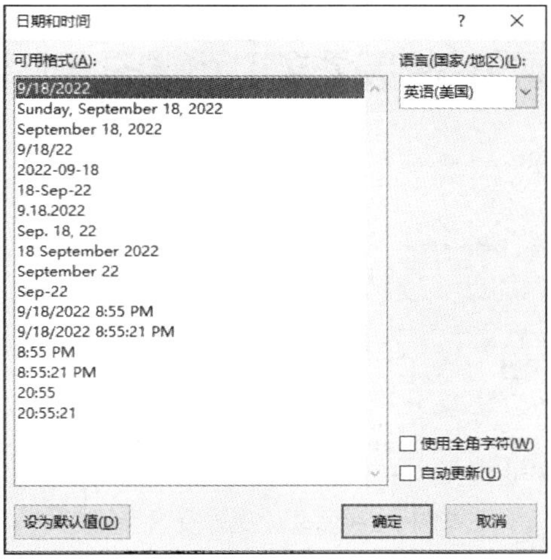

图 4-32　插入日期和时间

4）自定义项目符号

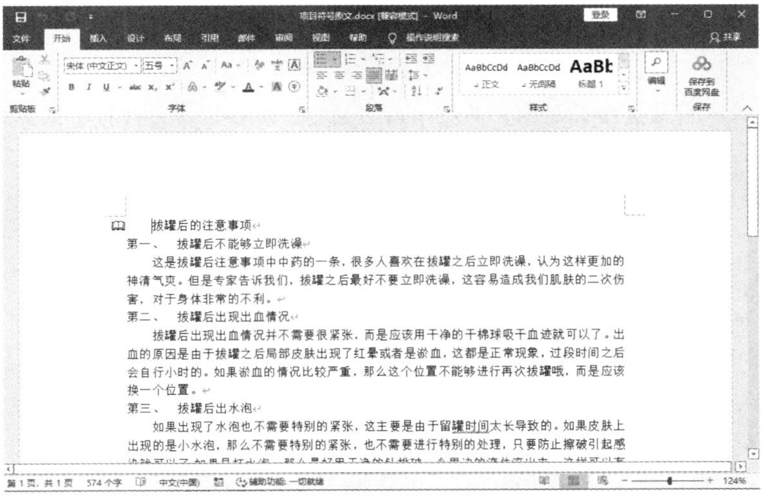

图 4-33　自定义项目符号

图 4-33 中使用说明下方的各项采用了项目符号，使得该说明更清晰。该项目符号不是项目符号集中自带的，需要用户自定义添加。

添加项目符号的方法如下：

（1）首先选中添加项目符号的文字。

（2）单击“开始”→“段落”→“项目符号”下拉按钮，弹出“项目符号”下拉列表，如图 4-34 所示。

（3）单击最下方的“定义新项目符号”按钮，弹出“定义新项目符号”窗口，如图 4-35 所示。

（4）单击“符号”按钮，弹出“符号”窗口，如图 4-35 所示，在“字符”下拉列表中选择“Wingdings”，然后选择第一行最后一列的图形，单击“确定”按钮，即可用选中符号作为项目符号。

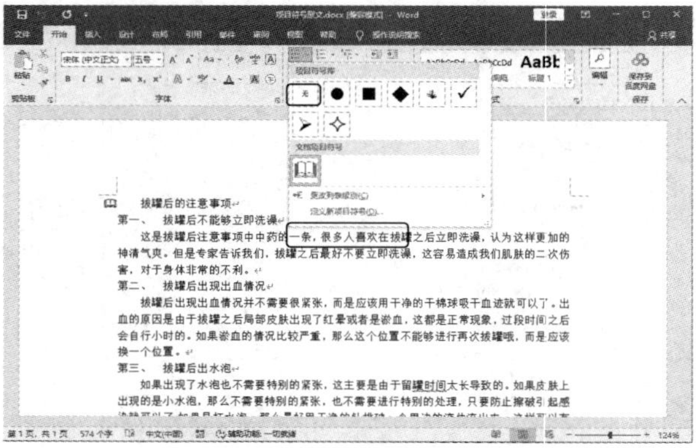

图 4-34　定义新项目符号

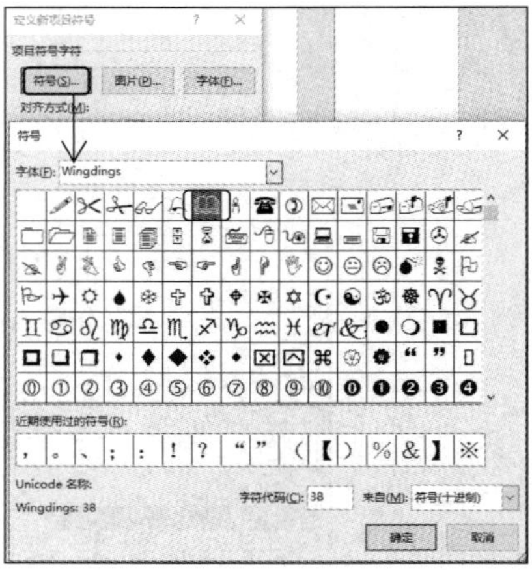

图 4-35　自定义项目符号

2. 其他工具的使用

除了录入各式各样的符号外，复制、粘贴、查找、替换等功能也是文字录入和编辑时经常会用到的工具。

1）复制与粘贴

“复制”与“粘贴”按钮位于“开始”功能区的“剪贴板组”。

（1）复制对象：首选选择源对象；然后单击“复制”按钮；将光标置于目标地址，单击“粘贴”按钮。

（2）移动对象：首选选择源对象；然后单击“剪切”按钮；将光标置于目标地址，单击“粘贴”按钮。

（3）格式刷：首先选择源对象；然后单击“格式刷”按钮，光标变成刷子形状；用刷子光标选择目标对象，即可快速将源对象的字符、段落格式应用到目标对象上。

提示：复制、粘贴、剪切是使用频率比较高的命令，掌握快捷键，可使复制和移动操作更快速。【Ctrl+C】为复制快捷键；【Ctrl+V】为粘贴快捷键；【Ctrl+X】为剪切快捷键。

2）查找和替换

“查找和替换”可以快速地定位到目标，并迅速完成大量相同的替换工作。“查找和替换”位于“开始”功能区的最右侧的“编辑”组。该组包含“查找”“高级查找”“替换”等命令。

（1）查找：选择“查找”命令，可在左侧出现的“导航”窗口中，出现编辑查找对象的文本框，输入关键字（如“体育部”），按【Enter】键，即可发现对象出现的位置，如图 4-36（a）所示。单击某一项，可直接定位到关键字出现的位置。

（2）高级查找：单击“查找”下拉按钮，在弹出的快捷菜单中选择“高级查找”命令，弹出如图 4-36（b）所示的窗口。在窗口中输入查找内容（如“体育部”），单击“查找下一处”按钮，即可定位到第一个关键字出现的位置，然后依次单击“查找下一处”按钮。如果还有更多其它查找要求，可通过“更多/更少”按钮，调出下面的搜索选项，选择完毕，再单击“查找下一处”按钮。

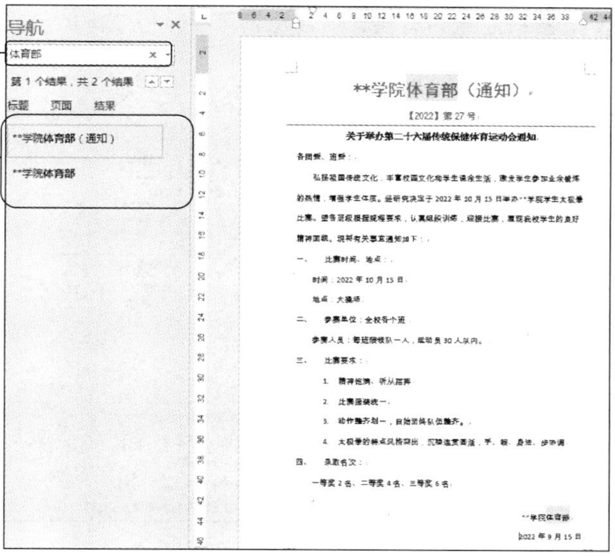

（a）查找窗口

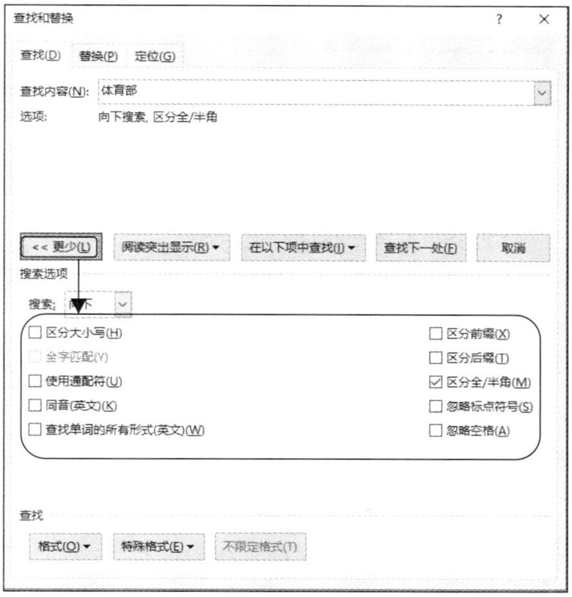

（b）高级查找窗口

图 4-36　查找与高级查找

（3）替换：选择“替换”命令，可弹出图 4-37（a）所示的窗口。输入“查找内容”体育部，“替换为”（例如输入“体育健康学院”），若有更多要求，则通过“更多/更少”按钮，调出“搜索选项”进行设置。执行替换有两种方式：

① 依次单击“查找下一处”按钮，定位后，单击“替换”按钮；

② 单击“全部替换”按钮。

显然第二种方式效率高，但容易造成误操作，所以，如果不是特别有把握，建议不用该功能；第一种方式每查找一处，再决定是否替换，所以比较可靠，但效率低。具体使用哪种方式，用户要根据具体情况而定。

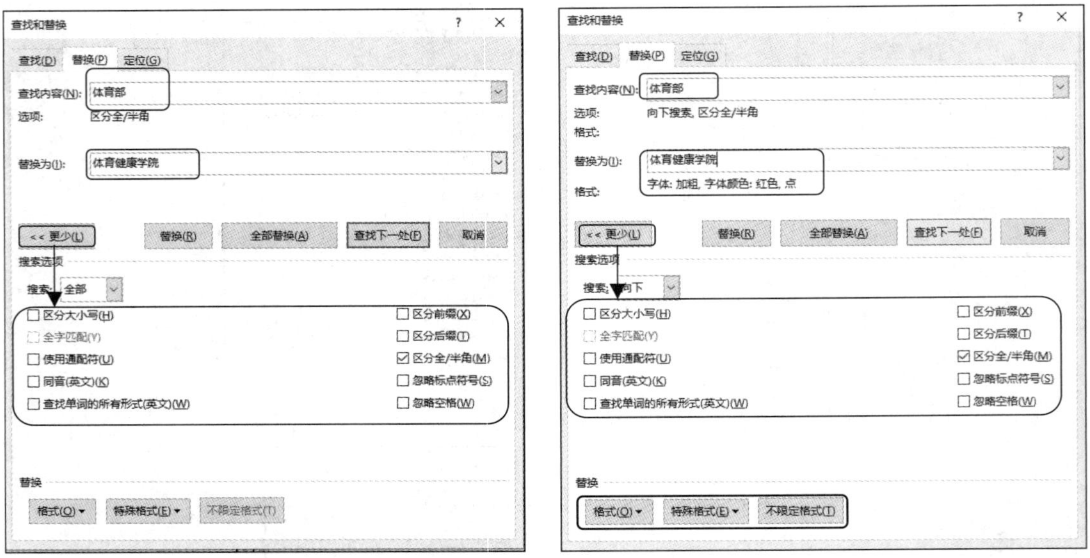

（a）内容替换　　　　（b）格式替换

图 4-37 “查找和替换”对话框

此外，“替换”不仅可以完成内容的替换，还可以实现格式的替换，如图 4-37（b）所示窗口中的设置，既是将所有的“体育部”替换为红色的、加粗、加点的“体育部”。格式的替换步骤如下：

（1）单击“更多/更少”按钮，调出“搜索选项”。

（2）在“查找内容”文本框中输入被替换的目标，如“体育部”。

（3）若被替换的目标无格式，则直接将光标移至“替换为”文本框；若被替换目标有格式，则通过下方的“格式”按钮设置格式。

（4）在“替换为”文本框中输入替换后的内容，因为是格式替换，所以仍然是“体育部”，然后单击“格式”按钮为替换后的内容设置格式。

（5）单击“全部替换”按钮即可。

4.3 表格型文档

为什么在以文字擅长的 Word 中会有表格，而且功能还比较完善？是因为文字、图片的表现能力也是有限的。有时，用很多语言或图片也难以描述清楚的问题，也许用一个简短的表格，能一目了然。

4.3.1　案例 4-2 采购清单

案例功能：表格能更条理清晰、简洁地表达文字难以说明清楚的问题。采购清单是工作中经常用到的表格文档，通过表格形式来建立采购清单。

案例要求：

（1）标题：蓝色，黑体，二号，居中。

（2）表格布局格式：表格居中。

（3）表格文字格式：水平居中，垂直居中，宋体，黑色，五号。

（4）标题行行高：2 厘米；其他行行高：1 厘米。

（5）标题列列宽：5 厘米；其他列列宽：3 厘米。

（6）行标题和列标题格式：字体：蓝色，楷体，小三，加粗，居中；标题行 15%灰色底纹。

（7）总计行：为每年的采购总计，用函数计算；总计行字体：颜色设置为深红色；表格边框：三线式、3 磅、红色；内部线条：单线、1 磅、黑色。

（8）斜线表头：字体：宋体，小三，加粗；斜线：3 磅、蓝色、单线线型。

（9）制表人及日期格式设置：宋体，小四，右对齐。文件保存为“采购清单.docx”。

案例效果如图 4-38 所示。

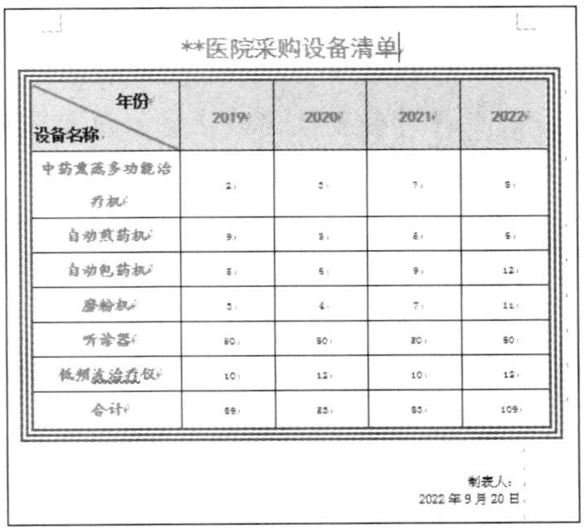

**医院采购设备清单

年份 / 设备名称	2019	2020	2021	2022
中药熏蒸多功能治疗机	2	3	7	9
自动煎药机	9	3	6	6
自动包药机	5	5	9	12
磨粉机	3	4	7	11
听诊器	30	50	30	50
低频涡流疗仪	10	12	10	12
合计	59	83	83	109

制表人：
2022 年 9 月 20 日

图 4-38　采购清单表格

案例步骤：

步骤 1：新建 Word 文档，并保存为“采购清单.docx”。

步骤 2：页面设置：纸张方向为横向。

选择“布局”→“页面设置”→“纸张方向”→“横向”命令即可。

步骤 3：文字的录入与表格的插入。

（1）参照图 4-38 录入文字。

（2）表格的插入。选择“插入”→“表格”→“插入表格”命令，如图 4-39 所示，在弹出的快捷菜单中设置列数为 5，行数为 8。

（3）录入表格中的文字。第 1 行第 1 列的表格，一般称为表头。在此手动添加，添加方法：

在单元格（A1）中输入两行文字：“设备名称”和“年份”；其中“年份”一行右对齐，“设备名称”一行左对齐。将光标放在 A1 单元格，选择“开始”→ “段落”→“边框”→“斜下框线”命令。

步骤 3 完成后的效果如图 4-40 所示。

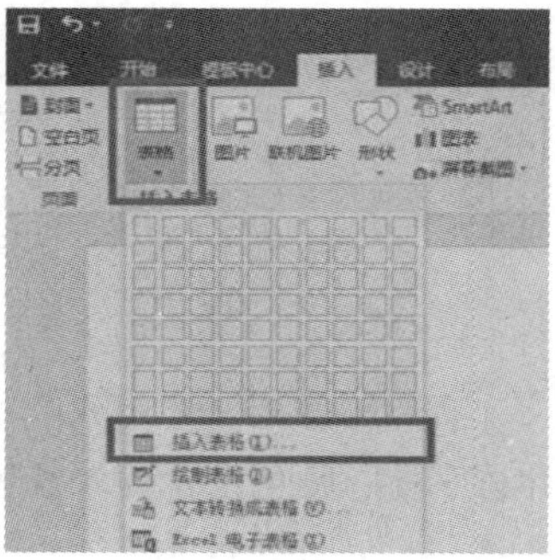

图 4-39 插入表格

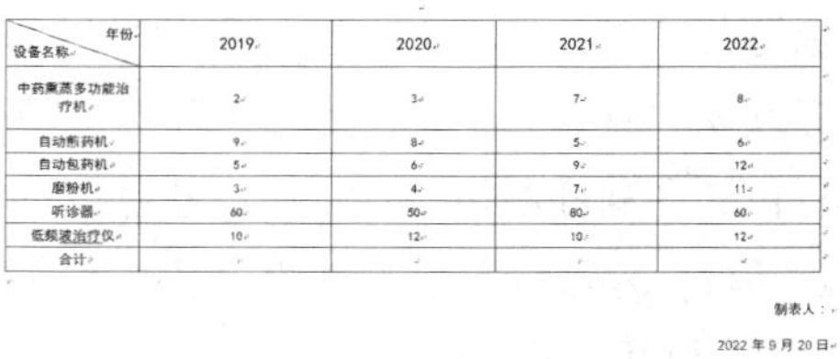

年份 设备名称	2019	2020	2021	2022
中药熏蒸多功能治疗机	2	3	7	8
自动煎药机	9	8	5	6
自动包药机	5	6	9	12
磨粉机	3	4	7	11
听诊器	60	50	80	60
低频波治疗仪	10	12	10	12
合计				

制表人：

2022 年 9 月 20 日

图 4-40 文字与表格录入后的效果

步骤 4：大标题格式设置。选择大标题“**医院采购设备清单”，设置其字体为蓝色，黑体，二号，居中。

步骤 5：表格格式设置。

（1）表格居中：选中整个表格，然后选择“开始”→“段落”→“居中”命令即可。

提示：（1）表格的选择：将鼠标指针移至表格左上方，直至图标呈现为⊞，按下鼠标左键，即可选中整个表格。之后所做的操作是针对整个表格的。不用该方式选中的表格，往往是针对表格局部内容的设置。请注意二者的差别。

（2）改变表格的整体大小：将鼠标指针移至表格右上方（标尺处），当用鼠标指向它时，会变成双向的箭头，这时按下鼠标左键，拖动鼠标可改变表格的整体的大小。

（2）表格文字格式：水平居中，垂直居中，宋体，黑色，五号。选中除表头（指第 1 行第 1 列的单元格）之外的所有单元格，选择“表格工具–布局”→“对齐方式”中的“水平垂直居中”按钮，如图 4-41 所示，其他对齐方式类似操作。设置字体为宋体，黑色，四号。

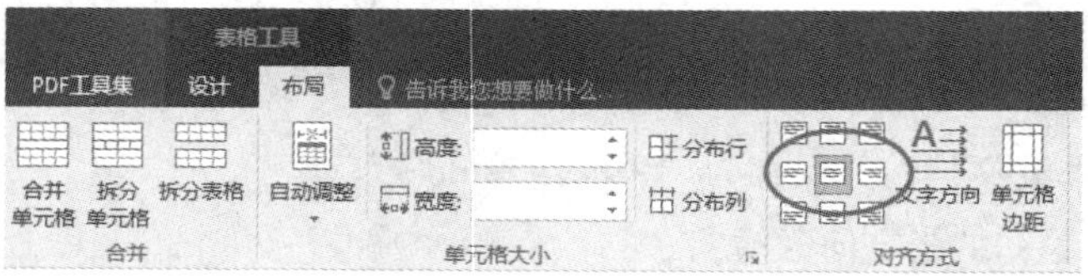

图 4-41 单元格对齐方式

（3）标题行行高：2 厘米；其他行行高：1 厘米。选择标题行，选择表格“布局”→“单元格大小”命令，设置高度为 2 厘米。选择其他行，设置行高为 1 厘米。

（4）标题列列宽：5 厘米；其他列列宽：3 厘米。选择标题列，选择表格“布局”→“单元格大小”命令，设置宽度为 5 厘米。选择其他列，设置列宽为 3 厘米。

步骤 6：设置行标题/列标题格式。

（1）选中标题行。

（2）设置字体：蓝色，楷体，小三，加粗，居中。

（3）标题行 15%灰色底纹。

选择“开始”→“段落”→“下框线”→“边框和底纹”→“底纹”命令，在弹出对话框的“填充”下拉列表中选择“白色，背景 1，深色 15%”（第 3 行第 1 列）。

步骤 7：计算总计行：总计行单元格为每年的采购总计，用函数计算。

（1）插入公式。将光标置于单元格（B8）中，选择表格“布局”→“数据”→“fx 公式”命令，即可弹出“公式”窗口。在该窗口中设置公式、参数及格式，如图 4-42 所示，单击“确定”按钮即可。

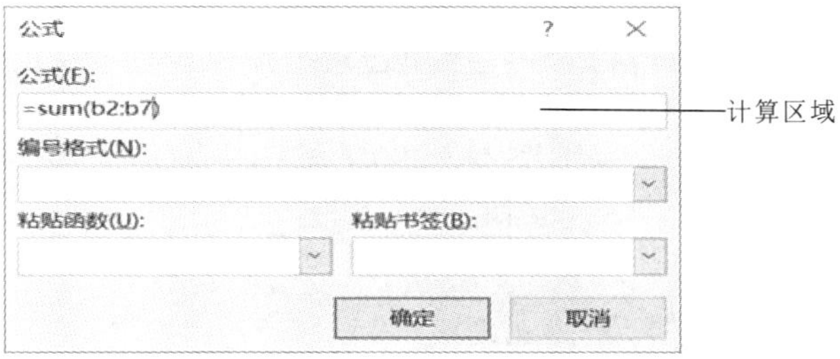

图 4-42 添加公式

（2）复制公式。单元格 C8 至 E8 中的公式同 B8 类似，可以逐一添加，也可以将 B8 中的公式复制到右侧的单元格。

提示：复制后的公式，数据不会自动更新。还需要在复制的公式上面右击，在弹出菜单中选择“更新域”命令，方可使数据得到更新。

此外，在公式上面右击，在弹出的快捷菜单上选择“切换域代码”可以在公式与计算结果之间进行切换。

【知识要点】

（1）公式“=SUM(ABOVE)”代表计算当前单元格之上的所有数值型单元格的算术和。

此处，SUM 为函数名，ABOVE 为参数。

（2）函数名：除了 SUM 函数，常用的函数如下：

AVERAGE（ ）：求平均数。

MAX（ ）：求最大值。

MIN（ ）：求最小值。

COUNT（ ）：计数。

上述常用函数非常有用，其他不常用函数可通过“公式”对话框中的“粘贴函数”予以使用。

（3）参数：一般每个函数都需要参数，ABOVE 即是参数之一，代表当前单元格上方的单元格，此外常用的还有 LEFT，代表当前单元格之左的所有单元格。

此外，参数更通用的形式为某个区域，如：A1:A5，表示从单元格 A1 到 A5 之间的所有单元格。此案例中，公式计算的范围为 B2:B7。

步骤 8：总计行的字体颜色设置为深红色。

选择总计行，设置字体颜色为深红色，将统计数据与基本数据进行区分。

步骤 9：设置表格边框：三线式、3 磅、红色；内部线条：单线、1 磅、黑色。

（1）选择整个表格。

（2）选择“开始”→“段落”→“边框和底纹”→“自定义”命令。

（3）设置内线：选择 1.0 磅、黑色、单线，在右侧内线按钮[见图 4-43（a）]上单击横线和竖线按钮。这些按钮都是乒乓按钮，单击一次，线显示；再单击一次，线消失。在按钮的半包围盒中可以看到预览效果。

（4）设置外框线：设置完内线之后，保持该窗口不变。重新选择 3.0 磅、红色、三线式，然后在右侧外框线按钮[见图 4-43（b）]上单击边线按钮，直至预览效果达到目标效果为止。

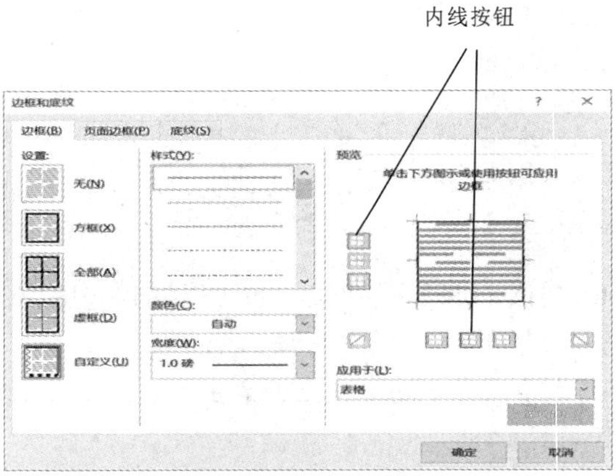

（a）设置内线格式

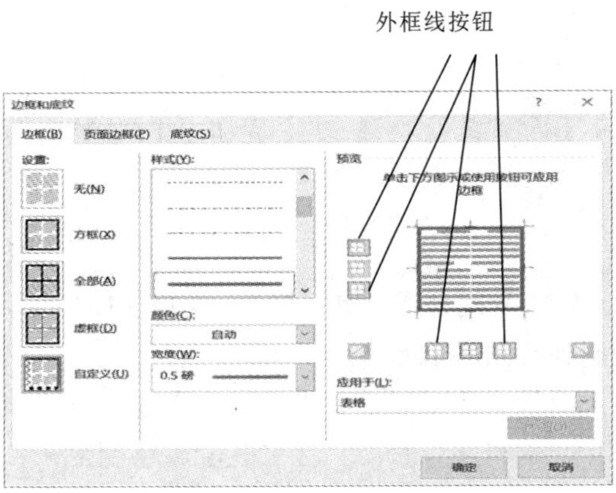

（b）设置外框线格式

图 4-43　设置表格框线

步骤 10：制作表头：

（1）表头字体：宋体，小三，黑色，加粗。

（2）添加斜线：3 磅、蓝色、单线线型。将光标置于表格中，会发现“设计”和“布局”选项卡；否则这两个选项卡会消失。

选择“设计”→“边框”→“绘制边框”命令，在其中设置 3 磅、蓝色、单线线型，然后单击“绘制表格”按钮（见图 4-44），鼠标指针会变为笔的形状，此时，在单元格 A1 中划一条斜线即可。

使用“绘制表格”功能可以在表格中任意划线，为不规范表格的制作提供了方便。

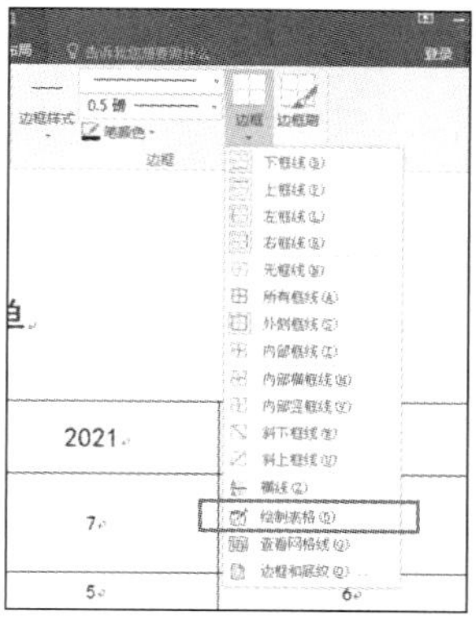

图 4-44　“绘制表格”命令

步骤 11：制表人及日期格式设置：宋体，小四，右对齐。

4.3.2　拓展与提高

表格型文档除了清晰的表达相关数据外，还有一个功能就是可以对页面做布局，可以令文档格式更整洁。

案例 4-2 中应用了表格相关的大部分知识点，此外，还有少量未涉及的功能，在此予以介绍：

1. 布局的改变

插入表格后，若发现布局不合理，需要增加或删除行/列，或者合并/拆分单元格，这些功能都可以通过“表格工具–布局”功能区（见图 4-45）的“行和列”以及“合并”中的按钮实现。方法：首先选中需操作的单元格，然后选择相应命令即可。

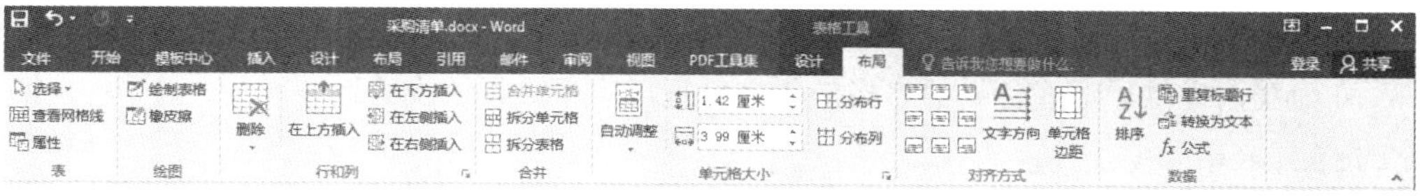

图 4-45　“布局”功能区

2. 排序

Word 还提供了排序功能，对表格中的数据进行调整。如对案例 4-2 中的表格进行排序，排序依据为第一关键字：2019，升序；第二关键字：2020，升序；第三关键字：2021，升序。

操作步骤如下：

（1）打开文件“采购清单.docx”。

（2）复制表格。为了对比排序前后的数据，可将表格复制一份，放置在原表格下方。下面排序针对复制表格进行。

（3）选择除总计行之外的所有行。

（4）选择“表格工具-布局”→“数据”→“排序”命令，弹出“排序”窗口，如图 4-46 所示，按照排序依据设置三个关键字，升序，然后单击“确定”按钮，完成排序。

排序前和排序后的表格如图 4-47 所示。

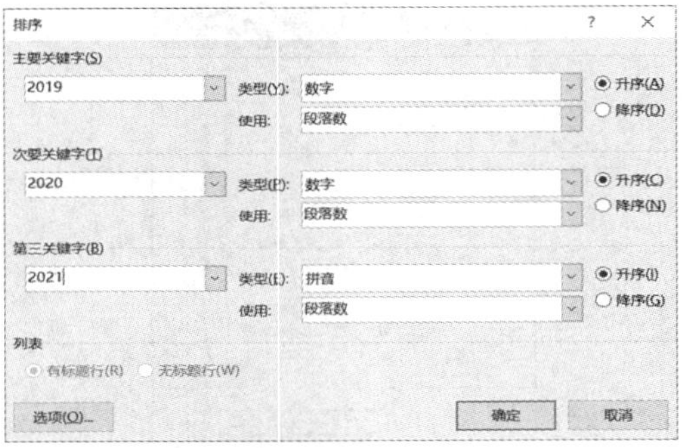

图 4-46 “排序”窗口

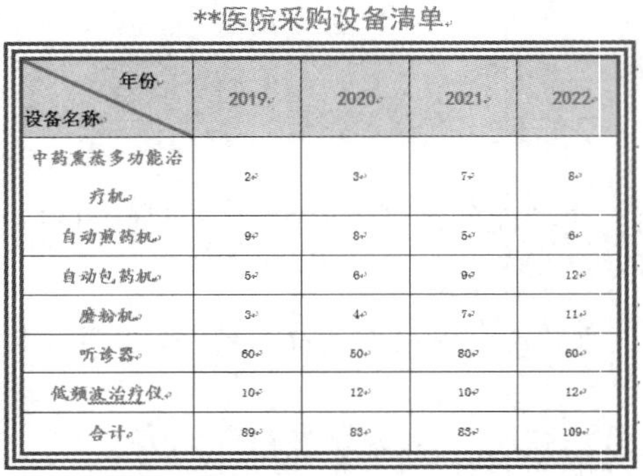

**医院采购设备清单

年份 / 设备名称	2019	2020	2021	2022
中药熏蒸多功能治疗机	2	3	7	8
自动煎药机	9	8	5	6
自动包药机	5	6	9	12
磨粉机	3	4	7	11
听诊器	60	50	80	60
低频波治疗仪	10	12	10	12
合计	89	83	83	109

（a）排序前

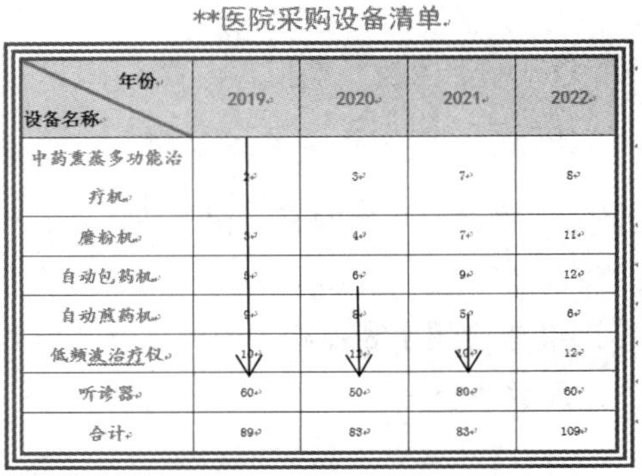

**医院采购设备清单

年份 / 设备名称	2019	2020	2021	2022
中药熏蒸多功能治疗机	2	3	7	8
磨粉机	3	4	7	11
自动包药机	5	6	9	12
自动煎药机	9	8	5	6
低频波治疗仪	10	12	10	12
听诊器	60	50	80	60
合计	89	83	83	109

（b）排序后

图 4-47 排序前后对比图

3. 应用样式

Word 为我们提供了形式各异的表格样式，可直接应用。具体步骤：

（1）选择表格。

（2）选择“设计”→“表格样式”命令，如图 4-48 所示，然后选择相应的样式即可。如果没有合适的样式，则只能通过前面学习的表格修饰手法自己进行设计。

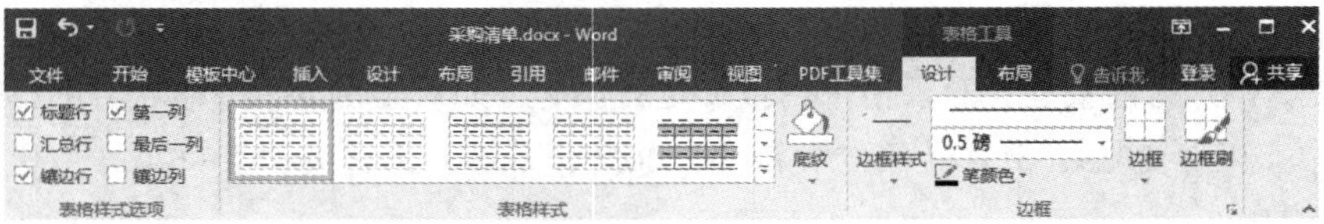

图 4-48 “设计”功能区

4.4 图文混排型文档

图文混排是指将文字与图片混合排版，文字可在图片的四周环绕、嵌入图片、浮于图片上方等。很多时候，我们需要制作一些具有一定吸引力和影响力的图文并茂文档，比如宣传单、广告等形式。虽然前面学习了字符与段落的修饰方法，但修饰效果有限，有时必须添加更丰富的图形来装饰文档。

4.4.1　案例 4-3 宣传小报

案例功能：药膳是以药物和食物为原料，进过烹饪加工制成的一种具有食疗作用的膳食。它是中国传统的医学知识和烹调相结合的产物。通过该宣传小报让更多的人认识药膳。

案例要求：

（1）宣传小报的制作，需要几个主要环节：

① 首要的是素材，根据制作主题搜集相关素材。

② 然后对素材进行合理布局。

③ 最后通过图文等各种修饰手段美化宣传小报。

（2）Word 图文混排使用到基本对象是图片、艺术字、文本框等，基本的操作是对象的环绕方式及上下层叠加的关系设置。本案例属于图文混排型的文档，用到了各种图的元素（图片、艺术字、文本框），还有表格、项目符号等修饰手法。为了方便读者练习，本案例所用素材，都已提供在“案例 4-3 素材”文件夹中。

① 在素材文件夹中选取合适的资料，按照图 4-49 的样式进行设计。

② 将制作好的文档保存为：“宣传小报.docx”。

案例效果如图 4-49 所示。

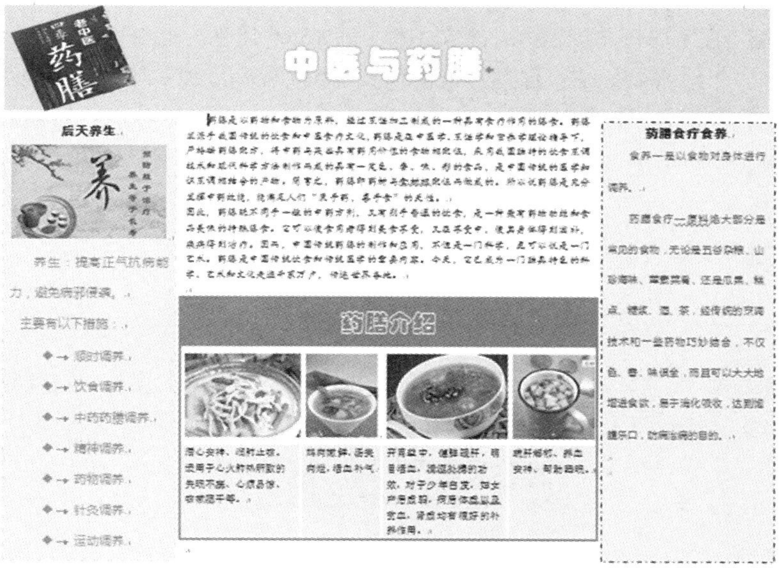

图 4-49　宣传小报制作效果

案例步骤：

步骤 1：新建 Word 文档，并保存为“宣传小报.docx”。

步骤 2：页面设置（如图 4-50 所示）。

（1）选择“布局”→“页面设置”→“纸张方向”命令，设置为“横向”。

（2）选择“布局”→“页面设置”→“页边距”命令，单击“自定义页边距”按钮，在弹出的对话框中将上和下分别设置为 0.6 厘米。

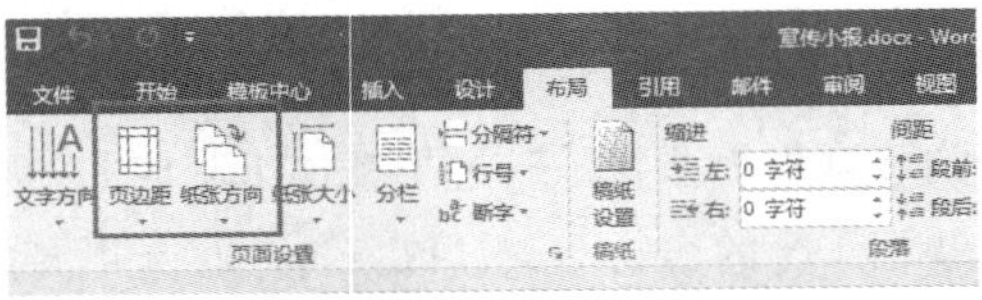

图 4-50 页面设置

步骤 3：插入文件“药膳简介”。选择“插入”→“文本”→“对象”下拉列表中的“文件中的文字”命令，如图 4-51 所示，在弹出的“插入文件”对话框中选择“药膳.docx”，即可将该部分文字插入。

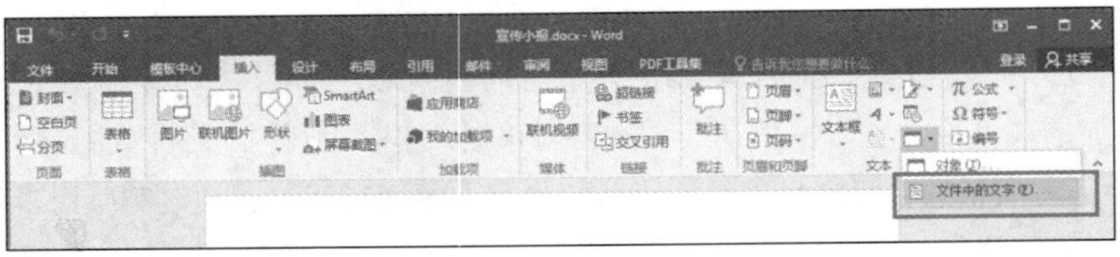

图 4-51 插入文件中的文字

步骤 4：布局。

（1）在“药膳”文字段落之上插入一个矩形框（高 3.8 厘米，宽 26.6 厘米，形状填充：蓝色，个性色 5，淡色 60%；形状轮廓：无轮廓），文字环绕：四周型。

（2）在“药膳”文字段落左侧插入一个文本框（高 15.66 厘米，宽 4.35 厘米，形状轮廓：“0.25 磅，虚线：划线-点”），形状填充：绿色，个性色 6，淡色 80%，文字环绕：四周型。

（3）在“药膳”文字段落右侧插入一个文本框（高 15.66 厘米，宽 4.35 厘米，形状填充：无填充颜色；形状轮廓：“0.25 磅，虚线：划线-点”），形状填充：绿色，个性色 6，淡色 80%，文字环绕：四周型。

（4）在“药膳”文字段落下方插入一个表格（3 行 4 列，根据内容调整列宽），表格居中对齐；表格内容第 1、2 行居中对齐，第 3 行两端对齐。

【知识要点】

（1）形状的插入：单击“插入”→“形状”下拉按钮，在弹出的窗口中选择相应的图形对象即可完成形状的插入，如图 4-52 所示。

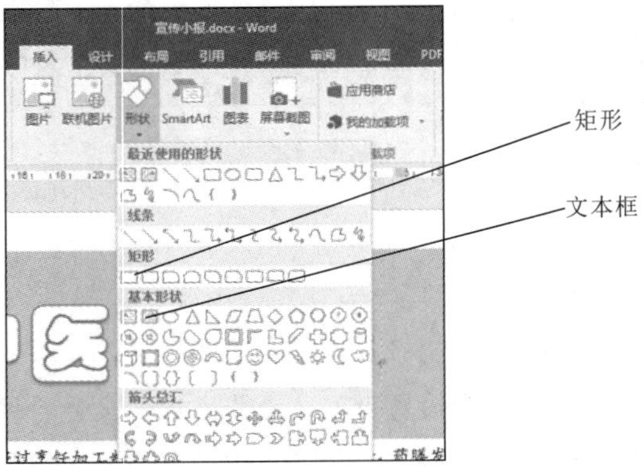

图 4-52 插入形状

（2）形状的格式设置：选中形状对象，可发现在选项卡中增加一个项目“格式”。在“格式”功能区中有很多按钮对形状对象进行格式设置。使用频率比较高的是图 4-53 中部矩形框中的三个按钮：形状填充、形状轮廓、形状效果。

（3）表格居中对齐：将光标移至表格左上角，直至光标呈现为⊞，此时按下鼠标左键，可选中整个表格。然后在“开始”功能区中，单击“段落”→“居中对齐”按钮≡即可。

（4）表格内容居中对齐：将光标移动至第 1 行左侧，直至光标呈现为空心箭头，此时按下鼠标左键，可选中第 1 行；鼠标左键保持按下状态，向下移动鼠标，则可同时选中第 1 行和第 2 行；松开鼠标左键；选择“开始”→“段落”→“居中对齐”命令即可。

（5）形状对象以及图的四周环绕：选择图或形状对象，右击该对象，在弹出的菜单中选择“大小和位置”→“文字环绕”→“四周型”命令。选择其他类型的文字环绕可设置不同的环绕效果。

【注】新插入的图片默认为“嵌入型”，此时，图片作为一个符号，不可以任意移动。只有变成非嵌入型时，方可任意移动。

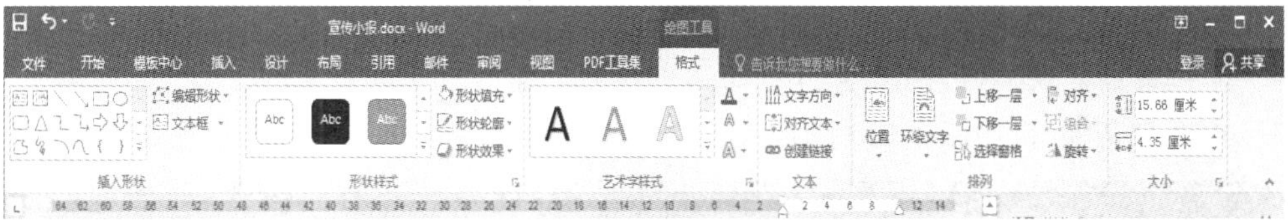

图 4-53　形状的格式设置

步骤 5：标题部分制作。

（1）插入图片–药膳.jpg 选择“插入”→“图片”命令，弹出“插入图片”对话框，然后选择路径及文件即可。

（2）修改图片大小。选择图片对象，选择“图片工具–格式”→“大小”命令，根据图片大小设置图片的高度、宽度，如图 4-54 所示。

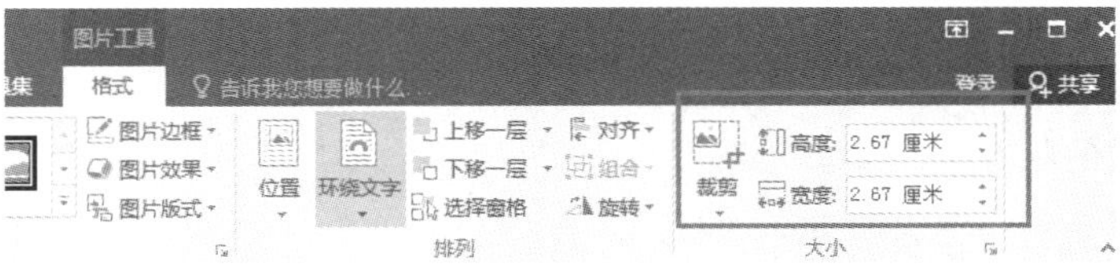

图 4-54　图片大小设置

（3）“药膳”图片的旋转。选择图片对象，上方会出现一个绿色小圆点，称为“旋转柄”，如图 4-55 所示。将鼠标指针移至旋转柄，会变成包围旋转柄的模样，此时按下鼠标左键，左右移动可令图片旋转，直至达到理想的角度，松开鼠标左键即可。

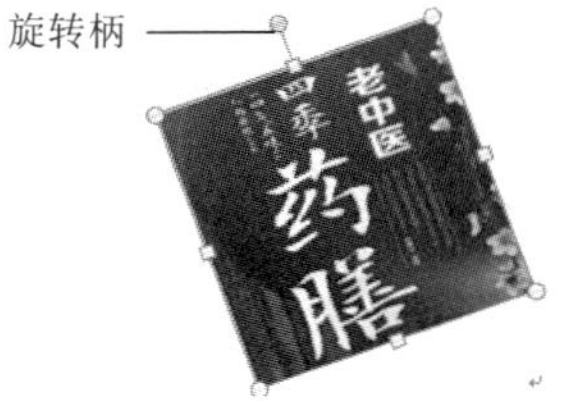

图 4-55　图片的旋转

（4）设置图片的位置。选择图片对象，选择“图片工具-格式”→“排列”→“环绕文字”→“浮于文字上方”命令，将图片移动到矩形框上方，如图 4-56 所示。

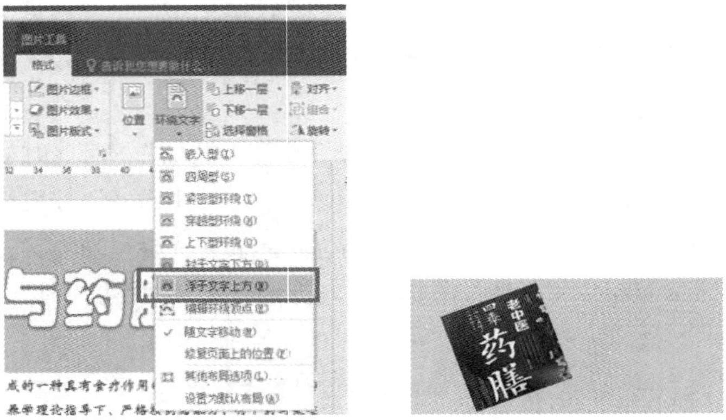

(a)　　(b)

图 4-56　图片的位置

（5）插入艺术字“中医与药膳”。选择“插入”→“文本”→“艺术字”命令，在弹出的窗口中选择一个接近的样式（如第 1 行第 4 列），单击，即可输入一个艺术字的框架。此时，在框中输入文字“中医与药膳”，如图 4-57 所示。

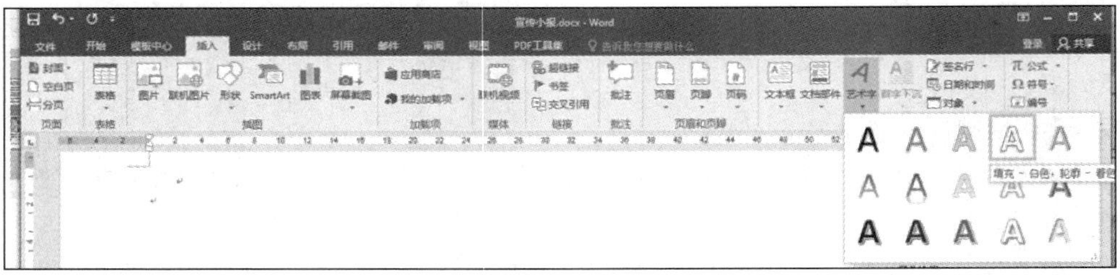

图 4-57　插入艺术字

（6）设置艺术字格式。选择艺术字，选择“开始”→“字体”→“华文琥珀”命令，如图 4-58 所示。

艺术字被选中的状态下，选择“格式”→“艺术字样式”命令，如图 4-59 所示，右侧的三个按钮可分别设置填充色、轮廓和文本效果。

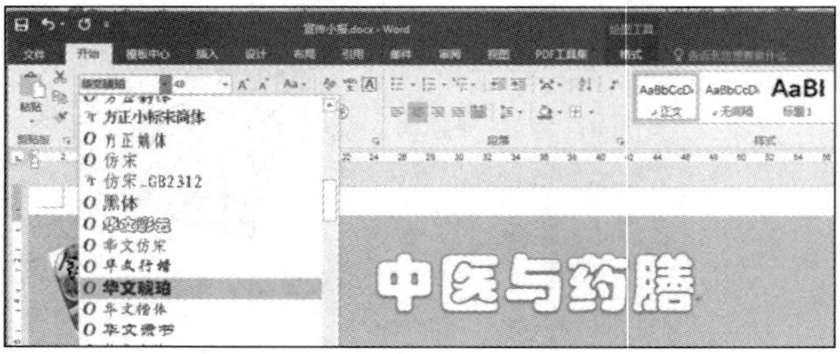

图 4-58　艺术字格式功能区

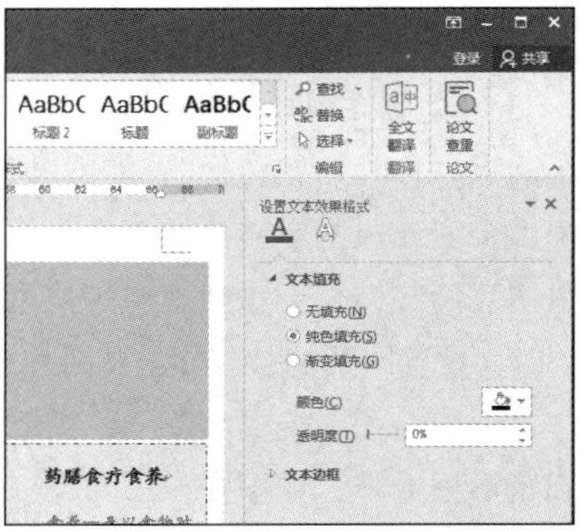

图 4-59　设置文本效果格式

步骤 6：左侧文本框制作（以下操作在文本框中完成）。

（1）输入“后天养生”，并设置为黑体，小四，加粗，居中对齐。

（2）插入图片“养生.jpg”，居中对齐。

（3）插入文字“后天养生”（来自文件“后天养生.docx”）。

（4）设置段落格式。将左侧文本框中文字（不含标题）选中，设置为微软雅黑，小四号，橙色，个性色 6，深色 25%；段落首行缩进 2 字符，“顺时调养…运动调养”文字部分添加菱形项目符号，橙色，个性色 6，深色 50%，如图 4-60 所示。

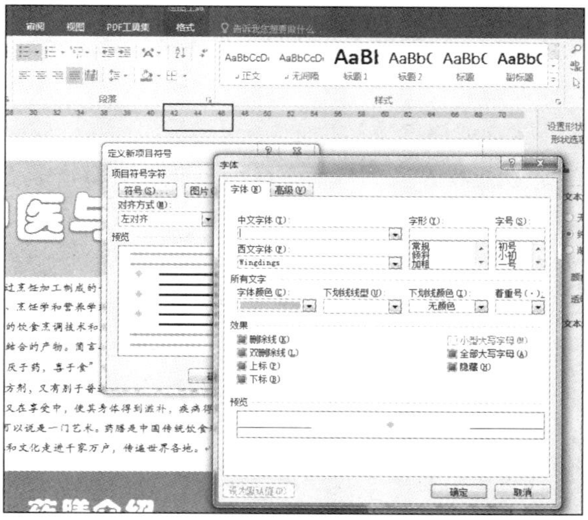

图 4-60　项目符号设置

步骤 7：右侧文本框制作。

（1）插入文字—— 药膳食疗食养（来自“其他文字素材 1.docx”）。

（2）设置字符及段落格式：四号，微软雅黑，紫色。

步骤 8：最下方表格制作。

（1）合并第 1 行的 4 个单元格。选中第 1 行，选择“布局”→“合并单元格”命令即可。

（2）为第 1 行设置底纹。选中第 1 行，选择“开始”→“段落”→“下框线”→“边框和底纹”→“底纹”→“蓝色，个性色 1，淡色 40%”命令。

（3）在第 1 行输入“药膳介绍”，并设置为华文彩云，小一，白色，居中对齐。

第 2 行插入图片：自左向右依次插入图片“百合炖芦笋.jpg”“党参鸡汤.jpg”“红枣桂圆黑米粥.jpg”“玫瑰柴胡苹果茶.jpg”。

（4）设置图片大小。将刚刚插入的四幅图片设置为高 3 厘米。

（5）设置表格列宽。选择某一行的四列表格，右击，在弹出的快捷菜单中选择“表格属性”→“列”→“指定宽度 4 厘米”命令。

（6）第 3 行插入文字（来自“其他文字素材 2.docx”）。

（7）外框线：单实线，蓝色，个性色 1，淡色 80%，3 磅，内框线：单实线，白色，3 磅。

（8）表格第三行颜色填充：金色，个性色 4，深色 50%。

步骤 9：最终效果调整，调整完毕如图 4-49 所示，保存关闭。

4.4.2 拓展与提高

Word 中图的组成主要有图片、艺术字、剪贴画、形状，这些元素的加入，令文档更加形象、生动，更具吸引力。这种图文混合的文档称为“图文混排型”文档。

此类文档的撰写要点是：

（1）首先要搜集丰富的素材。

（2）有时需要对素材做加工，常用工具软件是 Photoshop。

（3）对整个页面做整体布局。一般此类文档只包含 1 页，要充分利用页面空间。

（4）灵活地插入各种图元素。

（5）对各种图元素进行灵活的格式设置。

提示：图的格式设置，参数非常多，形式多样。因此，需要读者在练习中多尝试不同设置所产生的效果，通过对比、体会，逐渐达到对格式设置的灵活掌握。

图的组成，除了案例 4-3 提到的元素外，还有剪贴画、背景、水印几种。下面简单的介绍。

（1）剪贴画的插入。选择“插入”→“插图”→“联机图片”命令，弹出“插入图片”窗口，如图 4-61 所示。单击“搜索”按钮，可在下方显示剪贴画。

（2）背景的设置。选择“设计”→“页面背景”中的命令可对背景进行设置。页面颜色可以设置页面的背景颜色；页面边框可以为页面增加艺术边框。给一些重要文件加上水印，例如“绝密”“保密”字样，可以提示用户该文档的重要性，有时水印只是为获得某种艺术效果。水印的设置有三种形式：无水印、图片水印、文字水印，如图 4-62 所示。

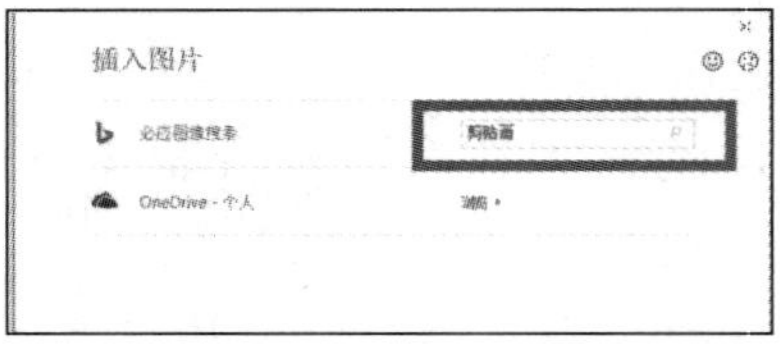

图 4-61 剪贴画窗口

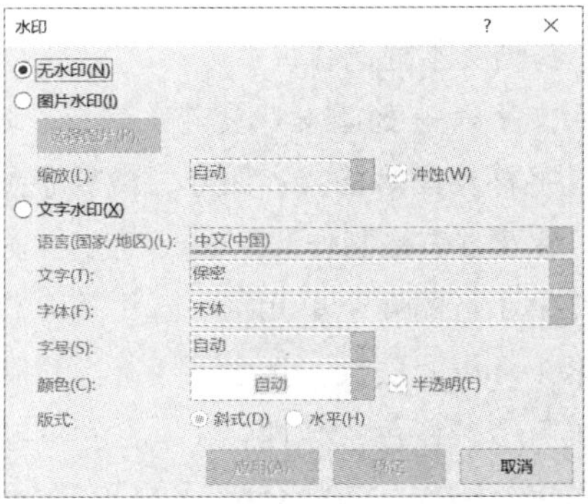

图 4-62 水印窗口

（3）分栏。分栏也是图文混排型文档的常用修饰手法。在杂志上经常看到该排版形式。设置方法为：先选择目标段落或文本，然后选择“布局”→“页面设置”→“分栏”命令，选择分栏方式。若这些效果都不理想，则单击“更多分栏”按钮进行灵活设置。

（4）首字下沉。首字下沉也是图文混排型文档的常用修饰手法。首字下沉是针对段落的，因此将插入点定位于需设置的段落内，然后选择“插入”→“文本”→“首字下沉”命令，选择下沉样式；对于比较精确的参数，可单击“首字下沉选项”按钮，在弹出对话框中进行设置。

4.5　长文档

图 4-63 所示的目录，您应该感到很熟悉吧？没错，每本书都有这样的目录。可是您是否想过如何从几百页的书中将这些目录项及页码提取出来的呢？当书的内容修改后，怎样相应地更新目录呢？

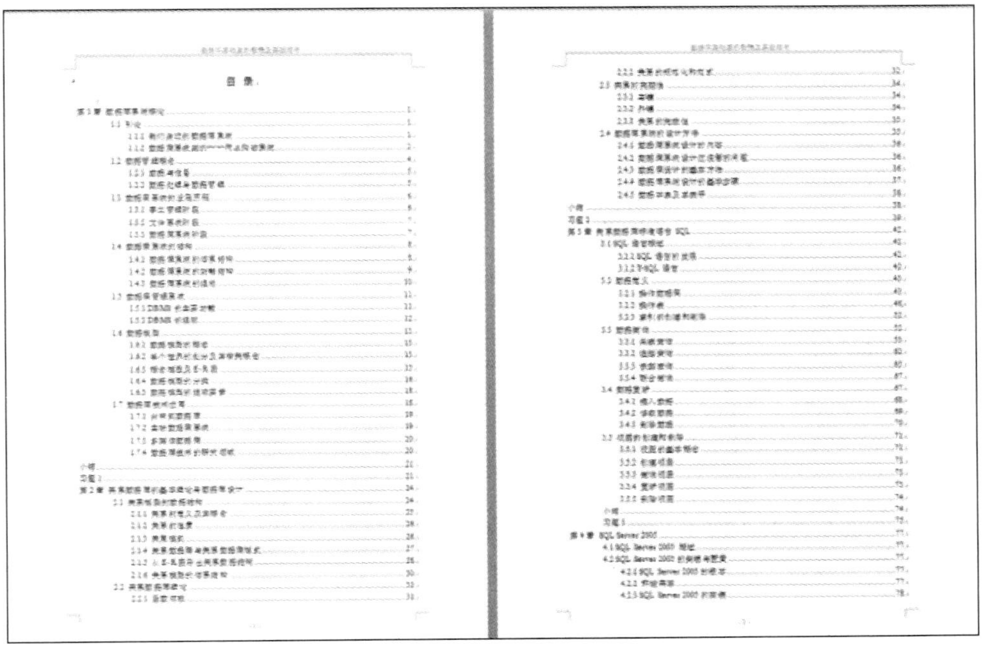

图 4-63　长文档目录

如果仍用我们前面学过的知识来做这些事情，几乎是不可能办到或者是相当麻烦费时的！其实针对长文档，Word 为我们提供了很多专用的功能，我们只需要一个命令就可以从几百页的书中将这些目录提取出来，方便快捷。下面通过案例 4-4 来学习对长文档的特殊编辑方法。

4.5.1　案例 4-4 快速生成目录

案例功能：快速自动生成目录。

案例要求：

（1）打开素材文件“目录素材.docx”。

（2）在“前言”之前自动生成目录。

案例效果：如图 4-64 所示。

案例步骤：

步骤 1：打开素材文件“目录素材.docx”。

步骤 2：选择“视图”→“显示”→“导航窗格”命令，在左侧呈现该文档的“导航”任务窗格，如图 4-65 所示。

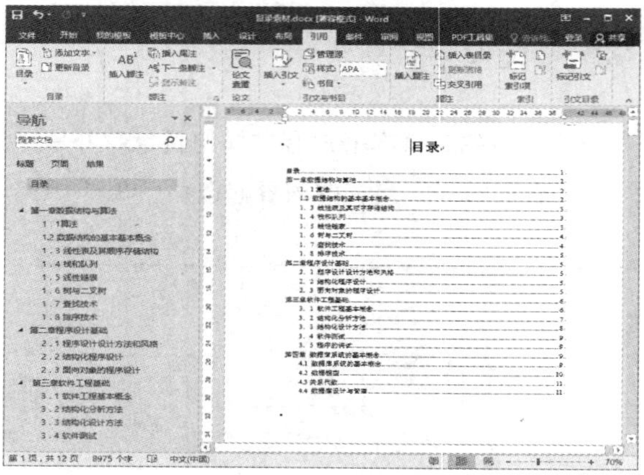

图 4-64　自动生成的目录

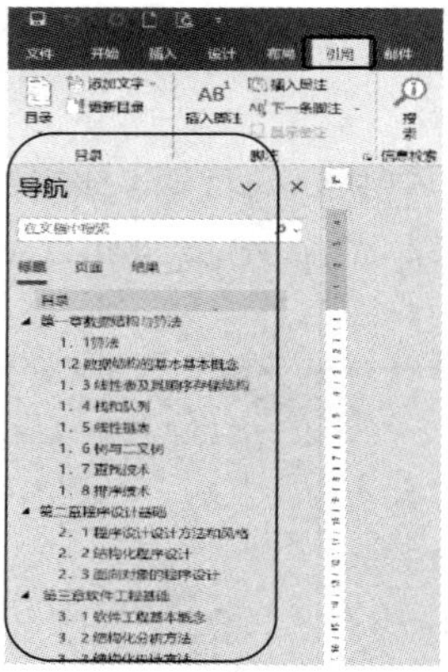

图 4-65　打开导航，定位到目录

步骤 3：将光标定位到“目录”之后的段落。

步骤 4：选择“引用”→“目录”→“目录”→“自定义目录”命令，如图 4-66 所示。弹出“目录”对话框，如图 4-67 所示。

步骤 5：在“目录”对话框中，选择“目录”选项卡。在该窗口中进行参数的设置：

（1）显示页码：是否显示页码。

（2）页码右对齐：是否要求页码右对齐。

（3）制表符前导符：设置目录中标题与页码之间的符号。

（4）模式：通过下拉列表选择目录的样式。

（5）显示级别：目录显示到第几级标题，默认为 3，本例调整为 2。

一般情况下，保持默认值即可，若有特殊需要，则可调整上述几项。最后单击“确定”按钮，即可自动生成目录，如图 4-64 所示。

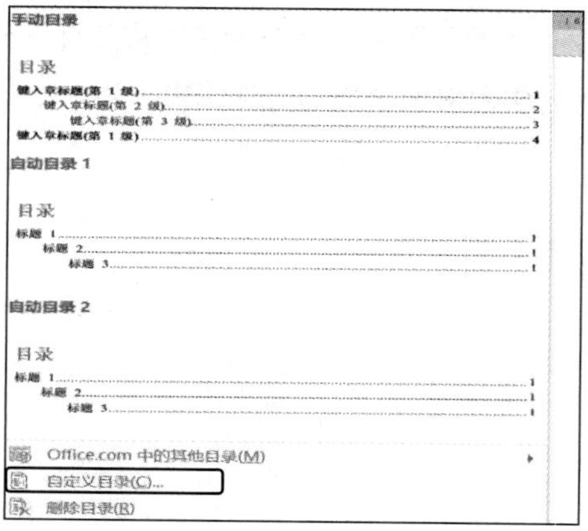

图 4-66　“自定义目录”命令

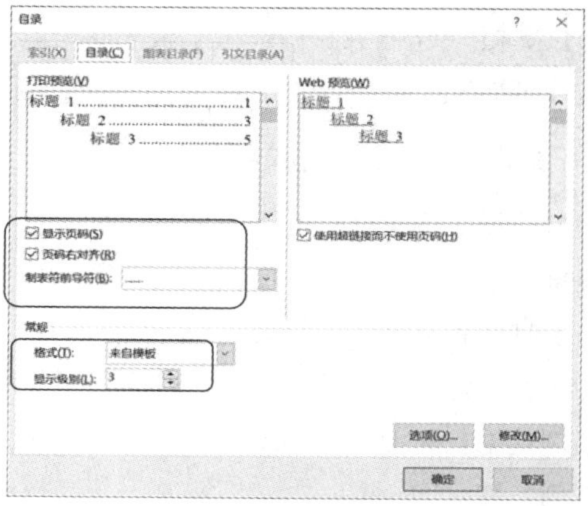

图 4-67　“目录”对话框

只需通过一个命令就可以从长文档中提取出目录，是不是觉得非常容易？但是它有一个前提：长文档中的文字必须是分级别的。

将这个前提条件做好，要比生成目录烦琐得多。因此，长文档神奇的功能和前期大量的准备工作是分不开的。下面通过案例 4-5 完整地介绍长文档的制作，包括如何做准备、如何自动生成目录、图索引、表索引以及如何为长文档设置整洁的外观。

4.5.2　案例 4-5 制作毕业论文

案例功能：通过撰写毕业论文掌握各种长文档编辑方法。

案例要求：

1．总体要求

（1）毕业论文保存为“毕业论文.docx”。

（2）撰写过程中用到的文字和图表，来自“毕业论文素材”文件夹。

（3）毕业论文最终效果请参见“毕业论文范本.pdf”。

2．格式要求

（1）页面设置。纸张大小为 A4、纵向，页边距为上（2.54 cm）、下（2.54 cm）、左（3.17 cm）、右（2.34 cm），奇偶页不同（对称页边距）。

（2）毕业论文共分三节：

① 第一小节：封面。

② 第二小节：摘要、Abstract、目录、图索引、表索引。

③ 第三小节：正文、参考文献、致谢。

（3）页眉页脚。

第一节（封面）：无页眉页脚。

第二节：

- 页眉：“**大学”（左对齐），“基于寒、热二性对中药四性理论进行的探索研究”（右对齐）。
- 页脚：页码。位于页面外侧，即奇数页右对齐，偶数页左对齐。
- 页码格式为：罗马数字（Ⅰ、Ⅱ、Ⅲ、Ⅳ…）；页码两边各加一个横杠，字号为小 5 号。

第三节：

- 页眉：“**大学”（左对齐），“基于寒、热二性对中药四性理论进行的探索研究”（右对齐）。
- 页脚：页码，位于页面外侧，即奇数页右对齐，偶数页左对齐。
- 页码格式为：阿拉伯数字（1、2、3、4…）；页码两边各加一个横杠，字号为小 5 号。

（4）封面格式设置，如图 4-68 所示。

（5）标题设置：

第 1 章　×××××　　（标题 1，段前分页）

1.1　×××××　　（标题 2）

1.1.1　×××××　　（标题 3）

第 2 章　×××××

2.1　×××××

（6）正文样式设置：

① 样式名称：论文正文。

② 具体格式：中文使用小四号宋体，西文及数字使用小四号 Times New Roman 字体，大纲级别为正文文本，1.5 倍行距，首行缩进 2 字符。

（7）插图和表格。

① 文中的所有插图要有图标题，表格要有表标题。

② 图标题位于图的下方，表标题位于表的上方。

③ 图标题格式："图 章号–序号"，如"图 2-3　××××"

④ 表标题格式："表 章号–序号"，如"表 4-3　××××"

⑤ 图号与表号，一定要在文字中提到，并一一对应。

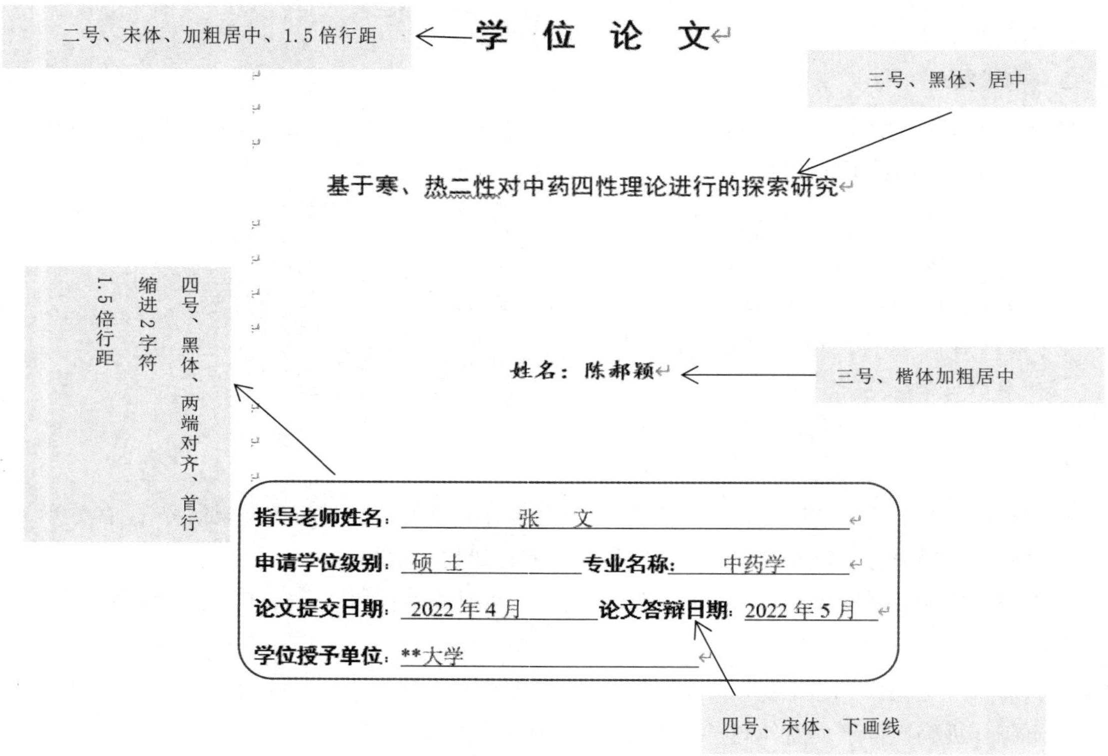

图 4-68　封面样式

3．其他要求

（1）目录、图索引、表索引要自动生成。

（2）文字直接从"毕业论文素材之文字.docx"中获取，利用复制、粘贴完成。注意粘贴过来的文字，一定要应用"论文正文"样式。

（3）图要通过"插入"→"图片"方式插入，图的格式为"嵌入式"，居中。

（4）表可从"毕业论文素材之表格.docx"中获取，利用复制、粘贴完成，居中。

案例效果如图 4-69 所示。

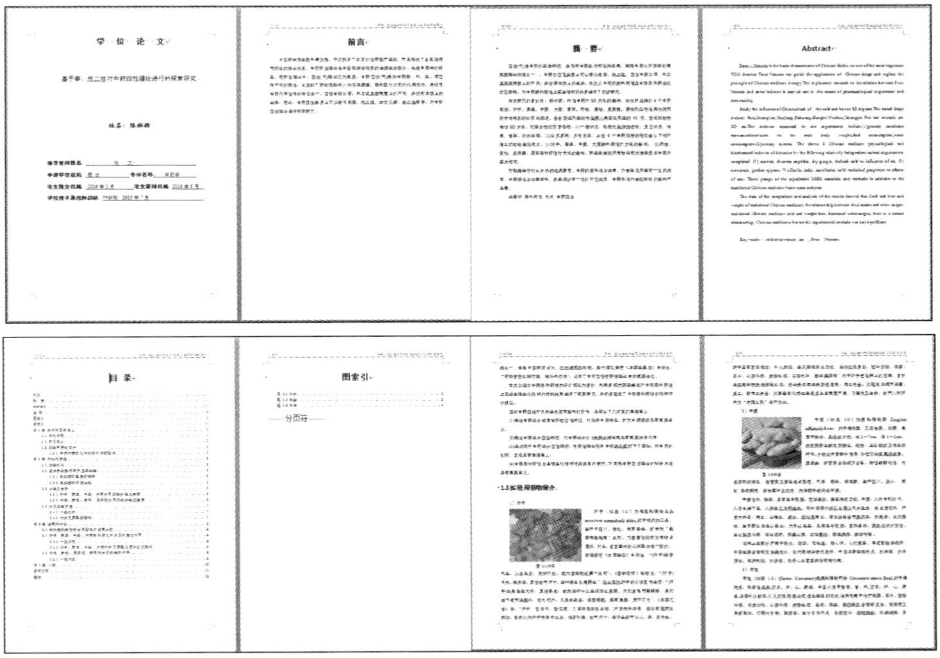

图 4-69　毕业论文制作效果

案例步骤：

任务 1　准备工作

步骤 1：新建文档并保存。新建文档，并保存为“毕业论文.docx”。

步骤 2：页面设置。单击“布局”→“页面设置”组中的下拉按钮，弹出“页面设置”窗口，按照如下要求依次设置即可：

（1）纸张大小为 A4，方高，纵向；

（2）页边距为：上（2.54 cm），下（2.54 cm），左（3.17 cm），右（2.34 cm）；

（3）奇偶页不同（对称页边距）。

步骤 3：样式的修改与新建。

【知识要点】

长文档中用到的样式较多，这些样式不仅关系到文档的美观，更关系到文档的逻辑结构是否正确，如果样式不规范很容易造成最终无法生成正确的目录。

Word 本身提供了多种样式可供选择，但有时仍需新建或修改已有的样式。本案例需要新建一个样式、修改一个样式。

（1）论文正文（新建）：中文为小四号宋体，西文为小四号，Times New Roman；大纲级别为正文文本；1.5 倍行距，首行缩进 2 字符；

（2）标题 1（修改）：居中，段前分页。

由于标题 1 修改后，会影响正文的操作，因此，标题 1 的修改放在后面进行。

提示：由于很多样式是基于“正文”样式，因此，不要对“正文”样式进行修改。

（3）“论文正文”样式的新建。单击“开始”→“样式”组的对话框启动器按钮，在打开的任务窗格中单击“新建样式”按钮，如图 4-70 所示。打开“修改样式”对话框，如图 4-71（a）所示。

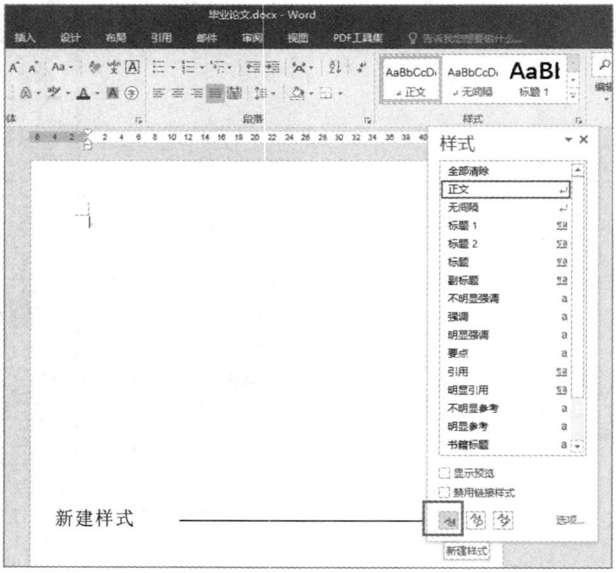

图 4-70 “新建样式”按钮

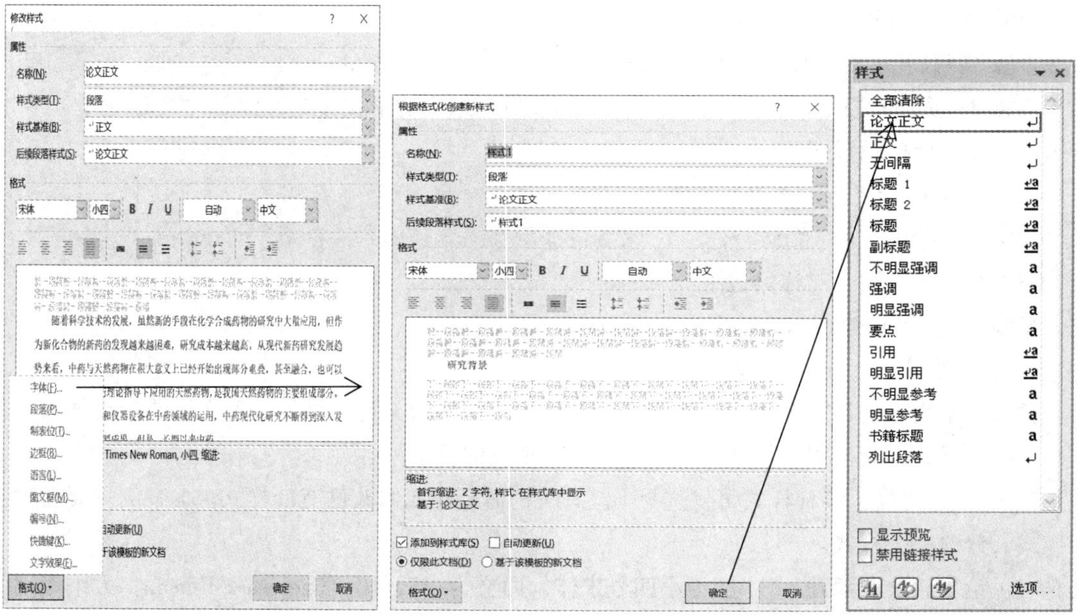

（a）（b）（c）

图 4-71 新建样式的步骤

在“修改样式”对话框中，做如下设置：

① 输入样式名称：论文正文。

② 样式基准：正文。

③ 字符格式：中文为小四号宋体，西文为小四号，Times New Roman。

④ 段落格式：单击左下角的“格式”按钮，在弹出的菜单中选择“段落”命令，弹出图 4-71（b）所示对话框；在该对话框中设置 1.5 倍行距，首行缩进 2 字符；单击“确定”按钮，返回后，发现“样式”任务窗格中出现了“论文正文”样式，表示样式新建成功。

任务 2　构建文档结构

步骤 1：切换到大纲视图。可通过视图选项卡中的“大纲视图”切换。

步骤 2：按照图 4-72 输入文档结构，注意每级标题的样式。在图 4-73 中的工作区中，文字分为三级：最左边的是标题 1；中间的是标题 2；最右边的是标题 3。

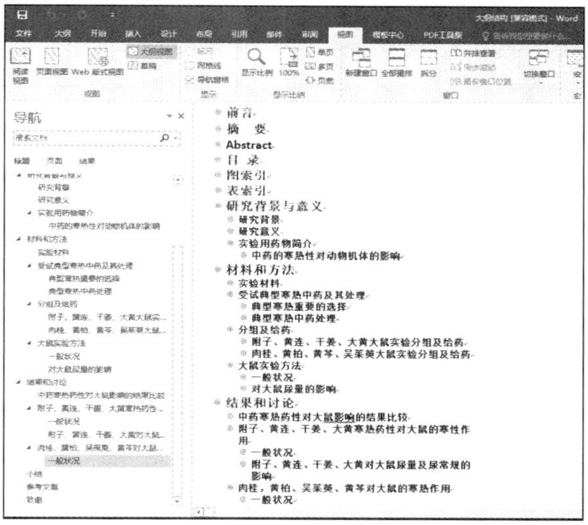

图 4-72　文档结构

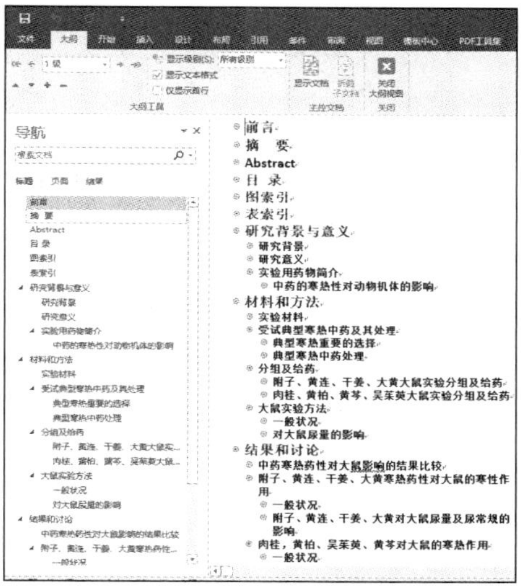

图 4-73　大纲结构

步骤 3：为文档结构加上多级编号。

（1）选择从“研究背景与意义”至“小结”部分。

（2）选择“开始”→“段落”→“多级列表”→“定义新的多级列表”命令，弹出“定义新多级列表”窗口，如图 4-74（a）所示。

（3）首先设置 1 级编号：在对话框中选择 1，然后在“输入编号的格式”文本框中的 1 之前输入一个“第”字，1 之后输入一个“章”字，如图 4-75（b）所示。

（4）设置 2 级编号：在对话框中选择 2，清除“输入编号的格式”中的内容（如设置 1.1 样式的编号），单击“更多”按钮，展开高级设置对话框，光标定位“输入编号的格式”中，选择“包含的级别编号来自”→“级别 1”选项，然后输入“.”，选择“此级别的编号样式”→“1，2，3…”选项，如图 4-75 所示。

（5）设置 3 级编号：在对话框中选择 3，清除“输入编号的格式”中的内容（如设置 1.1.1 样式的编号），光标定位到“输入编号的格式”中，选择“包含的级别编号来自”→“级别 1”选项，然后输入“.”，选择“包含的级别编号来自”→“级别 2”选项，输入“.”，选择“此级别的编号样式”→“1，2，3…”选项。单击“确定”按钮，即可生成带多级编号的文档结构，如图 4-76 所示。

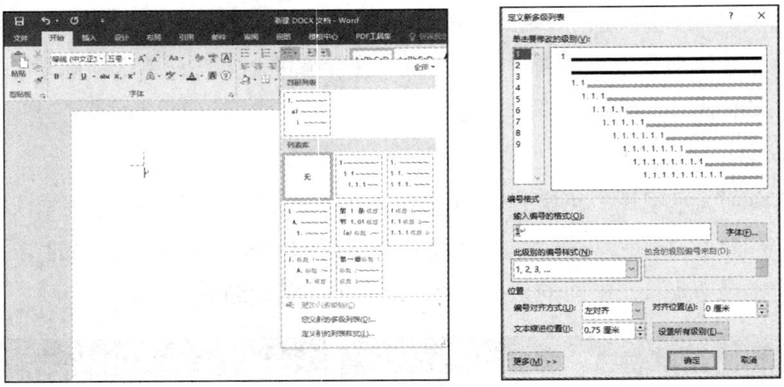

（a）　　　　　　　　　　(b)

图 4-74　定义多级列表一级编号

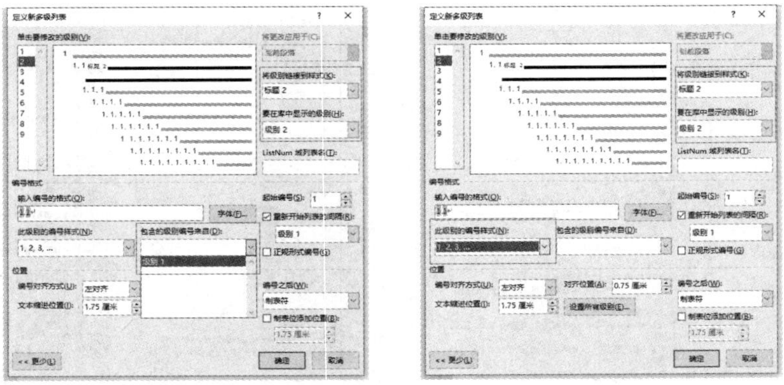

（a）　　　　　　　　　　(b)

图 4-75　定义多级列表二级编号

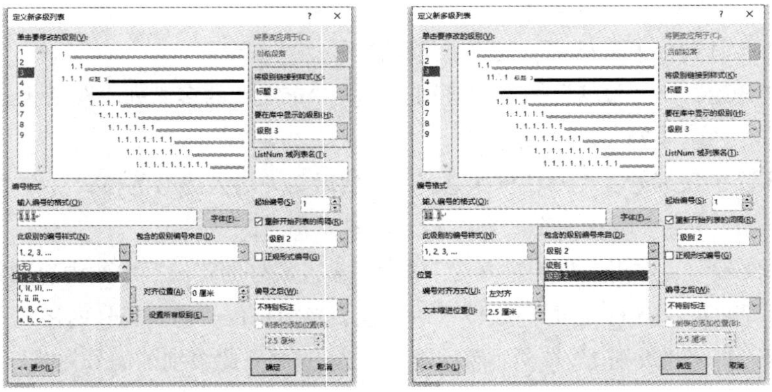

（a）　　　　　　　　　　(b)

图 4-76　定义多级列表三级编号

任务 3　编辑正文文字

步骤 1： 打开“毕业论文文字素材.docx”。

步骤 2： 将各个部分文字依次插入论文中，所有正文格式均为“论文正文”。

步骤 3： 为标题 1 增加“段前分页”和居中功能。

（1）右击“开始”选项卡“样式”组中的“标题 1”按钮，在弹出的快捷菜单中选择“修改”命令（见图 4-77），弹出“修改样式”对话框，在对齐方式中单击“居中”按钮。

（2）然后单击“格式”按钮，在弹出的快捷菜单中选择“段落”命令，弹出“段落”对话框，如图 4-78 所示。

（3）在“换行和分页”选项卡中勾选“段前分页”复选框，然后单击“确定”按钮返回即可。此时会发现所有一级标题都位于页面的顶端了。

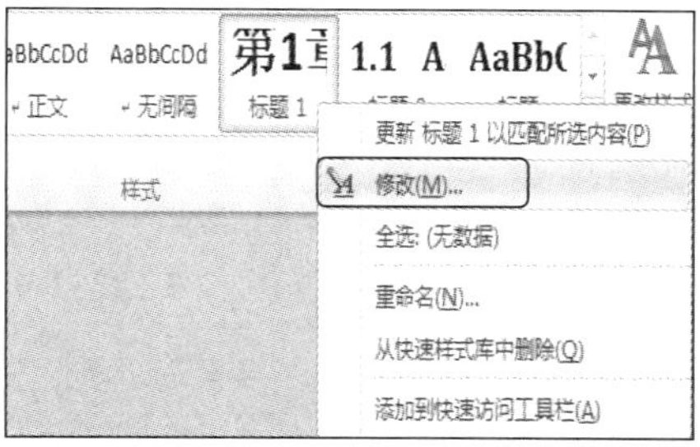

图 4-77　“修改”命令

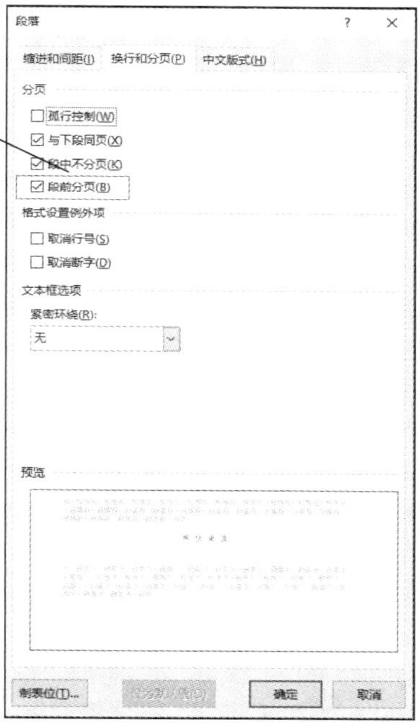

图 4-78　“段落”对话框

提示： 标题 1 的样式修改为什么不在任务 1 中完成？

若过早地修改标题 1 样式，由于标题 1 的格式为段前分页，则当在标题 1 之后插入正文文本时，新插入的正文文本也是段前分页格式，为插入正文文本增加不必要的麻烦。

因此，我们选择在正文文本插入完毕之后再修改标题 1 的样式。

任务 4　插入图片并添加题注

长文档中一般有大量的图和表，每张图和表都要有唯一的编号。Word 提供了插入题注的功能，可以为每张图和表添加编号。

步骤 1： 插入“图 1-1”。

（1）将光标移动到 1.2.1 小节中“此处添加图 1-1”之前（见图 4-79），将这些文字删除。

（2）选择“插入”→“插图”→“图片”命令，在弹出的对话框中选择“图片素材”文件夹中的“图 1-1.jpg”，然后单击“插入”按钮。

（3）单击新插入的图片，选择“格式”→“大小”命令，设置“高度”为 5 厘米，选择“排列”→“文字环绕”→“四周型”命令。

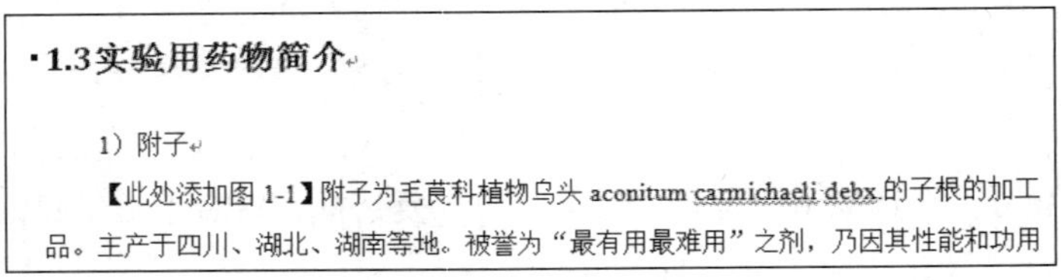
·1.3实验用药物简介

1）附子

【此处添加图 1-1】附子为毛茛科植物乌头 aconitum carmichaeli debx.的子根的加工品。主产于四川、湖北、湖南等地。被誉为“最有用最难用”之剂，乃因其性能和功用

图 4-79　插入图 1-1

步骤 2：为图 1-1 插入题注。

（1）右击新插入的图片，在弹出的快捷菜单中选择“插入题注”命令，弹出“题注”对话框。

（2）单击“新建标签”按钮，弹出“新建标签”对话框。

（3）输入“图”，单击“确定”按钮，返回“题注”对话框，如图 4-80（a）所示。

（4）单击“编号”按钮，弹出“题注编号”对话框。

（5）按照图 4-80（b）进行设置，然后单击“确定”按钮，发现新插入的图下方增加了一个题注，名称为“图 1-1”。

（6）设置题注为居中对齐。

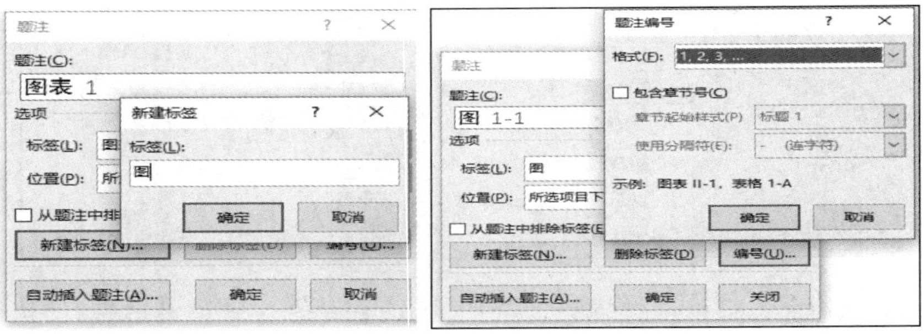

（a）插入题注步骤（1）　　（b）插入题注步骤（2）

图 4-80　插入题注

步骤 3：插入图 1-2，并为其插入题注。

（1）定位到“此处添加图 1-2”的位置，删除这些文字，并在该位置插入“图片素材”文件夹中的“图 1-2.jpg”。

（2）单击新插入的图片，选择“格式”→“大小”命令，设置“高度”为 5 厘米，选择“排列”→“文字环绕”→“四周型”命令。

（3）右击新插入的图片，在弹出的快捷菜单中选择“插入题注”命令，弹出“题注”对话框。

（4）在“标签”下拉列表中选择“图”命令（见图 4-81），单击“确定”按钮，即可在图片下方插入题注“图 1-2”。

（5）设置题注为居中对齐。

步骤 4：插入其余图，并为其插入题注，方法同步骤 3。

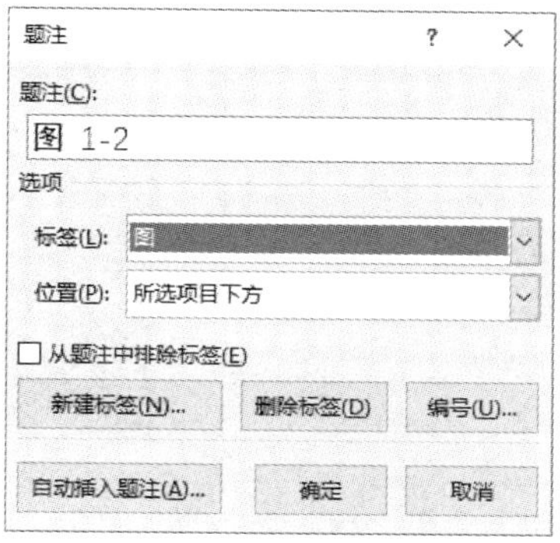

图 4-81　再次插入题注

任务 5　插入表格并添加题注

步骤 1：插入素材“表 3-1”。

（1）打开“毕业论文表格素材.docx”，复制表 3-1。

（2）将光标移动到“此处添加表 3-1”之前，将这些文字删除。

（3）将表 3-1 粘贴到当前位置。

（4）选中整个表格，设置居中对齐。

步骤 2：为表 3-1 插入题注。

（1）右击新插入的表，在弹出的快捷菜单中选择“插入题注”命令，弹出“题注”对话框。

（2）单击“新建标签”按钮，弹出“新建标签”对话框。

（3）输入“表”，单击“确定”按钮，返回“题注”对话框。

（4）单击“编号”按钮，弹出“题注编号”窗口。

（5）按照图 4-82 进行设置，然后单击“确定”按钮返回。发现新插入的表上方增加一个题注，名称为“表 3-1”，居中对齐。

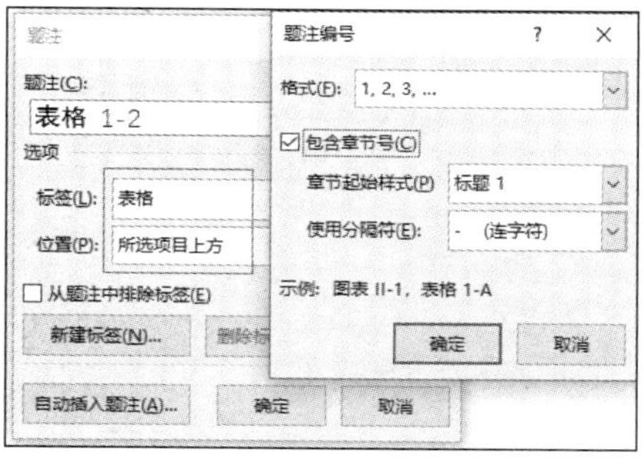

图 4-82　设置表的题注

步骤 3：插入表 3-2，并为其插入题注。

（1）定位到“此处添加表 3-2”的位置，删除这些文字，并从“毕业论文素材之表格”文件中的表格 3-2 复制到该位置。

（2）单击新插入表格，设置表格居中。

（3）右击新插入表格，在弹出的快捷菜单中选择“插入题注”命令，弹出“题注”对话框。

（4）在“标签”下拉列表中选择“表格”选项（见图 4-83），然后单击“确定”按钮，即可在表格上方插入题注“表 3-2”。

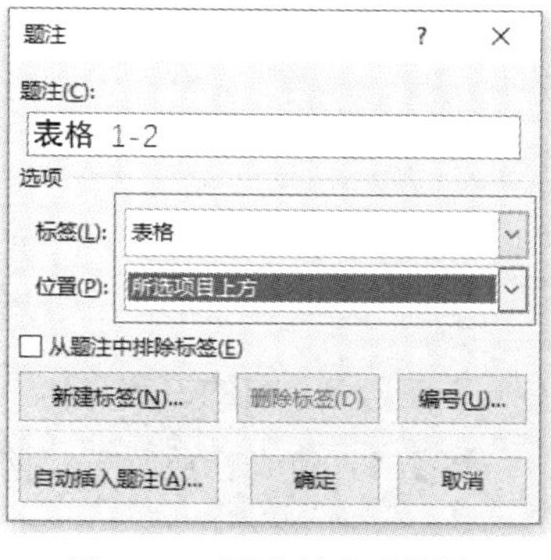

图 4-83　再次插入表题注

任务 6　为图和表添加引用

文章中图和表编号后，一般在正文中会对其进行描述，比如“如图 1-1 所示”等文字。此处的图 1-1 若是采用手工输入，当图表发生增删情况时，正文中的描述都要进行修改，因此正文中对图编号的描述，用户经常用引用。这样，当图表发生增删情况时，引用会自动修改，为用户节省时间，提高效率。

找到图 1-2，将其上方括号中的“图 1-2”删除（见图 4-84），保持光标在括号内。

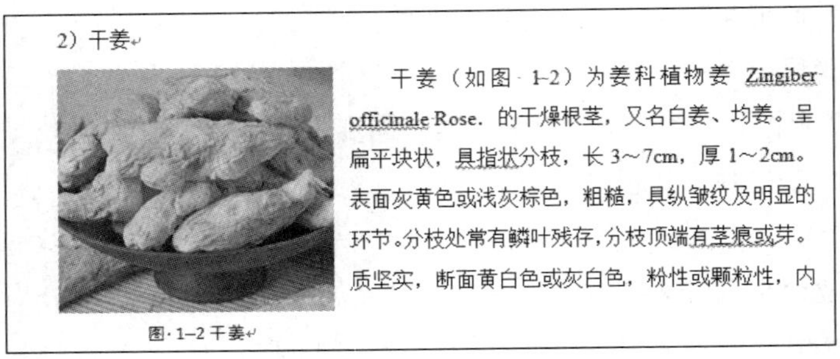

图 4-84　插入引用

选择“引用”→“题注”→“交叉引用”命令，弹出“交叉引用”对话框，设置如图 4-85 所示，单击“插入”按钮。发现在当前位置插入了“图 1-2”，将光标轻放在插入的文字上，发现文字有灰色底纹，代表该文字为“域”，域是一种可以动态改变的对象。

利用同样的方法为论文中的图和表添加交叉引用。

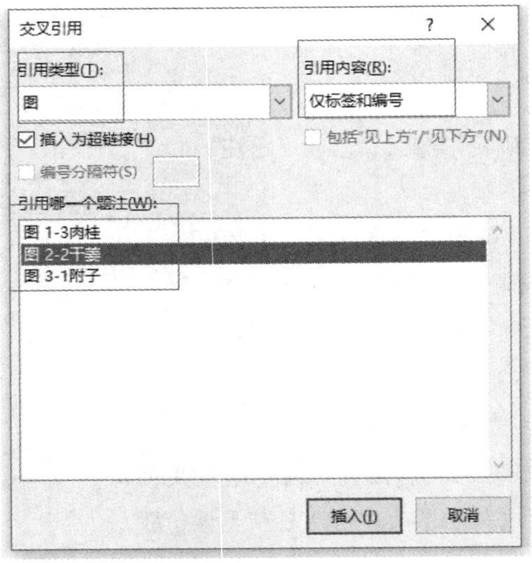

图 4-85　“交叉引用”对话框

任务 7　节的设置

步骤 1：将光标放置于“前言”之前，选择“布局”→“页面设置”→“分隔符”→“分节符（下一页）”命令。

步骤 2：将光标放置于“第一章”之前，选择“布局”→“页面设置”→“分隔符”→“分节符（下一页）”命令。

此时，论文被分成三个小节：

（1）第一小节：封面。

（2）第二小节：摘要、Abstract、目录、图索引、表索引。

（3）第三小节：正文、参考文献、致谢。

提示： 文档中为了分别设置不同部分的格式和版式，可以用分隔符将文档分为若干节，每个节可以有不同的页边距、页眉页脚、纸张大小等页面设置。分隔符分为分页符和分节符。

任务 8 封面的制作

参照图 4-86 制作封面。

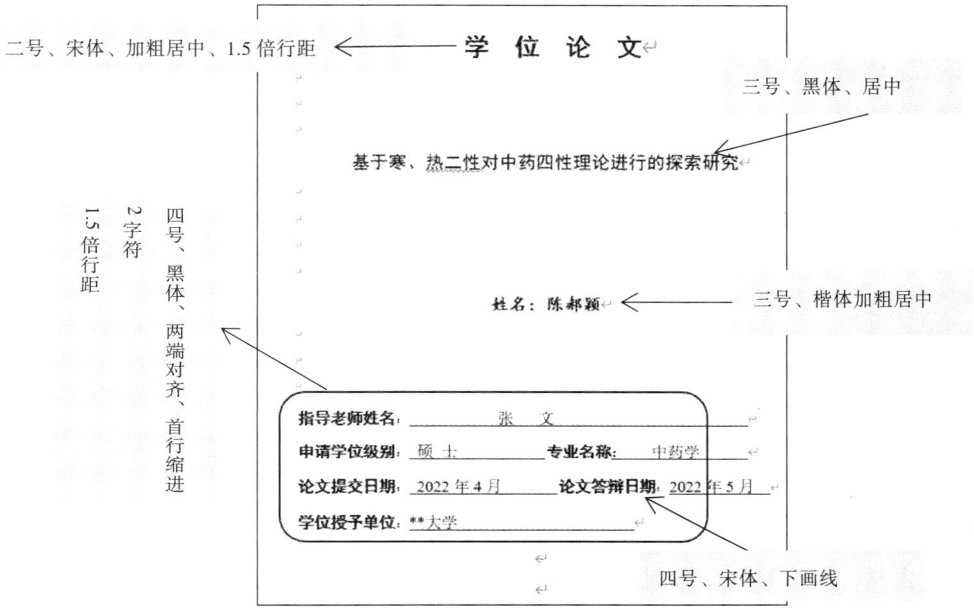

图 4-86 封面样式

任务 9 页眉页脚的设置

步骤 1： 进入页眉页脚编辑状态。选择"插入"→"页眉和页脚"→"页眉"→"编辑页眉"命令，进入页眉页脚编辑状态，如图 4-87 所示。

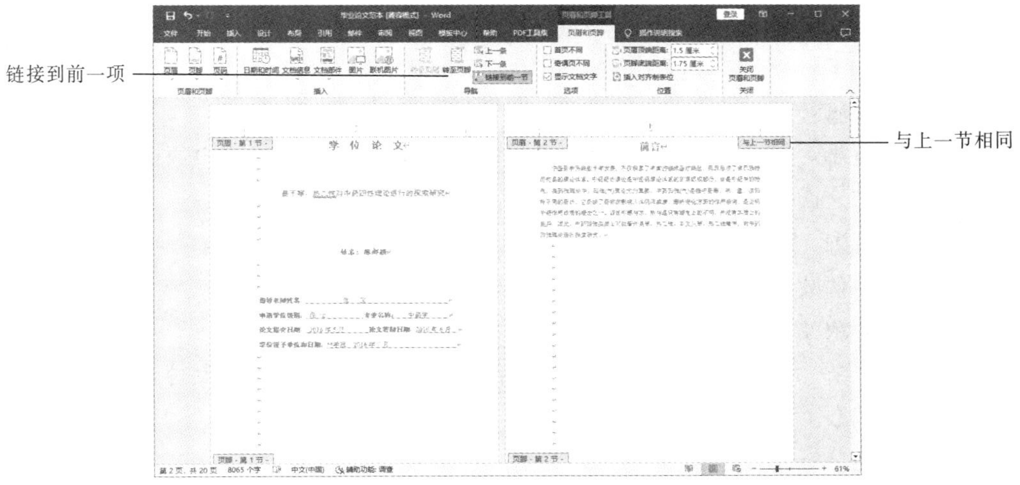

图 4-87 页眉页脚编辑状态

【知识要点】

页眉页脚状态下，可以很清楚地看到分节状况，而且由于页面设置中设置了“奇偶页”不同，因此，每个小节既有奇数页，也有偶数页。

默认情况下，所有小节的奇数页页眉格式一致，所有小节偶数页的页眉格式一致。这是由一个属性（与上一节相同，如图 4-87 所示）决定的，该属性为默认值。选择“设计”→“导航”→“链接到前一条页眉”命令可以关闭该属性，这样可以分别对不同小节设置各自的页眉。

步骤 2：设置页眉。

页眉的要求如下：

（1）第一节页眉：无。

（2）第二节页眉：“**大学”（左对齐），“基于寒、热二性对中药四性理论进行的探索研究”（右对齐）。

（3）第三节页眉：与第二节相同。

页眉的设置步骤如下：

（1）将光标放置于第二节奇数页页眉。

（2）单击“设计”→“导航”→“链接到前一条页眉”按钮，此时会发现第二节奇数页的“与上一节相同”消失。

（3）选择“设计”→“页眉页脚”→“页眉”→“空白（三栏）”命令，在第一栏和第三栏中分别输入“**大学”和“于寒、热二性对中药四性理论进行的探索研究”，删除第二栏。

（4）将光标置于第二节的偶数页页眉，重复（2）和（3），设置第二节偶数页页眉。

由于第二节和第三节默认是相同的，因此，设置第二节页眉的同时，第三节页眉也设置完成。

将光标置于第一节页眉位置。第一节要求无页眉，但现在有一条横线，需要将其删除。可是无论如何也不能将横线选中，因为它不是一条线，而是一个边框。所以，选择横线上方的空白段落，然后通过“开始”→“段落”→“边框和底纹”命令将边框设置为“无”即可。

步骤 3：设置页脚。

页脚的要求如下：

（1）第一节页脚：无。

（2）第二节页脚：罗马数字（Ⅰ、Ⅱ、Ⅲ、Ⅳ…）；页码两边各加一个横杠，字号为小 5 号。其中奇数页右对齐，偶数页左对齐。

（3）第三节页脚：阿拉伯数字（1、2、3、4…）；页码两边各加一个横杠，字号为小 5 号。其中奇数页右对齐，偶数页左对齐。

页脚的设置步骤如下：

（1）关闭第二节“与上一节相同”属性，关闭第三节“与上一节相同属性”（由于为奇偶页，因此，奇数页和偶数页都要将该属性关闭）。

（2）设置第二节奇数页页脚：

① 将光标置于第二节奇数页页脚。

② 双击页脚区域进入页脚编辑，选择“插入对齐制表位”命令，在弹出的对话框中设置“右

对齐”，单击“确定”按钮。

③ 选择“插入”→“页眉和页脚”→“页码”→“设置页码格式”命令，弹出如图 4-88 所示对话框。在该对话框中设置“编号格式”及“起始页码”，单击“确定”按钮返回。

④ 选择“插入”→“页眉和页脚”→“页码”→“当前位置”→“普通数字”命令即可。

（3）设置第二节偶数页页脚：

① 将光标置于第二节偶数页页脚。

② 双击页脚区域进入页脚编辑，选择“插入对齐制表位”命令，在弹出的对话框中设置“左对齐”，单击“确定”按钮。

③ 选择“插入”→“页眉和页脚”→“页码”→“设置页码格式”命令，弹出如图 4-88 所示的对话框。设置“编号格式”及“起始页码”，单击“确定”按钮返回。

④ 选择“插入”→“页眉和页脚”→“页码”→“当前位置”→“普通数字”命令即可。

（4）设置第三节奇数页页脚，同第（2）步，但页码格式如图 4-89 所示。

（5）设置第三节偶数页页脚，同第（3）步，但页码格式如图 4-89 所示。

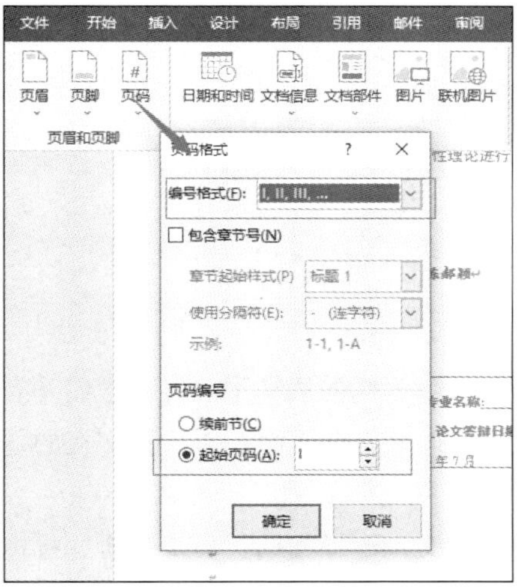

图 4-88　设置页码格式（第二节）

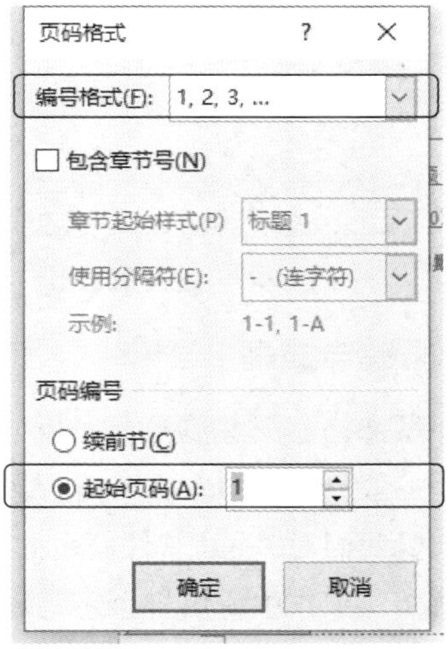

图 4-89　设置页码格式（第三节）

步骤 4：退出页眉页脚编辑状态。双击正文文本的任何地方，即可退出页眉页脚编辑状态，返回正文编辑状态。如需再对页眉页脚进行编辑，双击页眉或者页脚即可。

任务 10　自动生成目录与索引

步骤 1：生成目录。

（1）将光标置于一级标题“目录”之后。

（2）选择“引用”→“目录”→“目录”→“插入目录”命令，在弹出的对话框中选择默认设置，单击“确定”按钮即可。

步骤 2：生成图索引。

（1）将光标置于一级标题“图索引”之后。

（2）选择“引用”→“题注”→“插入表目录”命令，在弹出的对话框中选择“题注标签”

为“图”，如图 4-90 所示，单击“确定”按钮即可。

步骤 3： 生成表索引

（1）将光标置于一级标题“表索引”之后。

（2）选择“引用”→“题注”→“插入表目录”命令，在弹出的对话框中选择“题注标签”为“表”，如图 4-91 所示，单击“确定”按钮即可。

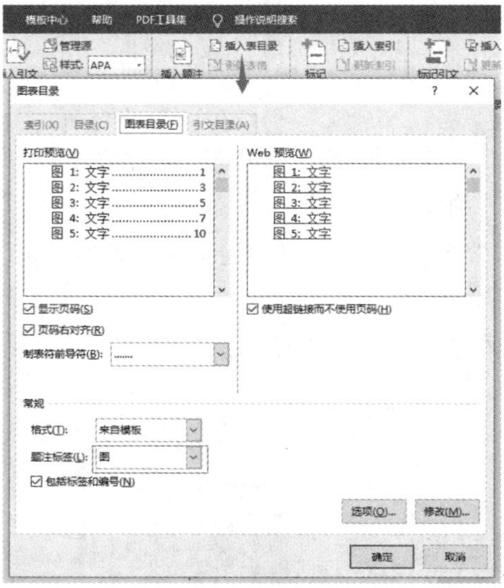

图 4-90　插入图索引

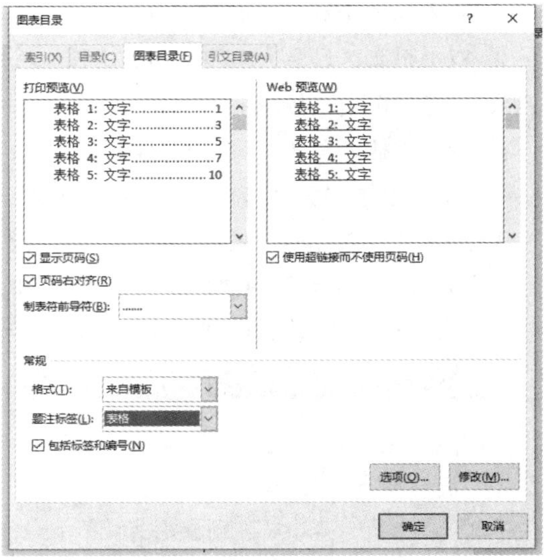

图 4-91　插入表索引

4.5.3　拓展与提高

文字型文档、图文混排型文档、表格型文档虽然采用不同的修饰手法，但它们具有共同的特点，就是一般只有 1~10 页。而长文档一般少则几十页、多则几百页，对于长文档的驾驭能力可以充分检验我们对 Word 软件使用的程度。

长文档在工作中应用机会还是比较多的，如毕业论文、商务文档、员工手册、投标标书等。现在将长文档撰写的一般步骤总结如下：

（1）准备工作：主要包括页面设置、样式的修改与新建。

（2）构建文档结构。

① 在大纲视图下编辑文档结构，本环节是所有长文档工作的基础，要对各级标题设置正确的级别。

② 为文档结构加上多级编号：多级编号使得长文档的编号变得轻松，且不易出现错误；而且图和表的编号往往也依赖于该编号。多级编号可以采用系统提供的，也可以自定义。

（3）编辑正文文字。

（4）插入图片并添加题注：长文档中一般有大量的图和表，每张图和表都要有唯一的编号。Word 提供了插入题注的功能，可以为每张图和表添加编号。自动编号令图的编号更容易，且不易出错，而且当文档中图形需要增删时，只要一条更新域命令，就可以对所有的图和表更新编号，大大提高了工作效率。

（5）插入表格并添加题注。作用同图片。一般情况下，图的题注置于图之下，表的题注置于表之上。

（6）为图和表添加引用：文章中图和表编号后，一般在正文中会对其进行描述，比如“如图 1-1 所示”等文字。此处的图 1-1 若是采用手工输入，当图表发生增删情况时，正文中的描述都要进行修改，因此正文中对图编号的描述，我们经常用引用。这样，当图表发生增删情况时，引用会自动修改，为我们节省了时间，提高了效率。

（7）节的设置：为了对长文档不同部分设置不同的页眉页脚，往往需要将长文档分成若干节。

（8）封面的制作：按照文字型文档中的修饰手法，制作合适的封面。

（9）页眉页脚的设置。

（10）自动生成目录与索引。在前面的工作完成之后，我们可以轻松地生成目录与索引，这些目录与索引对读者阅读长文档提供了方便。

4.6　Word 高级应用

4.6.1　主题

Word 文档的主题，就是文档的页面背景、效果和字体一整套的格式内容，可以自定义编辑，也可以使用 Word 自带的主题，主要包括字体、字体颜色和图形对象的效果。利用主题，可令文档在短时间内改头换面，以非常轻松的方式创造出设计精美，具有专业水准的文档。如“暗香扑面”主题：

单击“页面布局”→“主题”→“主题”下拉按钮，在弹出的下拉列表中有很多风格各异的主题，双击某个主题，即可将该主题应用到当前文档。这里选择“暗香扑面”主题为例。可以看到颜色、字体和效果都是一系列的设置，如图 4-92 所示。

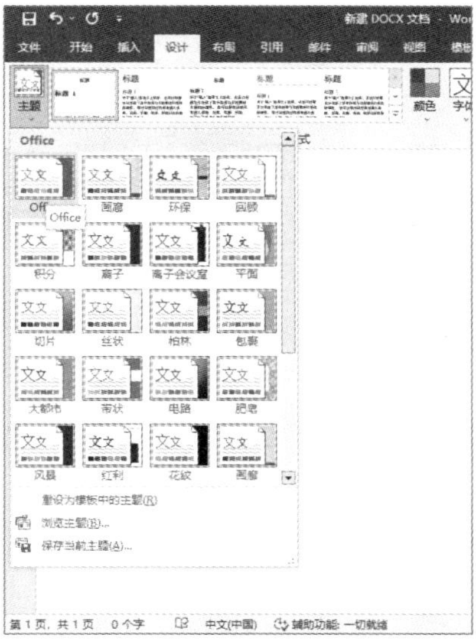

图 4-92　主题列表框

4.6.2 邮件合并

在日常工作中，我们经常会遇见这种情况：处理的文件主要内容基本都是相同的，只是具体数据有变化而已。在填写大量格式相同，只修改少数相关内容，其他文档内容不变时，可以灵活运用 Word 邮件合并功能，不仅操作简单，而且还可以设置各种格式、打印效果又好。如制作名片卡、学生成绩单、邀请函、信件封面以及请帖等。

案例功能：制作邀请函。

案例要求：

（1）利用邮件合并功能制作邀请函（5 份），如图 4-93 所示。

（2）倾斜的“欢迎光临”水印。

案例效果如图 4-94 所示。

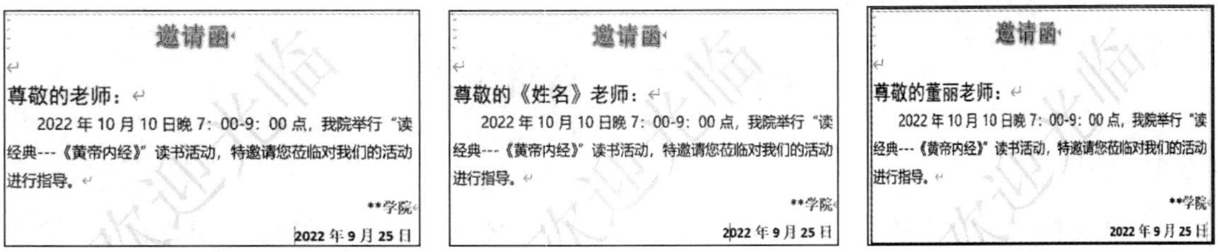

（a）主文档　　（b）加域主文档　　（c）最终效果

图 4-93　邀请函制作效果

案例步骤：

步骤 1：新建 Word 文档，并保存为“主文档.docx”。参照图 4-94（a）录入主文档内容。

步骤 2：新建 Word 文档，并保存为“通讯录.docx”。

（1）在“通讯录”文件中，录入表 4-1 中的内容。

表 4-1　通讯录

姓　名	学　院
董丽	信息学院
张晓娟	药学院
肖萧	基础医学院
陈飞飞	基础医学院
杜德华	针灸推拿学院

（2）关闭“通讯录”文件。

步骤 3：开始邮件合并。

（1）切换到“主文档”。

（2）选择“邮件”→“开始邮件合并”→“开始邮件合并”→“邮件合并分步向导”命令，在右侧弹出“邮件合并”任务窗格，如图 4-94（a）所示。

（3）选择“信函”，单击“下一步”按钮；直至第 3 步，如图 4-94（b）所示。

（4）单击“浏览”按钮，在弹出的对话框中选择“通讯录.docx”文件，单击“确定”按钮，弹出图 4-94（c）所示窗口，单击“确定”按钮，到达第 4 号。

（5）将光标置于“老师”之前，单击“其他项目”按钮，如图 4-94（d）所示。在弹出的对话框中选择“姓名”，单击“插入”按钮，如图 4-94（e）所示，即可在“老师”之前插入一个域。

（6）根据向导，继续单击“下一步”按钮，至第 5 步。此时可通过“邮件”→“预览结果”中的箭头按钮依次预览每一份即将生成的文档。确认没有问题，单击“下一步完成合并”按钮，此时可打印全部邀请函（共 5 份），如图 4-94（f）所示。

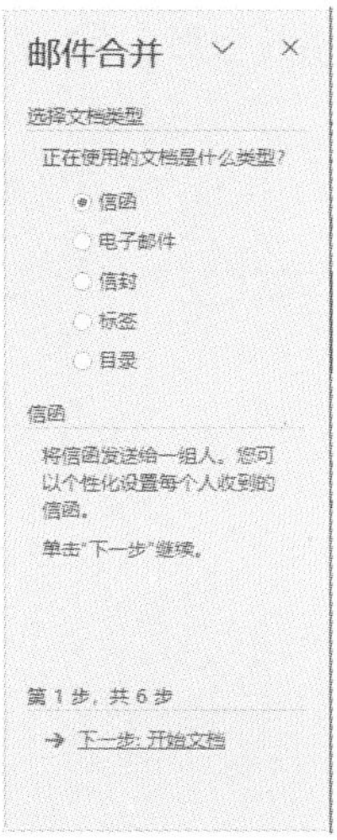

（a）第 1 号

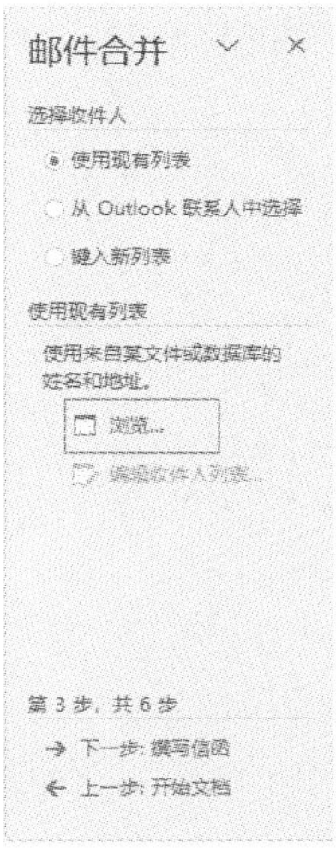

（b）第 3 号

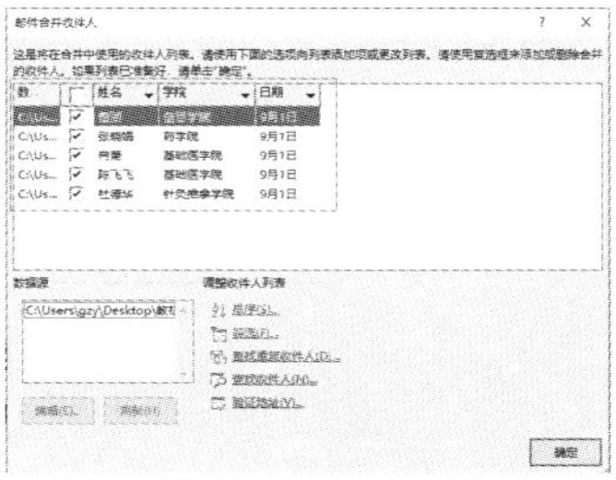

（c）插入通讯录

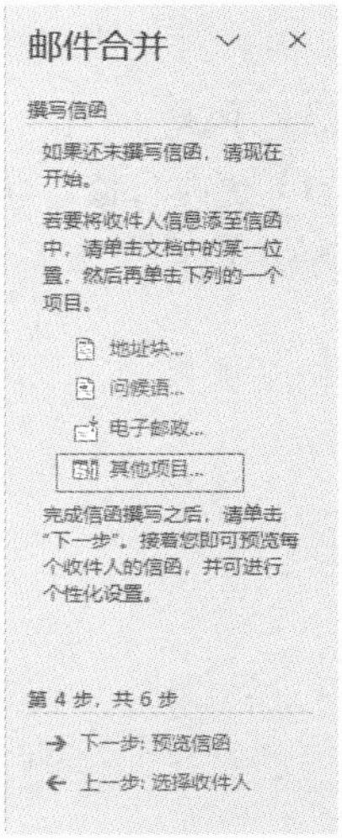

（d）第 4 号

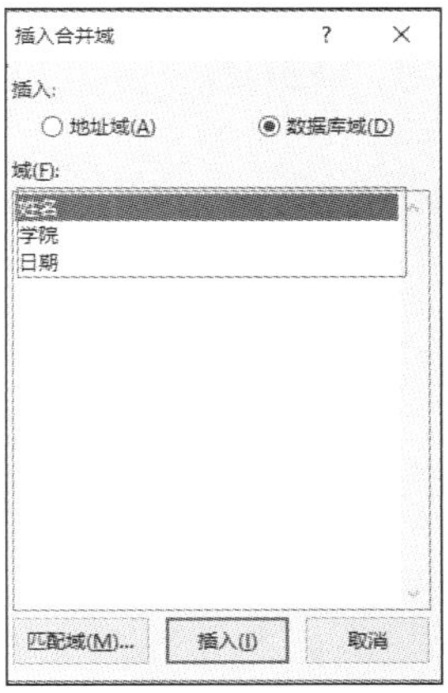

（e）“插入合并域”对话框

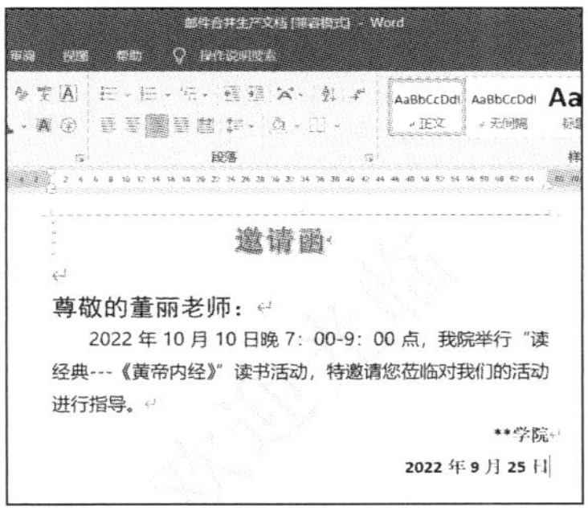

（f）完成合并

图 4-94　邮件合并步骤

4.6.3　审阅文档

当审阅别人的文档时，如何做到不修改原作者文档格式及内容不变的同时，又保留我们对文档的批改痕迹呢？可以通过“审阅”功能来实现。“审阅”功能区如图 4-95 所示。

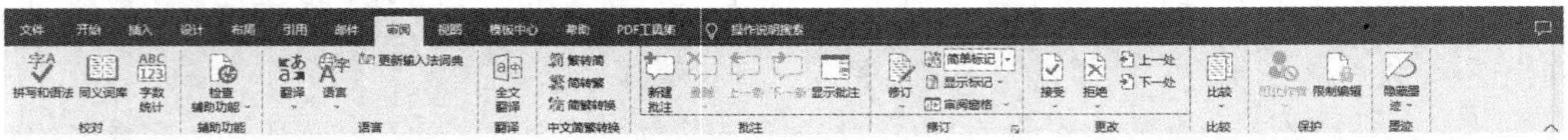

图 4-95 “审阅”功能区

（1）批注：选择某部分文本，然后单击“新建批注”按钮，可以在侧面添加对该段文字的评价或说明。

（2）修订：单击“修订”按钮，可使文档的修订功能打开和关闭，该键为乒乓键。“修订”功能关闭时，对文档的修改不会记录，直接生效。“修订”功能打开时，对文档的增加、删除操作都会被记录下来。

（3）更改：修订状态下记录的修改，被接收还是拒绝，通过“更改”区中的“接受”和“拒绝”按钮操作。

第 5 章　Excel 2016 电子表格处理软件

在日常生活中，表格是最常用的数据处理方式之一，主要用于输入、输出、显示、处理和打印数据。例如，在整理学生基本情况、医院病人基本情况，药品采购情况等数据时，都离不开表格。

Excel 是 Microsoft Office 的一个组件，是使用最广泛的表格数据处理软件，它与文本处理软件的差别在于它能够运算复杂的公式，提供了很多表格数据处理功能，除了能完成表格的输入、统计和分析外，还可以生成精美的报告和统计图。

本章将通过一次完整的学生成绩分析统计过程感受 Excel 强大的数据管理能力。

5.1　初识 Excel 2016

5.1.1　Excel 能做什么

图 5-1 至图 5-4 中列出 Excel 所创建编辑的文档：数据量庞大、条理清晰的工作表（见图 5-1），运用函数和公式对工作表数据进行复杂计算（见图 5-2），通过排序、筛选、分类汇总和数据透视表对数据进行分析管理（见图 5-3），用饼图形象地表示分数段的分布情况（见图 5-4）。这些文档运用到了 Excel 提供的多种功能：创建数据表、序列填充、单元格的格式化、函数和公式、排序、筛选、分类汇总、数据透视表和图表。

	A	B	C	D	E	F	G	H	I	J	K
1	序号	学号	姓名	身份证号	性别	班级	方剂学	中药学	医古文	总分	平均分
2	1	2016211001	张三峰	370625[illegible]2611		药学	90	88	89		
3	2	2016211002	刘丹	370625[illegible]0123		药学	65	85	78		
4	3	2016211003	刘思雨	370625[illegible]3244		药学	56	78	76		
5	4	2016211004	王小露	370625[illegible]2443		药学	68	70	75		
6	5	2016211005	李丽飞	370625[illegible]0121		药学	74	68	66		
7	6	2016212001	赵丽	370625[illegible]0127		医学信息	70	80	85		
8	7	2016212002	林霞	370625[illegible]0116		医学信息	63	85	75		
9	8	2016212003	杜凯悦	370625[illegible]2132		医学信息	73	70	75		
10	9	2016212004	张瑞云	370625[illegible]0115		运动康复	65	60	55		
11	10	2016212005	陈竹然	370625[illegible]0126		运动康复	69	78	70		
12	11	2016411006	刘甜甜	370625[illegible]2112		运动康复	80	85	90		
13	12	2016411007	王梦露	370625[illegible]0123		中医学	78	85	82		
14	13	2016411008	李佳然	370625[illegible]3117		中医学	74	77	70		
15	14	2016311001	赵飞	370625[illegible]3121		中医学	55	60	65		
16	15	2016311002	高飞	370625[illegible]2123		中医学	87	90	88		
17	16	2016211006	杜梅梅	370625[illegible]1223		药学	88	85	88		
18	17	2016211008	罗霞菲	370625[illegible]1212		药学	67	73	70		

图 5-1　数据表

	A	B	C	D	E	F	G	H	I	J	K	L
1	序号	学号	姓名	身份证号	性别	班级	方剂学	中药学	医古文	总分	平均分	奖学金等级
2	1	2016211001	张三峰	370625[redacted]2611	男	药学	90	88	89	267	89	一等
3	2	2016211002	刘丹	370625[redacted]0123	女	药学	65	85	78	228	76	
4	3	2016211003	刘思雨	370625[redacted]3244	女	药学	56	78	76	210	70	
5	4	2016211004	王小露	370625[redacted]2443	女	药学	68	70	75	213	71	
6	5	2016211005	李丽飞	370625[redacted]0121	女	药学	74	68	66	208	69	
7	6	2016212001	赵丽	370625[redacted]0127	女	医学信息	70	80	85	235	78	
8	7	2016212002	林霞	370625[redacted]0116	男	医学信息	63	85	75	223	74	
9	8	2016212003	杜凯悦	370625[redacted]2132	男	医学信息	73	70	75	218	73	
10	9	2016212004	张瑞云	370625[redacted]0115	男	运动康复	65	60	55	180	60	
11	10	2016212005	陈竹然	370625[redacted]0126	女	运动康复	69	78	70	217	72	
12	11	2016411006	刘甜甜	370625[redacted]2112	男	运动康复	80	85	90	255	85	二等
13	12	2016411007	王梦露	370625[redacted]0123	女	中医学	78	85	82	245	82	三等
14	13	2016411008	李佳然	370625[redacted]3117	男	中医学	74	77	70	221	74	
15	14	2016311001	赵飞	370625[redacted]3121	女	中医学	55	60	65	180	60	
16	15	2016311002	高飞	370625[redacted]2123	女	中医学	87	90	88	265	88	一等
17	16	2016211006	杜梅梅	370625[redacted]1223	女	药学	88	85	88	261	87	一等
18	17	2016211008	罗霞菲	370625[redacted]1212	男	药学	67	73	70	210	70	
19	最高分						90	90	90	267	89	
20	最低分						55	60	55	180	60	

图 5-2　公式和函数计算的结果

	A	B	C	D	E	F	G	H	I	J	K	L
1	序号	学号	姓名	身份证号	性别	班级	方剂	中药	医古	总分	平均	奖学金等
2	1	2016211001	张三峰	370625[redacted]2611	男	药学	90	88	89	267	89	一等
16	15	2016311002	高飞	370625[redacted]2123	女	中医学	87	90	88	265	88	一等
17	16	2016211006	杜梅梅	370625[redacted]1223	女	药学	88	85	88	261	87	一等

（a）筛选

	A	B	C	D	E	F	G	H	I	J	K	L
1	序号	学号	姓名	身份证号	性别	班级	方剂学	中药学	医古文	总分	平均分	奖学金等级
9					7	药学 计数						
13					3	医学信息 计数						
17					3	运动康复 计数						
22					4	中医学 计数						
23					17	总计数						

（b）分类汇总

图 5-3　筛选和分类汇总

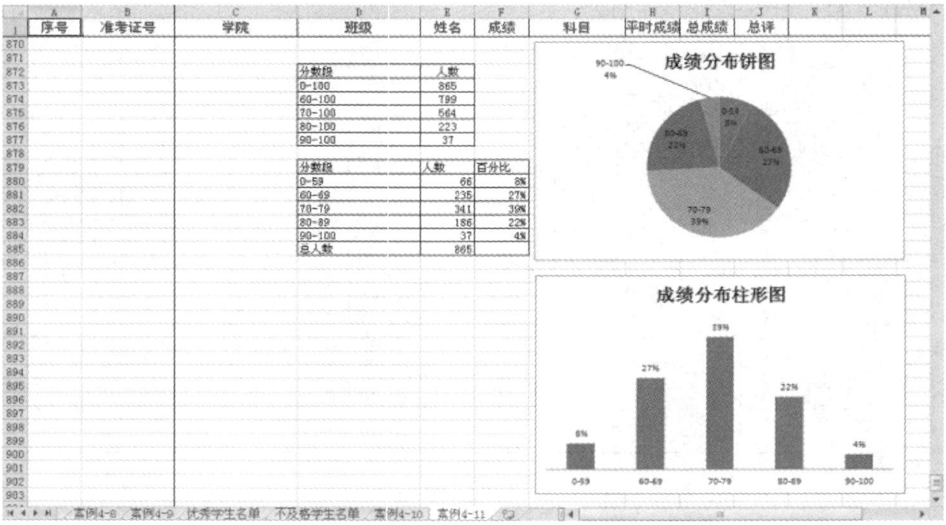

图 5-4　图表的运用

由此可见，Excel 的功能体现在四个方面：在工作表中录入数据，并对数据进行格式化；利用公式和函数对数据进行复杂计算；对数据表进行排序、筛选等数据管理操作；用图表图示表达数据的走势、大小等变化。

5.1.2 Excel 2016 工作界面

启动 Excel 2016 后，Excel 2016 工作界面如图 5-5 所示。

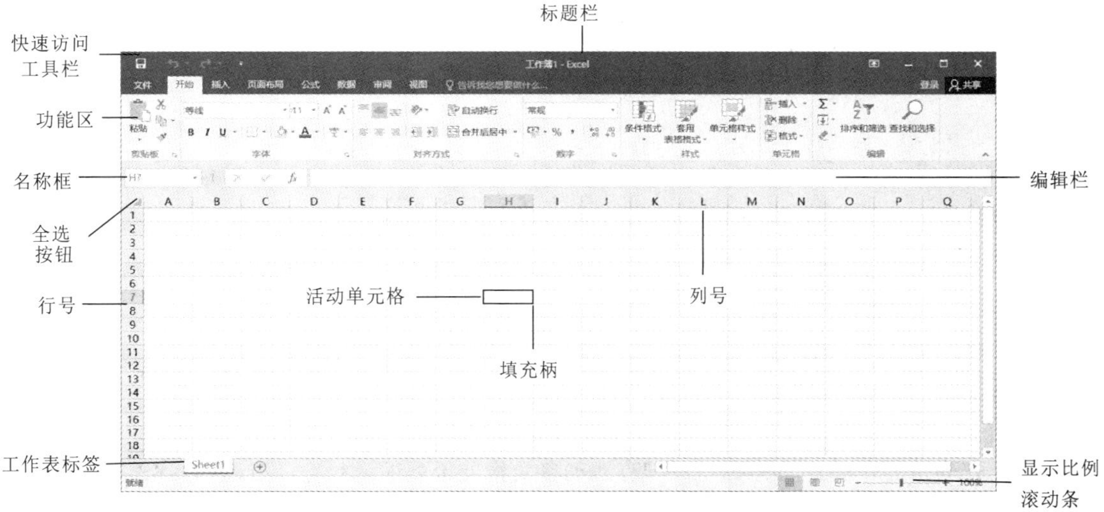

图 5-5 Excel 2016 工作界面

Excel 2016 工作界面与 Word 2016 类似，包括快速访问工具栏、七个基本功能区和显示比例滚动条。若当前操作对象为图片或者形状，会自动增加“图片工具”功能区；若当前操作对象为图表，会自动增加“图表工具”功能区。

1. 快速访问工具栏

快速访问工具栏位于 Excel 2016 工作界面的左上角，由一些最常见的工具按钮组成，如“保存”按钮、“打开”按钮、“撤销”按钮等。也可以根据个人操作习惯将其他命令按钮添加到该工具栏，以方便快速操作。

2. 工作表标签

在 Excel 的工作簿文件中可以创建多个工作表，每个工作表有一个工作表标签，默认名称为 Sheet1、Sheet2、Sheet3 等。工作表标签可以重命名，可以添加和删除，单击相应的工作表标签可以显示和切换不同的工作表。

3. 单元格

工作表中行列交叉构成的方格称为单元格，每个单元格都有一个唯一的地址。单元格的地址由列号和行号构成，例如，A1 是指第 A 列第 1 行的单元格。单元格是 Excel 工作簿中的最小组成单位。

4. 名称框

名称框，顾名思义就是显示单元格名称的框。利用名称框，用户可以快速定位或选中相应的单元格或者单元格区域。

5. 列号与行号

Excel 工作区是由二维表格组成的。每列有一个列号，用字母表示（A、B、C…AA…ZZ、AAA…XFD），共 16 384 列；每行有一个行号，用数字表示（1，2，3…1048576）。我们一般只会用到其中很少的一部分。

6. 填充柄

填充柄是位于选定区域右下角的小黑方块，是快速填充单元格内容的工具，用鼠标指针指向填充柄时，指针变为实心十字形，按住鼠标左键进行拖动，可实现填充。

7. 活动单元格

选择某个单元格时，单元格边框线变粗，此单元格为活动单元格。同一时刻只能有一个单元格处于活动状态。名称框显示的地址即是活动单元格的地址。

8. 当前工作表

一个 Excel 文件称为一个工作簿。

一个工作簿一般会包含若干个工作表（Sheet），但同时只能有一个处于可编辑状态，称为当前工作表。

在 Excel 工作界面中，当前工作表的名称处于选中状态。

当前工作表由若干单元格构成，但只有活动单元格处于可编辑状态。活动单元格即指处于活动状态中的单元格，正在编辑中的、被选中的单元格均可称为活动单元格。

活动单元格的内容显示在“编辑栏”，可以进行编辑。

5.2 工作表的基本操作

5.2.1 案例：成绩单的录入及格式设置

案例功能：掌握 Excel 表格数据的录入及格式设置。熟悉单元格选择、单元格格式设置、自动填充、工作表的移动与复制、工作表重命名、函数、表格边框设置。

案例要求：

（1）创建“期末成绩.xlsx”文档。

（2）在工作表 Sheet1 中录入原始数据。

（3）工作表的命名，将“Sheet1”更名为“原始成绩”。

（4）复制工作表“原始成绩”至本工作簿的最后，并将副本重命名为“案例 5-1”。下面的操作在“案例 5-1”工作表上进行。

从单元格 A17 开始的位置，输入如下数据：

2016211006	杜梅梅	370625 1223	药学院	药学	88	85	88
2016311008	罗霞菲	370625 1212	药学院	药学	67	73	70

在“学号”列之前增加一列，并将列标题设置为“序号”。

在“班级”列之前增加一列，并将列标题设置为“性别”。

利用自动填充功能，在“序号”列中依次输入 1，2，3……。

设置标题行格式：红色、黑体、14 号字。

设置所有单元格的对齐方式：居中；为表格设置边框，内线为细线，外框线为粗线。

案例效果如图 5-6 所示。

	A	B	C	D	E	F	G	H	I	J	K
1	序号	学号	姓名	身份证号	性别	班级	方剂学	中药学	医古文	总分	平均分
2	1	2016211001	张三峰	370625[illegible]2611		药学	90	88	89		
3	2	2016211002	刘丹	370625[illegible]0123		药学	65	85	78		
4	3	2016211003	刘思雨	370625[illegible]3244		药学	56	78	76		
5	4	2016211004	王小露	370625[illegible]2443		药学	68	70	75		
6	5	2016211005	李丽飞	370625[illegible]0121		药学	74	68	66		
7	6	2016212001	赵丽	370625[illegible]0127		医学信息	70	80	85		
8	7	2016212002	林霞	370625[illegible]0116		医学信息	63	85	75		
9	8	2016212003	杜凯悦	370625[illegible]2132		医学信息	73	70	75		
10	9	2016212004	张瑞云	370625[illegible]0115		运动康复	65	60	55		
11	10	2016212005	陈竹然	370625[illegible]0126		运动康复	69	78	70		
12	11	2016411006	刘甜甜	370625[illegible]2112		运动康复	80	85	90		
13	12	2016411007	王梦露	370625[illegible]0123		中医学	78	85	82		
14	13	2016411008	李佳然	370625[illegible]3117		中医学	74	77	70		
15	14	2016311001	赵飞	370625[illegible]3121		中医学	55	60	65		
16	15	2016311002	高飞	370625[illegible]2123		中医学	87	90	88		
17	16	2016211006	杜梅梅	370625[illegible]1223		药学	88	85	88		
18	17	2016211008	罗霞菲	370625[illegible]1212		药学	67	73	70		

图 5-6　原始数据录入效果

案例步骤：

步骤 1：工作簿的创建。

（1）启动 Excel 2016。

（2）单击“新建”按钮，即可新建一空白工作簿文件。

（3）在 Sheet1 中分别单击 A1、B1、C1、D1、E1、F1、G1、H1、I1、J1 单元格，依次输入“学号”“姓名”“身份证号”“学院”“班级”“方剂学”“中药学”“医古文”“总分”“平均分”，如图 5-7 所示。

	A	B	C	D	E	F	G	H	I	J
1	学号	姓名	身份证号	学院	班级	方剂学	中药学	医古文	总分	平均分
2	2016211001	张三峰	370625[illegible]2611	药学院	药学	90	88	89		
3	2016211002	刘丹	370625[illegible]0123	药学院	药学	65	85	78		
4	2016211003	刘思雨	370625[illegible]3244	药学院	药学	56	78	76		
5	2016211004	王小露	370625[illegible]2443	药学院	药学	68	70	75		
6	2016211005	李丽飞	370625[illegible]0121	药学院	药学	74	68	66		
7	2016212001	赵丽	370625[illegible]0127	计算机学院	医学信息	70	80	85		
8	2016212002	林霞	370625[illegible]0116	计算机学院	医学信息	63	85	75		
9	2016212003	杜凯悦	370625[illegible]2132	计算机学院	医学信息	73	70	75		
10	2016212004	张瑞云	370625[illegible]0115	体育学院	运动康复	65	60	55		
11	2016212005	陈竹然	370625[illegible]0126	体育学院	运动康复	69	78	70		
12	2016411006	刘甜甜	370625[illegible]2112	体育学院	运动康复	80	85	90		
13	2016411007	王梦露	370625[illegible]0123	基础医学院	中医学	78	85	82		
14	2016411008	李佳然	370625[illegible]3117	基础医学院	中医学	74	77	70		
15	2016311001	赵飞	370625[illegible]3121	基础医学院	中医学	55	60	65		
16	2016311002	高飞	370625[illegible]2123	基础医学院	中医学	87	90	88		

图 5-7　原始数据表

（4）选择单元格 C2，先输入一个单引号（可将数字型数据变为文本型数据），再输入身份证号。对其余输入身份证号单元格采用同样的操作。

注意：

制作过程中，每工作一段时间，要注意保存文件，防止意外发生丢失数据。

步骤 2：重命名工作表。右击“Sheet1”工作表名称，在弹出的快捷菜单中选择“重命名”命令，将该工作表命名为“原始数据”。

步骤 3：复制工作表。

（1）右击工作表名称“原始成绩”，在弹出的快捷菜单中选择“移动或复制”命令，弹出“移动或复制工作表”对话框，选择“移至最后”，并勾选“建立副本”复选框，如图 5-8 所示。然后单击“确定”按钮。在“原始成绩”后面增加一个新的工作表，名称为“原始成绩（2）”，如图 5-9 所示。

（2）将工作表“原始成绩（2）”更名为“案例 5-1”。

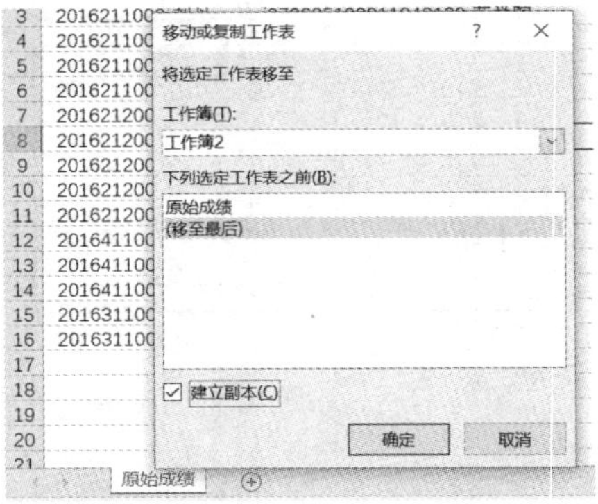

图 5-8　移动或复制工作表

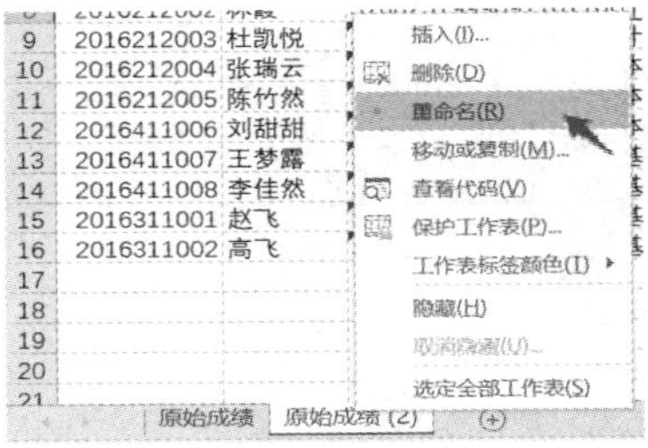

图 5-9　重命名工作表

步骤 4：输入数据。

（1）将工作表“案例 5-1”作为当前工作表。

（2）选择单元格 A17 作为当前单元格，依次输入下列数据：

2016211006	杜梅梅	370625　1223	药学院	药学	88	85	88
2016311008	罗霞菲	370625　1212	药学院	药学	67	73	70

【知识要点】

（1）数据输入后的效果如图 5-10 所示。发现每一列的数据在单元格中的对齐方式都不一样，这是因为每类数据都有默认的对齐方式，数值型是右对齐，文本型是左对齐，日期型是右对齐。

（2）如何将数字作为文本型数据呢？只需要在数字前面增加一个单引号即可（单引号一定要英文输入法下的单引号，中文的不可以）。

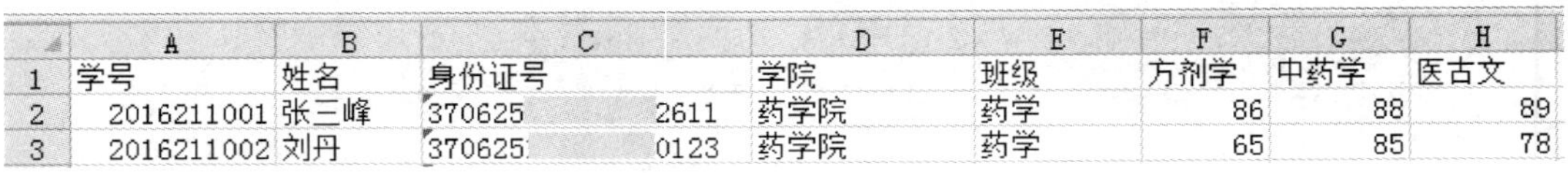

	A	B	C	D	E	F	G	H
1	学号	姓名	身份证号	学院	班级	方剂学	中药学	医古文
2	2016211001	张三峰	370625　2611	药学院	药学	86	88	89
3	2016211002	刘丹	370625　0123	药学院	药学	65	85	78

图 5-10　输入数据效果

步骤 5：增加/删除列。通过【Ctrl+Home】组合键迅速将光标移至单元格 A1。

（1）单击 A 列标题则可选中 A 列的所有单元格。

（2）右击所选择对象，在弹出的快捷菜单中选择“插入”命令，即可在 A 列前增加一列。新的一列称为 A 列，原来的 A 列变为 B 列。

（3）在单元格 A1 中输入“序号”。

（4）用同样的方法，在“班级”列前插入一列，并在单元格 E1 中输入“性别”。

（5）选中“学院”一列，右击，在弹出的快捷菜单中选择“删除”命令，即可删除该列，完成后的成绩单如图 5-11 所示。

	A	B	C	D	E	F	G	H	I	J	K
1	序号	学号	姓名	身份证号	性别	班级	方剂学	中药学	医古文	总分	平均分
2		2016211001	张三峰	370625[illegible]2611		药学	86	88	89		
3		2016211002	刘丹	370625[illegible]0123		药学	65	85	78		
4		2016211003	刘思雨	370625[illegible]3244		药学	56	78	76		
5		2016211004	王小露	370625[illegible]2443		药学	68	70	75		
6		2016211005	李丽飞	370625[illegible]0121		药学	74	68	66		
7		2016212001	赵丽	370625[illegible]0127		医学信息	70	80	85		
8		2016212002	林霞	370625[illegible]0116		医学信息	63	85	75		
9		2016212003	杜凯悦	370625[illegible]2132		医学信息	73	70	75		
10		2016212004	张瑞云	370625[illegible]0115		运动康复	65	60	55		
11		2016212005	陈竹然	370625[illegible]0126		运动康复	69	78	70		
12		2016411006	刘甜甜	370625[illegible]2112		运动康复	80	85	90		
13		2016411007	王梦露	370625[illegible]0123		中医学	78	85	82		
14		2016411008	李佳然	370625[illegible]3117		中医学	74	77	70		
15		2016311001	赵飞	370625[illegible]3121		中医学	68	60	65		
16		2016311002	高飞	370625[illegible]2123		中医学	87	90	88		
17		2016211006	杜梅梅	370625[illegible]1223		药学	88	85	88		
18		2016211008	罗霞菲	370625[illegible]1212		药学	67	73	70		

图 5-11　列调整后的效果

提示：行的增加与删除操作与列的类似。通过单击行号选择整行，然后通过右键菜单中的“插入”“删除”等功能可以完成行的增加或删除。

步骤 6：输入序号（序号列从 1 开始，然后依次递增）。

（1）在单元格 A1 中输入“1”。

（2）在单元格 A2 中输入“2”。

（3）然后同时选择单元格 A1、A2。

（4）将鼠标指针移动至单元格 A2 的右下角填充柄所在位置，此时鼠标指针变为黑色十字形，按下鼠标左键向下拖动，即可对序号列中其他单元格完成填充。

步骤 7：保存文档。单击“文件”→“另存为”→ “浏览”按钮，将文档保存到 D 盘，文件名为“期末成绩.xlsx”。

步骤 8：设置标题行格式为红色、黑体、14 号字。

（1）选择标题行。

（2）在“开始”功能区的“字体”组中设置字体、字号和字体颜色。

步骤 9：所有单元格对齐方式为居中。

（1）单击“序号”列的列号，选择“序号”列。

（2）保持鼠标按下状态，向右移动至最后一列。

（3）在“开始”功能区的“对齐方式”组中单击“居中”按钮。

步骤 10：为表格设置边框。

（1）单击单元格 A1。

（2）利用滚动条向下滚动，直至能看到最右下角的单元格。

（3）按住【Shift】键不松开，选择最后一个单元格，则可选中两个单元格之间的所有区域。

（4）选择“开始”→“字体”→“边框”→“所有框线”命令，观察表格的变化。

（5）选择“开始”→“字体”→“边框”→“粗外侧框线”命令，观察表格的变化。

【知识要点】

数据的自动填充，主要通过数据的规律性来实现。数据的规律性体现在：

（1）内容的规律性：数字、文本、数字+文本。

（2）位置的规律性：往往是连续的一系列单元格。

5.2.2 拓展与提高

在案例“成绩单的录入及格式设置”中，我们应用了很多工作表的基本功能，由于这些功能非常烦琐，所以在此对这些功能进行汇总，并补充案例 5-1 中未涉及的知识点。

1. Excel 文件的基本操作

（1）新建文件：启动 Excel 程序，选择“文件”→“新建”命令，单击“空白工作簿”。

（2）打开文件：双击 Excel 文件，或者在 Excel 环境中，单击“文件”→“打开”→“浏览”按钮。

（3）保存文件：使用【Ctrl+S】组合键保存文档；或者在快速访问工具栏中单击按钮。

（4）另存文件：选择“文件”→“另存为”→“浏览”命令。

（5）关闭文件：单击工作界面右上角的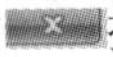按钮。

2. 工作表的基本操作

（1）新建工作表：工作表标签的右侧有个图标

，单击⊕图标即可生成新的工作表。

（2）打开工作表：单击目标工作表的名称即可。

（3）工作表重命名：右击工作表名称，在弹出的快捷菜单中选择“重命名”命令。

（4）工作表的复制：右击工作表名称，在弹出的快捷菜单中选择“移动或复制工作表”命令，在弹出的对话框中，选择目标位置，并勾选“建立副本”复选框，单击“确定”按钮。

（5）工作表的移动：右击工作表名称，在弹出的快捷菜单中选择“移动或复制工作表”命令，在弹出的对话框中，选择目标位置，不勾选“建立副本”复选框，单击“确定”按钮。

（6）工作表的删除：右击工作表名称，在弹出的快捷菜单中选择“删除”命令。

（7）设置工作表标签颜色：右击工作表名称，在弹出的快捷菜单中选择“工作表标签颜色”命令。

3. 工作表内容的编辑

（1）单元格的地址。

（2）单元格的选择：包括单个单元格、多个连续单元格、多个不连续单元格。

（3）选择整行、整列。

（4）增加/删除行或列。

（5）不同类型数据的输入：文本、数字、日期等，尤其是数字型文本的录入，需要在数字之前增加一个半角的单引号。

4. 工作表格式的设置

（1）字体设置：选择“开始”→“字体”组中的命令。

（2）对齐方式：选择“开始”→“对齐方式”组中的命令。

（3）边框格式：选择“开始”→“字体”→“边框”命令。

（4）行高和列宽的设置。单击行号，右击选中行，在弹出的快捷菜单中选择“行高”命令，进行设置；单击列号，右击选中列，在弹出的快捷菜单中选择“列宽”命令，进行设置。

（5）数字格式：单击“开始”→“数字”组的对话框启动器按钮，弹出“设置单元格格式” 对话框，如图 5-12 所示，在该对话框中设置单元格内容的格式。

（6）单元格自动填充：包括系统提供的序列和有规律的数据填充。普通数据填充时，文本数据保持不变；数字数据保持不变；文本+数字，则文本不变，数字持续增加。

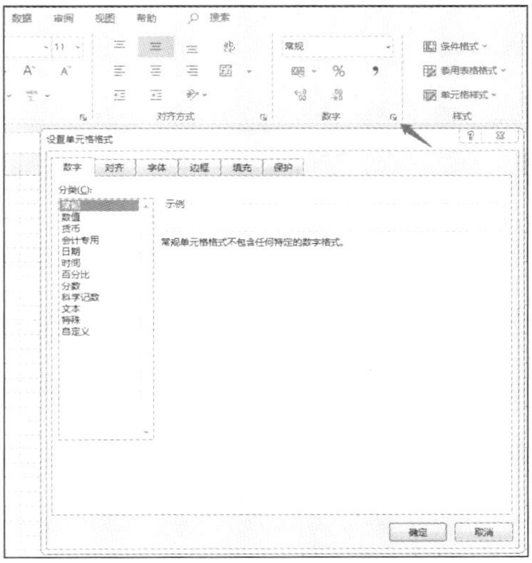

图 5-12 “设置单元格格式”对话框

5.3 公式与函数

Excel 给我们提供了大量的各种类型的函数，此外，还可以使用数学运算符、文本运算符、关系运算符、单元格引用、常量等建立和编辑公式。

5.3.1 案例：成绩单的各项计算

案例功能：利用公式及函数计算总分、平均分；并分别计算各科的最高分、最低分、性别。

案例要求：

（1）打开“期末成绩. xlsx”文档。复制工作表“案例 5-1”至本工作簿的最后，并将副本重命名为“案例 5-2”。下面操作在“案例 5-2”工作表中进行。

（2）在表格后面增加一列，列标题为“奖学金等级”。

（3）总分的计算：总分=方剂学+中药学+医古文。

（4）平均成绩计算：平均分=（方剂学+中药学+医古文）/3。

（5）表格最后面增加两行：分别计算各科成绩、总分与平均分的最高分、最低分。

（6）奖学金等级计算：一等（方剂学，中药学，医古文）≥85），二等（方剂学，中药学，医古文）≥80），三等（方剂学，中药学，医古文）≥75）。

（7）在性别列显示出性别：通过身份证号的第 17 位数判断性别（奇数表示男性，偶数表示女性）。Mid 函数取出身份证第 17 位数，Mod 函数判断奇偶，If 函数判断性别。

（8）设置表格外边框加粗，表格中所有内容居中显示。

（9）冻结窗格：冻结第 1 行及第 1、2 列的数据。

（10）应用条件格式将各科不及格的单元格设置为黄色底纹、红色加粗字体。

案例效果如图 5-13 所示。

	A	B	C	D	E	F	G	H	I	J	K	L
1	序号	学号	姓名	身份证号	性别	班级	方剂学	中药学	医古文	总分	平均分	奖学金等级
2	1	2016211001	张三峰	370625[illegible]2611	男	药学	90	88	89	267	89	一等
3	2	2016211002	刘丹	370625[illegible]0123	女	药学	65	85	78	228	76	
4	3	2016211003	刘思雨	370625[illegible]3244	女	药学	56	78	76	210	70	
5	4	2016211004	王小露	370625[illegible]2443	女	药学	68	70	75	213	71	
6	5	2016211005	李丽飞	370625[illegible]0121	女	药学	74	68	66	208	69	
7	6	2016212001	赵丽	370625[illegible]0127	女	医学信息	70	80	85	235	78	
8	7	2016212002	林霞	370625[illegible]0116	男	医学信息	63	85	75	223	74	
9	8	2016212003	杜凯悦	370625[illegible]2132	男	医学信息	73	70	75	218	73	
10	9	2016212004	张瑞云	370625[illegible]0115	男	运动康复	65	60	55	180	60	
11	10	2016212005	陈竹然	370625[illegible]0126	女	运动康复	69	78	70	217	72	
12	11	2016411006	刘甜甜	370625[illegible]2112	男	运动康复	80	85	90	255	85	二等
13	12	2016411007	王梦露	370625[illegible]0123	女	中医学	78	85	82	245	82	三等
14	13	2016411008	李佳然	370625[illegible]3117	男	中医学	74	77	70	221	74	
15	14	2016311001	赵飞	370625[illegible]3121	女	中医学	55	60	65	180	60	
16	15	2016311002	高飞	370625[illegible]2123	女	中医学	87	90	88	265	88	一等
17	16	2016211006	杜梅梅	370625[illegible]1223	女	药学	88	85	88	261	87	一等
18	17	2016211008	罗霞菲	370625[illegible]1212	男	药学	67	73	70	210	70	
19	最高分						90	90	90	267	89	
20	最低分						55	60	55	180	60	

图 5-13　成绩单统计效果

案例步骤：

步骤 1：打开文件及复制工作表。

（1）打开“期末成绩.xlsx”文件（注：本案例用到前面案例的结果）。

（2）复制工作表“案例 5-1”至本文件中，并将副本重命名为“案例 5-2”。

（3）将工作表“案例 5-2”设置为当前工作表。

步骤 2：表格最后增加 1 列。在单元格 L1 中输入“奖学金等级”，为表格增加一列。

步骤 3：计算总分。

（1）选择单元格 J2，输入公式“=G2+H2+I2”，或者输入公式“=SUM(G2:I2)”。

（2）选择单元格 J2，用填充柄填充 J 列的其他单元格。

步骤 4：计算平均分。

（1）选择单元格 K2，输入公式“=(G2+H2+I2)/3”，或者输入公式“=AVERAGE(G2:I2)”，也可用“函数参数”对话框进行设置，如图 5-14 所示。

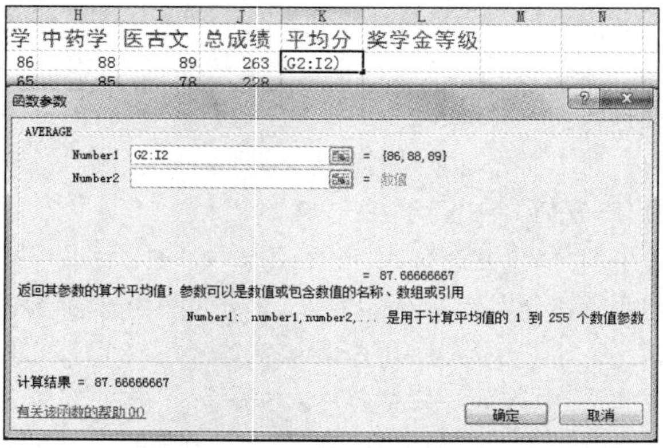

图 5-14　“函数参数”对话框

（2）复制单元格 K2 的公式到 K 列其余单元格，或者用填充柄进行填充。

（3）选择单元格 K2，右击，在弹出的快捷菜单中选择“设置单元格格式”命令，选择“数字”→“数值”，设置小数位数为 0，单击“确定”按钮，K 列其他单元格做相同设置，如图 5-15 所示。

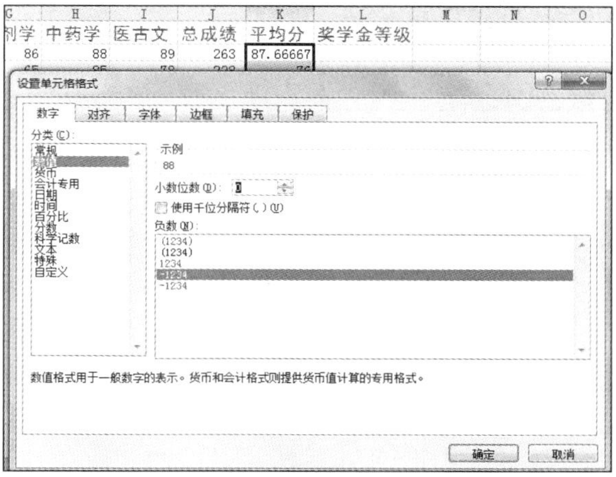

图 5-15 设置数字格式

步骤 5：在表格末尾增加两行，并计算各科成绩、总分与平均分的最高分、最低分。

（1）分别在单元格 A19，A20 中输入“最高分”和“最低分”，即在末尾增加两行。

（2）选择单元格 G19，输入函数“=MAX(G2:G18)”。其中 G2:G18 代表 G2 至 G18 之间的所有单元格。

（3）复制单元格 G19 的公式到 H19:K19 单元格区域，或者用填充柄填充。

（4）选择单元格 G20，输入函数“=MIN(G2:G18)”。

（5）复制单元格 G20 的公式到 H20:K20 单元格区域，或者用填充柄填充。

步骤 6：计算奖学金等级（奖学金等级的判定计算要用到 IF 函数的嵌套）。

（1）选择单元格 L2，单击编辑栏左侧的“f_x”图标，在弹出的“常用函数”对话框中选择 IF 函数。

（2）输入 IF 函数参数：Logical_test 文本框中输入 AND(G2>=85,H2>=85,I2>=85)；Value_if_true 文本框中输入“一等”。将光标置于 Value_if_false 文本框中，然后单击左上角名称框中的 IF 函数，如图 5-16（a）所示。

（3）输入第二个 IF 函数参数：Logical_test 文本框输入 AND(G2>=80,H2>=80,I2>=80)；Value_if_true 文本框中输入“二等”。将光标置于 Value_if_false 文本框中，然后单击左上角名称框中的 IF 函数，如图 5-16（b）所示。

（4）输入第三个 IF 函数参数： Logical_test 文本框输入 AND(G2>=75,H2>=75,I2>=75)；Value_if_true 文本框中输入“三等”，Value_if_false 文本框中输入“”，然后单击“确定”按钮，如图 5-16（c）所示。

（5）复制单元格 L2 的公式到 L 列其余单元格，或者用填充柄进行填充。

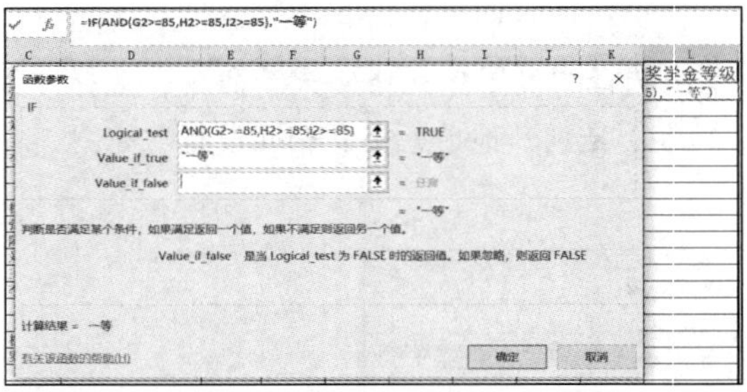

（a）IF 函数嵌套之 1

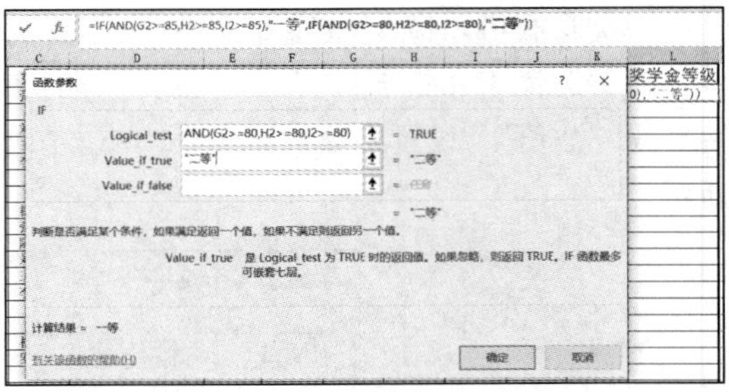

（b）IF 函数嵌套之 2

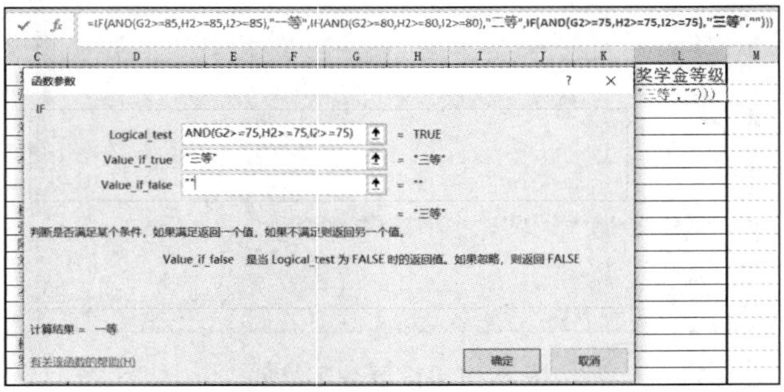

（c）IF 函数嵌套之 3

图 5-16　函数嵌套

步骤 7：计算性别。

（1）选择单元格 E2，单击编辑栏左侧的“f_x”图标，弹出“插入函数”对话框，如图 5-17（a）所示。选择“文本”类别，然后选择函数“MID”，单击“确定”按钮，弹出图 5-17（b）所示的对话框。

（2）将光标置于 Text 文本框中，然后单击单元格 D2；在 Start_num 文本框中输入 17；在 Num_chars 文本框中输入 1，单击“确定”按钮，E2 的公式为“=MID(D2,17,1)”，如图 5-17（b）所示。函数计算结果如图 5-18 所示。

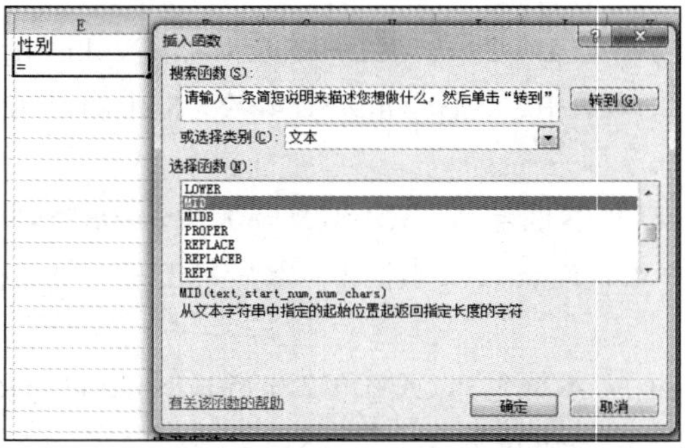

（a）插入函数步骤 1

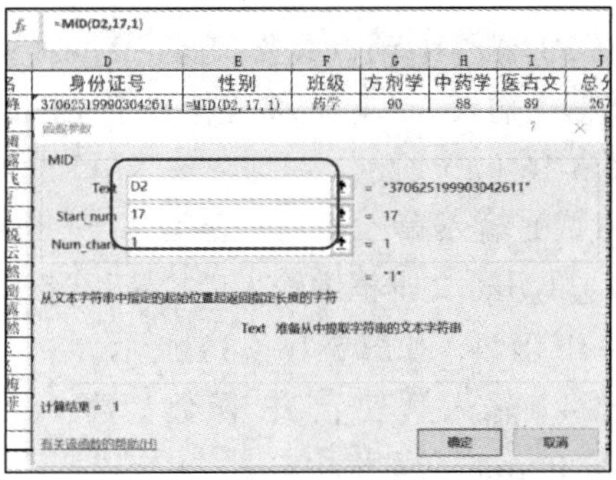

（b）插入函数步骤 2

图 5-17　插入函数步骤

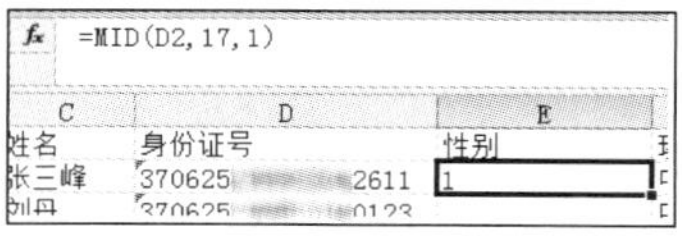

图 5-18　编辑栏中的函数及单元格中的值

（3）选择单元格 E2，将光标定位到等号“=”后，输入 MOD 函数及其参数，如图 5-19 所示，完成后按【Enter】键。

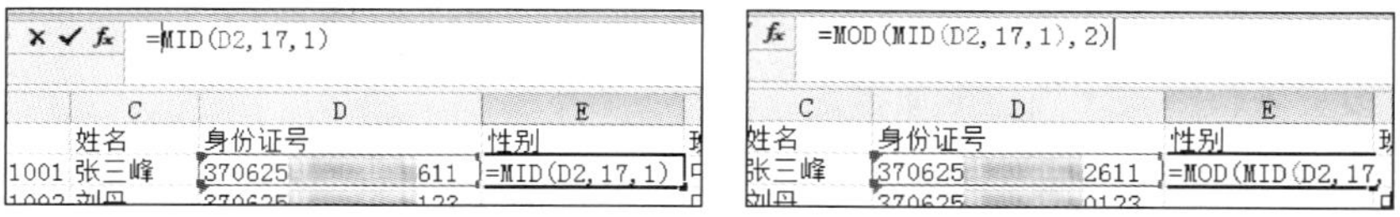

（a）函数嵌套步骤 1　　（b）函数嵌套步骤 2

图 5-19　MOD 函数

（4）选择单元格 E2，将光标定位到等号“=”后，输入 IF 函数及其参数，如图 5-20 所示，完成后按【Enter】键。

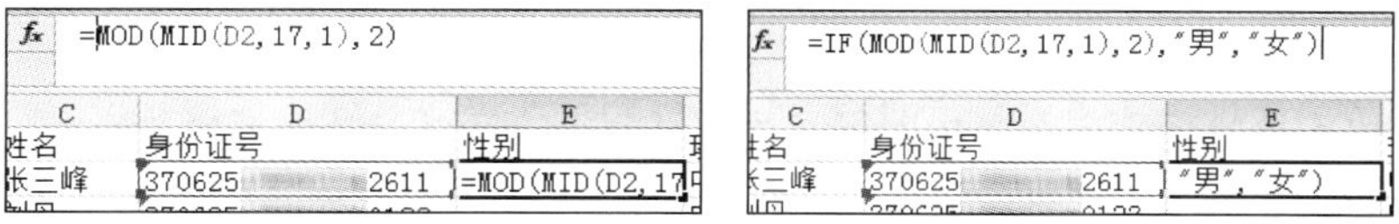

（a）函数嵌套步骤 1　　（b）函数嵌套步骤 2

图 5-20　IF 函数

【知识要点】

MID(text,start_num,num_chars)、MOD(number,divisor)

IF(logical_test,value_if_true,value_if_false)

（1）MID 函数功能：从一个文本字符串的指定位置开始，截取指定数目的字符。text 代表一个文本字符串；start_num 表示指定的起始位置；num_chars 表示要截取的数目。例如：单元格 D2 中内容为“370625××××××××2611”，而单元格 E2 中的内容为“=MID(D2,17,1)”，意指从单元格 D2 的内容中，取出从第 17 个字符开始的 1 个字符，因此，E2 的结果为“1”。

（2）MOD 函数功能：返回两数相除的余数，结果的正负号与除数相同。Number 为被除数，Divisor 为除数。

（3）IF 函数功能：执行真假值判断，根据逻辑计算的真假值，返回不同结果。可以使用函数 IF 对数值和公式进行条件检测。Logical_test 表示计算结果为 TRUE 或 FALSE 的任意值或表达式。Value_if_true 是 Logical_test 为 TRUE 时返回的值，也可以是其他公式。Value_if_false 是 Logical_test 为 FALSE 时返回的值，也可以是其他公式。

（4）单元格中输入函数后，显示的是运算后的结果，单元格 E2 显示“男”，但是从编辑栏可以看出该单元格中保存的是函数。因此，当单元格 D2 中数据发生变化时，单元格 E2 也会自动改变。

（5）函数的插入：Excel 提供了大量函数，为数据处理提供了方便。

函数的插入方法：

① 选择目标单元格。

② 单击编辑栏左侧的函数图标“f_x”，弹出“插入函数”对话框。

③ 选择相应函数，单击“确定”按钮，弹出“函数参数”对话框。

④ 设置参数后，单击“确定”按钮即可。

（6）常用的文本型函数：除了 MID(text, start_num, num_chars)外，还有 LEFT(text, [num_chars] ）和 RIGHT（text, [num_chars]）等，其功能分别是从左侧和右侧取子字符串。

步骤 8：设置表格格式，外边框加粗，表格内容居中。

（1）选择单元格 A1，然后按住【Shift】键，单击单元格 L20，可选中所有数据单元格。

（2）选择“开始”→“对齐方式”→“居中”命令。

（3）选择“开始”→“字体”→“边框”→“所有框线”命令。

（4）选择“开始”→“字体”→“边框”→“粗外侧框线”命令。

步骤 9：冻结单元格。

选择单元格 C2，选择“视图”→“窗口”→“冻结窗格”→“冻结窗格”命令，可以令第 1 行和第 1、2 列被冻结，一直保持可见状态。

步骤 10：应用条件格式将不及格的单元格设置为黄色底纹，红色加粗文字。

（1）选择 G2:I18 单元格区域，选择“开始”→“样式”→“条件格式”→“突出显示单元格规则”→“小于”命令，如图 5-21（a）所示。

（2）在弹出的对话框中输入“60”，并从“设置为”中选择“自定义格式”选项，如图 5-21（b）所示；在弹出的对话框中选择“填充”→“黄色”，“字体”→“红色”→“加粗”，单击“确定”按钮即可。

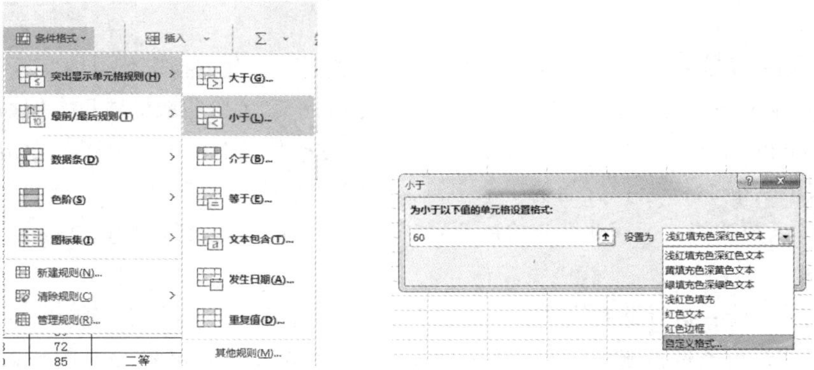

（a）选择“条件格式”命令　　（b）设置“条件格式”参数

图 5-21　应用条件格式步骤

5.3.2　拓展与提高

1．公式

Excel 中的公式以“=”开头，使用运算符号将各种数据、函数、区域、地址连接起来，用于对工作表中的数据进行计算或文本进行比较等。Excel 公式中可使用的运算符号有算术运算符、比较运算符、连接运算符、引用运算符等。

建立公式时，可在编辑栏或单元格中进行。建立公式的操作步骤如下：

（1）单击用于存放公式计算值的一个单元格。

（2）在编辑栏或单元格中输入“=”号，编辑栏上出现 × ✓ fx 符号。

（3）建立公式，输入用于计算的数值参数及运算符。

（4）完成公式编辑后，按【Enter】键或单击✓按钮显示结果。

2. 函数

案例“成绩单的各项计算”中用到了一些常用的统计函数，对于其他未涉及的函数，可以通过“插入函数”对话框自学。首先选择函数的类型，然后选择函数。当某个函数被选中时，窗口的下方会显示该函数的功能简介以及参数的含义。

函数的操作步骤如下：

（1）单击要输入函数值的单元格。

（2）选择“公式”→“函数库”→“插入函数”命令，编辑栏中出现“=”，并打开“插入函数”对话框，如图 5-22 所示。

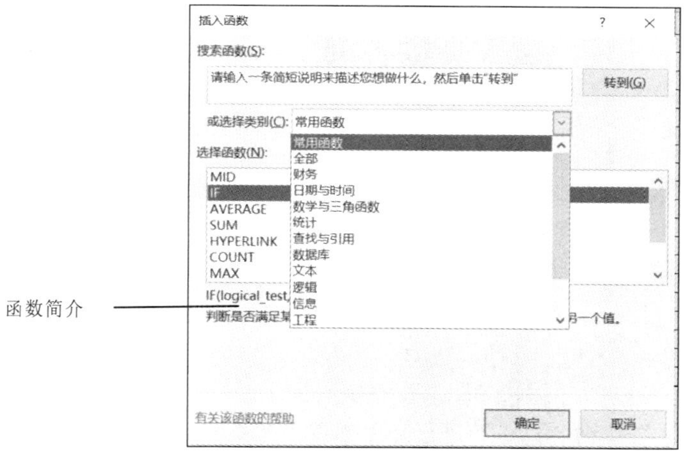

图 5-22　“插入函数”对话框

（3）从“选择函数”列表框中选择所需函数，列表框下方将显示该函数的使用格式和功能说明。

（4）单击“确定”按钮，打开“函数参数”对话框。

（5）输入函数的参数。

（6）单击“确定”按钮

3. 相对地址、绝对地址与混合地址

案例“成绩单的各项计算”中用到了一个函数 “=AVERAGE(G2:I2)”，该公式中用到的地址 G2 和 I2 都称为相对地址。

（1）相对地址：公式被复制到其他单元格中时，公式中的行号和列号会根据公式所在单元格地址的变化而相应地改变，形如 A2。

（2）绝对地址：公式被复制到其他单元格中时，公式中的行号和列号不会发生改变，形如$A$2。

（3）混合地址：公式中的行号和列号中有一个是相对引用，另一个是绝对引用，形如 A$2、$A2。

假设 I2 单元格中是一个公式，现在要将 I2 复制到 J3 单元格中，则 I2 中公式采用三种形式的地址时，目标单元格的公式会不一样，见表 5-1。

表 5-1　相对地址、绝对地址与混合地址

原 公 式	目标单元格中的公式	说　明
I2= F2*0.5+H2	J3 = G3*0.5 + I3	F2、H2 为相对地址
I2= $F$2*0.5+ $H$2	J3 = $F$2*0.5+ $H$2	$F$2、$H$2 为绝对地址
I2= $F2*0.5+H$2	J3=$F3*0.5+ I$2	$F2、H$2 为混合地址

相对地址、绝对地址、混合地址也被称为相对引用、绝对引用、混合引用。

引用的作用在于表示工作表上的单元格或单元格区域，并指明公式中所使用的数据的位置。通过引用，可以在公式中使用工作表不同部分的数据，或者在多个公式中使用同一个单元格的数值。还可以引用同一个工作簿中不同工作表上的数据和其他工作簿中的数据。

5.4　数据管理

5.4.1　案例：成绩单排序

Excel 电子表格可以根据一列或多列的数据按升序或降序对数据清单进行排序。对英文字母，按字母次序（默认不区分大小写）排序，汉字可按拼音排序。排序分为简单排序和复杂数据排序。

案例功能：排序。对总分进行降序排列。

案例要求：

（1）打开“期末成绩. xlsx”文档。复制工作表“案例 5-2”至本工作簿的最后，并将副本重命名为“案例 5-3”。下面的操作在“案例 5-3”工作表中进行。

（2）在工作表“案例 5-3”中对“总分”进行降序排序；若总分相同，则按“方剂学”降序排序。

案例效果如图 5-23 所示。

	A	B	C	D	E	F	G	H	I	J	K	L
1	序号	学号	姓名	身份证号	性别	班级	方剂学	中药学	医古文	总分	平均分	奖学金等级
2	1	2016211001	张三峰	370625[illegible]2611	男	药学	90	88	89	267	89	一等
3	15	2016311002	高飞	370625[illegible]2123	女	中医学	87	90	88	265	88	一等
4	16	2016211006	杜梅梅	370625[illegible]1223	女	药学	88	85	88	261	87	一等
5	11	2016411006	刘甜甜	370625[illegible]2112	男	运动康复	80	85	90	255	85	二等
6	12	2016411007	王梦露	370625[illegible]0123	女	中医学	78	85	82	245	82	三等
7	6	2016212001	赵丽	370625[illegible]0127	女	医学信息	70	80	85	235	78	
8	2	2016211002	刘丹	370625[illegible]0123	女	药学	65	85	78	228	76	
9	7	2016212002	林霞	370625[illegible]0116	男	医学信息	63	85	75	223	74	
10	13	2016411008	李佳然	370625[illegible]3117	男	中医学	74	77	70	221	74	
11	8	2016212003	杜凯悦	370625[illegible]2132	男	医学信息	73	70	75	218	73	
12	10	2016212005	陈竹然	370625[illegible]0126	女	运动康复	69	78	70	217	72	
13	4	2016211004	王小露	370625[illegible]2443	女	药学	68	70	75	213	71	
14	17	2016211008	罗霞菲	370625[illegible]1212	男	药学	67	73	70	210	70	
15	3	2016211003	刘思雨	370625[illegible]3244	女	药学	56	78	76	210	70	
16	5	2016211005	李丽飞	370625[illegible]0121	女	药学	74	68	66	208	69	
17	9	2016212004	张瑞云	370625[illegible]0115	男	运动康复	65	60	55	180	60	
18	14	2016311001	赵飞	370625[illegible]3121	女	中医学	55	60	65	180	60	
19	最高分						90	90	90	267	89	
20	最低分						55	60	55	180	60	

图 5-23　成绩单排序效果

案例步骤：

步骤 1：打开文件及复制工作表。

（1）打开“期末成绩.xlsx”文档（本案例用到前面案例的结果）。

（2）复制工作表“案例 5-2”至本工作簿的最后，并将副本重命名为“案例 5-3”。

步骤 2：对“总分”进行降序排序。

（1）选择 A1:L18 单元格区域（避免对最高分、最低分进行排序）。

（2）选择“数据”→“排序和筛选”→“排序”命令，在“排序”对话框添加排序条件，主要关键字选择“总成绩”，次序为“降序”。

（3）继续“添加条件”，次要关键字选择“方剂学”，次序为“降序”，如图 5-24 所示，排序结果如图 5-25 所示。

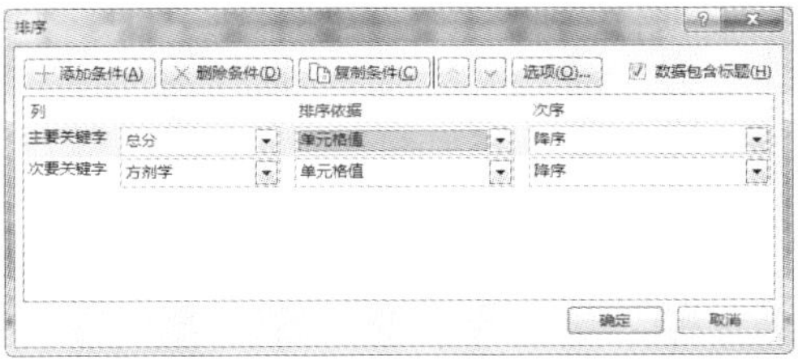

图 5-24　“排序”设置

序号	学号	姓名	身份证号	性别	班级	方剂学	中药学	医古文	总分	平均分	奖学金等级
1	2016211001	张三峰	370625　2611	男	药学	90	88	89	267	89	一等
15	2016311002	高飞	370625　2123	女	中医学	87	90	88	265	88	一等
16	2016211006	杜梅梅	370625　1223	女	药学	88	85	88	261	87	一等
11	2016411006	刘耐彪	370625　2112	男	运动康复	80	85	90	255	85	二等
12	2016411007	王梦露	370625　0123	女	中医学	78	85	82	245	82	三等
6	2016212001	赵丽	370625　0127	女	医学信息	70	80	85	235	78	
2	2016211002	刘丹	370625　0123	女	药学	65	85	78	228	76	
7	2016212002	林涛	370625　0116	男	医学信息	63	85	75	223	74	
13	2016411008	李佳然	370625　3117	男	中医学	74	77	70	221	74	
8	2016212003	杜凯悦	370625　2132	男	医学信息	73	70	75	218	73	
10	2016212005	陈竹然	370625　0126	女	运动康复	69	78	70	217	72	
4	2016211004	王小露	370625　2443	女	药学	68	70	75	213	71	
17	2016211008	罗海华	370625　1212	男	药学	67	73	70	210	70	
3	2016211003	刘思雨	370625　3244	女	药学	56	78	76	210	70	
5	2016211005	李丽飞	370625　0121	女	药学	74	68	66	208	69	
9	2016212004	张瑞云	370625　0115	男	运动康复	65	60	55	180	60	
14	2016311001	赵飞	370625　3121	女	中医学	55	60	65	180	60	

图 5-25　排序结果

5.4.2　案例：成绩单的筛选

当面对大量数据时，很多时候需要处理的只是其中一部分，筛选功能可以将目前暂时不关心的数据隐藏起来，方便我们对数据的处理。当数据处理完毕后，可以取消筛选功能，将全部数据再次显示出来。

案例功能：筛选出不及格的学生名单及一等奖学金的学生名单。

案例要求：

（1）打开“期末成绩. xlsx”文档。复制工作表“案例 5-2”至本工作簿的最后，并将副本重命名为“案例 5-4”。下面的操作在“案例 5-4”工作表中进行。

（2）在工作表“案例 5-4”之后增加两个新工作表，依次命名为“一等奖学金学生名单”和“医古文不及格学生名单”。

（3）筛选出一等奖学金学生名单，复制到工作表“一等奖学金学生名单”。

（4）筛选出不及格的学生名单，复制到工作表“医古文不及格学生名单”。

案例效果如图 5-26 所示。

	A	B	C	D	E	F	G	H	I	J	K	L
1	序号	学号	姓名	身份证号	性别	班级	方剂	中药	医古	总分	平均	奖学金等级
2	1	2016211001	张三峰	370625　2611	男	药学	90	88	89	267	89	一等
16	15	2016311002	高飞	370625　2123	女	中医学	87	90	88	265	88	一等
17	16	2016211006	杜梅梅	370625　1223	女	药学	88	85	88	261	87	一等

	A	B	C	D	E	F	G	H	I	J	K	L
1	序号	学号	姓名	身份证号	性别	班级	方剂学	中药学	医古文	总分	平均分	奖学金等级
2	9	2016212004	张瑞云	370625　0115	男	运动康复	65	60	55	65	60	

图 5-26　成绩单筛选结果

案例步骤：

步骤 1：打开文件及复制工作表。

（1）打开“期末成绩.xlsx”文档（本案例用到前面案例的结果）。

（2）复制工作表“案例 5-2”至本工作簿的最后，并将副本重命名为“案例 5-4”。

步骤 2：在工作表“案例 5-4”之后新增两个工作表，依次重命名为“一等奖学金学生名单”和“医古文不及格学生名单”。

步骤 3：筛选一等奖学金学生。

（1）将光标置于“案例 5-4”工作表数据区内任何一个单元格中（不能置于空白单元格中）。

（2）选择“开始”→“编辑”→“排序和筛选”→“筛选”命令，会发现每个列标题右侧出现了一个向下箭头的按钮。

（3）单击“奖学金等级”右侧的箭头按钮，选择“一等”（见图 5-27），单击“确定”按钮，发现所有其他奖学金等级学生的信息都被隐藏起来。

（4）选中所有显示出来的数据并复制。

（5）打开工作表“一等奖学金学生名单”，选择单元格 A1，然后粘贴。

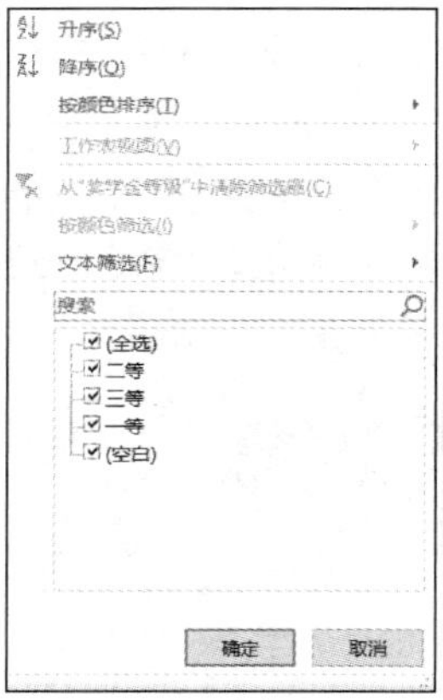

图 5-27 筛选列表

步骤 4：筛选不及格学生。

（1）打开工作表“案例 5-4”。

（2）将光标置于数据区域内任何一个单元格中（不能置于空白单元格中）。

（3）选择“开始”→“编辑”→“排序和筛选”→“筛选”命令，会发现每个列标题右侧出现了一个向下箭头的按钮。

（4）单击“医古文”右侧的下拉按钮，在下拉列表选择“数字筛选”→“小于”选项，在对话框的文本框中输入“60”，单击“确定”按钮，如图 5-28 所示。发现所有及格学生的信息都被隐藏起来。

（5）选中所有显示出来的数据并复制。

（6）打开工作表“医古文不及格学生名单”，选择单元格 A1，然后粘贴。

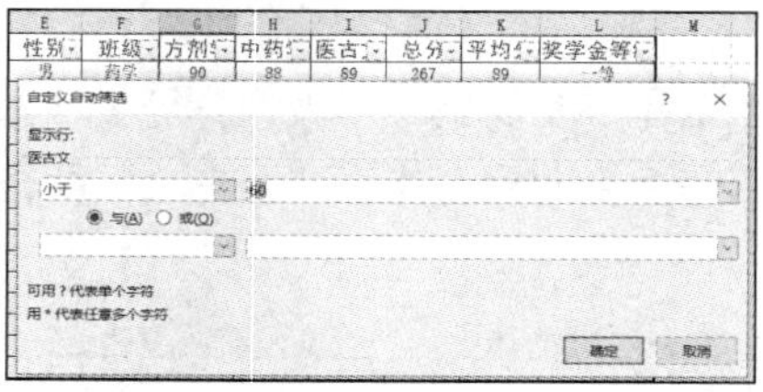

图 5-28 “自定义自动筛选”对话框

5.4.3 案例：分类汇总班级人数

案例功能：分类汇总班级人数。

案例要求：

（1）打开“期末成绩. xlsx”文档。复制“案例 5-2”工作表至本工作簿的最后，并将副本重命名为“案例 5-5”。下面的操作在“案例 5-5”工作表中进行。

（2）分类汇总各班级学生人数。

案例效果如图 5-29 所示。

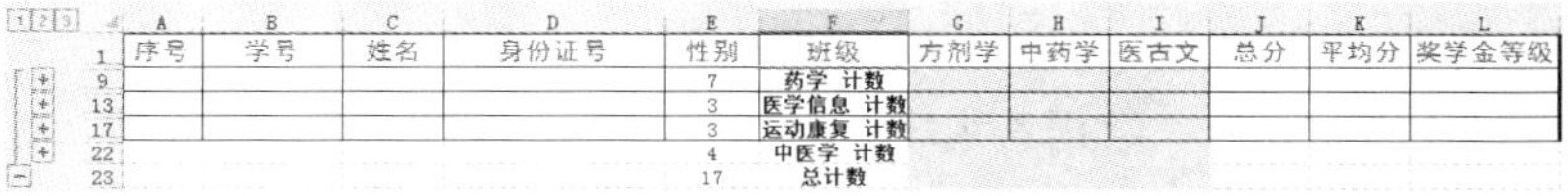

图 5-29　分类汇总结果

案例步骤：

步骤 1：打开文件及复制工作表。

（1）打开“期末成绩.xlsx”文档（本案例用到前面案例的结果）。

（2）复制工作表“案例 5-2”至本工作簿最后，并将副本重命名为“案例 5-5”。

（3）将工作表“案例 5-5”作为当前工作表。

步骤 2：排序及分类汇总。

（1）选择“班级”列中任意一个有数据的单元格。

（2）选择“开始”→“编辑”→“排序和筛选”→“升序”命令，则成绩单已按班级排序。

（3）选择“数据”→“分级显示”→“分类汇总”命令，弹出如图 5-30 分类汇总所示的“分类汇总”对话框。

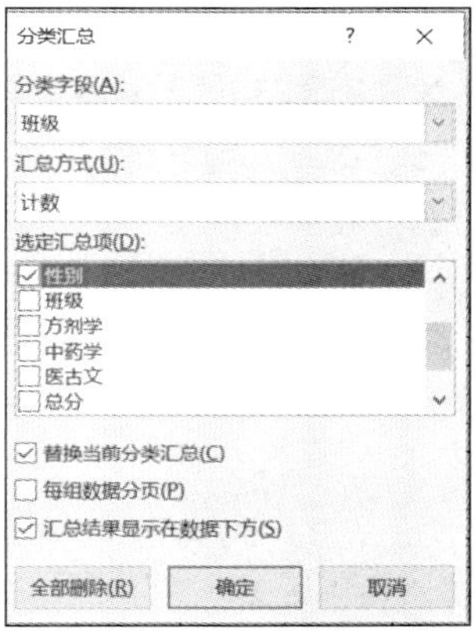

图 5-30　“分类汇总”对话框

（4）设置参数。分类字段：班级；汇总方式：计数；汇总项：只勾选“性别”。然后单击“确定”按钮，汇总后数据如图 5-31 所示。通过单击图 5-31 中的分级显示按钮，可以得到不同级别的汇总结果。

（5）单击分级按钮“2”得到二级分类汇总表，如图 5-32 所示。从该表中可以很清楚地看到每个班级的人数。

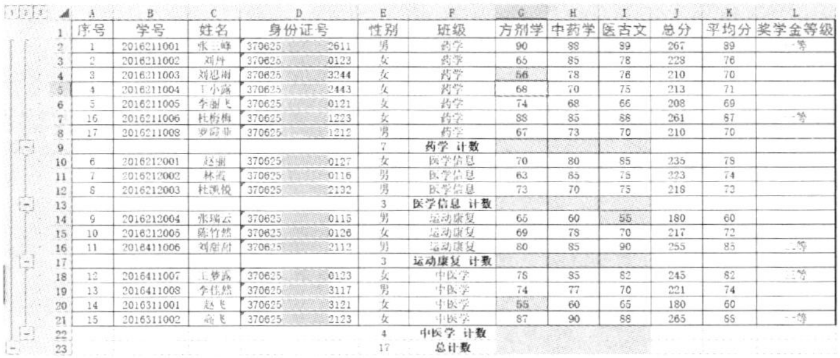

图 5-31　分类汇总结果

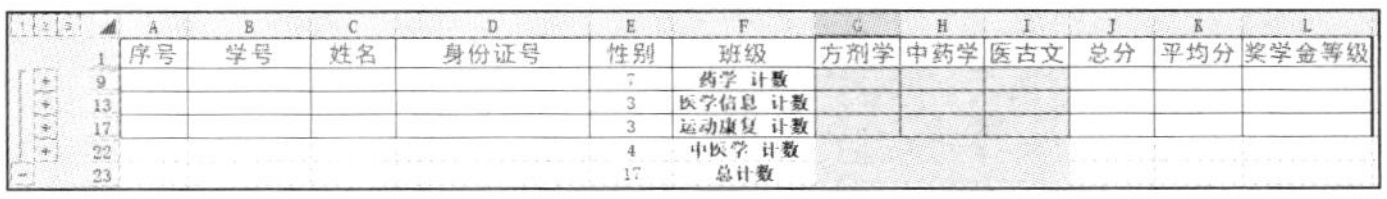

图 5-32　二级分类汇总表

5.4.4 案例：数据透视表

数据透视表能够将筛选、排序和分类汇总等操作依次完成，并生成汇总表格，是 Excel 强大数据处理能力的具体体现。数据透视表是一种交互式的表，可以进行某些计算，如求和与计数等。可以动态地改变它们的版面布置，以便按照不同方式分析数据，也可以重新安排行号、列标和页字段。每一次改变版面布置时，数据透视表会立即按照新的布置重新计算数据。此外，如果原始数据发生更改，则可以更新数据透视表。

案例功能：统计各班级男女生医古文的平均分。

案例要求：

（1）打开“期末成绩. xlsx”文档。复制“案例 5-2”工作表至本工作簿的最后，并将副本重命名为“案例 5-6”。下面的操作在“案例 5-6”工作表上进行。

（2）在“案例 5-6”工作表创建数据透视表；汇总各班级男女生医古文平均分。

案例效果如图 5-33 所示。

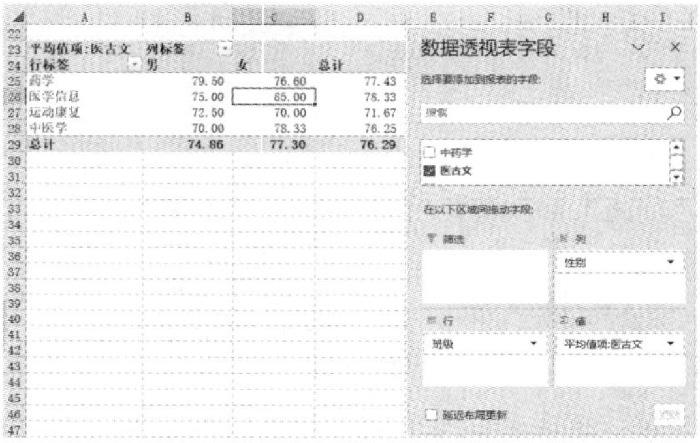

图 5-33　数据透视表-各班医古文男女平均分

案例步骤：

步骤 1：打开文件及复制工作表。

（1）打开“期末成绩.xlsx”文档（本案例用到前面案例的结果）。

（2）复制工作表“案例 5-2”至本工作簿最后，并将副本重命名为“案例 5-6”。

步骤 2：创建数据透视表。

（1）选择“案例 5-6”工作表 A1:L18 单元格区域，选择“插入”→“表格”→“数据透视表”命令，打开“来自表格或区域的数据透视表”对话框，如图 5-34 所示。

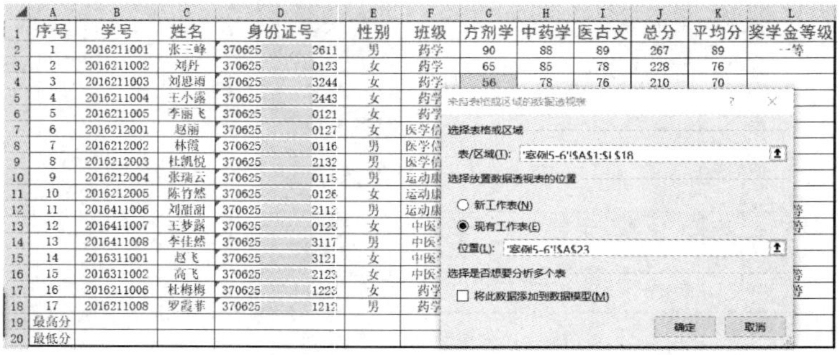

图 5-34　创建数据透视表对话框

（2）选中“现有工作表”，选中 A23 单元格，单击“确定”按钮。生成“数据透视表字段”对话框，如图 5-35 所示。

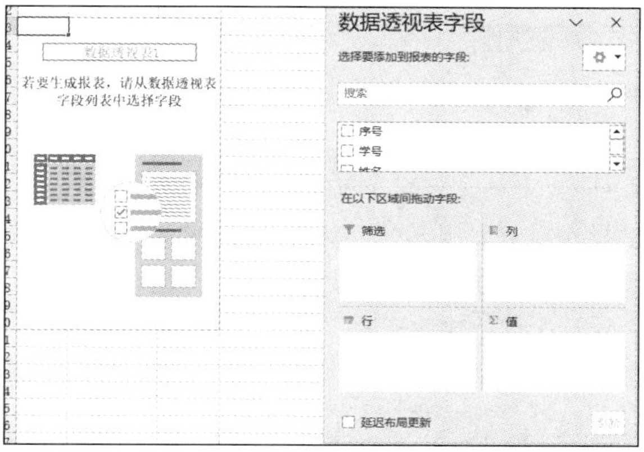

图 5-35　“数据透视表字段”对话框

（3）将“班级”字段拖动到“行”区域中，“性别”字段拖动到“列”区域中，“医古文”字段拖动到“值”区域内，单击“值”文本框内要改变的字段，在弹出的快捷菜单中选择“值字段设置”命令，打开“值字段设置”对话框，在“值汇总方式”选项卡内选择“平均值”项，如图 5-36 所示，单击“确定”按钮。

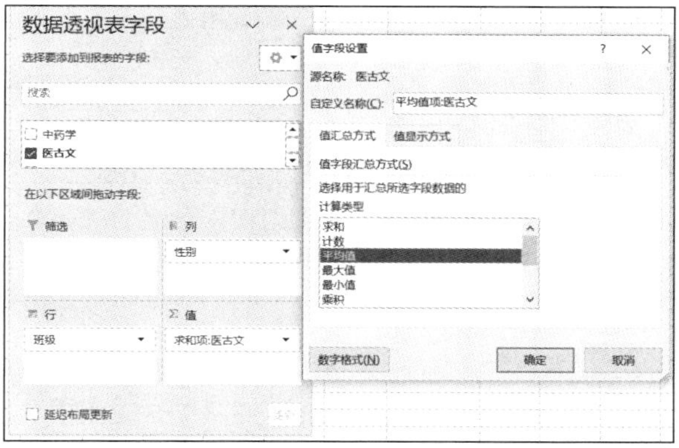

图 5-36　值字段汇总方式设置

5.4.5　拓展与提高

数据清单是包含列标题的一组连续数据行的工作表。由两个部分构成：表结构和纯数据。

建立数据清单应遵循如下规则：

（1）在同一个数据清单中列标题必须是唯一的。

（2）列标题与纯数据之间不能用空行分开。

（3）同一列数据的类型应相同。

（4）在纯数据区不允许出现空行。

（5）一个工作表上避免建立多个数据清单。

（6）数据清单与无关的数据之间至少留出一个空白行和一个空白列。

5.5 图表的应用

5.5.1 案例：创建成绩分段饼图

案例功能：成绩段分布统计图。

案例要求：

（1）打开“期末成绩.xlsx”文档。复制“案例 5-2”工作表至本工作簿的最后，并将副本重命名为“案例 5-7”。下面的操作在“案例 5-7”工作表中进行。

（2）为分数段统计人数及比例创建饼图。

（3）为分数段统计人数及比例创建柱形图。

案例效果如图 5-37 所示。

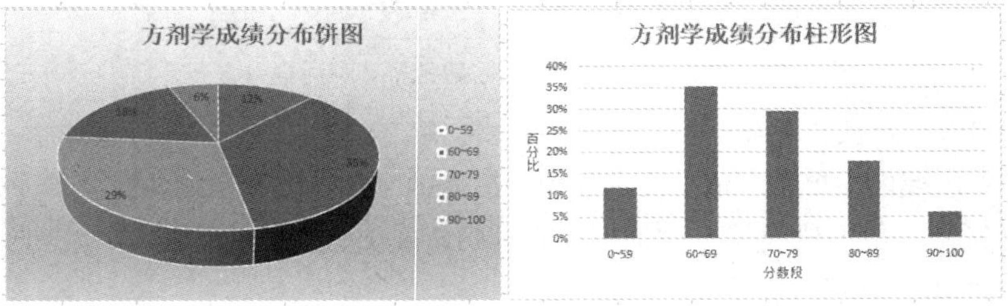

图 5-37 成绩分布统计图表

案例步骤：

步骤 1：打开文件及复制工作表。

（1）打开“期末成绩.xlsx”文档（本案例用到前面案例的结果）。

（2）复制工作表“案例 5-2”至本文档中，并将副本重命名为“案例 5-7”。

步骤 2：输入统计框架。在单元格 E24：G36 中输入如图 5-38 分数段统计表格框架所示内容，并设置边框线。

	A	B	C	D	E	F	G
15	14	2016311001	赵飞	370625 3121	女	中医学	66
16	15	2016311002	高飞	370625 2123	女	中医学	87
17	16	2016211006	杜梅梅	370625 1223	女	药学	88
18	17	2016211008	罗霞菲	370625 1212	男	药学	67
19	最高分						90
20	最低分						55
21							
22							
23							
24					分数段	人数	
25					0~100		
26					60~100		
27					70~100		
28					80~100		
29					90~100		
30							
31					分数段	人数	百分比
32					0~59		
33					60~69		
34					70~79		
35					80~89		
36					90~100		
37					总人数		

图 5-38 分数段统计表格框架

步骤 3：统计方剂学分数段分布情况。

（1）在单元格 F25 中输入函数“=COUNTIF($G$2:$G$18,">=0")”，按【Enter】键后发现 F25

中的值为 17。

（2）将单元格 F25 中的公式复制到 F26:F29 单元格区域中，并参照知识要点修改条件。

【知识要点】COUNTIF 函数

功能：针对统计对象，计算满足条件的有多少个单元格。

使用方法：在 F25:F29 单元格区域中输入如下公式。

“=COUNTIF($G$2:$G$18,">=0")”：计算内容>=0 的单元格的个数，即总人数。

“=COUNTIF($G$2:$G$18,">=90")”：计算内容>=90 的单元格的个数，即 90 分以上的人数。

“=COUNTIF($G$2:$G$18,">=80")”：计算内容>=80 的单元格的个数，即 80 分以上的人数。

“=COUNTIF($G$2:$G$18,">=70")”：计算内容>=70 的单元格的个数，即 70 分以上的人数。

“=COUNTIF($G$2:$G$18,">=60")”：计算内容>=60 的单元格的个数，即 60 分以上的人数。

由于 COUNTIF 无法直接计算（80，89）之间的个数，因此：

（80，89）之间的人数=80 分以上的人数– 90 分以上的人数；

（70，79）之间的人数=70 分以上的人数– 80 分以上的人数；

（60，69）之间的人数=60 分以上的人数– 70 分以上的人数。

步骤 4：统计下面表格信息。

（1）在下面表格中输入如下公式（原理见上面的知识要点）。

F32=F25-F26

F33=F26-F27

F34=F27-F28

F35=F28-F29

F36=F29

F37=F25

（2）将光标置于单元格 G32 中，输入公式：“=F32/$F$37”，并设置单元格数字格式为“百分比”，小数位数为 0。

（3）将单元格 G32 中的公式复制到 G33:G36 单元格区域，结果如图 5-39 所示。

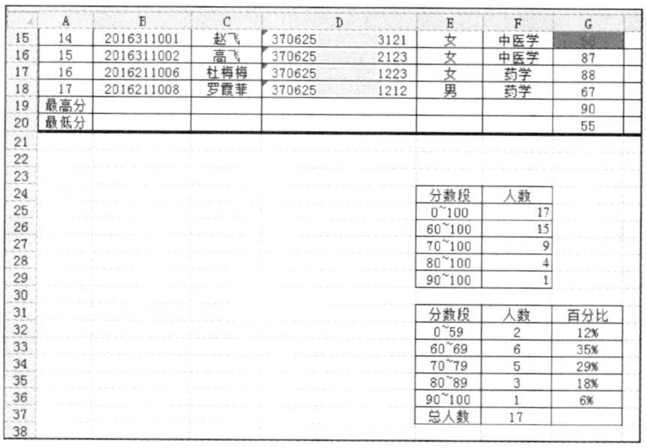

	A	B	C	D	E	F	G
15	14	2016311001	赵飞	370625　3121	女	中医学	[illegible]
16	15	2016311002	高飞	370625　2123	女	中医学	87
17	16	2016211006	杜梅梅	370625　1223	女	药学	88
18	17	2016211008	罗霞菲	370625　1212	男	药学	67
19	最高分						90
20	最低分						55

分数段	人数
0~100	17
60~100	15
70~100	9
80~100	4
90~100	1

分数段	人数	百分比
0~59	2	12%
60~69	6	35%
70~79	5	29%
80~89	3	18%
90~100	1	6%
总人数	17	

图 5-39　分数段统计结果

步骤 5：插入饼图

（1）选择不连续区域 E31:E36 和 G31:G36。

（2）选择连续区域 E31:E36；按住【Ctrl】键的同时选择连续区域 G31:G36。

（3）选择“插入”→“图表”→“饼图”→“三维饼图”命令，即可在表格旁边生成饼图，如图 5-40 所示。

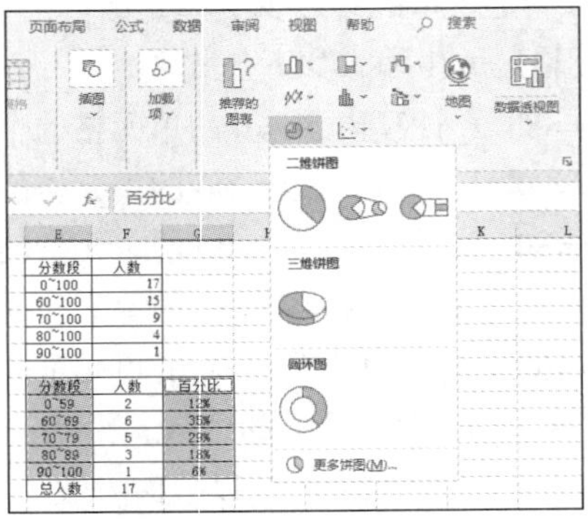

图 5-40　插入饼图

（4）选择新插入的饼图；选择“设计”→“图表布局”→“快速布局”→“布局 6”命令，发现饼图的样式发生改变，如图 5-41 所示。

（5）选择图表的标题“百分比”，双击标题，改变标题为“方剂学成绩分布饼图”。

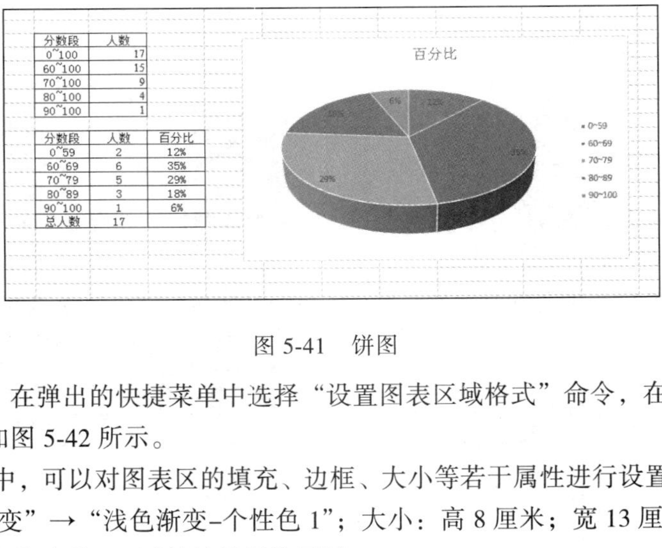

图 5-41　饼图

（6）右击图表，在弹出的快捷菜单中选择“设置图表区域格式”命令，在右侧出现“设置图表区格式”面板，如图 5-42 所示。

（7）在图 5-42 中，可以对图表区的填充、边框、大小等若干属性进行设置。本案例设置图表渐变填充：“预设渐变”→“浅色渐变–个性色 1”；大小：高 8 厘米；宽 13 厘米。

（8）将饼图图表移动到 I24 开始的单元格区域。

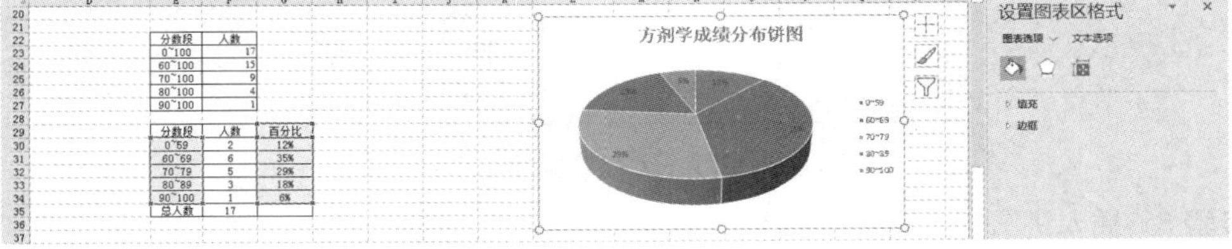

图 5-42　设置图表区格式窗口

提示：图表和表格之间是完全对应的，图表制作成功后，发现数据错了，可以直接在表格中修改数据，下面的图表会同步更新。

步骤 6：插入柱形图

（1）选择不连续区域：E31:E36，G31:G36。

（2）选择“插入”→“图表”→“柱形图”→“二维柱形图”→“簇状柱形图”命令，即可在表格旁边生成柱形图，如图 5-43 所示。

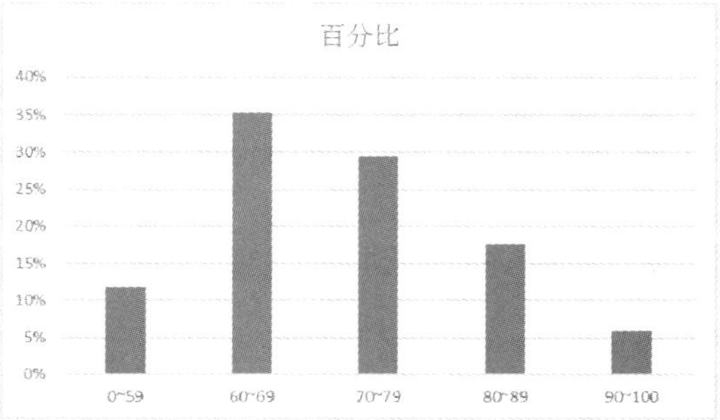

图 5-43　柱形图

（3）选择新插入的柱形图；选择“设计”→“图表布局”→“快速布局”→“布局 9”命令，可发现柱形图的样式发生改变。

（4）选择图例，按【Delete】键，删除图例。

（5）选择图表的标题“百分比”，双击标题，改变标题为：“方剂学成绩分布柱形图”。

（6）双击 *X* 轴“坐标轴标题”，更改为“分数段”。

（7）双击 *Y* 轴“坐标轴标题”，更改为“百分比”。

（8）单击 *Y* 轴的“百分比”标题，右击，在弹出的快捷菜单中选择“设置坐标轴标题格式”命令，设置 *Y* 轴标题：“对齐方式”→“文字方向”→“竖排”，如图 5-44 所示。

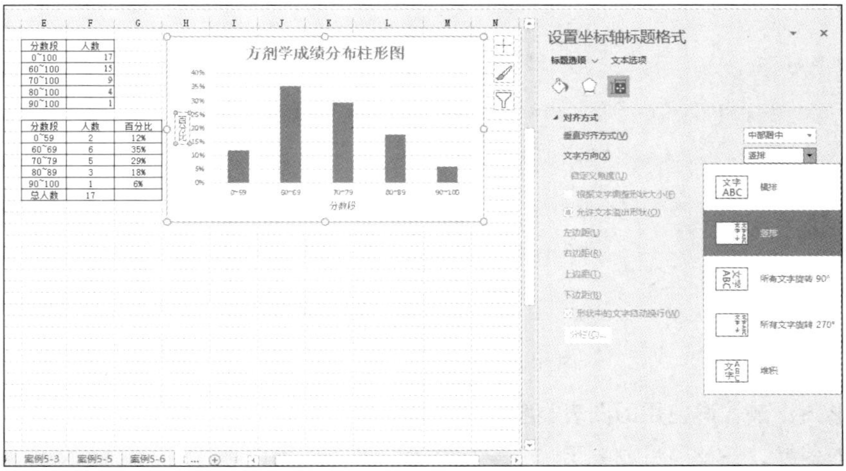

图 5-44　设置坐标轴格式

（9）将柱形图表移动到单元格 P24 开始的单元格区域。如图 5-45 所示。

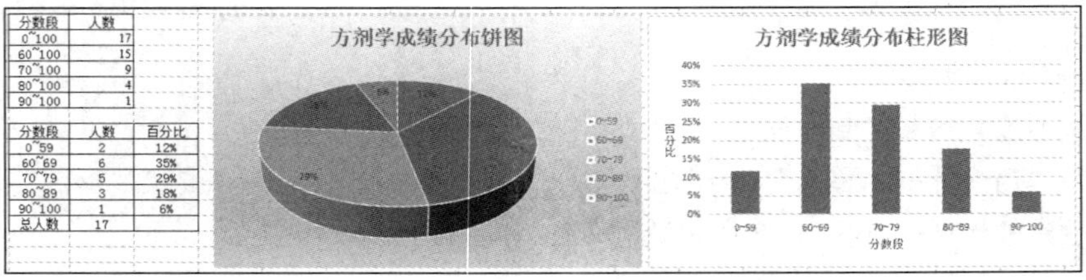

图 5-45　分数段饼图及柱形图

【知识要点】“设计”功能区

（1）选择图表对象后，自动会在工作界面的选项卡中增加“设计”功能区，如图 5-46 设计功能区所示。

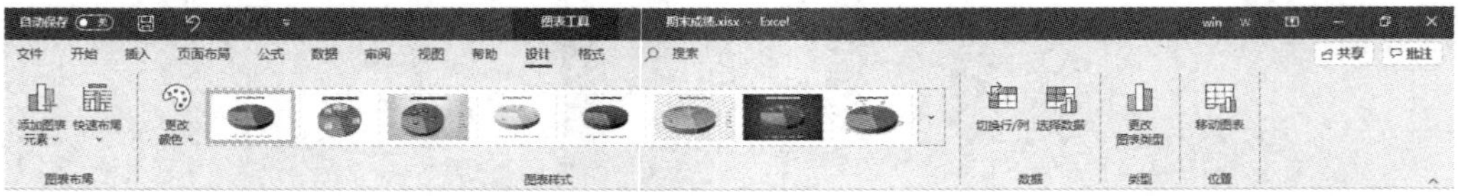

图 5-46　设计功能区

（2）“设计”功能区提供了若干对图表对象的内容、格式进行调整的工具。

5.5.2　拓展与提高

1. Excel 图表类型

除了上述案例中用到的饼图、柱形图之外，Excel 提供了柱形图、折线图、饼图、条形图、面积图、XY 散点图、地图、股价图、曲面图、雷达图、树状图、旭日图、直方图、箱形图、瀑布图等多种标准的图表类型，每种图表类型又具有多种不同的变化（子图表类型），创建图表时要根据数据的具体情况选择图表类型，如图 5-47 所示。以下简介其中部分常用图表：

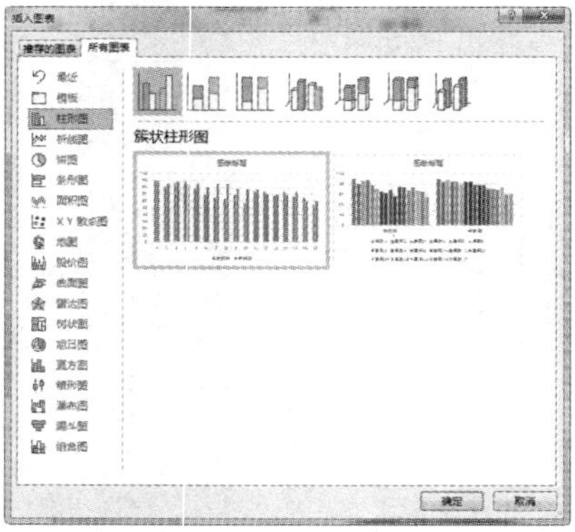

图 5-47　“插入图表”对话框

（1）柱形图：最普遍使用的图表类型，适合用来表现一段期间内数量上的变化，或是比较不同项目之间的差异，各种项目放置于水平坐标轴上，而其值则以垂直的长条显示。

（2）折线图：显示一段时间内的连续数据，适合用来显示相等间隔（每月、每季、每年等）的资料趋势。

（3）饼图：只能有一组数列数据，每个数据项都有唯一的色彩或图样。饼图适合用来表现各个项目在全体数据中所占的比率。

（4）条形图：可以显示每个项目之间的比较情形，*Y* 轴表示类别项目，*X* 轴表示值。条形图主要是强调各项目之间的比较，不强调时间。

（5）面积图：强调一段时间的变动程度，可由值看出不同时间或类别的趋势。

（6）XY 散点图：显示两组或多组资料数值之间的关联，通常用于科学、统计及工程数据，也可以拿来做产品的比较。

（7）股价图：经常用来显示股价的波动。以特定顺序排列在工作表的列或行中的数据可以绘制到股价图中。也可用于科学数据，例如，可以使用股价图来显示每天或每年温度的波动。

（8）雷达图：也称为网络图、蜘蛛图、星图、蜘蛛网图、不规则多边形图，可以用来做多个资料数列的比较。

（9）树状图：是数据树的图形表示形式，以父子层次结构来组织对象。是枚举法的一种表达方式。

（10）箱形图：是一种用作显示一组数据分散情况资料的统计图，因形状如箱子而得名。箱形图主要用于反映原始数据分布的特征，还可以进行多组数据分布特征的比较。

2．创建图表的步骤

（1）打开已经建立数据的表格。

（2）选定要设置的数据区域。

（3）在“插入”→“图表”组中单击要设置的图表类型按钮，或单击“图表”组对话框启动器按钮，打开“插入图表”对话框，在“图表类型”列表框中，根据实际需要选择图表类型。

（4）单击“确定”按钮，生成图表。

3．编辑图表

图表由图表区、绘图区、图表标题、网格线、图例、坐标轴和坐标轴标题等组成。图表的这些部分可根据需要进行编辑。

5.6 页面设置与打印

案例：成绩单打印设置

案例功能：成绩单的页面设置与打印设置。

案例要求：

（1）打开“期末成绩.xlsx”文档。复制“案例 5-2”工作表至本工作簿的最后，并将副本重命名为“案例 5-8”。下面的操作在“案例 5-8”工作表中进行。

（2）页面设置：A4，横向；页边距：常规。

（3）设置第 1 行为顶端标题行。

（4）设置页眉页脚。

案例打印预览效果如图 5-48 所示。

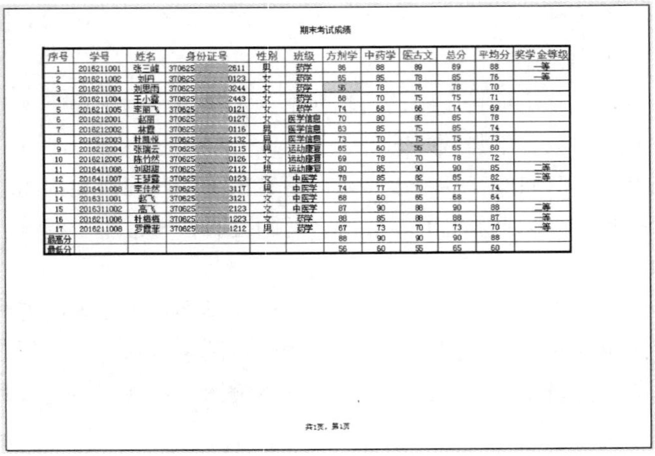

期末考试成绩

序号	学号	姓名	身份证号	性别	班级	方剂学	中药学	医古文	总分	平均分	奖学金等级
1	2016211001	张三峰	370625[redacted]2611	男	药学	86	88	89	89	88	一等
2	2016211002	刘丹	370625[redacted]0123	女	药学	65	85	78	85	76	一等
3	2016211003	刘思雨	370625[redacted]3244	女	药学	56	78	76	78	70	
4	2016211004	王小露	370625[redacted]2443	女	药学	68	70	75	75	71	
5	2016211005	李丽飞	370625[redacted]0121	女	药学	74	68	66	74	69	
6	2016212001	赵丽	370625[redacted]0127	女	医学信息	70	80	85	85	78	
7	2016212002	林霞	370625[redacted]0116	男	医学信息	63	85	75	85	74	
8	2016212003	杜凯悦	370625[redacted]2132	男	医学信息	73	70	75	75	73	
9	2016212004	张瑞云	370625[redacted]0115	男	运动康复	65	60	55	65	60	
10	2016212005	陈竹然	370625[redacted]0126	女	运动康复	69	78	70	78	72	
11	2016411006	刘甜甜	370625[redacted]2112	男	运动康复	80	85	90	90	85	二等
12	2016411007	王琴露	370625[redacted]0123	女	中医学	78	85	82	85	82	三等
13	2016411008	李佳然	370625[redacted]3117	男	中医学	74	77	70	77	74	
14	2016311001	赵飞	370625[redacted]3121	女	中医学	68	60	65	68	64	
15	2016311002	高飞	370625[redacted]2123	女	中医学	87	90	88	90	88	二等
16	2016211006	杜楠楠	370625[redacted]1223	女	药学	88	85	88	88	87	一等
17	2016211008	罗霞菲	370625[redacted]1212	男	药学	67	73	70	73	70	一等
最高分						88	90	90	90	88	
最低分						56	60	55	65	60	

共1页，第1页

图 5-48 打印预览效果

案例步骤：

步骤 1：打开文件及复制工作表。

（1）打开“期末成绩.xlsx”文档（本案例用到前面案例的结果）。

（2）复制工作表“案例 5-2”至本文档中，并将副本重命名为“案例 5-8”。

步骤 2：选择“页面布局”→“页面设置”中的命令，设置如下参数：A4，横向，页边距为常规。

【知识要点】“页面布局”功能区

（1）页面设置通过“页面布局”功能区进行，如图 5-49 所示。

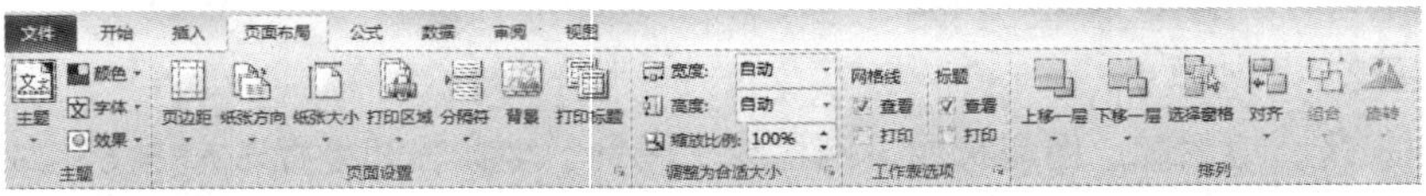

图 5-49 “页面布局”功能区

（2）主题：设置表格的主题。

（3）页面设置：大小、方向、页边距。

（4）背景：为表格设置图片背景。

（5）打印标题：当表格数量较多时，往往会打印若干页，打印标题可以保证每张打印页上都有相同的标题。

步骤 3：设置顶端标题行。

（1）选择“页面布局”→“页面设置”→“打印标题”命令，弹出“页面设置”对话框，如图 5-50（a）所示。

（2）在“工作表”选项卡中，单击“顶端标题行”右侧的按钮，弹出如图 5-50（b）所示的窗口，单击第 1 行的行号，单击窗口右侧的按钮，返回“页面设置”对话框。

（3）然后单击“确定”按钮。

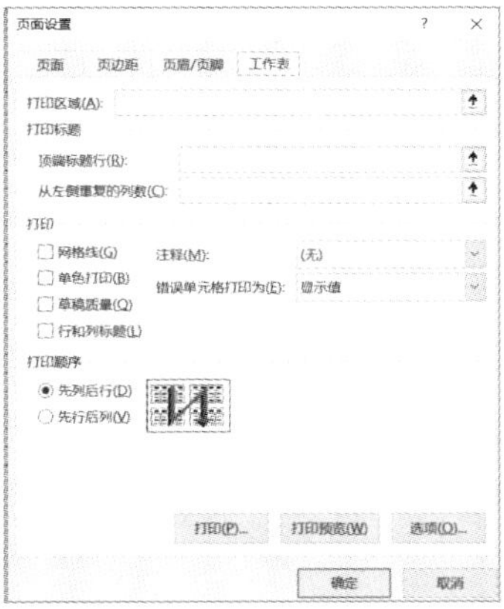

（a）设置顶端标题行步骤 1

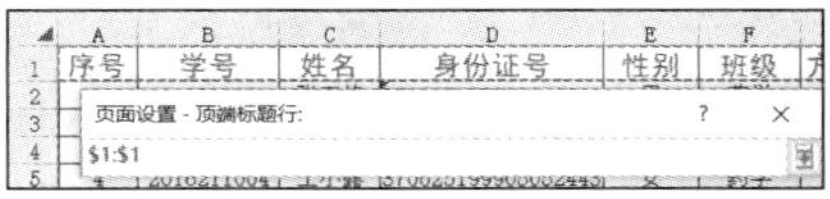

（b）设置顶端标题行步骤 2

图 5-50　设置顶端标题行

步骤 4：设置页眉页脚。

（1）选择“视图”→“工作簿视图”→“页面布局”命令，弹出图 5-51 所示的对话框，要求取消“冻结窗格”，单击“确定”按钮。

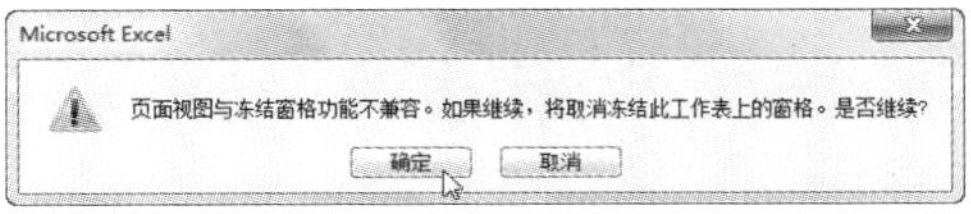

图 5-51　提示对话框

（2）单击图 5-52 所示窗口中的“添加页眉”，输入页眉“期末考试成绩”。

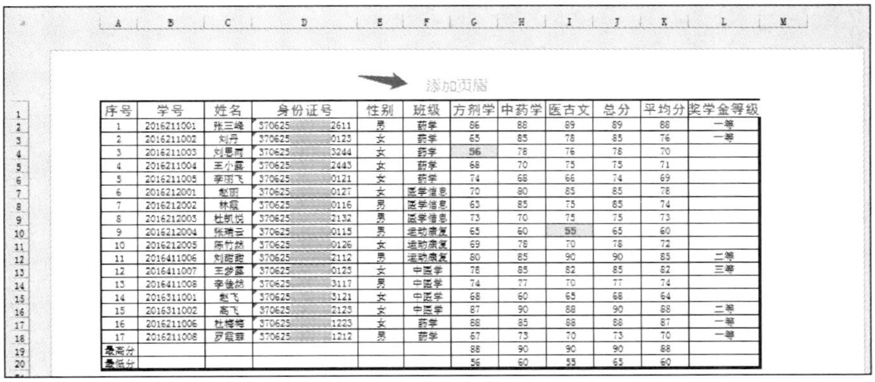

序号	学号	姓名	身份证号	性别	班级	方剂学	中药学	医古文	总分	平均分	奖学金等级
1	2016211001	张三峰	370625[illegible]2611	男	药学	86	88	89	89	88	一等
2	2016211002	刘丹	370625[illegible]0123	女	药学	65	85	78	85	76	一等
3	2016211003	刘思雨	370625[illegible]3244	女	药学	56	78	76	78	70	
4	2016211004	王小露	370625[illegible]2443	女	药学	68	70	75	75	71	
5	2016211005	李丽飞	370625[illegible]0121	女	药学	74	68	66	74	69	
6	2016212001	赵丽	370625[illegible]0127	女	医学信息	70	80	85	85	78	
7	2016212002	林霞	370625[illegible]0116	男	医学信息	63	85	75	85	74	
8	2016212003	杜凯悦	370625[illegible]2132	男	医学信息	73	70	75	75	73	
9	2016212004	张晴云	370625[illegible]0115	男	运动康复	65	60	55	65	60	
10	2016212005	陈竹然	370625[illegible]0126	女	运动康复	69	78	70	78	72	
11	2016411006	刘甜甜	370625[illegible]2112	男	运动康复	80	85	90	90	85	二等
12	2016411007	王梦露	370625[illegible]0123	女	中医学	78	85	82	85	82	三等
13	2016411008	李佳然	370625[illegible]3117	男	中医学	74	77	70	77	74	
14	2016311001	赵飞	370625[illegible]3121	女	中医学	68	60	65	68	64	
15	2016311002	高飞	370625[illegible]2123	女	中医学	87	90	88	90	88	二等
16	2016211006	杜梅梅	370625[illegible]1223	女	药学	88	85	88	88	87	一等
17	2016211008	罗霞菲	370625[illegible]1212	男	药学	67	73	70	73	70	一等
最高分						88	90	90	90	88	
最低分						56	60	55	65	60	

图 5-52　设置页眉

（3）切换到页脚，将光标定位于页脚中部；选择“设计”→“页眉和页脚”→“页脚”→“第 1 页，共?页”命令，如图 5-53 所示。

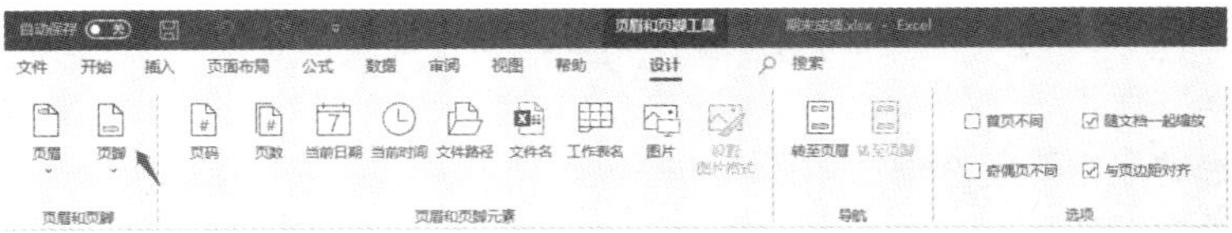

图 5-53　插入页码

步骤 5：打印设置。选择“文件”→“打印”命令，在右侧窗格中出现打印预览，以及参数设置，如图 5-54 所示。设置好参数，如份数、打印机等，单击“打印”按钮即可。

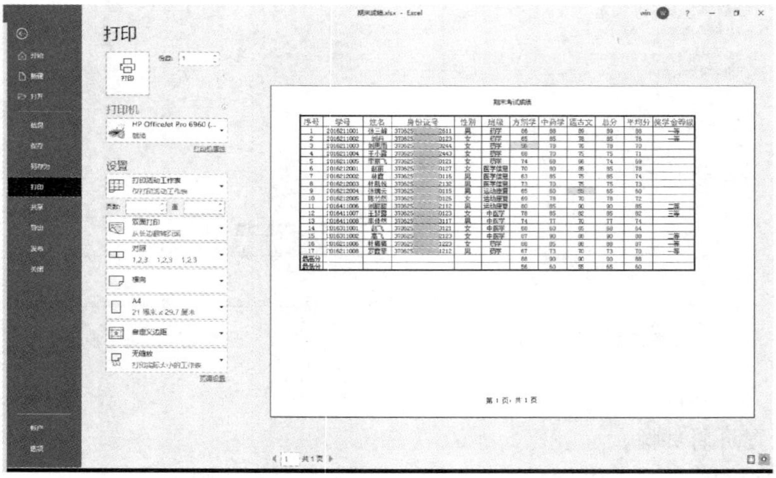

图 5-54　打印设置

5.7　工作表的保护

案例：成绩单的保护

案例功能：工作表中的数据有些是不能随意或者恶意修改的，保护工作表功能可以避免重要数据遭到破坏。

案例要求：

（1）打开“期末成绩. xlsx”文档；复制工作表“案例 5-2”至本工作簿的最后，并将副本重命名为“案例 5-9”。

（2）保护工作表“案例 5-9”中的“总分”“平均分”和“奖学金等级”三列，不允许被修改。

案例步骤：

步骤 1：打开文件及复制工作表。

（1）打开“期末成绩.xlsx”文档（本案例用到前面案例的结果）。

（2）复制工作表“案例 5-2”至本文档中，并将副本重命名为“案例 5-9”。

（3）将工作表“案例 5-9”作为当前工作表。

步骤 2：选择工作表中的全部单元格。单击表格左上角的“全选”按钮，即会选中全部单元格。

步骤 3：去掉默认的“锁定”功能。

（1）右击，在弹出的快捷菜单中选择“设置单元格格式”命令。

（2）然后选择“保护”选项卡。

（3）取消勾选“锁定”复选框，如图 5-55 所示。

（4）单击“确定”按钮。

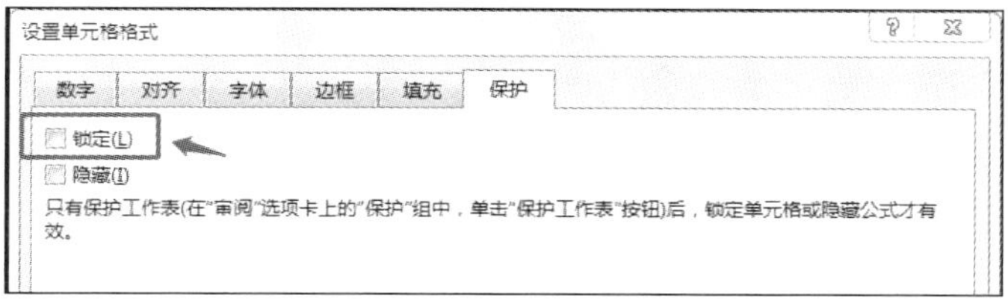

图 5-55　取消“锁定”功能

步骤 4：选择需要保护的单元格，选择总分列、平均分列和奖学金等级列。

步骤 5：锁定保护对象。

（1）右击选中的三列（总分列、平均分列和奖学金等级列），在弹出的快捷菜单中选择“设置单元格格式”命令。

（2）在弹出的对话框中选择“保护”选项卡。

（3）勾选“锁定”复选框。

（4）单击“确定”按钮。

步骤 6：保护工作表。

（1）选择“审阅”→“保护”→“保护工作表”命令，在弹出的对话框中输入“取消工作表保护时使用的密码”（见图 5-56），根据提示再次输入一次，予以确认。

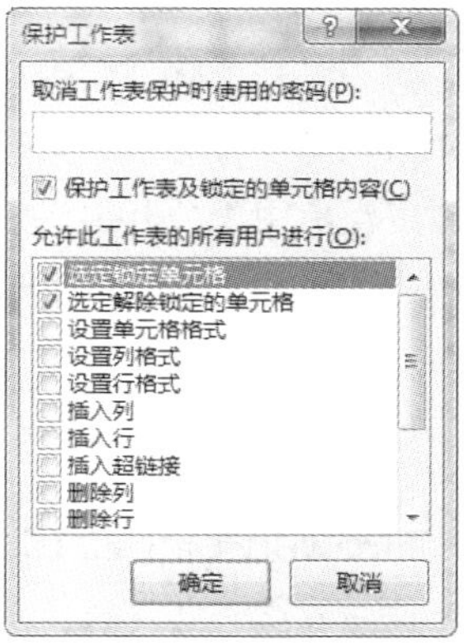

图 5-56　“保护工作表”对话框

（2）保存文件，并关闭。

（3）当再次打开时，即具有了保护功能（被保护的部分不能修改；未被保护的部分可以修改）。

步骤 7：撤销保护。需要撤销保护时，只需要选择“审阅”→“保护”→“撤销工作表保护”命令，并输入密码即可。

第 6 章 PowerPoint 2016 演示文稿制作软件

PowerPoint 是 Microsoft 公司推出的 Office 系列产品之一，是制作和演示幻灯片的应用软件。PowerPoint 可以将文字、图形、图像、声音、视频等多种媒体元素集合在一起，由其制作出的幻灯片被广泛应用于公开演讲、商务沟通、经营分析、课程培训等场合。随着办公自动化的日益普及，PowerPoint 的应用也越来越广泛。

6.1 PowerPoint 2016 窗口

6.1.1 PowerPoint 2016 工作界面

选择“开始”→“所有程序”→“Microsoft Office” →“Microsoft PowerPoint 2016”命令，即可启动 PowerPoint 2016。启动后的 PowerPoint 2016 界面如图 6-1 所示，此时创建的演示文稿默认名称为“演示文稿 1.pptx”。

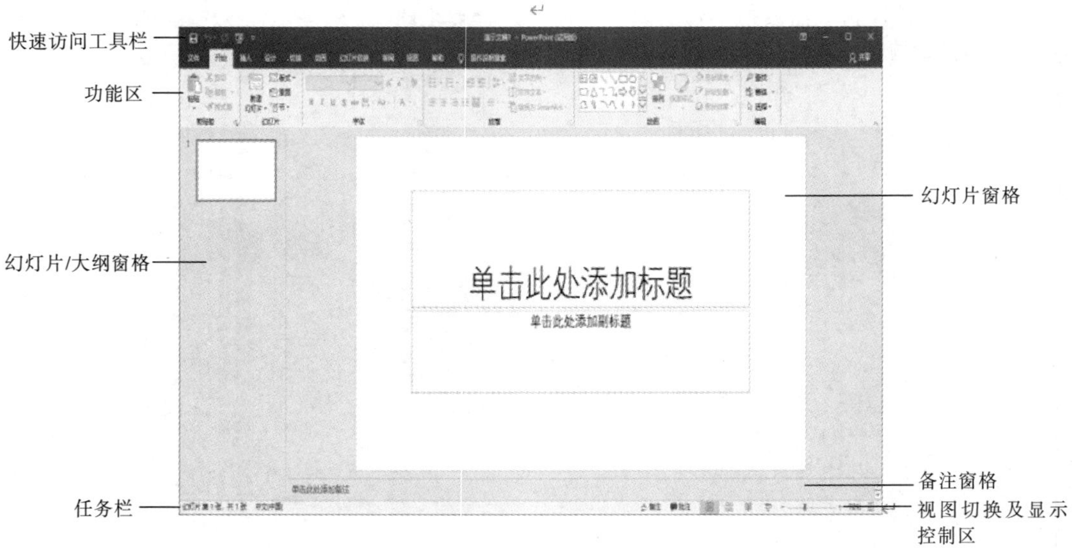

图 6-1 PowerPoint 2016 窗口

PowerPoint 2016 工作界面与 Word 2016 类似，包括快速访问工具栏、九个基本功能区和显示控制区等。若当前操作对象为图片或者形状，会自动增加一个“图片格式”功能区；若当前操作对象为图表，会自动增加“图表设计”和“格式”功能区。

PowerPoint 2016 工作界面中还包含一些其他的组成部分：

1．幻灯片/大纲窗格

（1）幻灯片窗格：在普通视图中每张幻灯片均以缩略图方式显示，如图 6-2 所示，便于用户快速遍历整个演示文稿，并轻松地重新排列、添加或删除幻灯片。

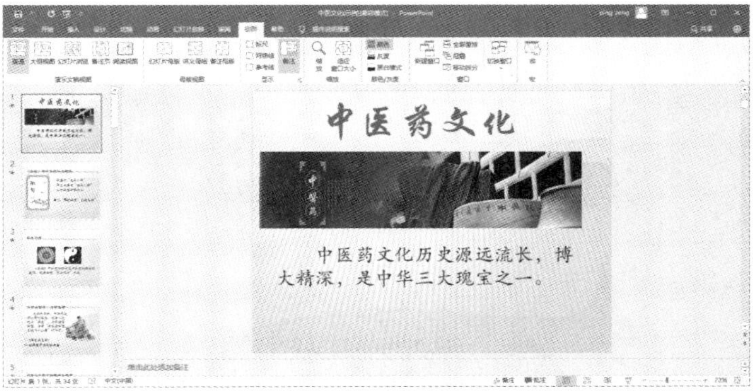

图 6-2 幻灯片窗格

（2）大纲窗格：在大纲视图中，大纲窗格是用户撰写文本类内容的理想场所，如图 6-3 所示，除文本以外的所有信息均被屏蔽掉，因此在这里，用户可以捕获灵感，更好地规划自己所要表述的观点。

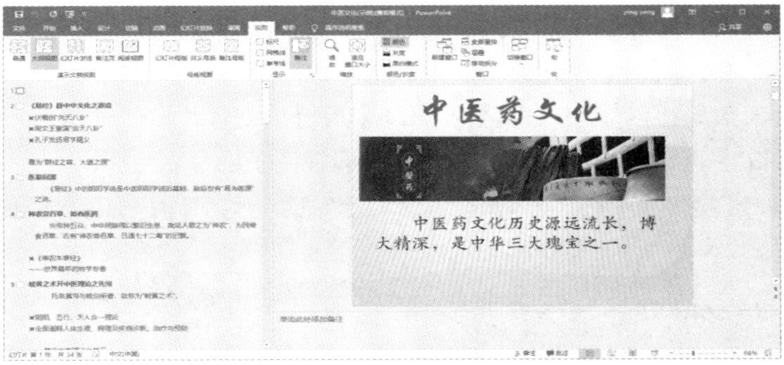

图 6-3 大纲窗格

提示：若只想打印演示文稿中的文本信息（就像大纲视图中所显示的那样），而不打印背景及图形部分，可选择“文件”→“打印”→“整页幻灯片”→“大纲”命令，单击“打印”按钮即可。

2．幻灯片窗格

该窗格显示当前幻灯片的大视图。在此视图中可以添加文本，插入图片、表格、SmartArt 图形、图表、图形对象、文本框、视频、声音、超链接和动画。

3．备注窗格

该窗格中可以输入要针对当前幻灯片的备注。用户也可以将备注打印出来并在放映演示文稿时进行参考。通过合理设置幻灯片的放映方式可以实现演讲者看到备注，而观众看不到备注的特殊效果。

6.1.2 演示文稿视图

视图切换及显示控制区的作用是控制幻灯片的显示方式及显示比例，具体内容如图 6-4 所示。

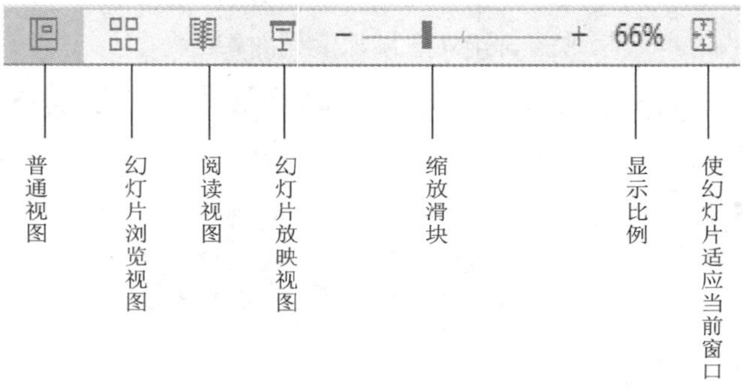

图 6-4 视图切换及显示控制区

（1）普通视图是 PowerPoint 2016 的默认视图，主要用于输入、编辑幻灯片内容以及输入备注信息。

（2）幻灯片浏览视图中用户以缩略图形式观看幻灯片，因此可以轻松地对演示文稿的顺序进行排列和组织，还可以为幻灯片添加节。

（3）阅读视图用于在自己的计算机上翻看演示文稿，而非面向其他观众。在该视图中不需要启用全屏模式，这样用户既可以方便审阅演示文稿，也可以通过任务栏随时切换到其他视图。

（4）幻灯片放映视图用于向观众放映演示文稿，此时幻灯片将占据整个计算机屏幕，幻灯片中的动画效果及切换效果得以体现，直至按【Esc】键退出幻灯片放映视图。

通过图 6-5~图 6-8 可以对比同一张幻灯片在不同视图下的显示效果。

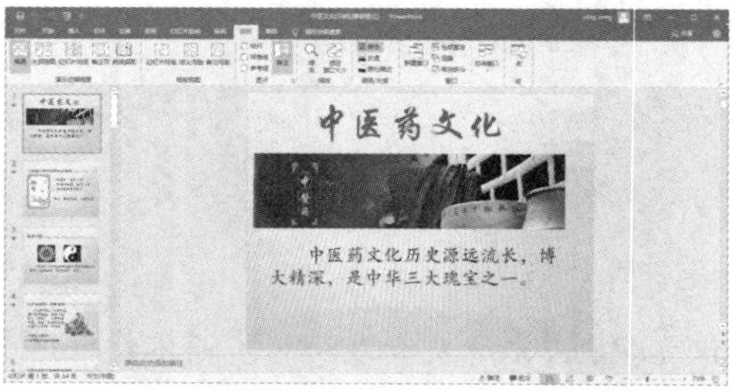

图 6-5 普通视图下的效果

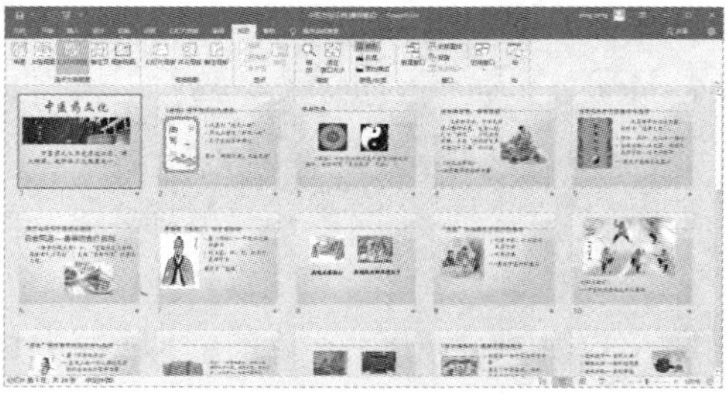

图 6-6 幻灯片浏览视图下的效果

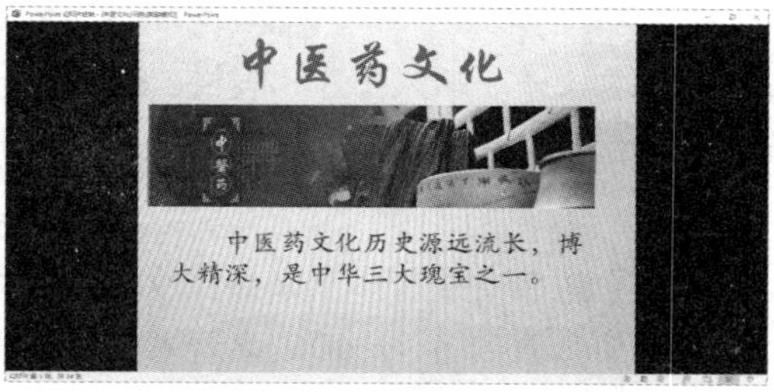

图 6-7 阅读视图下的效果

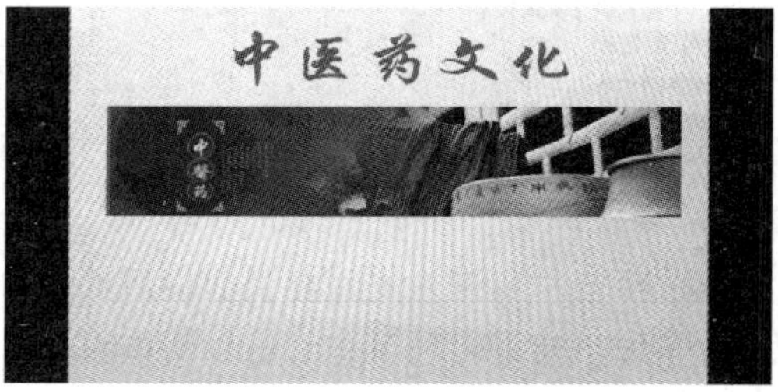

图 6-8 幻灯片放映视图下的效果

提示：PowerPoint 2016 任务栏中还包含一个“按当前窗口调整幻灯片大小”按钮，单击该按钮，幻灯片将依据目前窗口大小以最合适的显示比例出现在用户面前，避免了用户反复拖动缩放滑块确定显示比例的操作。

6.2　演示文稿的基本操作

6.2.1　利用设计模板创建演示文稿

案例功能：利用 PowerPoint 2016 自带的模板，图文并茂地制作一个介绍中医养生的演示文稿。

案例要求：包括模板、主题、母版、版式的设置；文字编辑；幻灯片放映；保存幻灯片。

案例效果如图 6-9 所示。

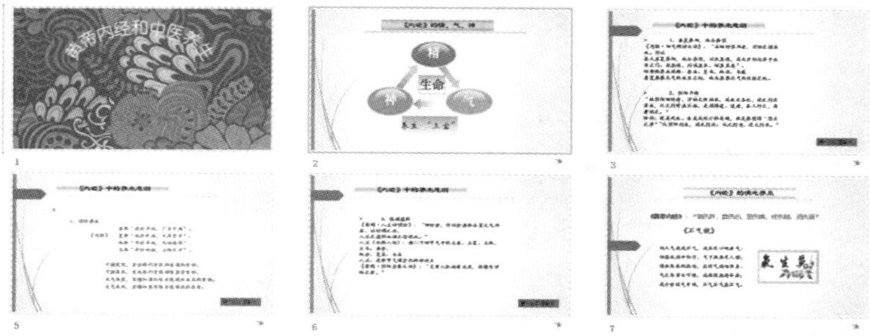

图 6-9　案例制作效果（部分页面）

案例步骤：

步骤 1：创建演示文稿。启动 PowerPoint 2016，选择“文件”→“新建”命令，从系统内置的模板中选择“花团锦簇”，并单击“创建”按钮，如图 6-10 所示。

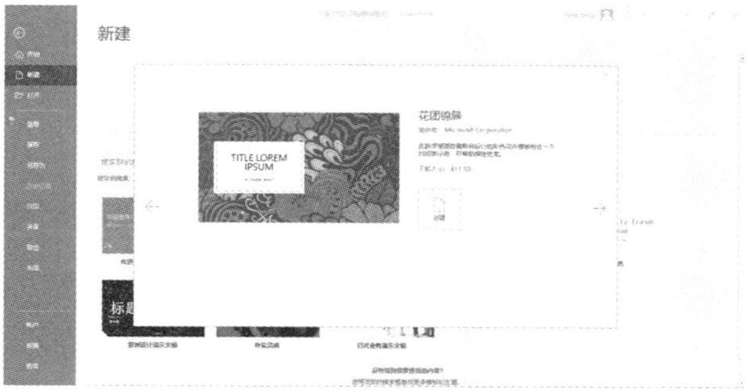

图 6-10　使用模板创建演示文稿

步骤 2：设计幻灯片的版式。单击“开始”→“幻灯片”组中的“版式”按钮进行设置。第一张设置为标题幻灯片，其余的设置为标题和内容幻灯片。

步骤 3：设置主题。单击“设计”→“主题”按钮，选择“丝状”进行设置。

步骤 4：设计幻灯片母版。选择“视图”→“幻灯片母版”命令，进入幻灯片母版编辑模式。选择“插入”→“文本框”命令，将文本框插入到演示文稿的右下角处，如图 6-11 所示。此时除标题幻灯片、节标题外，其他表示演示文稿内容的页面中均包含了此文本框中的内容。选择“幻灯片母版”→“关闭母版视图”命令，如图 6-12 所示，退出幻灯片母版编辑模式。

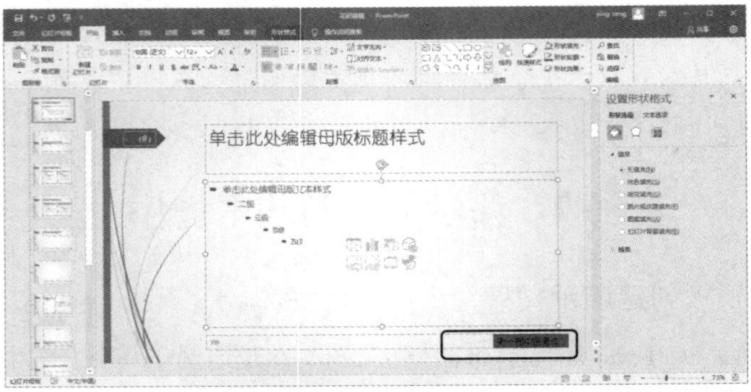

图 6-11　在幻灯片母版中插入相应图标

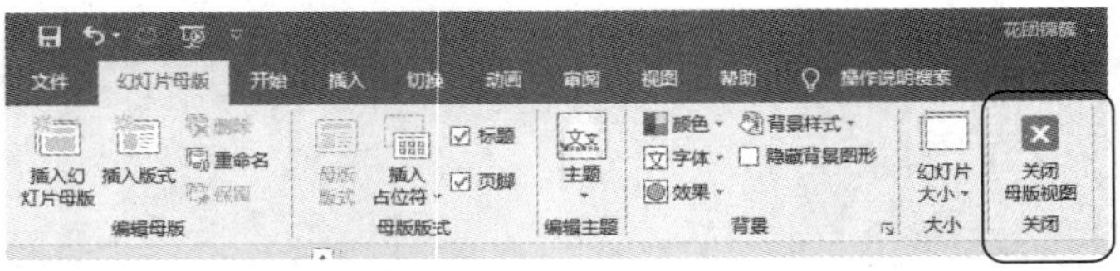

图 6-12　关闭母版视图操作

步骤 5：幻灯片内容编辑。在普通视图模式下，编辑演示文稿中的文字信息及相关数据。

步骤 6：检查放映效果。选择“幻灯片放映”→“从头开始”命令，在幻灯片放映模式下仔细查看演示文稿的各项内容。

步骤 7：保存文件。确认演示文稿内容及放映效果准确无误，选择“文件”→“另存为”命令，将其保存为“黄帝内经和中医养生.pptx”。

6.2.2　演示文稿的设置

1．版式

版式包含了一页幻灯片中所有内容的摆放位置、格式设置及占位符，想要做出专业级的演示文稿，版式的设计至关重要。PowerPoint 2016 中内置的幻灯片版式如图 6-13 所示，用户也可以创建自定义版式。

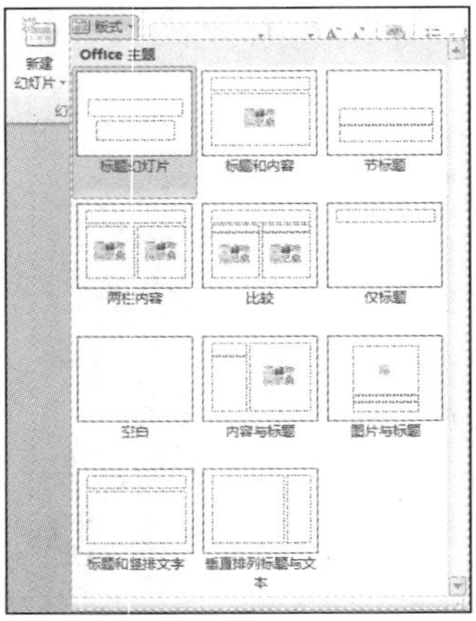

图 6-13　PowerPoint 中内置的幻灯片版式

版式中用虚线标出的矩形框称为占位符，它是版式中的容器，可容纳文本（包括标题、正文、项目符号）、表格、图表、SmartArt 图形、影片、声音、图片及剪贴画等内容。同时，版式中也包含幻灯片的主题（颜色、字体、效果和背景）。图 6-14 中列出了幻灯片中可以包含的各类版式元素。

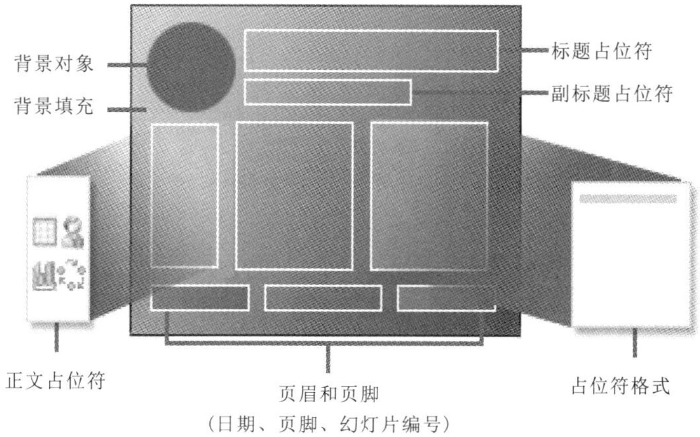

图 6-14　幻灯片中可以包含的版式元素

2. 母版

幻灯片母版是幻灯片层次结构中的顶层，用于规划每张幻灯片的预设格式。使用母版可以让多张幻灯片迅速拥有统一的背景、统一的标题格式、共同的图形标志等。每个演示文稿可以拥有一个或者多个幻灯片母版。

提示：对幻灯片母版的编辑将影响到整个幻灯片的外观，因此最好先编辑幻灯片母版，然后再开始构建各张具体的幻灯片。

3. 模板

模板是一种已经编排好的母版式幻灯片，它包括版式、主题、背景样式，甚至部分内容，即使不熟悉 PowerPoint 的用户通过模板也可以快速创建出非常专业的演示文稿。PowerPoint 2016 内置了多种由专业设计师精心制作的模板，如木材纹理、天体、柏林等，用户还可以在 Templates.Office.com 及第三方网站下载更多的免费模板。如果用户制作完成了一个自己十分满意的演示文稿也可以将其存储为模板，并且在今后的工作中复用或者与他人共享。

提示：将演示文稿存储为模板的方法是：选择“文件”→“另存为”命令，将保存类型设置为“PowerPoint 模板（*.potx）”，输入文件名，单击“保存”按钮。模板文件的默认存储位置是系统盘上一个名为“自定义 Office 模板”的文件夹，用户也可以自行修改模板的存放位置。

6.2.3 演示文稿的编辑

案例功能：在上一幻灯片的基础上，编辑目录、插入图片、进行超链接设置。

案例要求：

（1）编辑幻灯片中的文字。

（2）在第二张幻灯片上插入相应图形。

（3）在幻灯片中的相应位置插入图片。

（4）设置幻灯片之间的跳转，实现“封面–目录–具体内容”的整体结构。

（5）保存文件为“黄帝内经和中医养生.pptx”。

案例效果如图 6-15 所示。

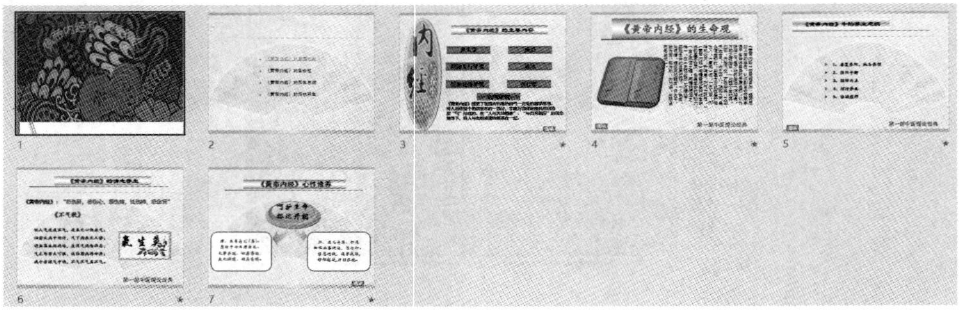

图 6-15　案例制作效果

案例步骤：

（1）编辑幻灯片中的文字。

步骤 1：启动 PowerPoint 2016，选择“文件”→“打开”命令，找到黄帝内经和中医养生.pptx，将其打开。

步骤 2：在第一张幻灯片后插入一张新的幻灯片，设置成目录，如图 6-16 所示。

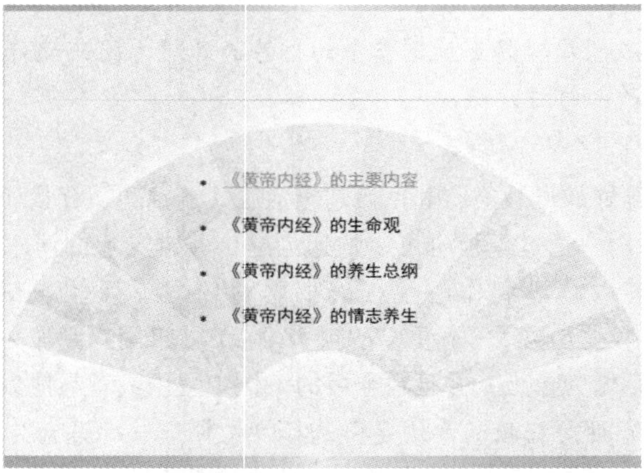

图 6-16　幻灯片 2 制作效果

（2）编辑幻灯片中的艺术字。

在幻灯片 1 中，选择“插入”→“艺术字”中的“填充–白色”。轮廓为橄榄色，主题色 5；阴影，文本效果为拱形。输入文字“黄帝内经和中医养生”，字体为“幼圆”，字号为“66 磅”，如图 6-17 所示。艺术字选项列表如图 6-18 所示。

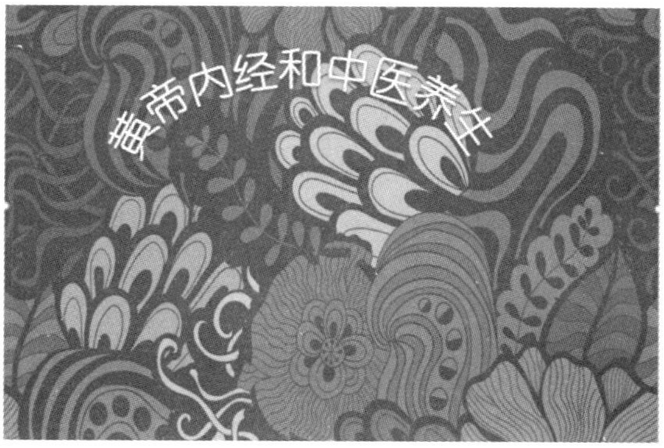

图 6-17　幻灯片制作效果

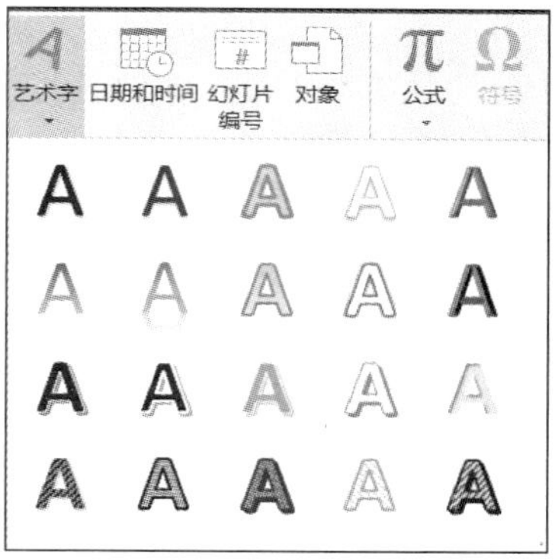

图 6-18　艺术字选项列表

（3）编辑幻灯片中的图片。依次在第 3~4 页中添加图片，具体如下：

步骤 1：在幻灯片中选择“插入”→“图片”命令，将“内经 1.jpg”插入该页左侧，如图 6-19 所示。选择图片打开“图片格式”选项卡，设置图片样式为“金属椭圆”。“图片格式”选项列表如图 6-20 所示。

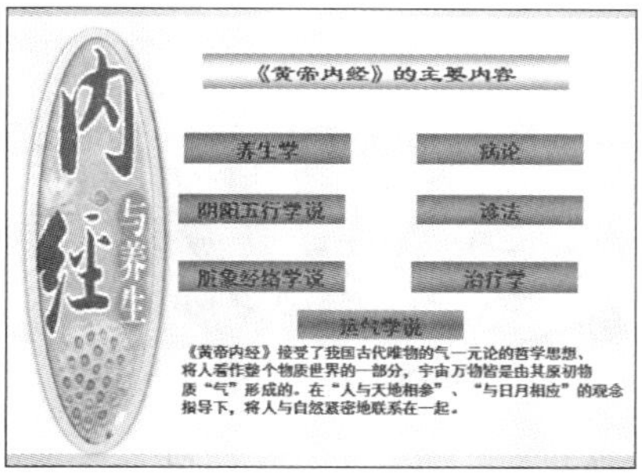

图 6-19　幻灯片 3 制作效果

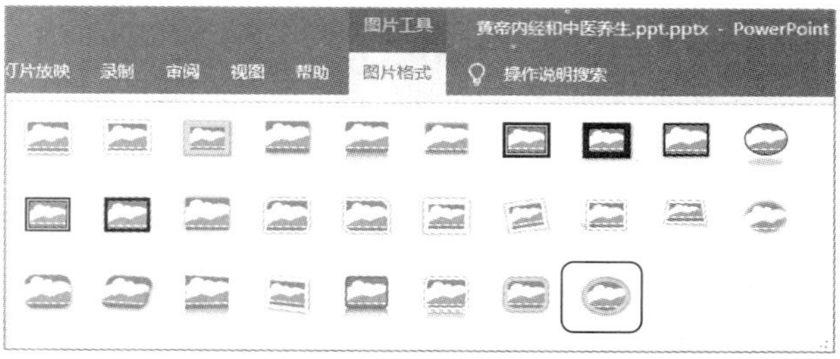

图 6-20　“图片格式”选项列表

步骤 2：在幻灯片 4 中插入“内经 2.jpg”，设置图片样式为“棱台”，如图 6-21 所示。

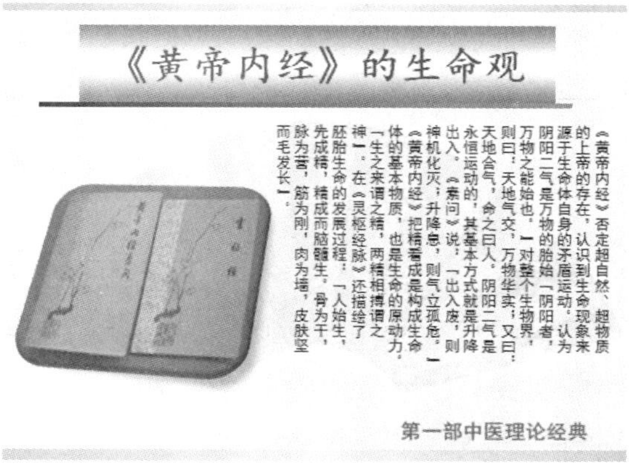

图 6-21　幻灯片 4 制作效果

（4）编辑幻灯片中的图形。

在第 7 张幻灯片上，插入形状“椭圆”，复制该形状，执行四次粘贴操作，在绘图工具的颜色选项中分别设置“白色”“水绿色”和“深青色”的渐变，并调整大小，将四个椭圆进行叠加；插入形状“箭头”，并选中进行顶点编辑，如图 6-22 和图 6-23 所示。

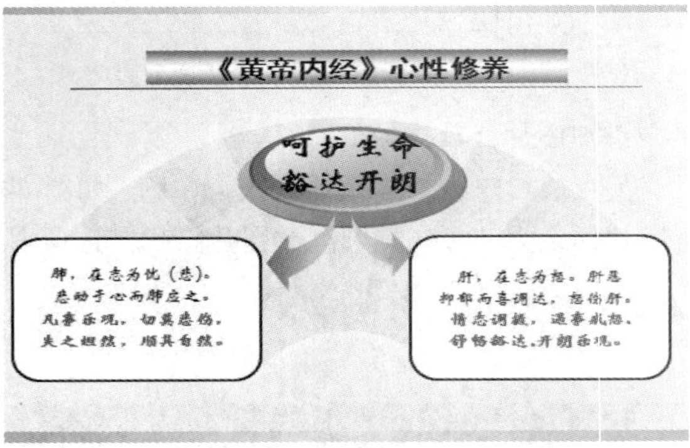

图 6-22　幻灯片 7 制作效果图

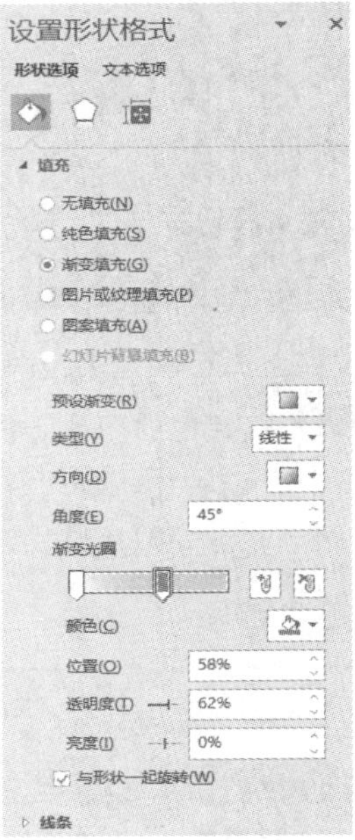

图 6-23　填充效果设置

（5）设置幻灯片内部的跳转。

步骤 1：在幻灯片 3 中插入形状“动作按钮：空白”，添加文字为“返回”，将其设定为链接到幻灯片 2，复制该按钮，在幻灯片 4、5 及幻灯片 7 中，分别进行粘贴，如图 6-24 所示。

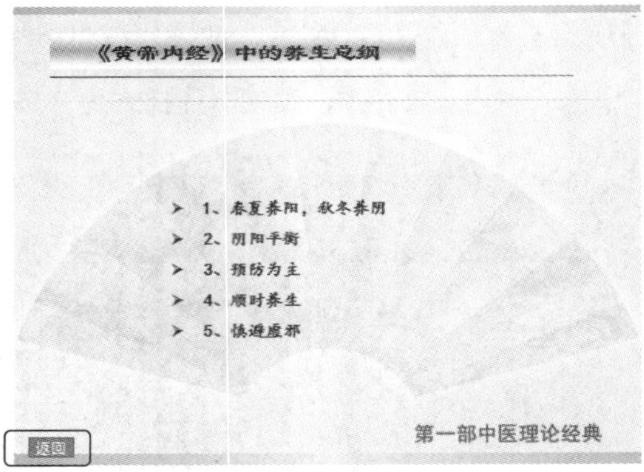

图 6-24　设置动作按钮

步骤 2：在幻灯片 2 中，选中“《黄帝内经》的主要内容”，选择“插入”→“超链接”命令，在弹出的“编辑超链接”对话框中，将其链接到“本文档中的位置”→“第 3 张幻灯片”，如图 6-25 所示。同理，完成幻灯片 4、5、6 的超链接设置。整个幻灯片的内部跳转结构如图 6-26 所示。

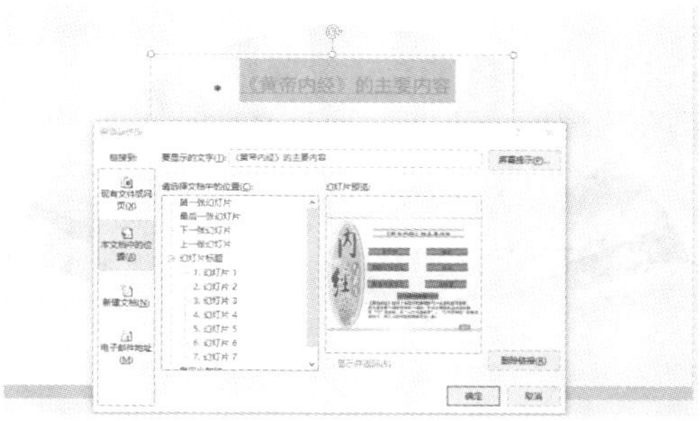

图 6-25　设置超链接图

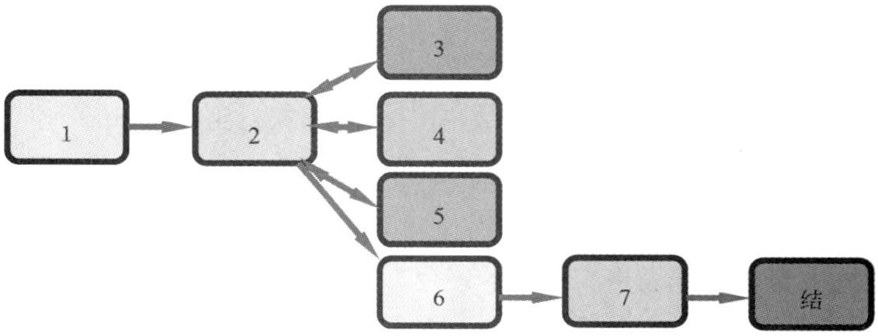

图 6-26　幻灯片内部跳转结构示意图

6.3　演示文稿的数据图表

对于数据的展示和分析经常会出现在演示文稿当中，好的图表具有更强的说服力。合理运用表格和图表可以让你的演示文稿更加直观生动，并且传递更加丰富的信息。

6.3.1　演示文稿的表格

1. 插入表格

向演示文稿中插入表格的常用方法有三种，分别是：利用表格占位符插入新表格；利用“插入/表格”命令插入新表格；从 Word 或 Excel 文档中复制已有的表格，如图 6-27 所示。

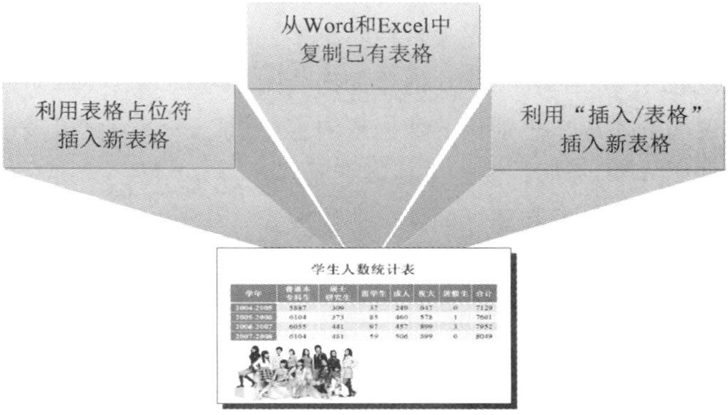

图 6-27　插入表格的三种方法

2. 美化表格

从 Word 或 Excel 文档中复制过来的表格往往显得单调、不美观，使用 PowerPoint 的表格工具可以将其快速变身为清晰明了、视觉效果较好的表格页面。表格美化前后的对比如图 6-28 所示。

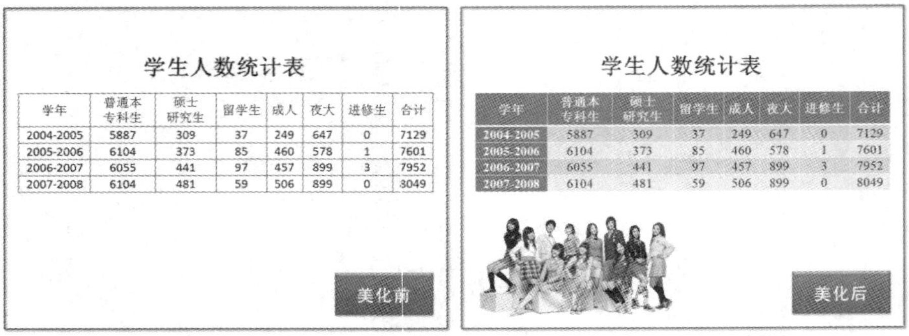

图 6-28　表格美化前后效果对比

除此之外，合理使用提示圈以及文本的加大、加粗、变色效果可以达到突出主要数据的目的，图 6-29 中的两张幻灯片针对相同的数据分别强调了不同的内容。因此，需要注意的是避免在演示文稿中简单地罗列大量的数据表格，数据的使用有着明确的目的性，通过不同方式强调表格中的关键数据，传递演讲者的意图才是使用表格及图表的真正目的。

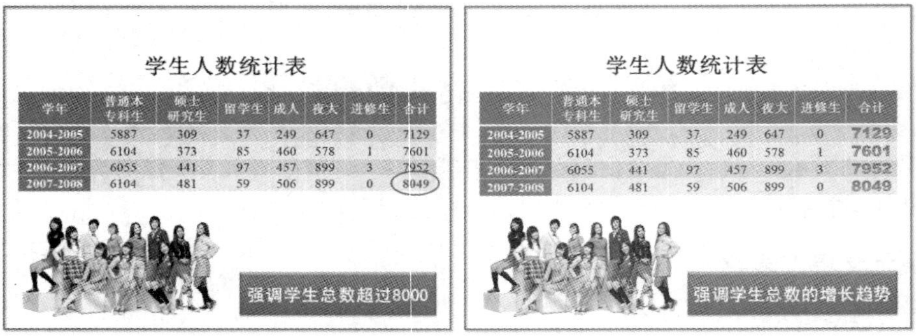

图 6-29　不同的设计效果达到不同的强调目的

6.3.2　演示文稿的图表

图表是展示语言的一种重要形式，图表贵精不贵多，运用得当的图表比表格更能明快清晰地实现沟通。图 6-30 展示了 PowerPoint 2016 内置的部分图表类型。需要说明的是：决定图表形式的不是数据，而是想说明的主题、想强调的数据或内容要点，一切为你想表达的主题服务。

一份完整的图表如图 6-31 所示，主要包括以下元素：

（1）标题：标题可以由主标题和副标题两部分组成。

（2）单位：当图表中有具体数据的时候，一定要标明单位。

（3）资料来源：体现数据的严谨性。

（4）图例：用于说明图表中不同区域所指代的具体含义。

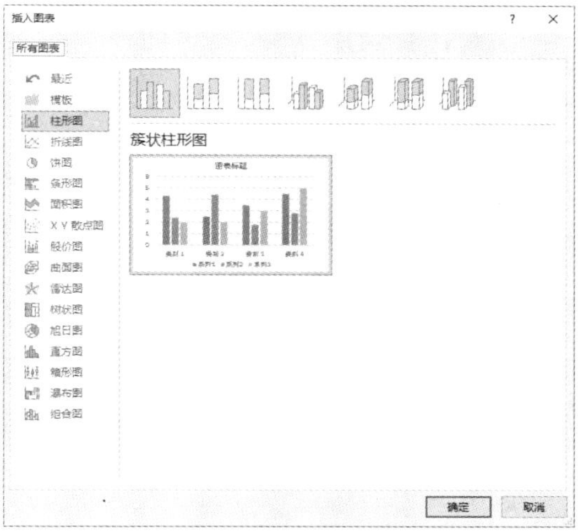

图 6-30　“插入图表”对话框

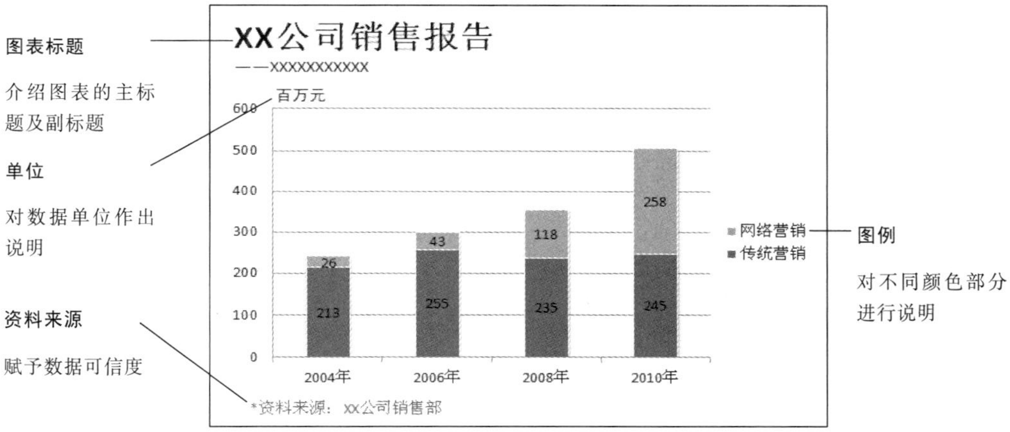

图 6-31　图表及其主要元素

1. 案例：制作柱形图表

案例功能：根据已有的 Excel 文档制作中药、西药用量演示文稿，要求体现出六年中用量的增长趋势。

案例要求：利用版式创建演示文稿；创建图表并设置图表参数；保存幻灯片。

案例效果如图 6-32 所示。

案例步骤：

步骤 1：创建空白演示文稿。启动 PowerPoint 2016，选择“文件”→“新建”命令，选择“空白演示文稿”。

步骤 2：修改版式。选择“开始”→“幻灯片”→“版式”命令，将默认的“标题幻灯片”版式修改为“标题和内容”版式，如图 6-33 所示。

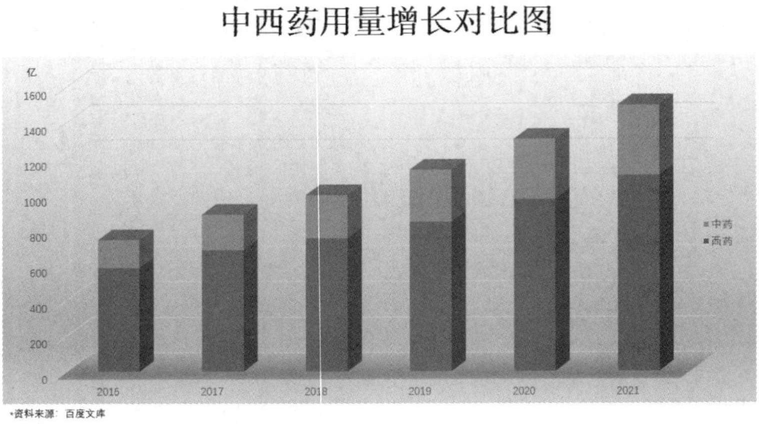

图 6-32 案例效果

提示： 步骤 2 中修改默认版式的目的是希望版式中含有图表占位符，除“标题和内容”外，“两栏内容”“比较”“内容与标题”版式中也含有图表占位符。

步骤 3： 输入图表的正标题“中西药用量增长对比图”，宋体，36 磅，加粗，居中，1.5 倍行距。

步骤 4： 创建图表。单击内容占位符中的插入图表按钮，在弹出的“插入图表”对话框中选择“柱形图”下的“三维堆积柱形图”，如图 6-34 所示。

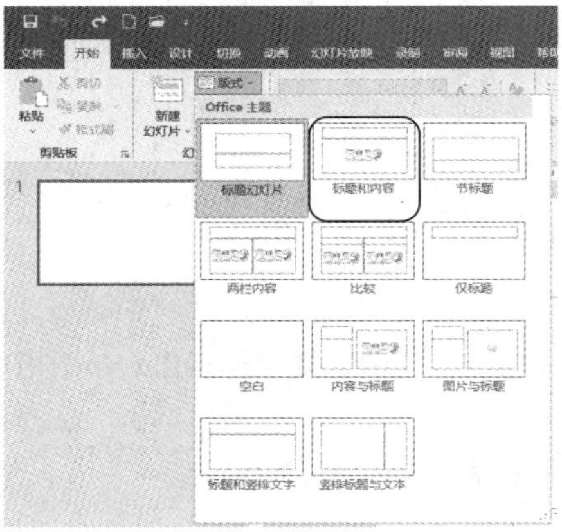

图 6-33 修改版式

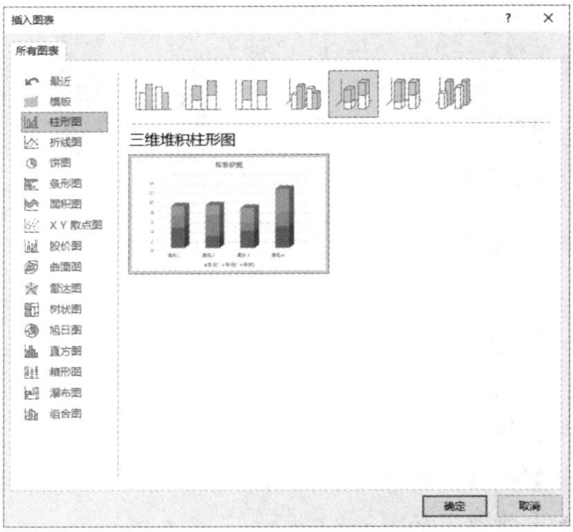

图 6-34 选择图表类型为“三维堆积柱形图”

步骤 5： 更改 Excel 文档中数据。图 6-35 为系统创建的默认图表及相应的 Excel 文档，用户需要修改该 Excel 文档中的数据。修改的方法可以是直接录入，也可以从已有 Excel 文档中复制。修改后的 Excel 文档及对应的图表如图 6-36 所示。

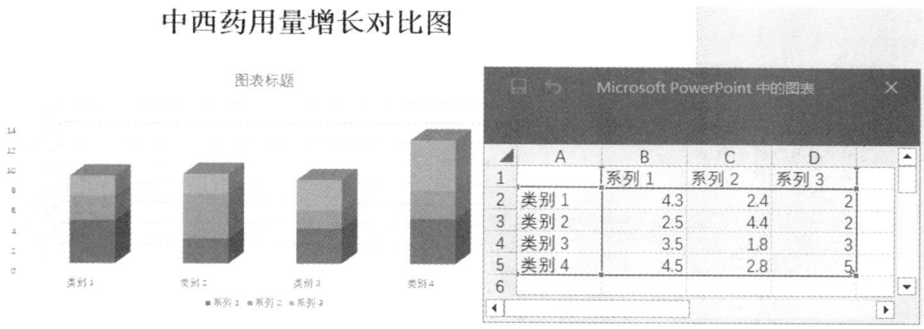

图 6-35　系统创建的默认图表及相应的 Excel 文件

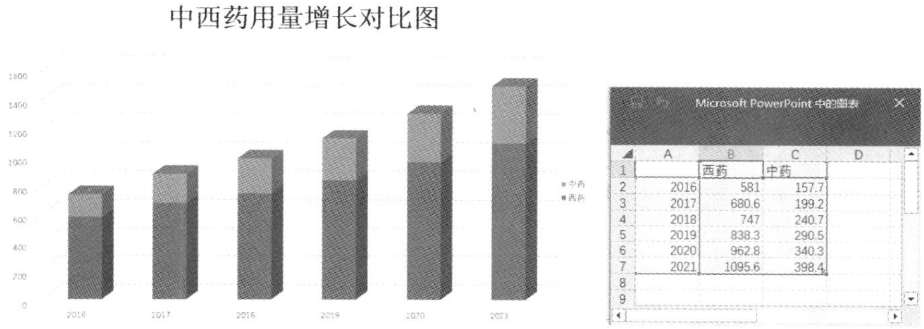

图 6-36　修改后的 Excel 文件及对应的堆积柱形图效果

提示：在默认的 Excel 文档中，数据呈现出 5 行 4 列的排列方式，通过拖动区域的右下角，可以调整图表数据区域的大小。

步骤 6：设置图表参数。双击图表的图表区，如图 6-37 所示，在右侧打开的“设置图表区格式”面板中选择“渐变填充”，使用默认参数。

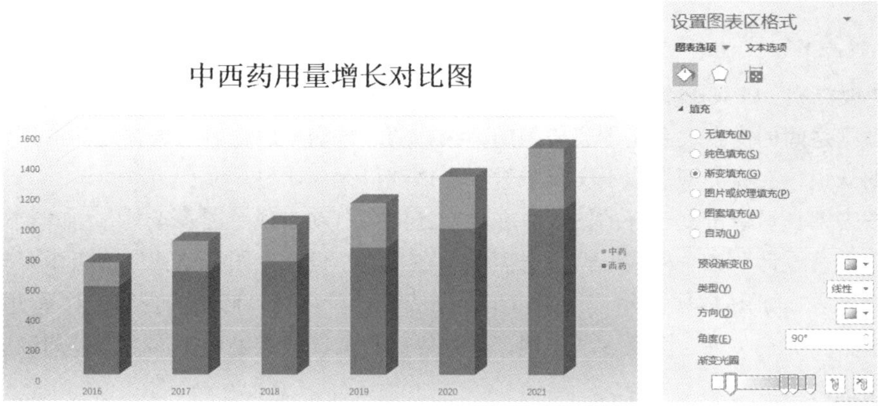

图 6-37　设置图表区格式

双击三维堆积柱形图的基底，如图 6-38 所示，在打开的“设置基底格式”面板中选择“渐变填充”，使用默认参数。

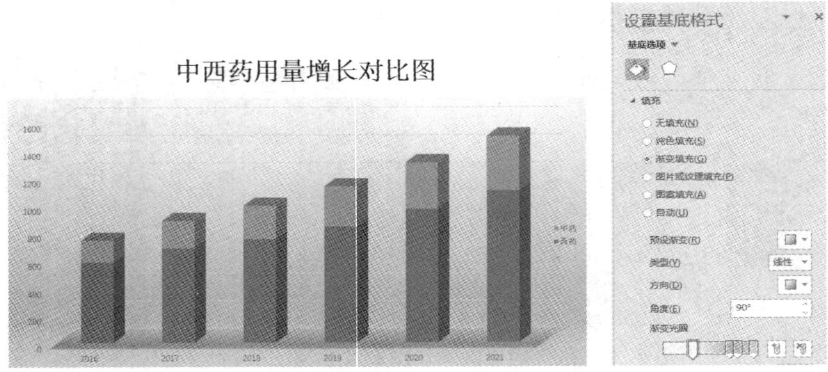

图 6-38　设置三维堆积柱形图基底格式

步骤 7：添加资料来源及单位。选择“插入”→“文本框”→“横排文本框”命令，在演示文稿中插入“*资料来源：百度文库”以及数据单位“亿元”，满足数据图表对于严谨性的基本要求。保存文件为“柱形图表.pptx”。最终效果如图 6-39 所示。

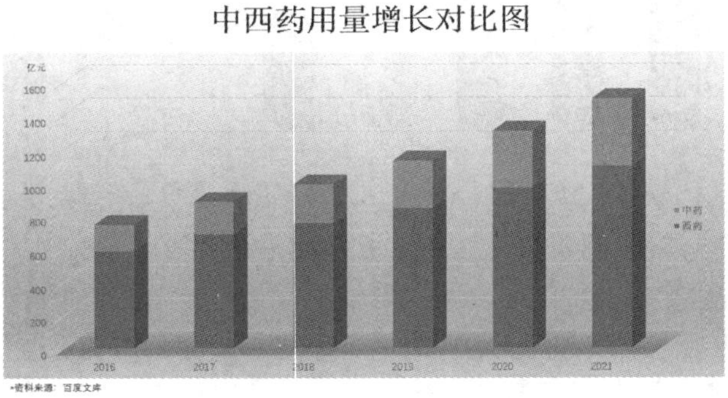

图 6-39　柱形图制作效果

【知识要点】

（1）图表类型。PowerPoint 2016 内置了 15 个大类图表类型，根据主题选择合适的图表类型进一步体现数据之间的内在关系是图表使用的高级技巧，这需要制作者对数据之间的逻辑关系有着非常清楚的认识，在商务型的演示文稿中这一点体现得尤为明显。

（2）图表工具。单击创建好的图表，在功能区中会自动出现“图表工具”，如图 6-40 所示，其中包括“图表设计”和“格式”两个选项卡。在右侧“设置绘图区格式”面板中可打开“图表选项”下拉列表，如图 6-41 所示，用于指出在图表设计阶段可以修改的内容，如垂直（值）轴、绘图区、水平（类别）轴、图表区、图例、系列等。根据图表类型的不同，下拉列表中显示的内容会有所差别。

（3）SmartArt 图形。前面所提到的图表都属于数据类图表，图表必须建立在数据的基础之上，除此之外 PowerPoint 2016 中还有一类常用图表——概念类图表，通常可以用 SmartArt 图形来表示。图 6-42 中对比了常用的数据类图表和概念类图表，通过对比不难发现 SmartArt 图形能快速、轻松、有效地传达概念类信息，避免使用大段文字来描述。

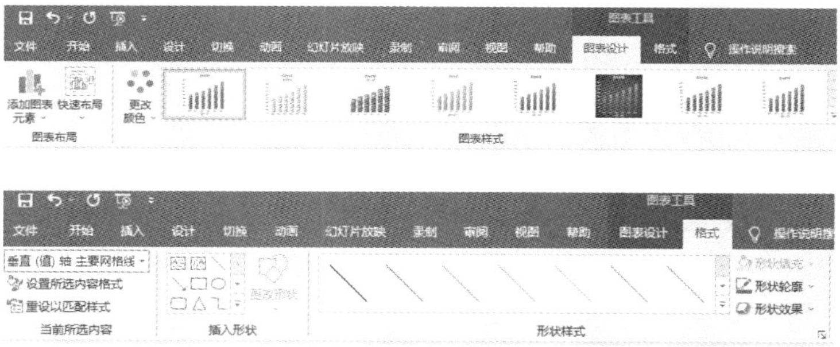

图 6-40　图表工具的“图表设计”和“格式”选项卡

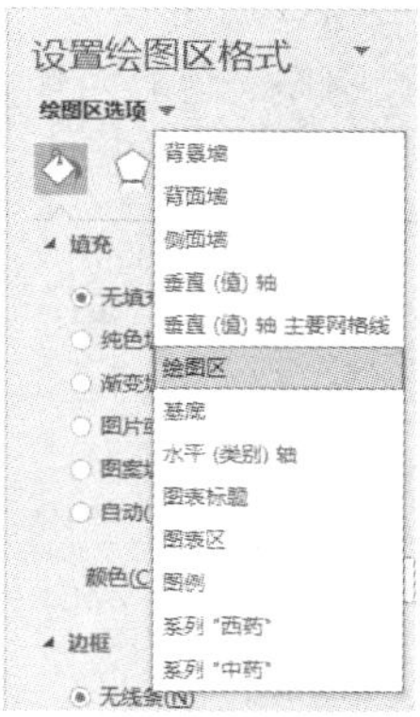

图 6-41　“设置绘图区格式”面板

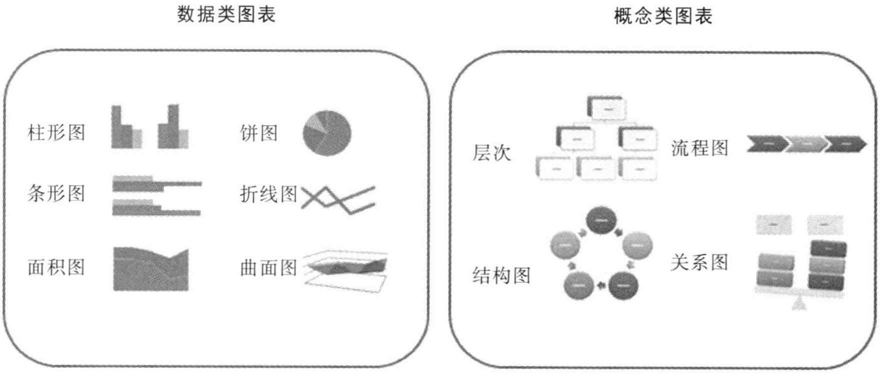

图 6-42　数据类图表与概念类图表对比

选择“插入”→“SmartArt 图形”命令可以打开如图 6-43 所示的对话框，其中列出了 8 个大类近 200 种由专业设计师提供的 SmartArt 图形。这些图形结构合理，而且具有非常好的视觉效果，制作者只需单击几下鼠标，就可以创建出具有设计师水准的插图，因此使用 SmartArt 图形是提高演示文稿制作水平的重要工具之一。

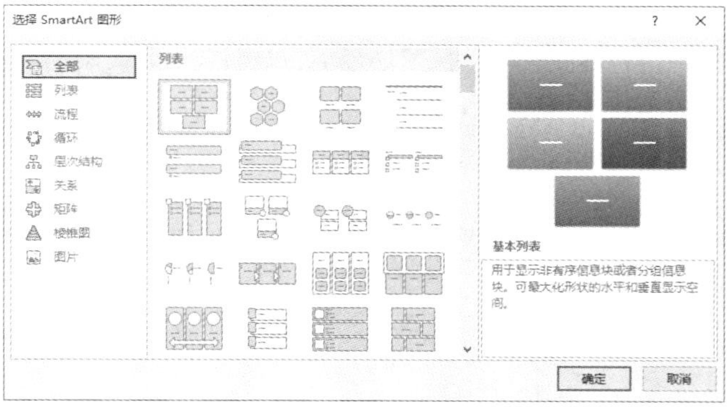

图 6-43　“选择 SmartArt 图形”对话框

利用 SmartArt 图形，我们可以将制作专业级图表的步骤总结为以下四步：确认主题→分析逻辑→设计制作→色彩匹配，借助图 6-44 中的流程图可以让人清晰明了地体会到整个过程。

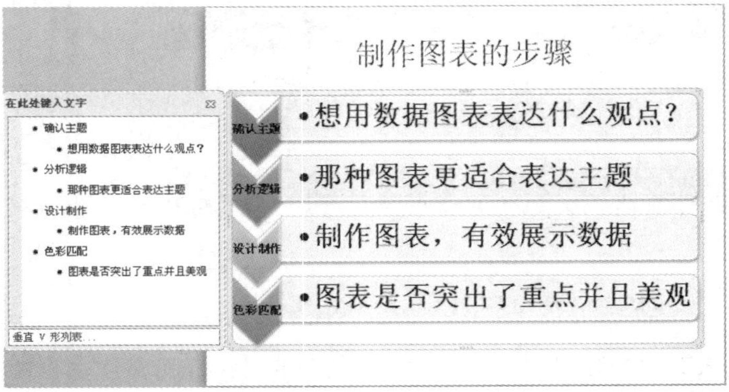

图 6-44　利用 SmartArt 图形制作流程图

提示：做好数据分析类 PPT 必须遵循的六条规则：

（1）数据正确：数据一定要能支持你的论点。

（2）图表正确：同样的数据，不同的图表说明的问题不同，一定要让图表与你想说明的问题匹配。

（3）观点明确：建议把观点写在最明显的标题位置处。

（4）适当美化：适当美化可以让观众更乐于观赏你的表格及图表。

（5）创意更好：好的创意会为你的数据增色不少，可以尝试数据的图形化展示方式。

（6）分析而不是罗列：罗列数据只能说明你收集了很多数据，通过对数据的分析找到数据背后隐藏的信息，这样的幻灯片才更有意义。

2. 案例：中药饮片销售及利润统计图表

案例功能：近年中药饮片市场发展迅速，通过对中药饮片企业历年销售收入和利润，以及中药与西药产量的具体的数字和生动的图表比较，能够清晰地向大家介绍这方面的相关信息。

案例要求：

（1）在幻灯片 1 中用条形图表展现 2016—2021 年度中药饮片的销售收入。

（2）在幻灯片 2 中用折线图表展现五年来中药饮片的销售利润变化趋势。

（3）在幻灯片 3 中用两栏版式建立柱形图展现中药与西药产量、利润的对比。

（4）保存文件为“中药饮片销售.pptx”。

完成图表需要用到的原始数据见表 6-1、表 6-2。

表 6-1　中药资产、利润统计表　（单位：亿元）

年份	中药	总资产	利润
2016	3.16	3.2	1.2
2017	3.51	2.9	1.0
2018	3.87	4.1	1.0
2019	3.86	6.4	1.7
2020	5.09	8.4	3.3
2021	8.07	10.4	4.5

表 6-2　产量、利润情况统计表

类别	西药/万片	中药/万片	总资产/亿元	利润/亿元
总数	750.6	398.4	10.4	4.5

案例效果如图 6-45 所示。

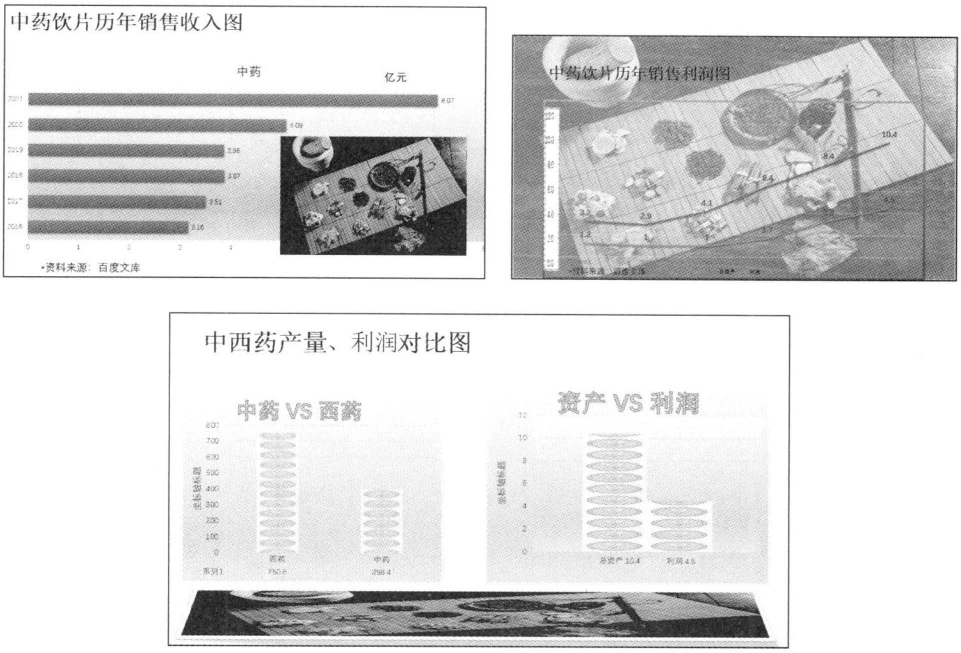

图 6-45　案例制作效果

案例步骤：

（1）条形图表的制作。

步骤 1：创建空白演示文稿。启动 PowerPoint 2016，选择“文件”→“新建”命令，选择“空白演示文稿”。将第一张幻灯片的版式修改为“标题和内容”。

步骤 2：输入图表的正标题。“中药饮片历年销售收入图”，设置为宋体，36 磅，加粗，左对齐，1.5 倍行距。

步骤 3：创建图表。单击内容占位符中的“图表”按钮，在弹出的图表类型选项中双击“条形图”下的“簇状条形图”。

步骤 4：更改 Excel 文档中数据。修改后的 Excel 文档及对应的图表如图 6-46 所示。

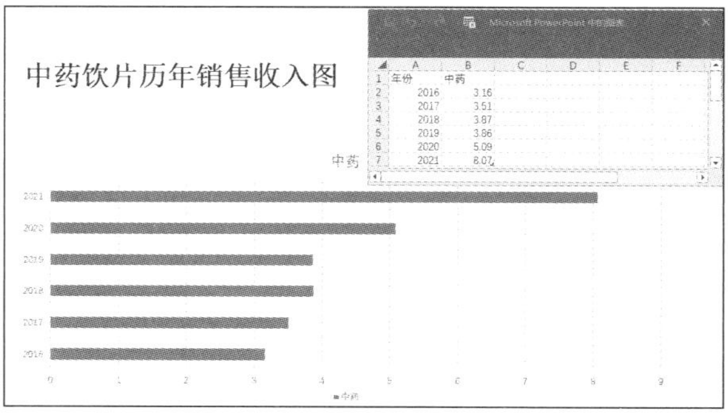

图 6-46　修改后的 Excel 文件及对应的条形图效果

步骤 5：设置图表参数。

① 设置数据样式。选择“图表工具”→“图表设计”→“图表样式”中的“样式 12”，如图 6-47 所示。此时，数据条变得有立体感，视觉效果更好。

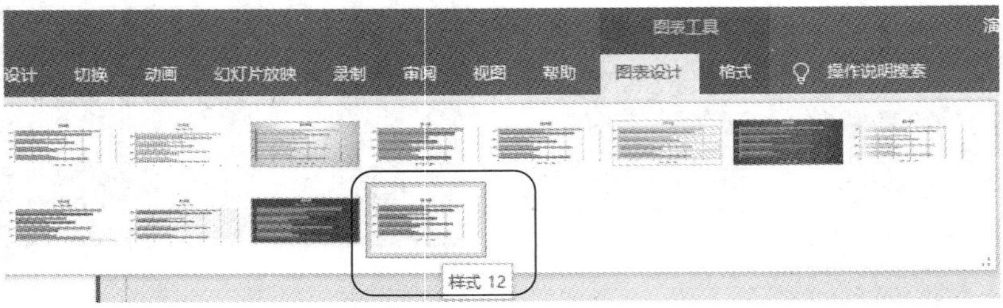

图 6-47 设置数据点的样式

② 设置背景。双击绘图区，如图 6-48 所示，在打开的“设置绘图区格式”面板中选择“渐变填充”，透明度为“50%”。

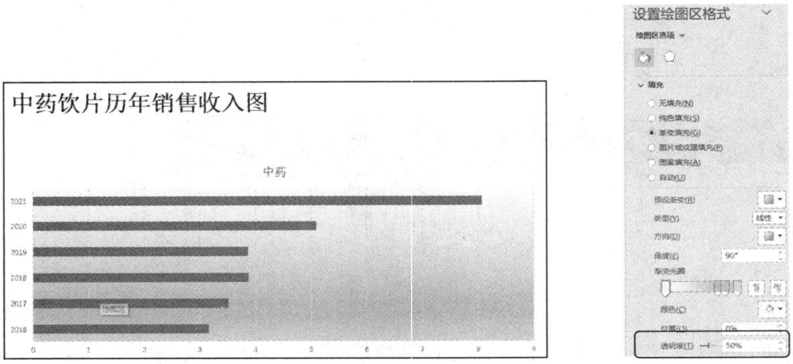

图 6-48 设置绘图区格式

③ 删除图例。单击图表区中的图例，如图 6-49 所示，按【Delete】键将其删除。对于本案例来说没有使用图例的必要，删除后可以扩大图表区的有效使用空间。

④ 添加数据标签。右击条形图中的数据点，在弹出的快捷菜单中选择“添加数据标签”命令，如图 6-50 所示。添加数据标签后，每个数据条上将显示具体的数值，能够更加清晰地表明每类学生的具体数量。

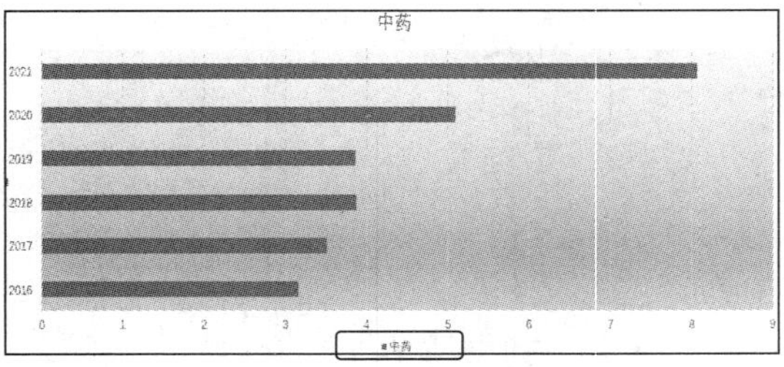

图 6-49 删除图例

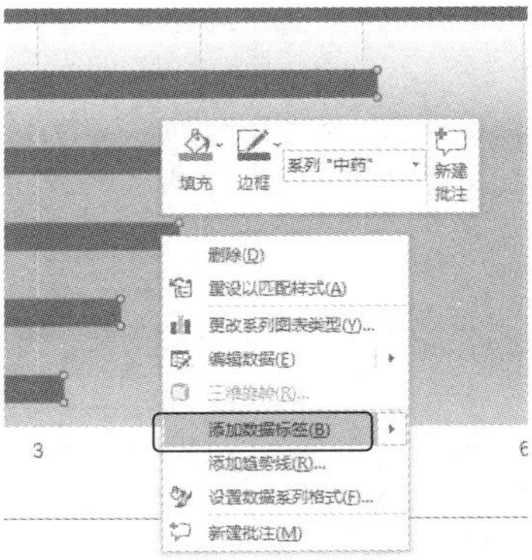

图 6-50 为条形图添加数据标签

⑤ 插入与图表相关的图片，增强图表的视觉效果。选择“插入”→“图片”命令，将图片插入页面当中。拖动图片四角，等比例缩放图片到合适的大小，如图 6-51 所示。

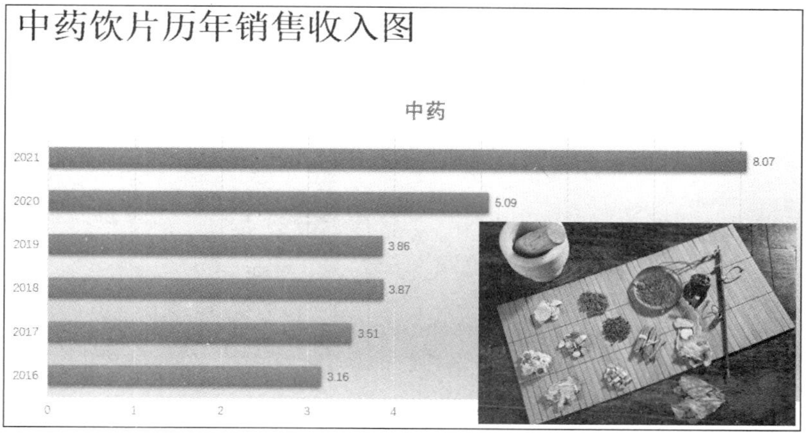

图 6-51 在图表中插入相关图片

提示：本案例中使用图片还有一个重要的目的，即促进画面的平衡感。原图表中由于数据分布不均，因此画面呈现出不稳定的感觉，在右下角添加图片后效果得到改善。

步骤 6：添加资料来源及单位。使用“插入”→“文本框”→“绘制横排文本框”命令，在演示文稿中插入“*资料来源：百度文库”以及数据单位“亿元”，满足数据图表对于严谨性的基本要求。

步骤 7：保存演示文稿。选择“文件”→“保存”命令，将演示文稿保存为“中药饮片销售.pptx”，最终效果如图 6-52 所示。

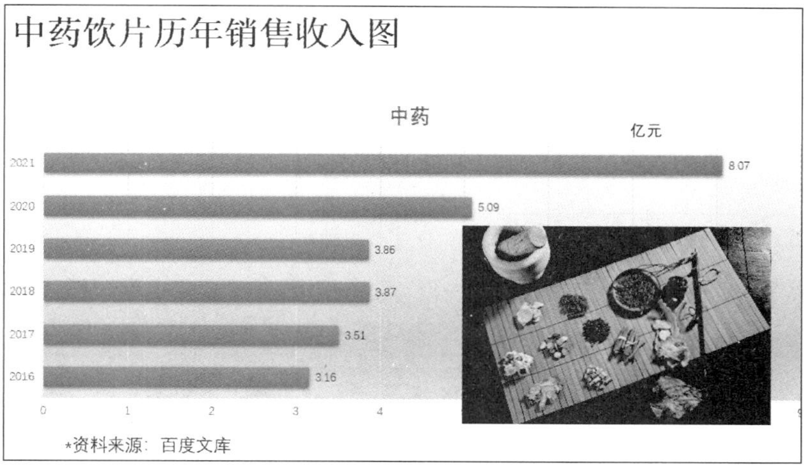

图 6-52 条形图表制作效果

（2）折线图表的制作。

步骤 1：新建一页幻灯片。在“中药饮片历年销售收入.pptx”文档中，选择“开始”→“新建幻灯片”命令，选择“标题和内容”版式。

步骤 2： 输入图表的正标题“中药饮片历年销售利润图”，设置为宋体，36 磅，加粗，左对齐，1.5 倍行距。

步骤 3： 创建图表。单击内容占位符中的“图表”按钮，在弹出的图表类型选项中双击“折线图”下的“带数据标记的折线图”。

步骤 4： 更改 Excel 文档中数据。修改后的 Excel 文档及对应的图表如图 6-53 所示。

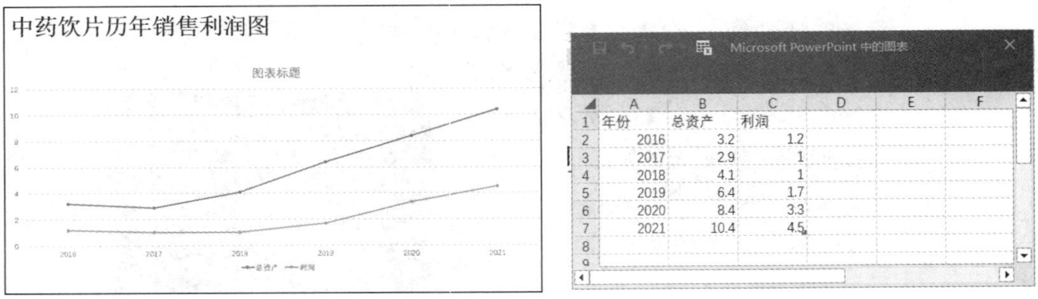

图 6-53　修改后的 Excel 文件及对应的折线图效果

步骤 5： 设置图表参数。

① 坐标轴格式。双击纵坐标轴，将数字的小数位数设置为 1，如图 6-54 所示。

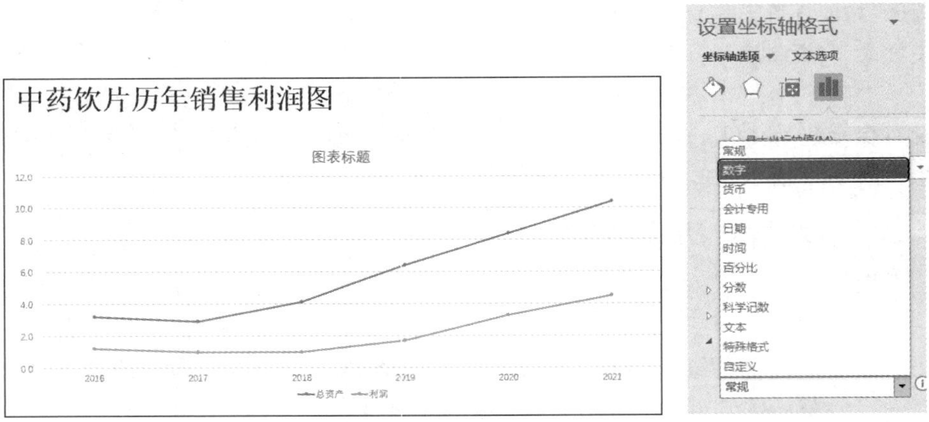

图 6-54　设置坐标轴格式

② 数据线样式。选择“图表工具-图表设计”→“图表样式”中的“样式 13”，如图 6-55 所示。

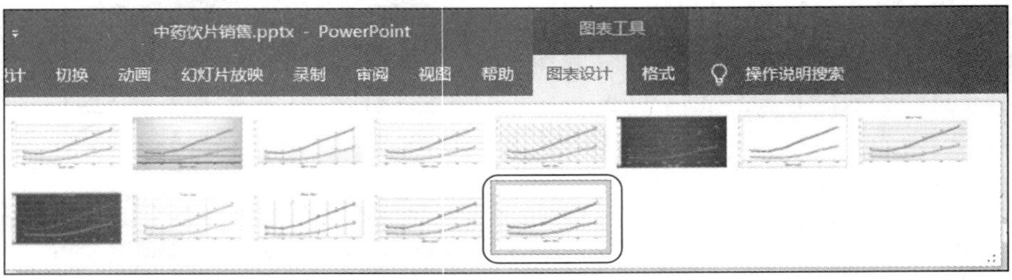

图 6-55　设置数据线样式

③ 设置图例。双击图例，将图例位置设置为“靠下”，如图 6-56 所示。

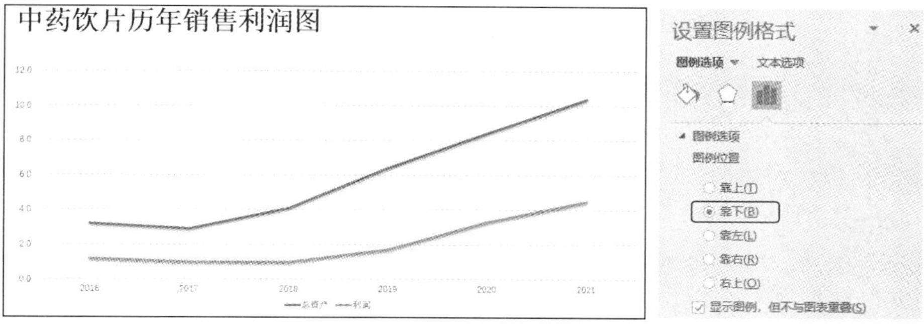

图 6-56　设置图例位置

④ 设置数据标签格式。右击数据点，选择“添加数据标签”命令，将数据标签位置设置为“靠上”，如图 6-57 所示。这样设置的目的是在图表中更加充分利用空间，并清晰地显示出每个关键点所对应的百分比。

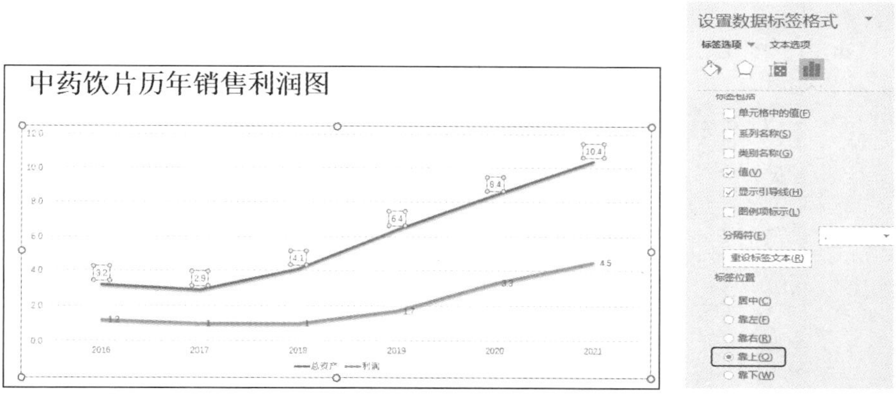

图 6-57　设置数据标签格式

⑤ 设置图表区背景及阴影。使用“中药 jpg”作为图表区的背景，设置透明度为“45%”，如图 6-58 所示。

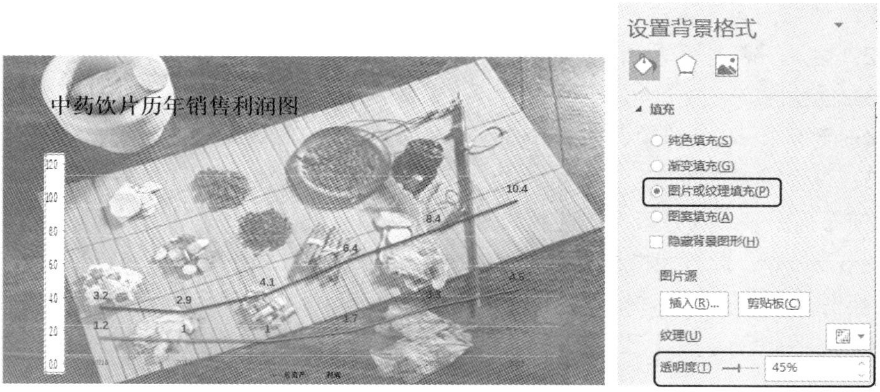

图 6-58　设置图表区背景

⑥ 设置图表区边框。将图表区边框设置为“渐变线”中的“中等渐变–个性色 1”。边框宽度为“5 磅”，如图 6-59 所示。

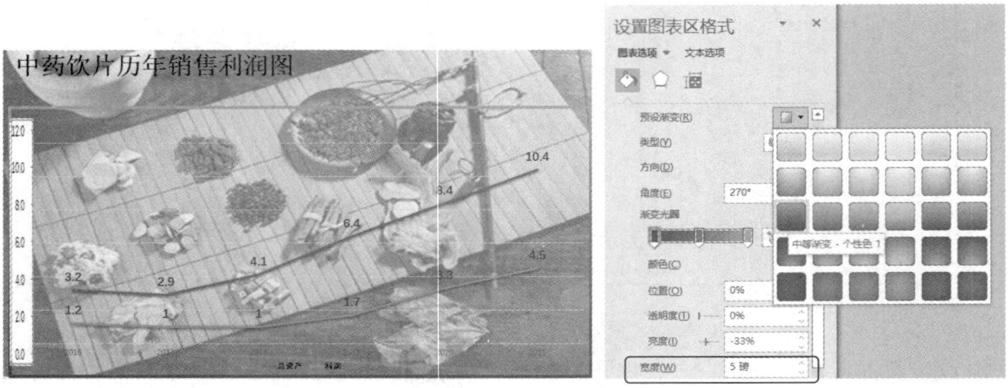

图 6-59　设置图表区边框

步骤 6：添加资料来源。最终效果如图 6-60 所示。

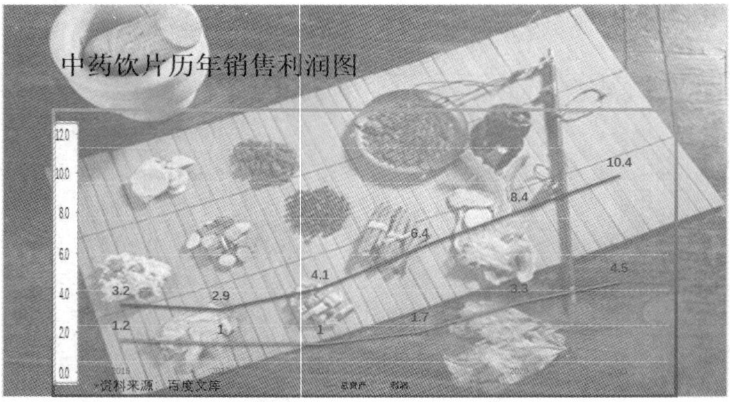

图 6-60　折线图表制作效果

（3）对比型图表的制作

步骤 1：新建一页幻灯片。在“中药饮片销售.pptx”文档中，选择“开始”→“新建幻灯片”命令，选择“两栏内容”版式。

步骤 2：输入图表的标题“中西药产量对比图”，设置为宋体，36 磅，加粗，左对齐。

步骤 3：创建图表。单击内容占位符中的“图表”按钮，选择“柱形图”下的“簇状柱形图”。

步骤 4：更改 Excel 文档中数据。修改后的 Excel 文档及对应的图表如图 6-61 所示。

步骤 5：设置图表参数。

① 快速布局图表。选择图表，选择“图表工具-图表设计”→“图表布局”→“快速布局”中的“布局 5”命令，此时表格和图表同时出现在幻灯片上，如图 6-62 所示。

② 切换图表的行和列。选择图表，选择“图表工具-图表设计”→“切换行/列”命令，切换前后效果如图 6-63 所示。

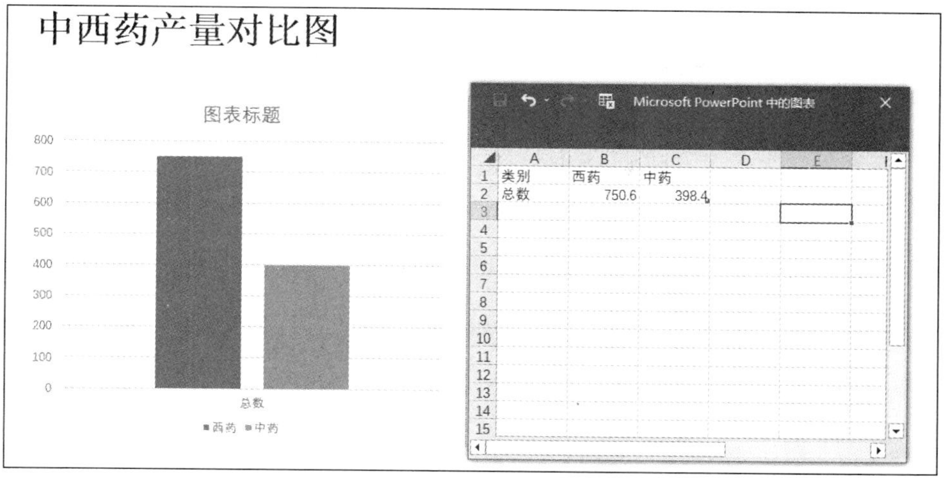

图 6-61　修改后的 Excel 文件及对应的柱形图效果

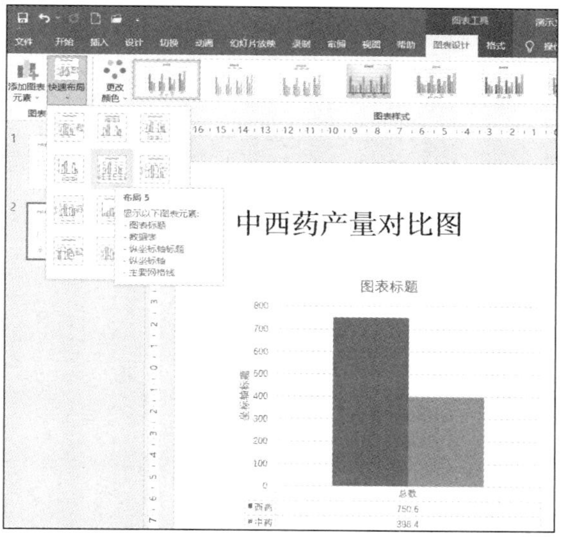

图 6-62　快速布局图表效果

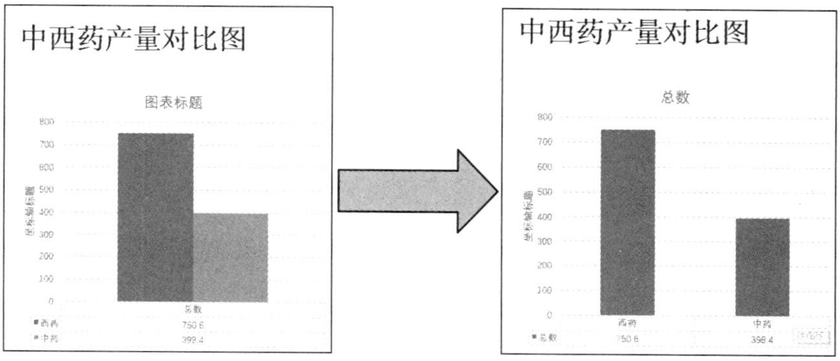

图 6-63　“切换行/列”效果前后对比

③ 设置图表背景。将图表区背景设置为“渐变填充”中的“浅色渐变–个性色 6”。

④ 使用小图片填充柱形图。双击柱形，使用图片填充柱形图，填充方式可以选择“层叠”或者“层叠并缩放”，如图 6-64 所示。

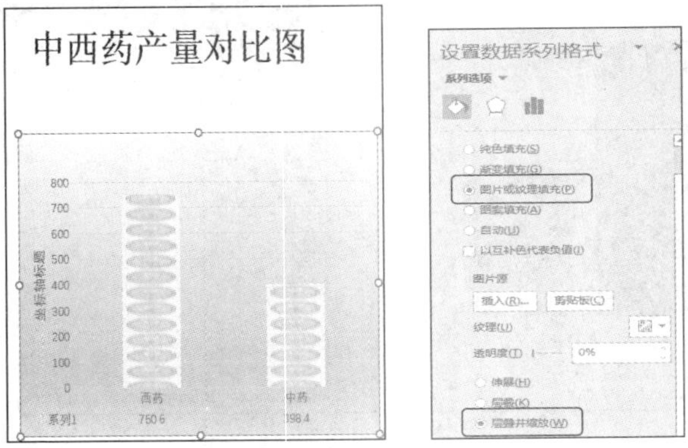

图 6-64　使用图片填充柱形图

⑤ 设置图表标题。使用艺术字输入标题“中药 VS 西药”，艺术字类型如图 6-65 所示。

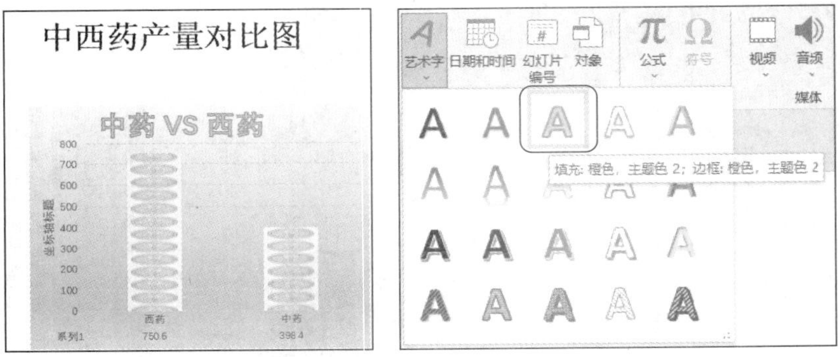

图 6-65　设置图表的艺术字标题

按照上述步骤 1~步骤 5 类似方法制作右侧图表，使用图片填充柱形，艺术字标题为“资产 VS 利润”插入与图表相关的图片，增强图表的视觉效果。选择“插入”→“图片”命令，将“中药.jpg”插入页面当中。拖动图片四角，等比例缩放图片到合适的大小。设置图片样式为“松散透视，白色”，如图 6-66 所示。

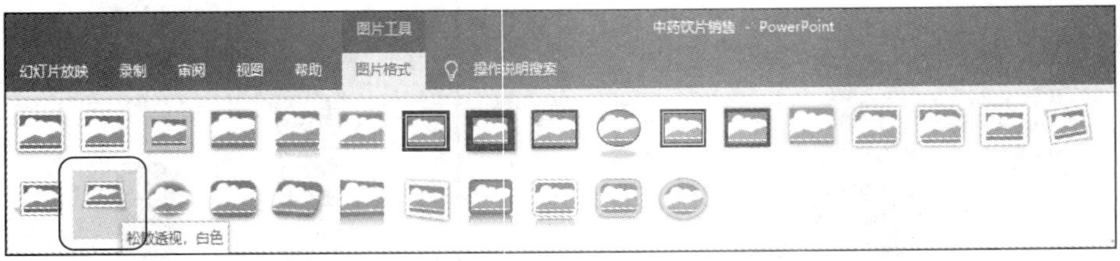

图 6-66　为图片设置快速样式“松散透视，白色”

最终效果如图 6-67 所示。

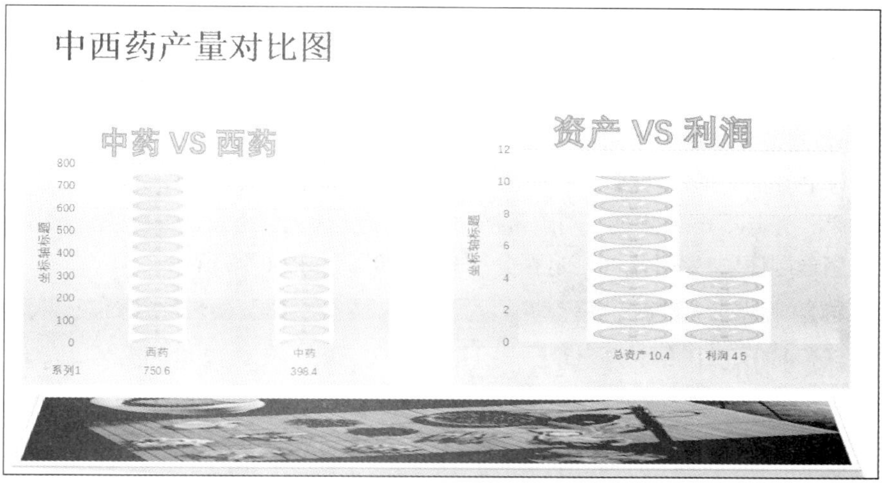

图 6-67　对比型图表效果

6.4　演示文稿的动画

在幻灯片中适当增加动画效果，可以让整个演示过程更加生动活泼，吸引观众的注意力，但一定要注意动画使用的原则，即一切动画形式都是为了更好地表现主题，否则很容易犯喧宾夺主的错误。

幻灯片动画有两种类型，一种是自定义动画，是指为幻灯片内部各个元素设置动画效果，如文本、图片、图表等；另一种是幻灯片之间的切换，可以为单张或多张幻灯片设置整体动画。

6.4.1　案例：带有动画的演示文稿

案例功能：设计一个演示文稿，向大家说明做好 PPT 的四个具体步骤，借助动画形式更加生动地表现整个制作流程。

案例要求：创建演示文稿，设置动画效果，利用 SmartArt 制作流程图并设置动画，制作幻灯片的切换效果，保存幻灯片。

案例效果如图 6-68 所示。

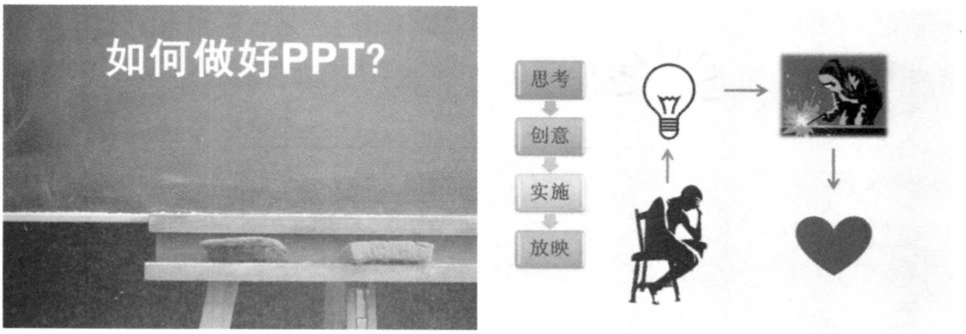

图 6-68　案例效果

案例步骤：

步骤 1： 创建空白演示文稿。启动 PowerPoint 2016，选择“文件”→“新建”命令，选择“空白演示文稿”。

步骤 2： 制作幻灯片 1 中的动画。事先将幻灯片背景设置为“黑板.jpg”，在标题占位符中输入文字“如何做好 PPT？”。单击标题，选择“动画”→“飞入”效果。此时，标题将被赋予自底部飞入的动画效果，单击图 6-69 中的“动画窗格”按钮，为“飞入”动画设置参数，方向“自顶部”，动画文本“按字母顺序”，字母之间延迟百分比为“100”，如图 6-70 所示。

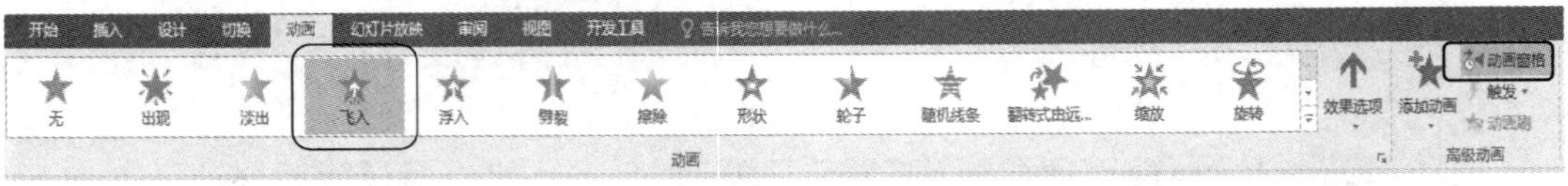

图 6-69　为标题设置“飞入”动画效果

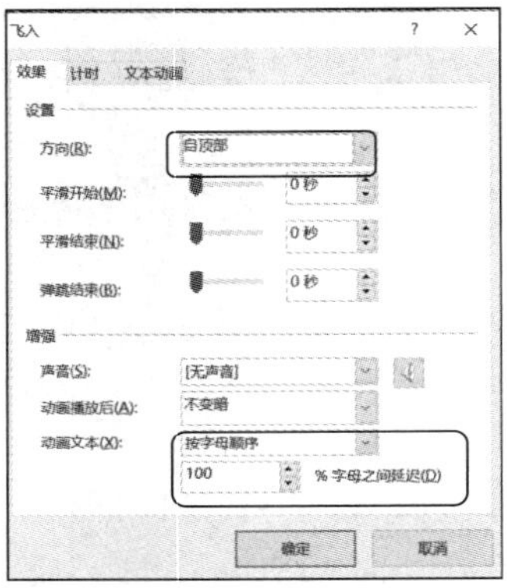

图 6-70　设置“飞入”效果的动画参数

提示： 默认情况下，动画文本为“一次显示全部”，但是通过合理设置动画文本参数，可以实现文字按顺序出现的动画效果。

步骤 3： 制作幻灯片 2 中的动画。

（1）插入“空白”版式的新幻灯片，利用 SmartArt 绘制出垂直流程图，输入文字并设置格式。

（2）选择“插入”→“图片”命令，在幻灯片的合适位置上插入图片“思考.jpg”“创意.png”及“实施.wmf”。

（3）选择“开始”→“形状”，利用形状中的“箭头”及“心形”绘制幻灯片中的动画元素，如图 6-71 所示。

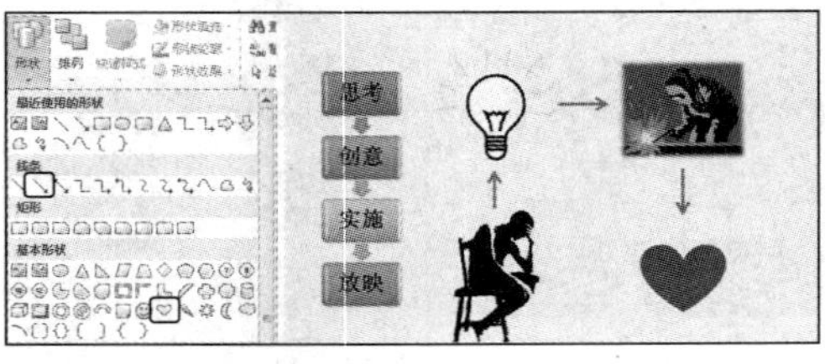

图 6-71　利用“形状”绘制动画元素

（4）设置动画效果如图 6-72 所示，具体选项参照表 6-3。

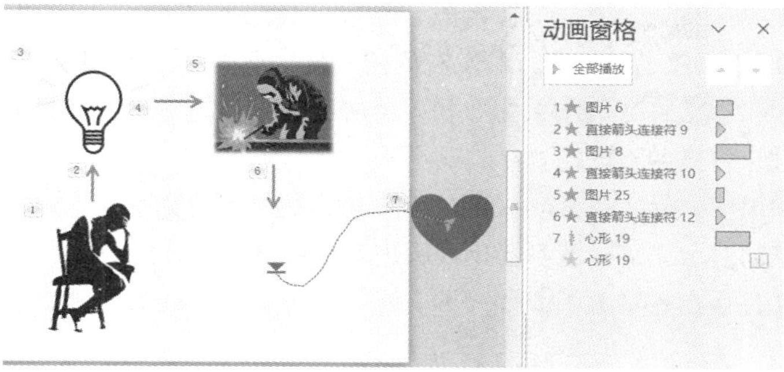

图 6-72　幻灯片 2 中的动画效果

表 6-3　动画效果列表及选项

动画顺序	动画元素	效　果	计时选项
1	图片“思考”	浮入	单击时开始
2	箭头（向上）	出现	单击时开始
3	图片“创意”	旋转	单击时开始
4	箭头（向右）	出现	单击时开始
5	图片“实施”	缩放	单击时开始
6	箭头（向下）	出现	单击时开始
7	心形	自定义路径	单击时开始
		脉冲	上一动画之后开始 重复：3 次

提示：为心形添加第 2 种动画效果“脉冲”时，要使用“添加动画”按钮，否则系统会默认为用新的动画效果代替原有的动画效果。

添加了动作路径后，幻灯片中将出现虚线路径，同时用绿色标记表明运动的起点，红色标记表明运动的终点，注意不要将运动方向设置错误。

步骤 4：制作幻灯片切换效果。单击幻灯片 1，选择“切换”选项卡的“分割”效果；单击幻灯片 2，选择其中的“推入”效果，如图 6-73 所示。

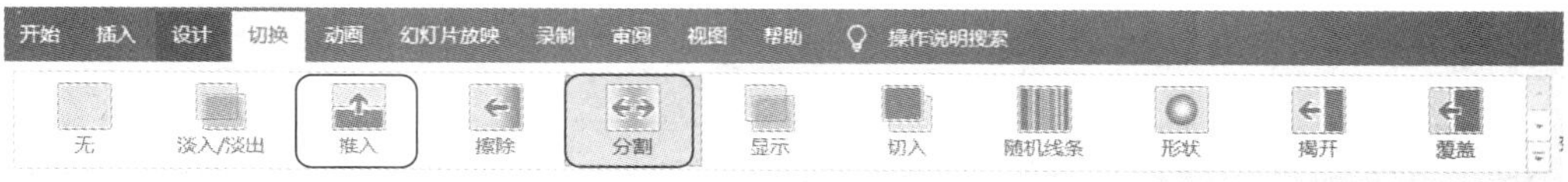

图 6-73　设置幻灯片切换效果

步骤 5：检查动画效果。选择“幻灯片放映”→“从头开始”命令，检查前面所设置的各种动画效果是否达到了设计者的意图，确认无误后将文件保存为“动画效果.pptx”。

【知识要点】

（1）自定义动画类型。PowerPoint 2016 内置了进入、强调、退出及动作路径四大类自定义动画，支持对同一个对象设置多种动画效果，通过精心设计，合理搭配可以充分发挥出 PowerPoint

在动画制作上的强大优势，从某种程度上代替用专业动画制作工具制作的动画素材。

（2）触发器。PowerPoint 2016 支持触发器功能，即在单击某个确定的对象后触发动画。图 6-74 在第三个图标上添加了触发器，触发右侧图片显示动画。因此，播放幻灯片时，一旦鼠标指针放置在左侧的图示上就将变成小手的形状，单击后右上角的图片出现缩放效果，这一点很类似面向对象编程中“事件”的概念。

（3）嵌入音频和视频文件。在 PowerPoint 2016 中，被插入的音频和视频文件将成为演示文稿的一部分，这样在移动演示文稿时就不会出现丢失音频或视频文件的情况了，但 PPT 文件的大小会因为嵌入了这些文件而迅速增大。

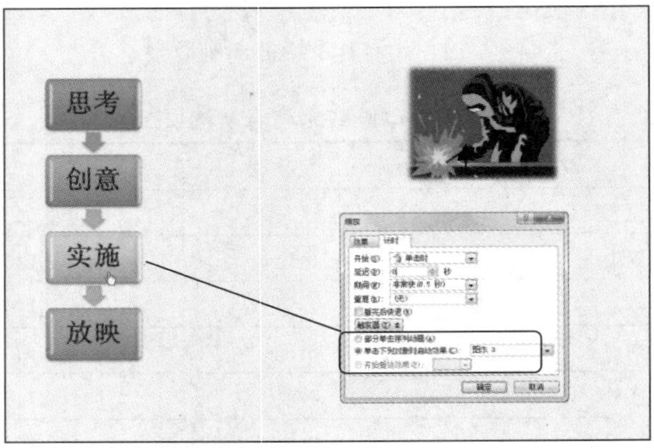

图 6-74　触发器的使用

6.4.2　案例：中医文化简介的演示文稿

案例功能：制作一中医文化简介的演示文稿，合理利用动画、声音、视频等方式向大家生动有趣地进行介绍。

案例要求：

（1）在幻灯片 1 中实现“探照灯”效果。

（2）在幻灯片 2 中实现“卷轴展开”效果。

（3）在幻灯片 3 中插入视频并做相应设置。

（4）保存文件为“中医简介.pptx”。

案例效果如图 6-75 所示：

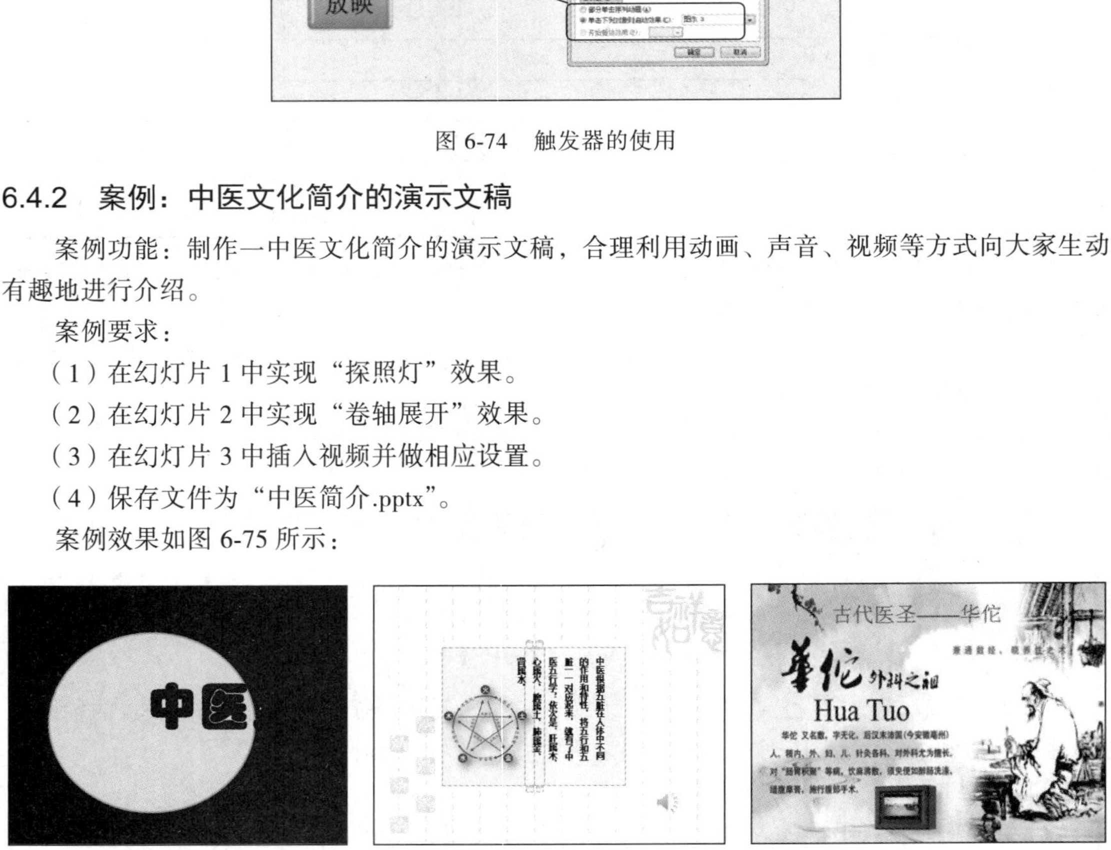

图 6-75　案例效果

案例步骤：

（1）制作幻灯片 1 中的探照灯效果。

步骤 1：新建空白演示文稿，右击幻灯片，将版式修改为“空白”。

步骤 2：绘制探照灯。使用绘图中的“椭圆”工具在幻灯片左侧绘制出一个椭圆形状。

步骤 3：为椭圆设置动作路径。选择“动画”→“动作路径”中的“直线”，单击效果选项，将默认的直线动作方向修改为“向右”，如图 6-76 所示。也可以采用鼠标拖动的方法修改动作路径，但要注意路径的起点（绿色三角形）和终点（红色三角形）。

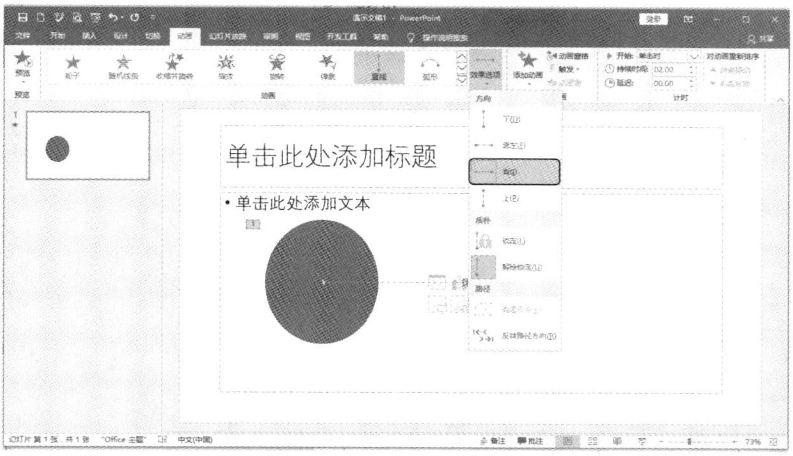

图 6-76　设置椭圆形的动作路径

步骤 4：设置动作路径的效果选项。单击椭圆形状，选择“动画”→“动画窗格”命令，打开“动画窗格”面板，双击“动画窗格”中所列出的椭圆动作路径，勾选“效果”选项卡中的“自动翻转”复选框，这样探照灯才能实现往复运动。将“计时”选项卡中的重复设置为“直到下一次单击”，灯光往复照射的效果便会一直持续到下一次单击。参数设置如图 6-77 所示。

步骤 5：插入文本框及文字。利用文本框输入文字“中医文化”，华文琥珀体，60 磅，黑色，如图 6-78 所示。

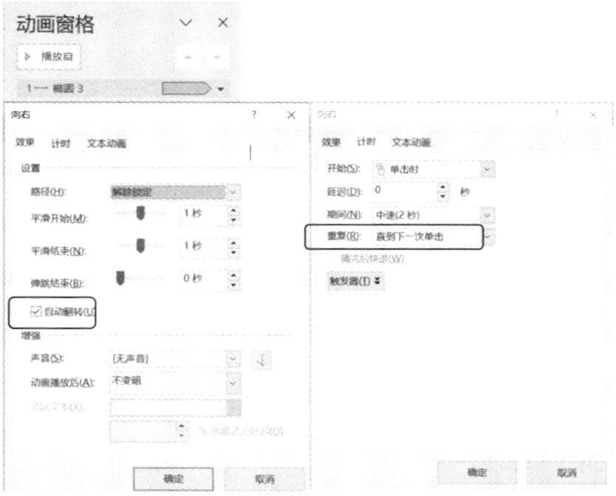

图 6-77　设置动作路径的效果选项

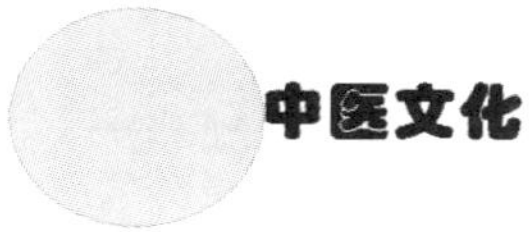

图 6-78　插入预显示的文字

步骤 6：设置背景及探照灯的颜色。设置幻灯片背景为黑色，椭圆形状的填充色为黄色。

步骤 7：预览动画效果，将幻灯片保存为“中医文化简介.pptx”。

（2）制作幻灯片 2 中的“卷轴展开”效果。

步骤 1：在“中医文化简介.pptx”中新建幻灯片，修改版式为“空白”。

步骤 2：插入背景音乐。选择“插入”→“音频”→“PC 上的音频”命令，将“春江花月夜.mp3”插入到该页面中。在动画窗格中双击背景音乐对应的动画，将其重复参数设置为“直到幻灯片末尾”，如图 6-79 所示。

步骤 3：制作“卷轴”。

① 选择“插入”→“形状”命令，选择矩形并插入幻灯片中；用同样的方法插入三个圆柱形，其中两个圆柱形作为卷轴的两端，并将下方的圆柱形设置为“置于底层”；同时选中三个圆柱形设置“组合”命令，并进行复制；将所有图形设置为“淡黄”色进行填充。如图 6-80 所示。

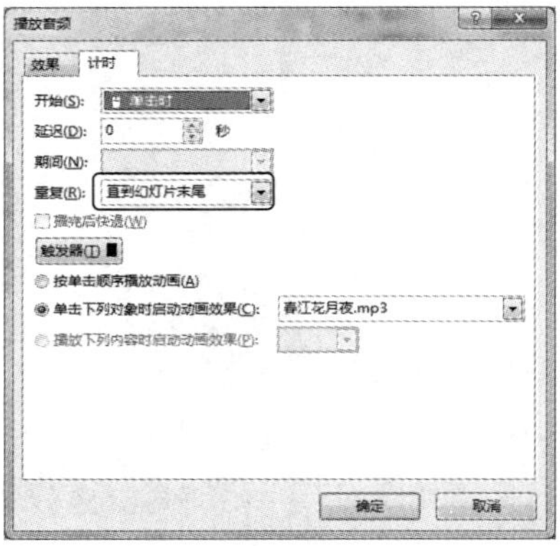

图 6-79 设置背景音乐为直到幻灯片末尾

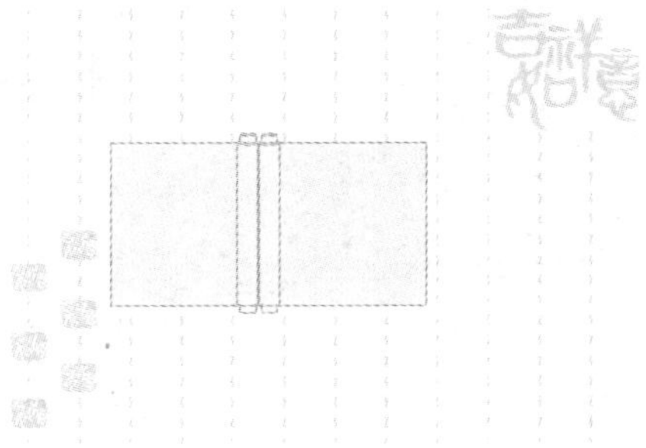

图 6-80 设置卷轴图形效果

② 选中左边的卷轴，选择“动画”→“其他动作路径”→“向左”命令；效果选项卡中，设置平滑开始、平滑结束设置为“0 秒”；期间设置为“中速（2 秒）”；同样方法设置右连卷轴为“向右”，如图 6-81 所示。

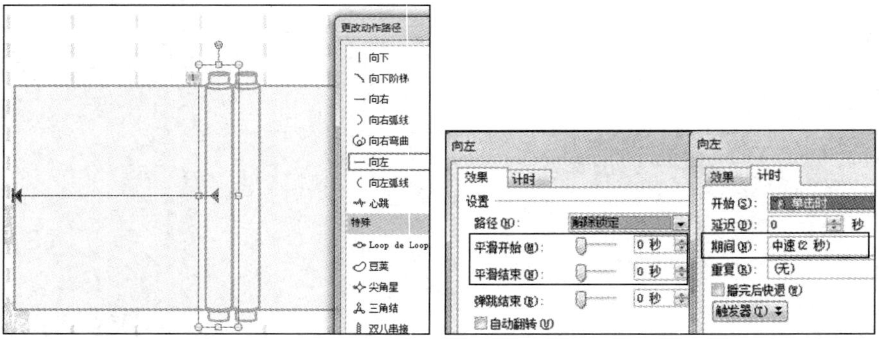

图 6-81 设置卷轴的动画效果

③ 选中矩形，选择“动画”→“劈裂”命令，设置方向为“中央向左右展开”；计时选项卡中，开始设置为“与上一动画同时”；期间设置为“中速（2 秒）”，如图 6-82 所示。

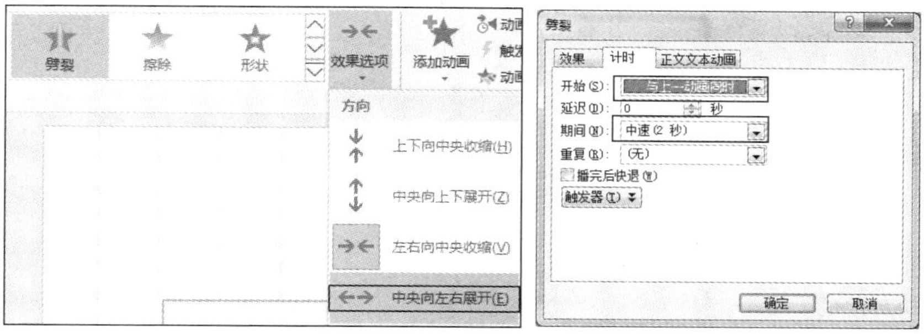

图 6-82　设置矩形的动画效果参数

④ 插入竖排的文本框，输入对应文字，选择“动画”→“出现”命令，设置文本动画为“按词顺序”，延迟秒数为 0.1，如图 6-83 所示。

步骤 4： 插入图片。

① 选择“插入”→“图片”命令，插入“五行图.png”，设置动画效果为“轮子”。

② 去除图片的白色背景。选择图片，选择“图片格式”→“颜色”→“设置透明色”命令，在图片的白色背景上单击，去除图片背景，使其和幻灯片背景更好地融合在一起。效果如图 6-84 所示。

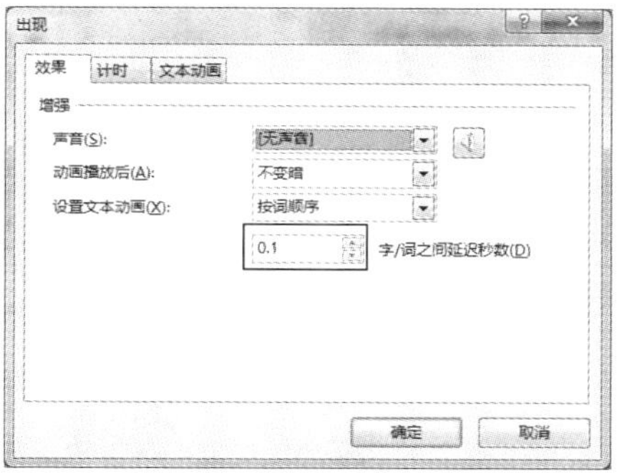

图 6-83　设置文本框的动画效果参数

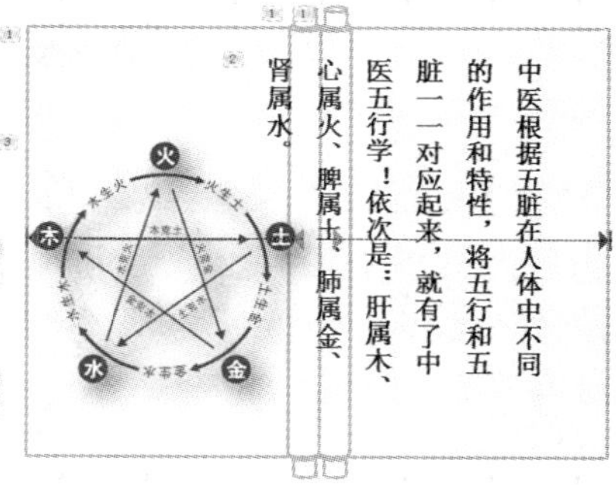

图 6-84　设置背景色为透明

提示：“设置背景色”仅适合处理背景色为单一颜色的情况，如果背景信息较为复杂，可以使用“删除背景”命令，通过交互方式标记出要保留和要删除的区域。对于有些图片即使这样做也达不到最佳效果，需要事先在 Photoshop 等专业图像处理软件中将图片加工成 PNG 格式的透明背景图片，再插入幻灯片中。

（3）制作幻灯片 3。

步骤 1： 在“中医文化简介.pptx”中新建幻灯片，修改版式为“空白”。

步骤 2： 设置幻灯片背景。将图片“华佗图片.jpeg”设置为该页的背景。

步骤 3： 插入视频。选择“插入”→“视频”→“PC 上的视频”命令，将“华佗简介.mp4”插入该页面中，如图 6-85 所示。

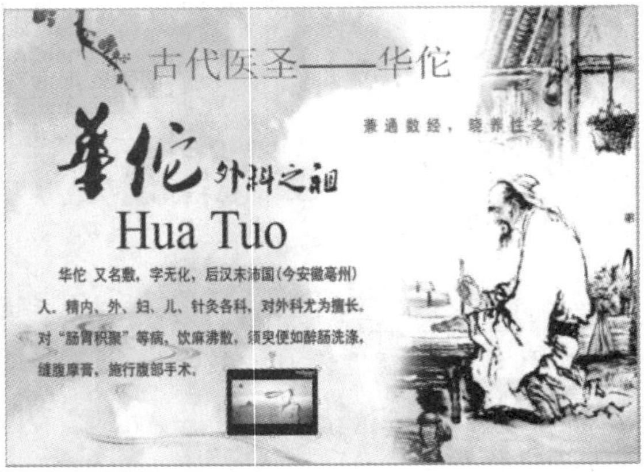
古代医圣——华佗
兼通数经，晓养性之术
華佗 外科之祖
Hua Tuo
华佗 又名敷，字元化，后汉末沛国(今安徽亳州)
人。精内、外、妇、儿、针灸各科，对外科尤为擅长。
对“肠胃积聚”等病，饮麻沸散，须臾便如醉肠洗涤，
缝腹摩膏，施行腹部手术。

图 6-85　在幻灯片中插入视频

步骤 4：设置视频效果。双击插入的视频，在“视频工具-视频格式”→“视频样式”中设置视频效果为“监视器，灰色”，如图 6-86 所示。

步骤 5：预览幻灯片，查看视频文件的播放效果，保存文件。

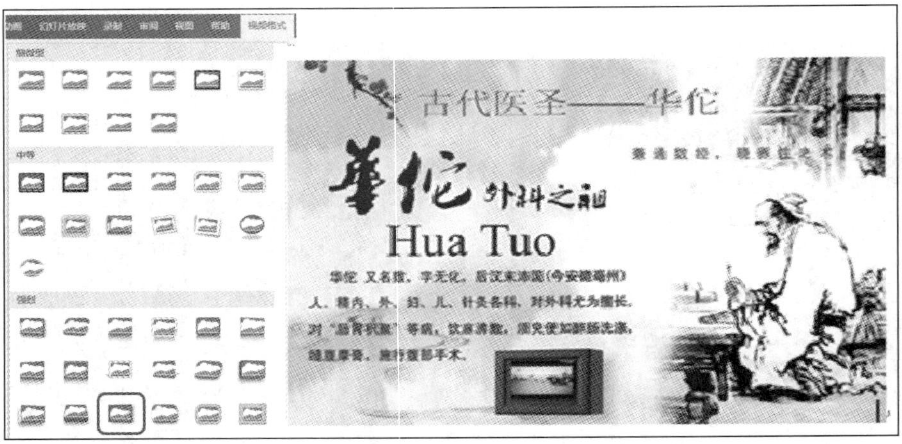
古代医圣——华佗
華佗 外科之祖
Hua Tuo

图 6-86　设置视频效果

提示：在 PowerPoint 2016 中可以修剪视频，并在视频中添加同步的重叠文本、书签及淡化效果。此外，像对图片执行操作一样，用户可以对视频应用边框、阴影、映像、发光、柔化边缘、三维旋转、棱台和其他设计。

6.5　演示文稿的放映及输出

6.5.1　演示文稿的放映方式

演示文稿一旦创建完毕，精心编排好的幻灯片作品就可以一张接一张地被放映出来了。通常根据演示文稿的用途，在开始放映之前，需要设置幻灯片的放映方式。图 6-87 显示了 PowerPoint 2016 的幻灯片放映功能。

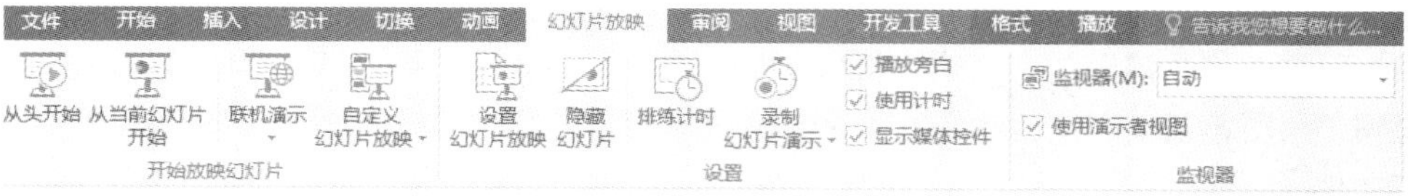

图 6-87　幻灯片放映功能

（1）从头开始：按照预先设置好的幻灯片放映方式，从头开始放映。默认情况下是以全屏幕方式从第一页幻灯片起进行播放，是最常用的播放方式。

（2）从当前幻灯片开始：按照预先设置好的幻灯片放映方式，从活动幻灯片页面开始播放。

（3）联机演示：演示者可以在任意位置通过 Web 与任何人共享幻灯片放映。演讲者向访问群体发送链接（URL）之后，被邀请的每个人都可以在他们的浏览器中观看幻灯片放映的同步视图。

（4）自定义幻灯片放映：如图 6-88 所示，仅放映被选择的幻灯片，对于同一个演示文稿可以进行多种不同的放映，例如 10 min 的放映和 20 min 的放映。

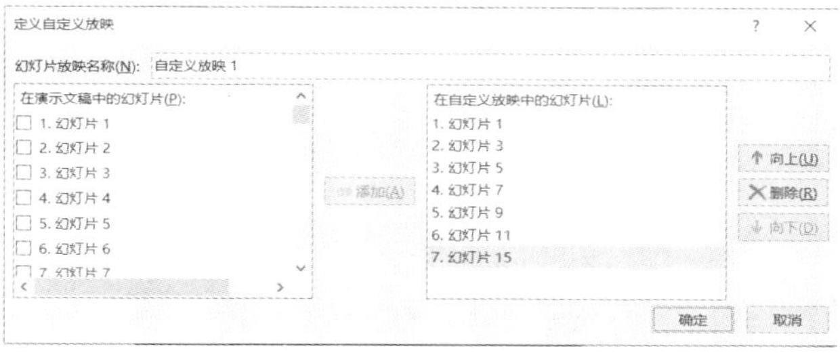

图 6-88　自定义幻灯片放映

（5）设置幻灯片放映：是设置放映方式的对话框，如图 6-89 所示。在幻灯片放映过程中，按住【Ctrl】键并按下鼠标左键，在画面中出现一个小圆圈指示标记，类似于激光笔的效果。

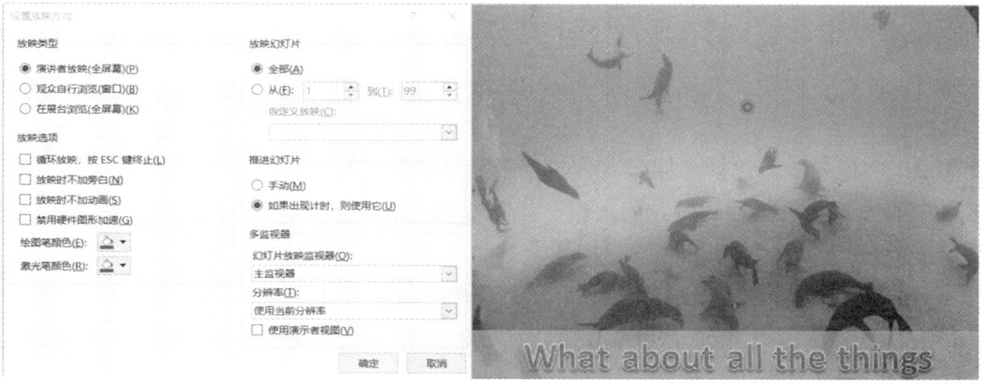

图 6-89　“设置放映方式”对话框与“激光笔”效果

（6）隐藏幻灯片：本次演示过程中暂时不想展示，但具有保留价值的页面可以通过隐藏功能屏蔽掉，需要撤销隐藏时，再次单击“隐藏幻灯片”按钮即可显示。

（7）排练计时：该模式下将启动全屏放映，并将演示者在每张幻灯片上所用的时间记录下来。

保存这些时间参数，可以用来指导幻灯片自动放映的速度。

（8）录制幻灯片演示：该模式下将启动全屏放映，并开始录制演示文稿的具体内容，包括动画、视频、绘图笔及激光笔的动作等，录制的内容可用于将幻灯片输出为 WMV 格式或 MP4 格式的视频文件。

提示：“使用演示者视图”可以实现这样的效果：观众看到的是 PPT，你看到的是 PPT 以及写在备注里的详细文字信息，这样一来大量提示用的文字就不用写在 PPT 里了，PPT 的画面会因此而变得更简洁，更清晰。

6.5.2 案例：制作自动播放的幻灯片

案例功能：制作一个介绍古代名医的幻灯片，要求幻灯片放映过程中画面能随着音乐自动播放。

案例要求：

（1）使用相册功能快速建立以图片为背景的演示文稿。

（2）在幻灯片 1 中嵌入音频作为演示文稿的背景音乐。

（3）在每张幻灯片中展现一句人物介绍信息。

（4）使用排练计时功能实现信息与背景音乐的同步放映。

（5）保存文件为“古代名医.pptx”。

案例效果如图 6-90 所示。

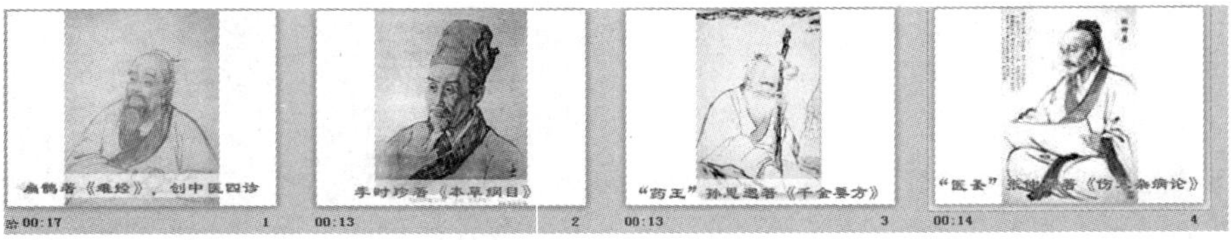

图 6-90 案例制作效果

案例步骤：

步骤 1：创建空白演示文稿。启动 PowerPoint 2016，选择“文件”→“新建”→“空白演示文稿”命令。

步骤 2：创建相册。选择“插入”→“相册”命令，单击“文件/磁盘”按钮，插入选中的图片，被选中的图片将被添加到图片列表中，如图 6-91 所示。

提示：“相册”功能可用来快速创建展示一组图片的演示文稿，系统会自动调节图片大小使其保持一致，用户可以设定每张幻灯片上显示照片的数量为 1 张、2 张或者 4 张，还可以通过勾选“所有图片以黑白方式显示”复选框，将彩色照片以灰度模式显示。

步骤 3：添加背景音乐。删除系统自动生成的相册封面页，在第一张有图片内容的页面上选择“插入”→“音频”命令，将音频文件“春江花月夜.mp3”插入该页当中。选择“动画”→“动画窗格”，将“效果”选项卡下的停止播放设置为“4 张幻灯片后”，将“计时”选项卡下的开始设置为“上一动画之后”，触发器为“按单击顺序播放动画”，如图 6-92 所示。

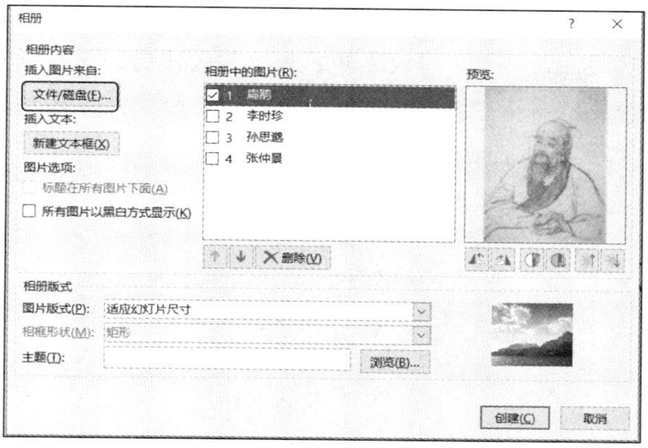

图 6-91　“相册”对话框

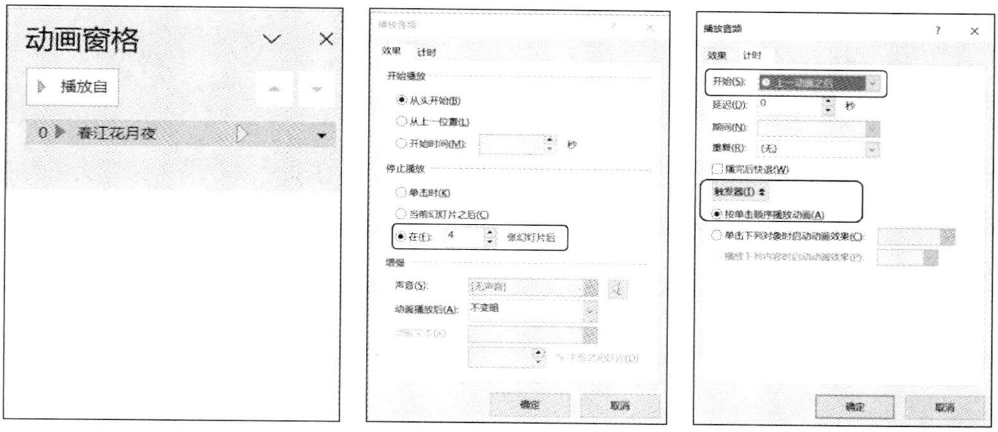

图 6-92　设置音频文件的自定义动画参数

步骤 4：添加介绍信息。将介绍信息插入各幻灯片页面中。文字可使用艺术字，字体：隶书；字号：48 磅。为了让信息显示得更加清晰，可以将背景设置为“白色，背景 1，深色 5%”，透明度为“30%”，如图 6-93 所示。

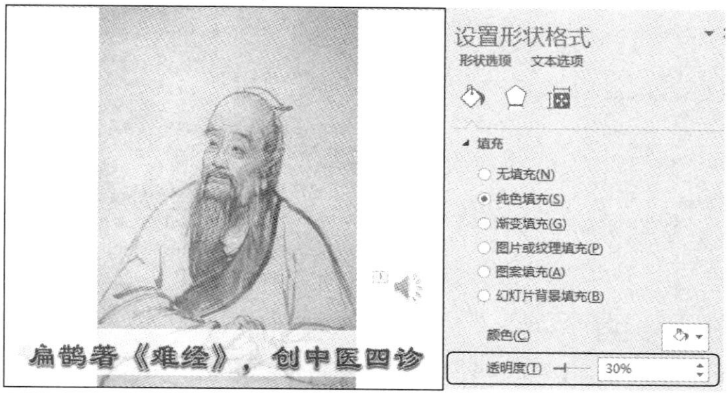

图 6-93　设置艺术字的显示背景

步骤 5：使用排练计时。选择“幻灯片放映”→“排练计时”命令，此时幻灯片进入放映模式，屏幕左上角显示“录制”工具条。播放完毕，系统将弹出如图 6-94 所示的对话框，单击“是”按钮表示保留此次计时参数，单击“否”按钮表示放弃。设置了排练计时的幻灯片如图 6-95 所示，每个页面下方的数字代表了自动播放时该页的停留时间。

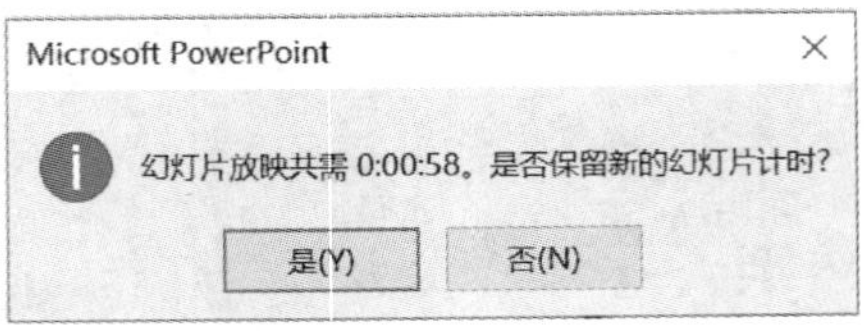

图 6-94　提示对话框

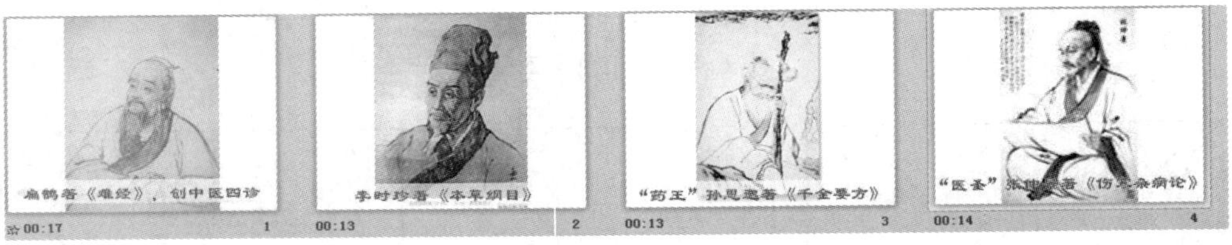

图 6-95　设置了排练计时的幻灯片

步骤 6：检查放映效果。在幻灯片放映模式下检查作品的自动播放效果，保存文件为“古代名医.pptx”。

6.5.3　打印演示文稿

PowerPoint 2016 提供了方便实用的打印功能，设置打印参数的同时可以预览到打印效果，如图 6-96 所示。在这里可以完成以下设置：

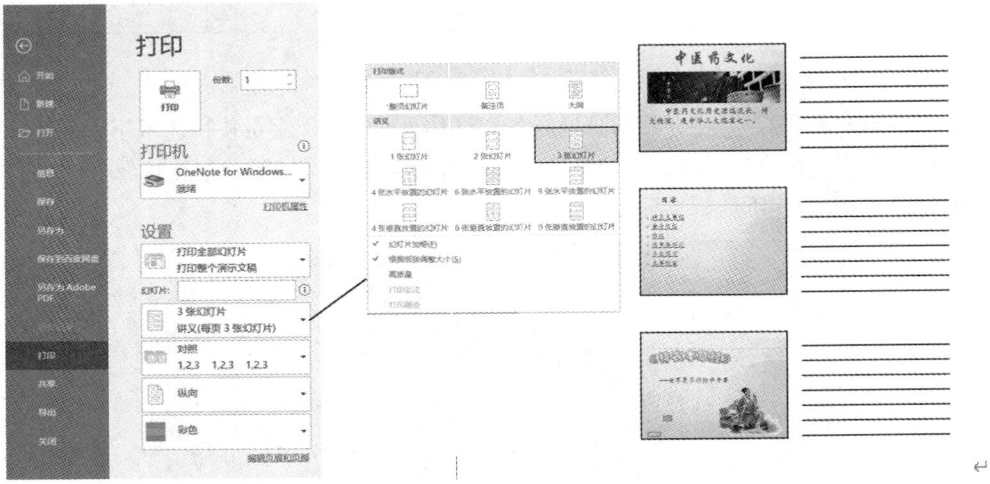

图 6-96　打印界面

（1）选择打印机，设置打印份数。

（2）打印范围：整个演示文稿、当前幻灯片、自定义范围。

（3）打印版式：整页幻灯片、备注页、大纲或讲义。可以在一张纸上打印数张幻灯片并选择排列方向。

（4）打印顺序：打印多份时，是按照 1,2,3 1,2,3 的顺序，还是 1,1,1 2,2,2 3,3,3 的顺序输出。

（5）打印颜色：彩色，灰度或者纯黑白。

一旦设置好打印参数，单击“打印”按钮即可开始打印。

6.5.4　演示文稿的共享

PowerPoint 2016 提供了多种共享幻灯片的方式，如图 6-97 所示。

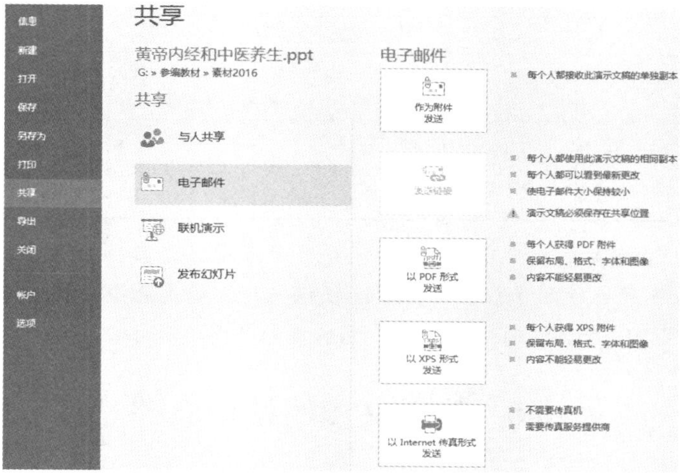

图 6-97　共享界面

（1）使用电子邮件发送：通过电子邮件以附件、链接、PDF 文件、XPS 文件或 Internet 传真的形式将 Microsoft PowerPoint 2016 演示文稿发送给其他人。如果该演示文稿中包含音频或视频文件，还需要压缩媒体文件并优化演示文稿中媒体的兼容性，以便其他人在收到演示文稿时能成功播放。

（2）与人共享：保存到云以便与其他人共享此文档。

（3）联机演示：通过 Office Presentation Service 进行演示。创建一个链接与人共享，当联机演示时，使用链接的任何人都可以观看幻灯片放映。

（4）发布幻灯片：将幻灯片发布到幻灯片库或 SharePoint 网站。

除此之外，在日常工作中还可能需要将演示文稿保存成其他格式的文件，例如：图片、视频，PDF 文件等，表 6-4 列出了 PowerPoint 2016 支持的常用文件类型。

表 6-4　PowerPoint 2016 支持的文件格式

保存为文件类型	扩展名	说明
PowerPoint 演示文稿	.pptx	PowerPoint 2010 及 2016 默认的文件格式
PowerPoint 97-2003 演示文稿	.ppt	可以在早期版本中打开的演示文稿
OpenDocument 演示文稿	.odp	可以在支持 OpenDocument 标准的应用程序，如 Google Docs 和 OpenOffice.org Impress 中打开。保存为 pptx 和 odp 格式的文件在数据和内容是一致的，但在格式和功能的可用性上存在差异
PowerPoint 设计模板	.potx	PowerPoint 2010 及 2016 演示文稿模板
PowerPoint 放映	.ppsx	不用打开 PowerPoint 应用程序，直接开始放映的演示文稿格式

续表

保存为文件类型	扩 展 名	说 明
图片（GIF，JPEG，PNG，TIFF，BMP,WMF,EMF,SVG）	.gif，.jpg .png，.tif .bmp，.wmf .emf，.svg	将幻灯片保存为一组静态图片的序列
PDF 文档格式	.pdf	由 Adobe Systems 开发的基于 PostScript 的电子文件格式，文件通常小于 Office 文件格式，便于网络传输
XPS 文档格式	.xps	一种新的电子文件格式
将演示文稿打包成 CD	文件夹形式	将演示文稿涉及的全部内容，连同播放器打包成一个独立的文件夹，在没有安装 PowerPoint 的环境下也可以放映
视频格式	.MP4 .WMV	将演示文稿另存为视频，幻灯片大小为宽屏（16:9），可按超高清（4K，3 840×2 160 像素）、全高清（1 080P，1 920×1 080 像素）、高清（720P，1 280×720 像素）和标准（480P，852×480 像素）进行保存

提示：OpenDocument 是一种用于存储和交换办公应用程序文档的 XML 通用标准。微软公司从 Office 2007 版本开始使用了该标准，因此任何支持该标准的办公软件都能打开 MS Office 创建的文档，拓宽了 MS Office 的适用范围，也使微软公司避免了垄断的指控。

6.6 演示文稿的设计原则

如何制作出优秀的幻灯片作品，如何让你的观点更加具有说服力，让我们先来看看专家的建议。

AMT 的培训讲师在课程中使用了图 6-98 所示的内容，旨在说明一部好的 PPT 作品必须经过多方的设计和构思，必须遵循逻辑化和视觉化的原则。通常制作一部好的 PPT 作品需要经过以下四个步骤：

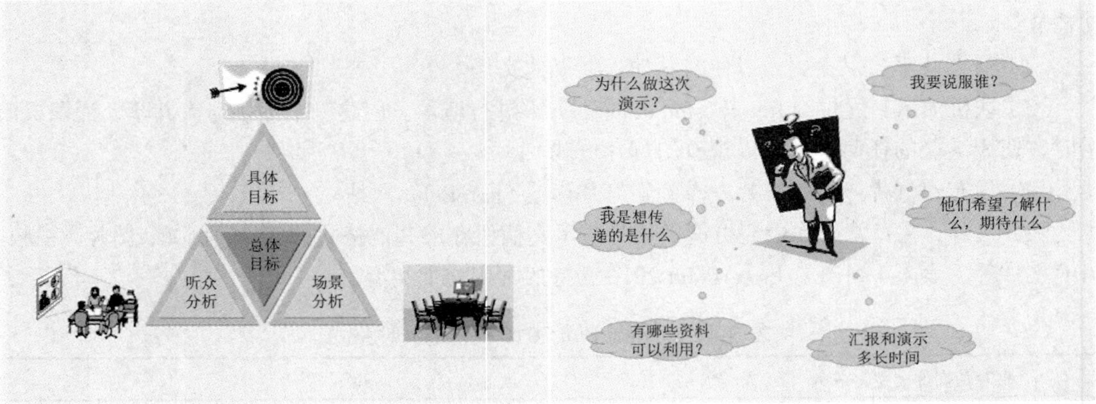

——来自 AMT 培训课程

图 6-98 制作 PPT 前的准备

第一步：构思阶段，在这个阶段需要想清楚以下的问题：

（1）Why：为什么要做这次演示？

（2）What：听众希望了解些什么内容？

（3）How：什么样的表现形式才能让演讲更具说服力？

第二步：创意阶段，对 PPT 进行逻辑设计。

PPT 的逻辑就是演示者希望观众先看什么，后看什么，重点看什么，什么是可以忽略的。逻辑化的最核心方法就是“金字塔原理”，如图 6-99 所示。

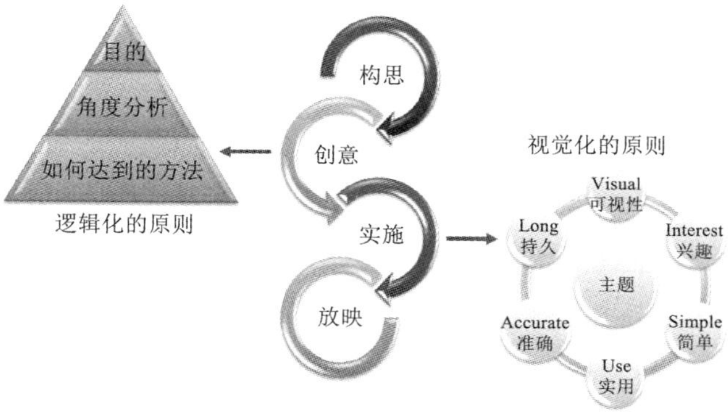

图 6-99　制作 PPT 的步骤及原则

第三步：实施阶段，让 PPT 更加视觉化。

好图胜千言，越是抽象的概念越要利用合适的图来说话。Visual 原则（视觉化原则）具体包括：

（1）Visual（可视性）：采用的字体要足够大，让每个人都能清晰看到。

（2）Interest（兴趣）：要使用图表、图案和色彩等方式增强幻灯片的趣味性。

（3）Simple（简单）：内容简单明了，突出关键概念。

（4）Use（实用）：帮助演示者和观众保持介绍主题的同步。

（5）Accurate（准确）：演示要和讲解内容相吻合。

（6）Long（持久）：让人们对演示内容产生长久的记忆。

第四步：放映阶段。事先做好充分的准备，讲话过程中与观众做目光上的交流，充满自信地体验一部好的 PPT 带给你的成就感吧！

第 7 章 网络应用基础

自计算机网络出现以来，网络技术飞速发展，应用越来越普及，人们的生活、工作、学习和交往都已离不开计算机网络，它已经成为信息社会的命脉和发展知识经济的重要基础。本章主要介绍计算机网络的基础知识、网络的组成、Internet 的基本技术以及一些典型的信息服务。

7.1 计算机网络基础

所谓计算机网络，就是把分布在不同地理区域的计算机与专门的外围设备用通信线路和通信设备连接起来，在网络操作系统，网络管理软件及网络通信协议的管理和协调下，实现资源共享和信息传递的计算机系统。通俗地讲，计算机网络就是由通信线路互相连接的许多自治计算机系统的集合。

7.1.1 计算机网络的发展

计算机网络诞生于 20 世纪 50 年代中期的美国，当时只是通过通信线路将终端设备、计算机连接起来，可以说是计算机网络的雏形。到了 20 世纪 60 年代，美国出现了若干台计算机互相连接的系统，这才是真正意义上的网络。20 世纪 80 年代局域网技术取得了长足的进步，已日趋成熟；进入 20 世纪 90 年代，随着个人计算机的普及，广域网和局域网的进一步发展，诞生了覆盖全球的信息网络 Internet，为在 21 世纪进入信息社会奠定了基础。

总之，计算机网络的发展经历了一个从简单到复杂，又到简单（指入网容易、使用简单、网络应用大众化）的过程。计算机网络的发展经过了四代。

1．面向终端的计算机网络（第一代）

20 世纪 60 年代初，美国建成了全国性航空飞机订票系统，用一台中央计算机联结 2 000 多个遍布全国各地的终端，用户通过终端进行操作。这些应用系统的建立构成了计算机网络的雏形。

在第一代计算机网络中，计算机是网络的中心和控制者，终端围绕中心计算机分布在各处，而计算机的任务是进行成批处理，如图 7-1 所示。

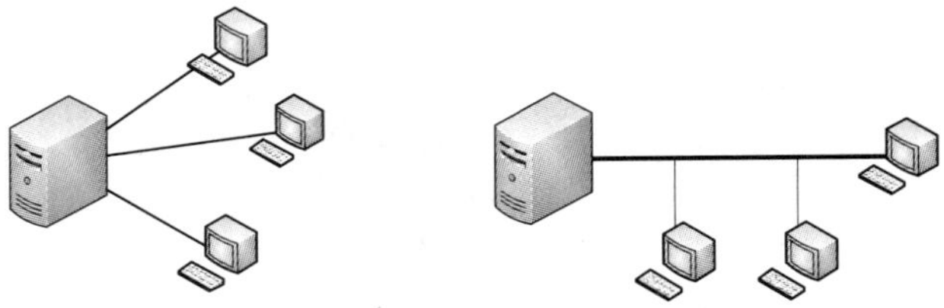

图 7-1　面向终端的计算机网络

2．共享资源的计算机网络（第二代）

20 世纪 60 年代中期至 70 年代的第二代计算机网络是多台主计算机通过通信线路连接起来，相互共享资源，这样就形成了以共享资源为目的的第二代计算机网络，如图 7-2 所示。

第二代计算机网络的典型代表是 ARPANET（美国国防部高级研究计划署设计开发）。ARPANET 的建成标志着现代计算机网络的诞生，很多有关计算机网络的基本概念都与 APRANET 有关，如分组交换、网络协议、资源共享等。

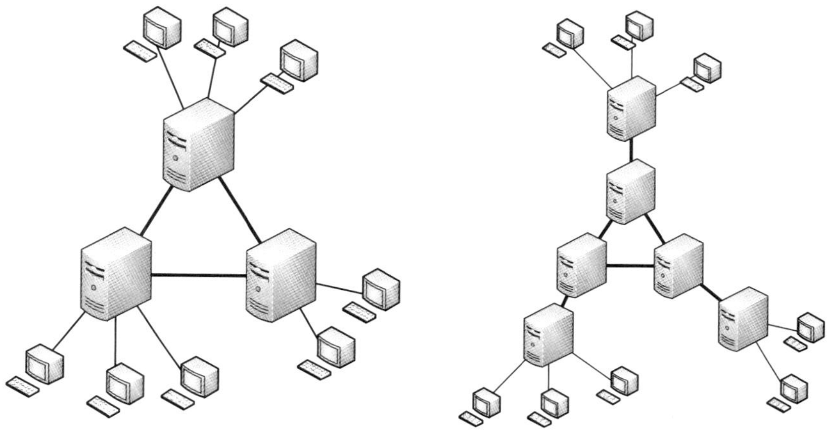

图 7-2　计算机—计算机网络

3．标准化的计算机网络（第三代）

20 世纪 70 年代末至 90 年代的第三代计算机网络是具有统一的网络体系结构并遵守国际标准的开放式和标准化的网络。

随着局域网的迅速发展，各家网络产品在技术、结构等方面存在着很大差异，没有统一的标准，因而给用户带来了很大的不便，因此网络的标准化被提上日程。1984 年，国际标准化组织（ISO）正式颁布了一个使各种计算机互联成网的标准框架——开放系统互连参考模型（简称 OSI/RM 或 OSI）。ISO 等机构以 OSI 模型为参考，开发制定了一系列协议标准，形成了一个庞大的 OSI 基本协议集。OSI 标准确保了各厂家生产的计算机和网络产品之间的互联，推动了网络技术的应用和发展。这就是所谓的第三代计算机网络。

4．网络互连时代（第四代）

20 世纪 90 年代至今，随着局域网技术发展成熟，出现了高速网络技术、多媒体网络、智能网络等，整个网络形成一个对用户透明的计算机系统，计算机网络发展成了全球的网络——Internet（或称因特网）。

随着应用的深入和技术的发展，世界各国积极推动下一代互联网技术的研究和开发。下一代互联网是一个建立在 IP 技术基础上的新型公共网络，能够容纳各种形式的信息，在统一的管理平台下，实现音频、视频、数据信号的传输和管理，提供各种宽带应用和传统电信业务，是一个真正实现宽带窄带一体化、有线无线一体化、有源无源一体化、传输接入一体化的综合业务网络。下一代互联网的主要特征体现为：

（1）更大的地址空间：采用 IPv6 协议，使下一代互联网具有非常巨大的地址空间，网络规模将更大，接入网络的终端种类和数量更多，网络应用更广泛。

（2）更快：提供端到端高性能通信。

（3）更安全：可进行网络对象识别、身份认证和访问授权，具有数据加密和完整性，实现一个可信任的网络。

（4）更及时：进行服务质量控制，可开发大规模实时交互应用。

（5）更方便：无处不在的移动和无线通信应用。

（6）更好管理：有序的管理、有效的运营、及时的维护。

（7）更有效：有盈利模式，可创造重大社会效益和经济效益。

7.1.2 计算机网络的功能

计算机网络的功能主要体现在资源共享、信息交换、协同处理和提高系统的可靠性等方面。但因网络的规模和设计目的不同，使网络的功能往往有一定的差异，一般来说，网络应该具备的功能有：

1. 数据通信

数据通信是依照一定的通信协议，利用数据传输技术在两个终端之间传递数据信息的一种通信方式和通信业务。它可实现计算机和计算机、计算机和终端以及终端与终端之间的数据信息传递。

2. 资源共享

资源包括软件资源、硬件资源和数据资源，如计算处理能力、磁盘、打印机、绘图仪、通信线路、数据库、文件和其他计算机上的有关信息等。网络上的计算机不仅可以使用自身的资源，也可以共享网络上的资源。资源共享增强了网络上计算机的处理能力，提高了计算机软硬件及数据资源的利用率。

3. 集中管理

计算机网络技术的发展和应用，已使得现代的办公手段、经营管理等发生了变化。目前，已经有了许多管理信息系统、办公自动化系统等，通过这些系统可以实现日常工作的集中管理，提高工作效率，增加经济效益。

4. 分布式处理

网络技术的发展，使得分布式计算成为可能。一项复杂的任务可以划分成若干部分，再由网络内各计算机分别协作并行完成相关部分，达到协同工作的目的，使整个系统的性能大为增强。

5. 平衡负荷

当网络中某主机负荷过重时，可以将其工作转移到网络中其他主机，这样使得网络中各主机的处理任务得到了平衡，避免了有的过度负荷，有的空闲。

7.1.3 计算机网络的分类

由于计算机网络自身的特点，其分类方法有多种。根据不同的分类标准，可以得到不同类型的计算机网络。可以按覆盖范围分类、按传播方式分类、按传输介质分类、按传输技术分类、按网络拓扑结构分类等。下面将介绍按覆盖范围、按网络拓扑结构这两种最常用的分类。

1. 按覆盖范围分类

按网络所覆盖的地理范围的不同，可以把网络分为局域网（local area network，LAN）、城域网（metropolitan area network，MAN）和广域网（wide area network，WAN）。

局域网是指把一个较小地理范围内的计算机连接在一起的通信网络，通常局限在几千米的范围之内，如在一个房间、一座大楼，或是在一个校园内的网络。广域网连接地理范围较大，常常是一个国家或是一个大的地区，其目的是让分布较远的各局域网、城域网互联。城域网介于局域网和广域网之间，一般在几十千米或一个城市范围内。

本书所讲的 Internet 就是全球最大的广域网，它连接了地球上各个角落的计算机。

2. 按网络拓扑结构分类

网络拓扑结构是指组成网络的计算机或设备与传输介质间形成的结点与线路的物理构成模式。网络中的计算机或设备靠线路（如双绞线、光纤等通信介质）连接在一起。若不考虑具体的设备，把网络中的设备当作一个点，设备之间的连接线路则当作一条线，这样的话就会得到一张网络图，或称为网络拓扑结构图。拓扑结构主要有星状、总线、环状、树状、网状、混合型等。

1）星状

星状网络由中心节点和其他从节点组成，中心节点可直接与从节点通信，而从节点间必须通过中心节点才能通信。中心节点通常由交换机或集线器充当，优点是连接简单，缺点是当中心节点出现故障的时候系统就会瘫痪，如图 7-3 所示。

2）总线

总线网络采用一条称为公共总线的传输介质，将各计算机直接与总线连接，信息沿总线介质逐个节点广播传送。优点是简单灵活，缺点是总线竞争现象严重，一旦总线出现故障，整个网络就无法运行，如图 7-4 所示。

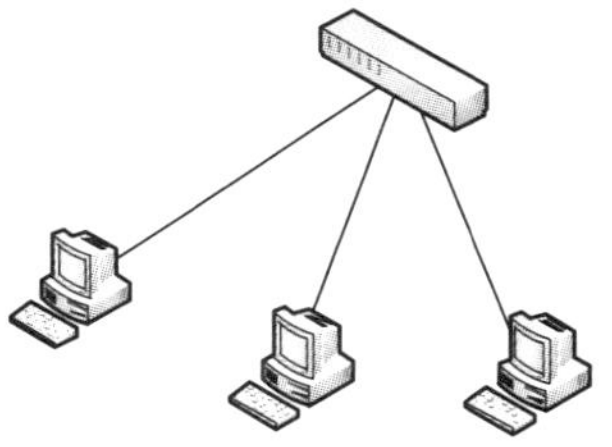

图 7-3 星状拓扑结构的网络

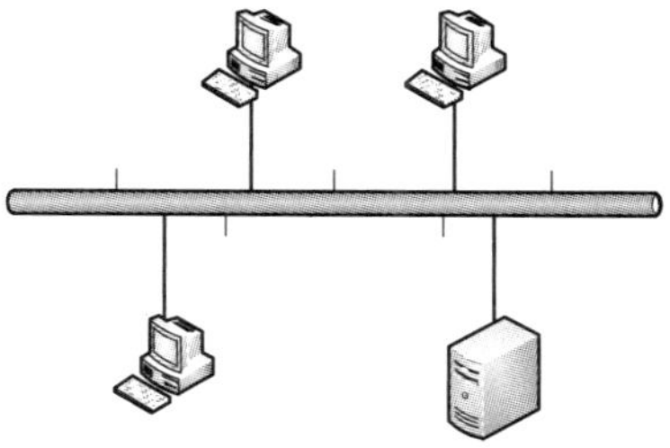

图 7-4 总线拓扑结构的网络

3）环状

环状网络将计算机连成一个环。在环状网络中，每台计算机按位置不同有一个顺序编号，信号按计算机编号顺序以“接力”方式进行传输，如图 7-5 所示。环状结构的优点是负载能力强且均衡，信号流向是定向的，没有冲突；缺点是节点过多时影响传输速率，且环中任何一个节点发生故障，则整个环就不能交换信息。

4）树状

树状拓扑结构是一种分级结构，其形状像一棵倒置的树，顶端有一个带有分支的根，每个分支还可以延伸出子分支，如图 7-6 所示。树状结构的优点是易于扩展，缺点是中间层节点出现故障，则下一层就不能交换信息，对根节点的依赖性太强。

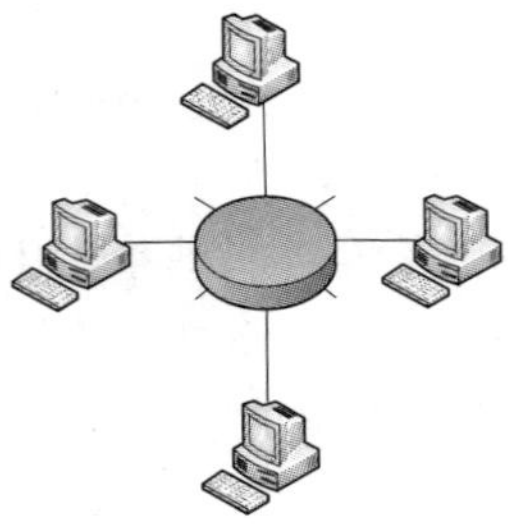

图 7-5 环状拓扑结构的网络

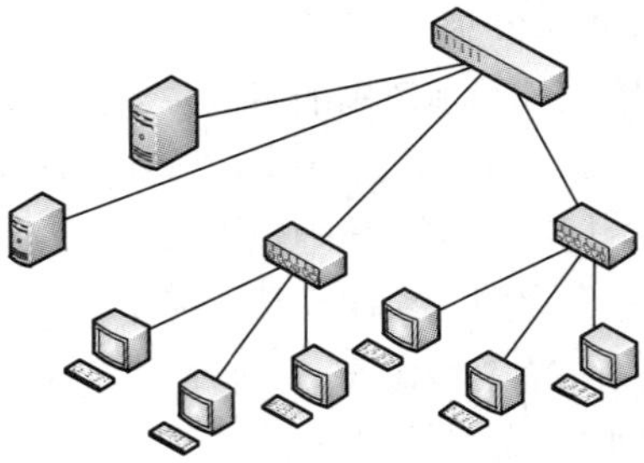

图 7-6 树状拓扑结构的网络

5）网状

网状拓扑结构又称分布式拓扑结构，这种结构中的各节点通过传输线互联起来，任何两个节点之间至少有两条线路，当一条线路有故障时，不会影响整个系统工作，如图 7-7 所示。这种网络结构具有较高的可靠性，资源共享方便，网络响应时间短，易于扩充等特点，但建网复杂，网络难以管理和维护，实现起来费用也较高。

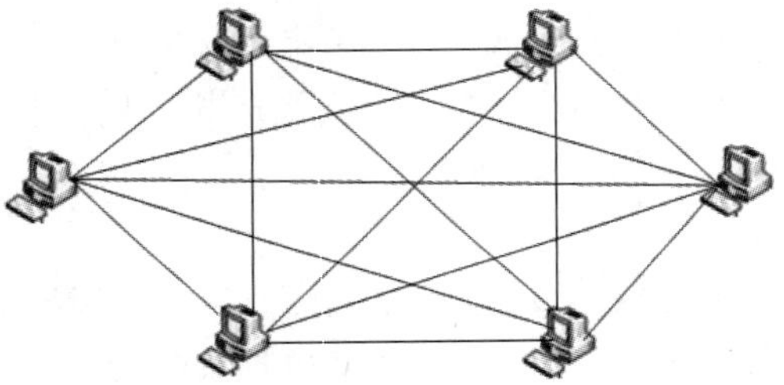

图 7-7 网状拓扑结构的网络

6）混合型

混合型结构是由以上几种拓扑结构混合而成的，如环状和星状的混合结构、总线和星状的混合结构等。

7.2 计算机网络的组成

根据计算机网络的定义可知一个完整的计算机网络，除了计算机外，还需要网络软件、网络硬件及通信协议。

7.2.1 通信协议

1. 网络协议

网络协议是网络上所有设备之间进行数据通信而建立的规则、标准或约定的集合。可以这样形象地解释：不同国家的人交流要用相同的语言，形形色色的计算机要互联的话也要有自己的语言——协议。故网络协议就是一组软件标准，一种共同遵守的约定，是为了达到计算机互联必须遵循的软件规则。

一般来说，通过网络协议可以解决三方面的问题，即网络协议的三要素：

（1）语法。规定通信双方彼此“如何讲”，即确定协议元素的格式，包括数据和控制信息的格式。

（2）语义。规定通信双方彼此“讲什么”，即确定协议元素的类型，如规定通信双方要发出什么控制信息，执行什么样的动作和返回什么样的应答信息。

（3）定时。涉及速度匹配和次序，即解决双方如何进行通信，通信的内容和先后顺序及通信速度等。

可以用不同的网络协议组建不同的网络，如 IEEE 802.5 令牌环网协议可以构建环网，以太网协议 IEEE 802.3 可以构建局域网。Internet 最重要的协议是 TCP/IP。另外还有其他一些重要协议，如浏览器用的 HTTP 协议、邮件用的 POP3 协议、文件传输用的 FTP 协议等。

2. 网络体系结构

计算机网络采用层次式结构，即将一个计算机网络分为若干层次，处在高层次的系统利用较低层次的系统提供的接口和功能，不需要了解低层次实现该功能所采用的算法和协议；较低层次也仅是使用从高层系统传送来的参数，这就是层次间的无关性。因为有了这种无关性，层次间的每个模块可以用一个新的模块取代，无论新旧模块是否使用同样的算法和协议，只要新的模块与旧的模块具有相同的功能和接口即可。图 7-8 所示为国际标准化组织（ISO）制订的开放系统互连（OSI）参考模型图。

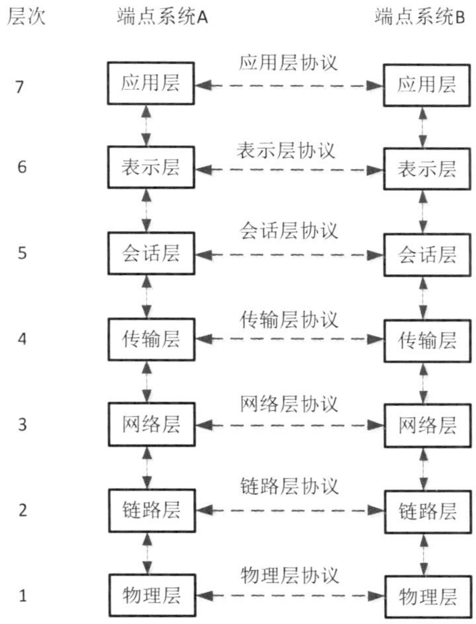

图 7-8　OSI 模型图

7.2.2 网络硬件

1. 网络传输介质

网络传输介质包括有线传输介质及无线传输介质。不同的传输介质对网络的传输速率、传输距离及可连接的节点数等有很大的影响。下面将介绍几种常见的有线和无线传输介质。

1）双绞线

双绞线由两根具有绝缘保护层的铜导线组成，把两根绝缘的铜导线按一定密度互相绞在一起，每一根导线在传输中辐射出来的电波会被另一根线上发出的电波抵消，有效降低信号干扰的程度。如果把一对或多对双绞线放在一个绝缘套管中便成了双绞线电缆，但日常生活中一般把双绞线电缆直接称为双绞线，如图 7-9 所示。与其他传输介质相比，双绞线在传输距离，信道宽度和数据传输速度等方面均受到一定限制，但价格较为低廉，得到了广泛的应用。

2）光纤

光纤是光导纤维的简写，是一种由石英玻璃制成的纤维，如图 7-10 所示，可作为光传导工具，其传输原理是“光的全反射”。光纤作为宽带接入的一种主流方式，有着通信容量大、中继距离长、保密性能好、适应能力强、体积小、重量轻、原材料来源广、价格低廉等优点，未来在宽带互联网接入的应用将更加广泛。

3）同轴电缆

同轴电缆是一种电线及信号传输线，它可用于模拟信号和数字信号的传输，适用于各种各样的应用，其中最重要的有长途电话传输、有线电视传播、计算机系统之间的短距离连接以及局域网等，如图 7-11 所示。

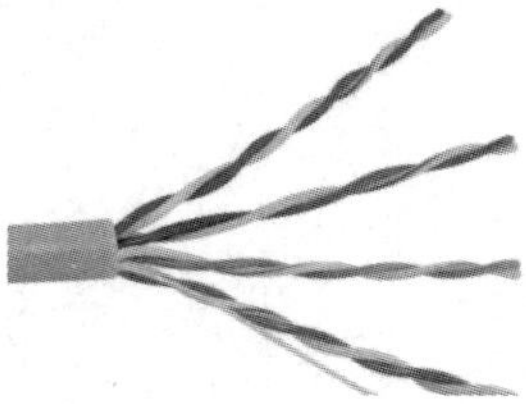

图 7-9　双绞线

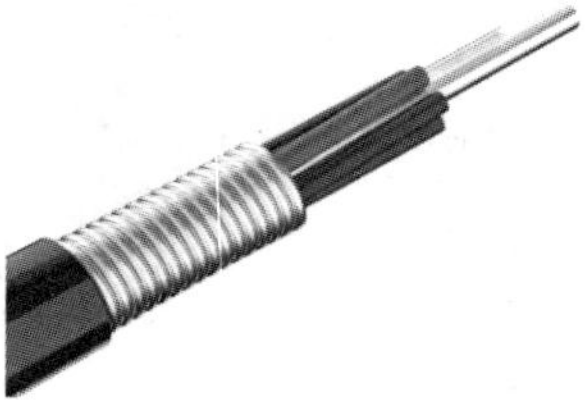

图 7-10　光纤

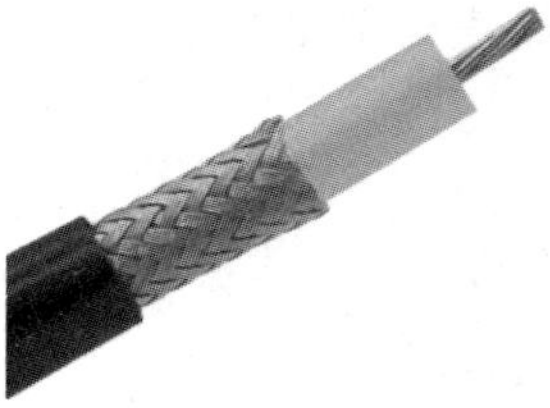

图 7-11　同轴电缆

4）无线介质

在计算机网络中最常用的无线传输介质有无线电波、微波和红外线等。无线电波是指在自由空间（包括空气和真空）传播的射频频段的电磁波，无线电技术是通过无线电波传播声音或其他信号的技术。微波是指频率为 300 MHz ~ 300 GHz 的电磁波，是无线电波中一个有限频带的简称，频率比一般的无线电波频率高，通常也称为“超高频电磁波”。红外线是太阳光线中众多不可见光线中的一种，它介于可见光和微波之间，频率比红光低。

2. 网络节点设备

1）网卡

网卡又称网络适配器，它通过总线与计算机设备接口相连，通过网卡接口又可与传输媒介相连。网卡包括有线和无线两种，有时候系统不能自动识别的网卡还需要单独安装其驱动程序。有线网卡常用的接口为 RJ-45 接口，通常通过双绞线连接该接口与网络节点设备。

2）调制解调器

调制解调器（modem）俗称“猫”。在最初的电话线网络中，作为发送端将计算机串行口产生的数字信号调制成可以通过电话线传输的模拟信号，作为接收端能把输入计算机的模拟信号转换成相应的数字信号，送入计算机接口。随着光纤通信技术的成熟，光纤通信迅速发展成为当今信息传输的主要形式，要实现光通信就必须进行光的调制和解调，因此作为光纤通信系统的关键器件，光调制解调器（光猫）正受到越来越多的关注，如图 7-12 所示。

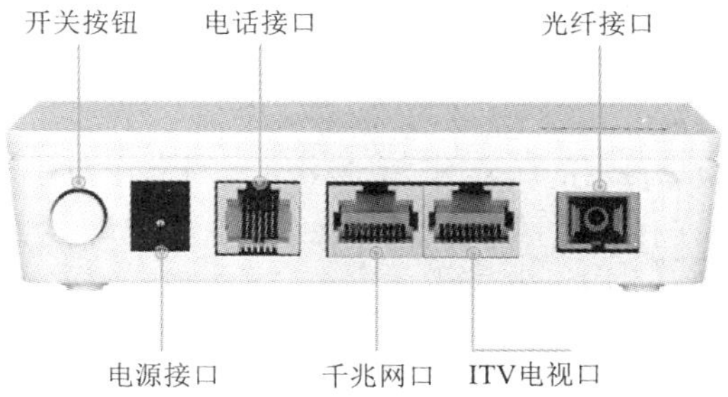

图 7-12　光调制解调器

3）交换机

交换机（switch）是一种用于电（光）信号转发的网络设备，如图 7-13 所示。它基于 MAC（网卡的物理地址）识别，能完成封装转发数据包功能，在同一时刻可进行多个端口对之间的数据传输，每一端口都可视为独立的网段，连接在其上的网络设备独自享有全部的带宽，无须同其他设备竞争使用，如当节点 A 向节点 D 发送数据时，节点 B 可同时向节点 C 发送数据，而且这两个传输都享有网络的全部带宽。交换机最常见的为以太网交换机，其他常见的还有电话语音交换机、光纤交换机等。

4）路由器

路由器（router）是连接两个或多个网络的硬件设备，在网络间起网关的作用，是读取每一个数据包中的地址然后决定如何传送的专用智能性的网络设备，如图 7-14 所示。它能够理解不同的协议，例如某个局域网使用的以太网协议，因特网使用的 TCP/IP 协议，路由器可以分析该局域网传来的数据包的目的地址，把非 TCP/IP 网络的地址转换成 TCP/IP 地址，再根据选定的路由算法把各数据包按最佳路线传送到指定位置，所以路由器可以把非 TCP/IP 网络连接到因特网上。

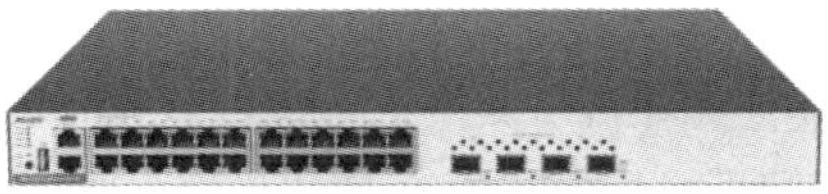

图 7-13　交换机

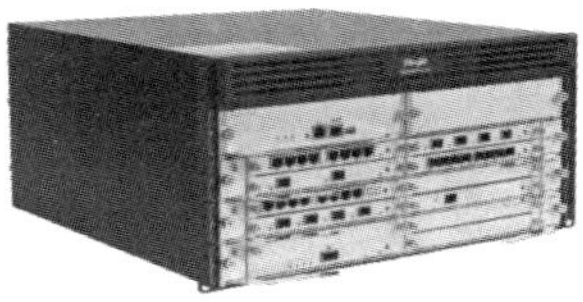

图 7-14　路由器

7.2.3　网络软件

1. 网络操作系统

计算机网络系统需要网络操作系统的控制和管理才能工作，尤其网络中的一些服务器需要安装网络操作系统来提高各种网络服务。同普通的操作系统相比，网络操作系统的功能更加强大，它能够提供高效可靠的网络通信功能，提供多种网络服务功能，如远程管理、文件传输、电子邮件、远程打印等功能。目前，常用的网络操作系统有 Windows Server、UNIX 和 Linux 等。

2. 网络应用软件

网络应用软件是指能够为网络用户提供各种服务的软件，它用于提供或获取网络上的共享资源。人们根据网络用户的需求，开发出了大量的网络应用软件。如浏览器软件、文件传输软件、电子邮件管理软件、网络电视软件、聊天软件、游戏软件、网络学习软件等。

7.3 Internet的基本技术

前面说过，Internet是全球最大的广域网，它连接了地球各个角落的计算机，把全世界变成一个地球村，对人们的生活、工作和学习产生着巨大的影响，本节将介绍Internet的基本技术。

7.3.1 Internet简介

1. Internet的历史

Internet起源于美国国防部的ARPA网，该网于1969年投入使用。由此，ARPA网成为现代计算机网络诞生的标志。1983年，ARPA网开始采用TCP/IP协议作为网络协议。

1985年，美国国家科学基金会（national science foundation，NSF）提供巨资建立美国五大超级计算机中心，并开始全美的组网工程，建立基于TCP/IP协议的NSF网络。1986年，NSF取代ARPA网成为今天的Internet基础。

1990年以后，由于“信息高速公路”计划的推行，光纤、卫星通信成为Internet主干网的重要媒介。随着计算机网络在全球的拓展和扩散，Internet进入商业网阶段。Internet的第二次飞跃归功于Internet的商业化，商业机构一踏入Internet这一陌生世界，很快发现了它在通信、资料检索、客户服务等方面的巨大潜力。于是世界各地的无数企业纷纷涌入Internet，带来了Internet发展史上的一个新的飞跃。

2. Internet的特点

1）开放性

Internet不属于任何国家、个人、企业和部门，也没有任何固定的设备和传输媒体。只要是符合TCP/IP协议的计算机均可加入Internet。人们可以自由地“接入”和“退出”Internet，没有任何限制。任何用户包括个人、政府和企业都是平等的、无等级的。

2）共享性

Internet中任何一台计算机的资源均可以被其他计算机所共享。可以共享自由软件、科学数据库、音视频资源，也可以检索信息，浏览别人的网页、博客，甚至是共享他人的生活小经验，软件使用小窍门。

3）自由性

Internet的本质是自由的，这里是一个高度自由的虚拟王国。网络之间的数据传输是自由的，任何人都不应设置人为的障碍防止通信的自由。因此，那些妨碍信息自由的软件是没有市场也是没有效果的。当然，利用Internet犯罪或搞破坏的人应该受到法律的追究，但却不能追究Internet的责任，因为Internet只是一个信息的载体和供人们使用的工具。

4）资源的丰富性

可以说Internet无奇不有、无所不包，其海量信息是任何图书馆或任何单位的资源所不及的。当我们遇到疑问或需要资源的时候，首先求助的就是Internet，而Internet也确实能够给我们提供实实在在的帮助。

3. Internet 的体系结构

虽然在 7.2.1 小节介绍了 OSI 模型的七层架构，但那只是一个 ISO 建议的标准。Internet 实际上使用的体系结构是 TCP/IP 协议簇，它是 Internet 事实上的标准协议。

TCP/IP 主要包括 TCP 协议和 IP 协议。网际协议 IP（internet protocol）负责将消息从一个地方传送到另一个地方；传输控制协议 TCP（transmission control protocol）用于保证被传送信息的完整性。

TCP/IP 采用分层结构，共分成四层：

（1）应用层：常用的应用程序。如简单电子邮件传输协议（SMTP）、文件传输协议（FTP）、网络远程访问协议（telnet）等。

（2）传输层：提供端到端的通信。主要功能是数据格式化、数据确认和丢失重传等。如传输控制协议（TCP）、用户数据报协议（UDP）等，TCP 和 UDP 给数据包加入传输数据并把它传输到下一层中，这一层负责传送数据，并且确定数据已被送达并接收。

（3）网络层：负责不同网络或者同一网络中计算机之间的通信，主要处理数据报和路由。网络层的核心是 IP 协议。

（4）网络接口层：负责与物理网络的连接。它包含的协议有以太网、IEEE802.3、PPP 等。

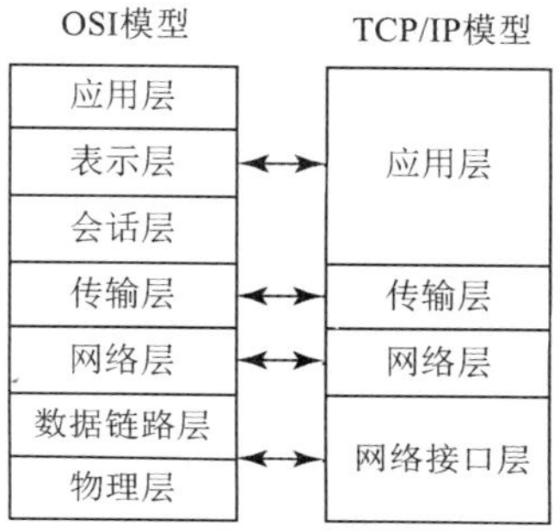

图 7-15　OSI 和 TCP/IP 结构对应比较图

图 7-15 是 OSI 的七层结构和 TCP/IP 的四层结构对应比较图。

7.3.2 Internet 地址和域名

1. MAC 地址

MAC 地址也称硬件地址或物理地址，它是一个用来确认网络设备位置的位址。MAC 地址用于在网络中唯一标示一块网卡、一台设备，若有多块网卡时，则每块网卡都有一个唯一的 MAC 地址。MAC 地址由网络设备制造商生产时烧录在网卡的芯片上，长度为 48 位二进制，通常表示为 12 个 16 进制数，如 00-16-EA-AE-3C-40 就是一个 MAC 地址。在 Windows 中，命令行模式下输入 ipconfig /all 可显示本机所安装网卡的 MAC 地址。

2. IP 地址

在 Internet 上，为每台计算机指定的地址称为 IP 地址。它是 IP 协议提供的一种统一格式的地址。网卡 MAC 地址对应于实际的信号传输过程，而 IP 地址是一个逻辑意义上的地址。其目的是屏蔽物理网络的细节，使得 Internet 从逻辑上看起来是一个整体的网络。每个 IP 地址在 Internet 上是唯一的，是运行 TCP/IP 的唯一标识。

TCP/IP 规定，Internet 上的 IPv4 地址由 32 位二进制数构成，分为 4 个字节，每个字节可对应 0~255 的十进制整数，数之间用点号分隔，形如×××.×××.×××.×××。这种格式的地址被称为“点分十进制”地址，如 192.168.0.11 就是一个 IPv4 地址。

IPv4 地址分为网络号和主机号两个部分，网络号标示主机所在网络，主机号标示该网络上的主机。为适应不同容量的网络又将地址分为五类。

（1）A 类：第 1 字节为网络地址，后 3 个字节为主机地址；网络地址的最高位必须是“0”。A 类 IP 地址中网络地址的取值范围为 1~126，主机地址 24 位。因此，A 类适用于主机多的大型网络，每个这样的网络可容纳 $2^{24}-2$=16 777 214 台主机，这样的网络有 126 个。

（2）B 类：前 2 个字节为网络地址，后 2 个字节为主机地址；网络地址的最高位必须是“10”。B 类 IP 地址中第一字节的取值范围为 128~191，主机地址 16 位。这是一个可容纳 $2^{16}-2$=65 534 台主机的中型网络，这样的网络有 $2^{14}-1$=16 383 个。

（3）C 类：前 3 个字节为网络地址，最后 1 个字节为主机地址；网络地址的最高位必须是“110”。C 类 IP 地址中第一字节的取值范围为 192~223，主机地址 8 位。这是一个可容纳 $2^{8}-2$=254 台主机的小型网络，这样的网络有 $2^{21}-1$=2 097 151 个。

（4）D 类和 E 类作为多播和保留使用。

IPv4 地址只有大约 43 亿个，数量有限（已于 2019 年 11 月分配完），迫切需要新版本的 IP 协议，于是产生了 IPv6。IPv6 采用 128 位地址长度，几乎可以不受限制地提供地址。按保守方法估算 IPv6 实际可分配的地址，整个地球每平方米面积上可分配 1 000 多个地址。随着互联网的飞速发展和互联网用户对服务水平要求的不断提高，IPv6 很快将会普及。

3. 域名

由于数字形式的 IP 地址难以记忆和理解，为此，Internet 引入了域名系统（domain name system，DNS），用来表示主机的地址。简单地说，就是用一些容易记忆的符号和单词来代替 IP 地址。如用 www.baidu.com 来代替百度公司的 IP 地址。

DNS 为主机提供一种层次型命名方案，类似于家庭住址是用城市、街道、门牌号表示的一种层次地址结构。域名的各部分之间用“.”隔开。按照从右到左的顺序，顶级域名在最右边，代表国家、地区或机构的种类，最左边是机器的主机名。域名长度不超过 255 个字符，字母不区分大小写。

例如，www.baidu.com，最右边的顶级域名 com 代表商业机构；baidu 是下一层域名，表示属于百度公司；www 是主机名，表示提供 Web 服务的服务器。

那计算机如何知道用户输入域名的 IP 地址呢？这就是 DNS 服务器的功能了。DNS 服务器负责把用户输入的域名转换为 IP 地址，域名到 IP 地址的转换过程称为域名解析。

表 7-1 列出了常见的顶级域名。

表 7-1 国家或地区及机构的顶级的域名

代码	机构名称	代码	国家或地区
com	商业机构	cn	中国
edu	教育机构	jp	日本
gov	政府机构	us	美国
int	国际组织	uk	英国
mil	军事机构	ca	加拿大
net	网络服务机构	de	德国
org	非营利机构	fr	法国
ac	科研机构		

4. 设置本机 IP 和 DNS

下面以 TCP/IPv4 为例来讲述设置计算机 IP 地址和 DNS 服务器地址的过程，TCP/IPv6 的设置是相似的。设置前要询问网络服务提供商是动态获取地址还是填写固定地址。

（1）打开控制面板，将控制面板的查看方式设置为大图标或小图标。

（2）单击“网络和共享中心”，打开“网络和共享中心”对话框如图 7-16 所示。

（3）单击“本地连接”超链接，打开如图 7-17 所示的对话框，单击“属性”按钮。

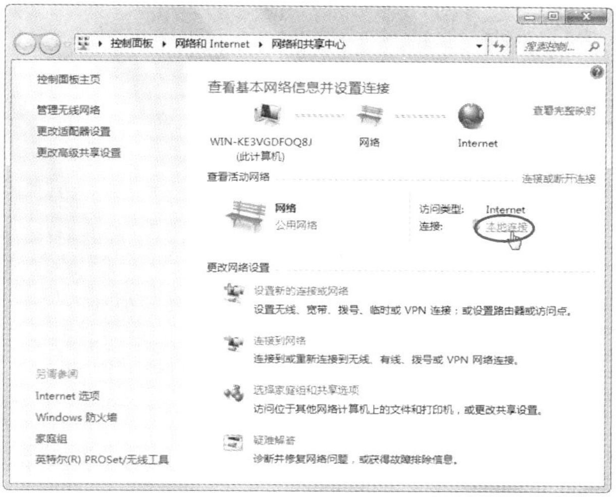

图 7-16　网络和控制中心

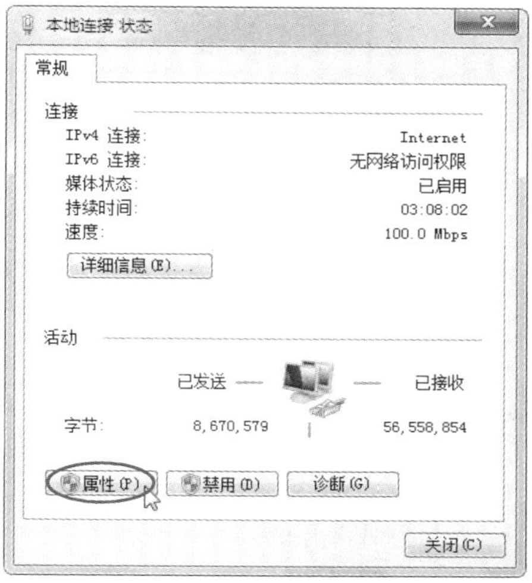

图 7-17　“本地连接 状态”对话框

（4）在打开的如图 7-18 所示的对话框中，选择“Internet 协议版本 4（TCP/IP4）”，然后单击“属性”按钮。

（5）在图 7-19 所示的对话框中设置 IP 地址和 DNS 地址，最后单击“确定”按钮，完成设置。设置前一般需要询问网络服务提供商相应的信息，但一般多数选择自动获得 IP 地址和 DNS 服务器地址。

值得注意的是在进行本机 IP 地址设置时还需要对子网掩码及默认网关进行设置。其中子网掩码是一个 32 位地址，是与 IP 地址结合使用的一种技术，它主要有两个作用，一是用来指明一个 IP 地址的哪些位标识的是主机所在网络号，以及哪些位标识的是主机的主机号；二是用于将一个大的 IP 网络划分为若干小的子网络。子网掩码工作的原理是将 32 位的子网掩码与 IP 地址进行二进制形式的按位逻辑“与”（全 1 则得 1，不全 1 则得 0）运算得到的便是网络号（网络地址），将子网掩码二进制按位取反的结果和 IP 地址二进制进行逻辑“与”运算，得到的就是主机号（主机地址）。例如图 7-19 中 IP 地址为 192.168.1.100，子网掩码为 255.255.255.0，将 IP 地址和子网掩码按照其工作原理进行分析，得到的网络号为 192.168.1.0，可知该 IP 地址属于 192.168.1.0 这个网络，其主机号为 0.0.0.100，即这个网络中编号为 100 的主机。

其中默认网关是本地网络的出口地址，如果主机要通信的目的地址与主机自身不是同一个网络号，则会由默认网关负责转发信息到目的网络。例如图 7-19 中 IP 地址为 192.168.1.100，默认网关为 192.168.1.1，该计算机如果需要与 207.153.89.46 通信，数据发给网关 192.168.1.1，网关负责把数据转发到目的网络。

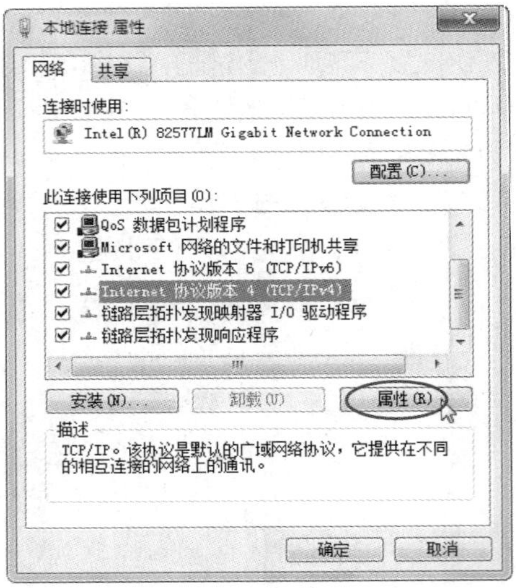

图 7-18 选择 TCP/IPv4

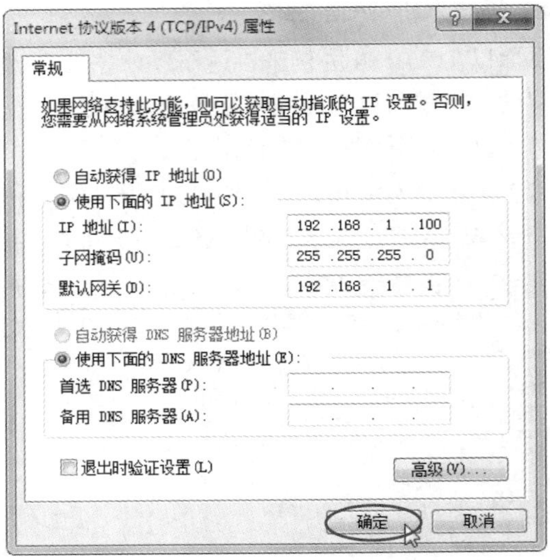

图 7-19 设置 IP 地址和 DNS 服务器地址

7.3.3 接入 Internet

接入 Internet 的方式通常有拨号接入、专线接入、局域网接入、无线接入等。随着 Internet 的发展，人们对带宽的要求越来越高，因为网上大量图像、音频、视频信息，使得用户需要宽带接入，现在一些新的 Internet 接入技术（如光纤接入、无线接入等）正在成为主流。

1. ADSL 接入技术

ADSL 接入技术利用家庭的电话线上网，属于拨号接入的一种。接入 Internet 时，用户首先要到电话公司申请一个账号，配置一下计算机网卡及拥有一个 ADSL 猫即可。这种接入方式的优点是可以利用现有的电话线路，而且打电话不受影响，速度也较快。

2. Cable Modem 接入技术

Cable Modem 又称为线缆调制解调器，属于专线接入的一种，利用家庭的有线电视线路接入 Internet，接入速度可达 10~30 Mbit/s，可以实现视频点播、互动游戏等大容量数据的传输。和 ADSL 接入技术相比，它的缺点是所有用户共享带宽，当使用人数多时，速度明显下降，而 ADSL 不受接入人数的限制。

3. 光纤接入

光纤接入分为光纤到户（FTTH）、光纤到大楼（FTTB），光纤到路边（FTTC），光纤到服务区（FTTSA）等。其中光纤到户是指将光网络单元安装在住家用户或企业用户处，是光接入系列中除光纤到桌面外最靠近用户的光接入网应用类型。光纤到户的显著技术特点是不但提供更大的带宽，而且增强了网络对数据格式、速率、波长和协议的透明性，放宽了对环境条件和供电等方面的要求，简化了维护和安装。目前，无源光纤网络（PON）技术已成为实现光纤到户的主流技术方案之一，它是一种一点到多点的光纤接入技术，它支持的接入速度可达千兆以上。

4. 局域网接入

若局域网已接入 Internet，那么用户接入局域网就可进入 Internet。局域网接入传输容量较大，可提供高速、高效、安全、稳定的网络连接。现在许多住宅小区可以利用局域网提供宽带接入。

5．无线接入

无线接入分两种。一种是通过手机开通数据功能，来达到无线上网，速度则根据使用不同的技术、终端支持速度和信号强度共同决定，也就是通常的移动互联网。另一种无线接入方式即无线网络接入，它是以传统局域网为基础，以无线 AP 和无线网卡来构建的无线上网方式。

随着移动通信技术的发展，移动互联网应用迅猛发展，正在深刻改变信息时代的社会生活，近几年，移动通信技术更是实现了 3G—4G—5G 的跨越式发展。全球覆盖的网络信号，使得身处大洋和沙漠中的用户，仍可随时随地保持与世界的联系。

Wi-Fi 全称 Wireless Fidelity，是当今使用最广的一种无线网络传输技术。实际上就是把有线网络信号转换成无线信号，供支持其技术的相关计算机、手机、PDA 等接收。手机如果有 Wi-Fi 功能的话，在有 Wi-Fi 无线信号的时候就可以不通过运营商提供的流量上网。

7.4　典型的信息服务

通过 Internet，用户可以实现与世界各地的计算机进行信息交流和资源共享，进行网页浏览、信息搜索、收发邮件、联机交谈、联机游戏、网上购物等。本节将介绍一些 Internet 重要的应用及服务。

7.4.1　万维网

1．万维网综述

万维网 WWW 是 World Wide Web 的简称，也被称为 Web、3W，是 Internet 中发展最为迅速的部分，它向用户提供了一种非常简单、快捷、易用的查找和获取各类共享信息的渠道。由于万维网使用的是超媒体、超文本信息组织和管理技术，任何单位或个人都可以将自己需向外发布或共享的信息以 HTML 格式存放到各自的服务器中。当其他网上用户需要信息时，可通过浏览器软件进行浏览。

目前市场上最常用的浏览器软件有：Google Chrome、Microsoft Edge、Mozilla Firefox 等。

2．Google Chrome 的使用方法

Google Chrome 是目前 Internet 上使用最广泛的 Web 浏览器软件，它因界面简洁、速度快、插件资源丰富而深受人们的喜爱。下面介绍 Google Chrome 的使用方法。

1）主界面介绍

Google Chrome 的窗口由标签页、标题栏、地址栏、浏览窗口等组成，如图 7-20 所示。

2）地址栏

在地址栏输入网页地址后按【Enter】键，对应的网站内容将出现，若是出现了错误，很可能是输入了错误的地址，或者对应的网站已经改变或已经不存在。【Alt+D】组合键可以定位到地址栏。

Google Chrome 的地址栏有输入自动完成的功能，但仅针对手动输入的网址有效，用户手动输入网址后，浏览器会自动匹配搜索记录进行网址填充。

Google Chrome 的地址栏有记忆功能，当输入过一次地址，并打开过该地址资源后，下次只要输入若干字母，浏览器会自动提供匹配好的记录，并在地址栏的列表框中显示。

可以通过清除历史记录将该列表框中的项删除，也可以在匹配到的列表框中对某个记录进行删除（把光标停留在某个地址上片刻，出现×图标，单击图标即可删除）。

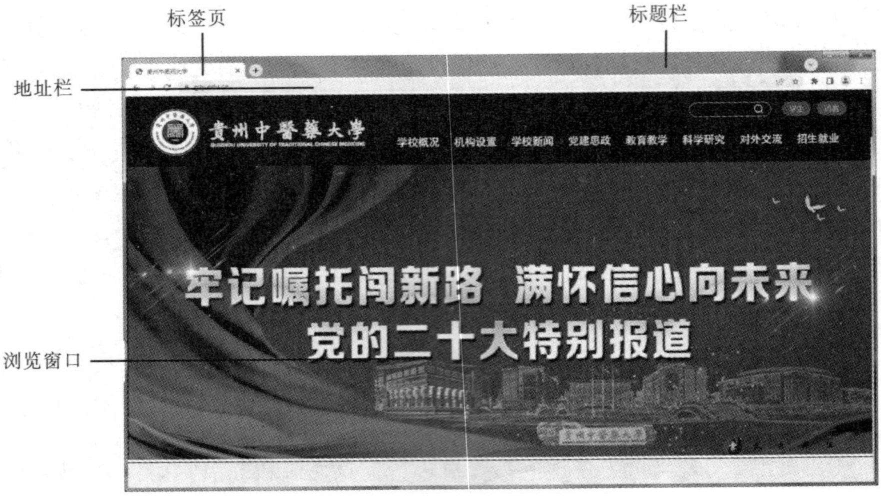

图 7-20 Google Chrome 窗口结构

3）顶层快捷按钮

后退、前进按钮 ← →，适用于在同一标签页浏览窗口中浏览网页之时，当在此页面中点击某一链接查看内容后（非弹出新标签页或新窗口），若是想回退到原超链接处，可单击“后退”按钮返回，若要再回到刚查看内容处，则可单击“前进”按钮。如果在同一标签页打开过多个链接，那么单击“后退”按钮可返回到以前查看的链接，返回后如果需要再回到刚查看的链接，则单击“前进”按钮。

刷新按钮 C，若一个网页看上去不太正确或想看到一个经常更新网页（如股票信息）的最新版本，单击刷新按钮可强制浏览器下载最新的网站内容。与其对应的是 × 停止按钮，打开一个网页时，如果网页还在加载阶段，需要停止该网页的加载，则可以按停止按钮。

主页按钮 ⌂，可用来在选中的标签页中打开主页，而主页则一般设置为一个用户最常用或喜欢的网站。若主页按钮并未显示，可通过单击地址栏最右边的“自定义及控制 Google Chrome”功能按钮 ⋮，选择“设置”→“外观”命令，在“外观”页面将“显示‘主页’按钮”右边的功能开关打开。同时在该设置项里面可以设置“主页按钮”打开的网址。

4）窗口控制

Google Chrome 浏览器的窗口相当于用来存放标签页的容器，新打开的每一个标签页都放在窗口中。窗口中的滚动条主要是用来控制网页的滚动，我们可以通过【PgUp】、【PgDn】、【Space】、箭头键或鼠标滑轮来控制。

打开 Google Chrome 浏览器，窗口中显示的标签页并不是主页，而是经过设置后的启动时打开页面，单击主页按钮可在当前标签页中打开主页，若要启动时打开的页面与主页一致，则需要通过单击地址栏最右边的“自定义及控制 Google Chrome”功能按钮 ⋮，选择“设置”→“启动时”

→“打开特定网页或一组网页”→“添加新网页”命令，进行启动时打开页面的设置。启动浏览器窗口后若要打开新的浏览器窗口可借助【Ctrl+N】组合键。

5）自动填充功能与 Cookie

当我们输入用户名、密码、邮箱等信息时，希望系统能够记忆，免得每次都要重新输入，这就是 Google Chrome 的自动填充功能。可通过单击地址栏最右边的“自定义及控制 Google Chrome”功能按钮 ⋮，选择“设置”→“自动填充”→“密码管理器”命令，在密码管理器页面进行设置（见图 7-21），既可以设置保存密码也可以设置自动填充账号密码。为了安全起见，密码输入框请不要使用自动完成功能，以免密码被盗。

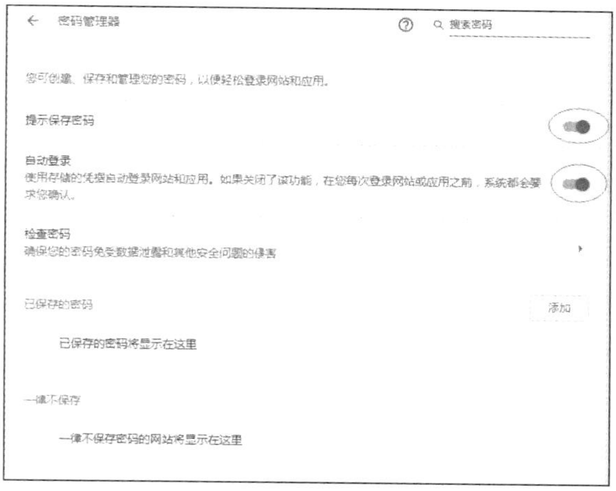

图 7-21　Google Chrome 密码管理器设置

Cookie 是指某些网站放置在计算机上的较小的文本文件，其中存储有关用户及用户的首选项的各种信息。根据这些信息，服务器端网站可以进行一些个性化服务，也可以收集一些用户的信息，用户的隐私存在着一定的风险。可通过单击地址栏最右边的“自定义及控制 Google Chrome”功能按钮 ⋮，选择“设置”→“隐私设置和安全性”→“Cookie 及其他网站数据”命令，在打开的页面中进行有关功能的设置，包括清除 Cookie 等。

6）标签页

用标签页功能可以把众多打开的网页通过一个窗口整洁地显示。右击一个链接在弹出的快捷菜单中可以选择在新窗口或新标签页中打开链接。

输入一个新的 URL 后，使用【Alt+Enter】组合键，将打开一个新的标签页而不是新的窗口，【Ctrl+T】组合键可用于在浏览器窗口中打开新标签页，【Ctrl+F4】组合键、单击 × 按钮等，可用于关闭标签页窗口。

7）书签栏

安装完浏览器后，书签栏或许并没有显示，可通过单击地址栏最右边的“自定义及控制 Google Chrome”功能按钮 ⋮，选择“书签”选项中“显示书签栏”命令，在浏览器窗口显示书签栏，也可通过使用【Ctrl+Shift+B】组合键，打开或关闭书签栏的显示。

当我们感觉有可能多次访问某些网站时，为方便记住该网站地址，可以为其添加书签，收藏该网站地址。例如想要为百度网站添加书签，首先需要打开百度网站，单击网站地址栏右边的“为此标签页添加书签”按钮，在弹出的“已添加书签”对话框中进行名称及其他相应设置，即完成添加，或使用【Ctrl+D】组合键，为该网站添加书签。如图7-22所示的界面，书签的名字可以自定义。

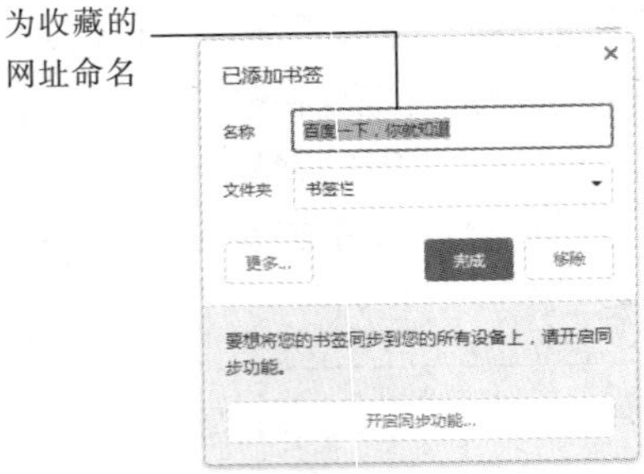

图 7-22 添加到书签

添加完书签后，即可在书签栏方便地找到该网站。书签较多需要清理时，可以通过在书签栏右击书签进行书签删除，还可通过单击地址栏最右边的“自定义及控制 Google Chrome”功能按钮，选择书签选项中的“书签管理器”对所有的书签进行浏览、删除、修改、重排序等操作。

8）历史记录

登录过的网站和浏览过的网页会作为历史记录被保存下来。可以通过单击地址栏最右边的“自定义及控制 Google Chrome”功能按钮，选择历史记录选项中的“历史记录”命令，打开历史记录浏览页面，进行历史记录查看。也可选择该页面左上角的“清除浏览数据”命令，在打开的“清除浏览数据”对话框中进行历史记录、Cookie、缓存图片和文件、密码和其他登录数据等的清除。

Google Chrome 提供无痕浏览模式供用户使用，单击地址栏最右边的“自定义及控制 Google Chrome”功能按钮，选择“打开新的无痕式窗口”命令，在此窗口中的网页浏览等不会形成历史记录。

9）下载功能

Google Chrome 提供下载功能及其管理，用户可以使用谷歌浏览器下载网络上的可下载资源，且不用离开浏览器，即可对下载文件进行复制、粘贴、删除等操作。

7.4.2 电子邮件

电子邮件是 Internet 上最早的一个服务，没有纸质信件的缺点，几乎可以瞬间和地球任何一个角落的人通信。虽然现在电子邮件受到即时聊天等网络新应用的冲击，已不再是 Internet 上最广泛的应用了，但仍然是一个必不可少的交流工具。

电子邮箱的格式：账号名@服务器名称。字符@读“at”，也就是“在”的意思。账号名可自由命名，如 zhangwujun；服务器名称就是提供邮件服务的服务器域名，如 163.com。一个完整邮箱名称的例子：zhangwujun@163.com。

案例：收发电子邮件

案例功能：申请一个免费的邮箱，然后用这个邮箱收发邮件并管理这个邮箱。

案例要求：

（1）申请一个免费的163邮箱。

（2）登录邮箱，向好友发一封邮件并把邮件保存到草稿箱；邮件内容是从网上搜索下载的一张图片，以附件的形式发送。

（3）搜索及删除邮件。

（4）管理地址簿。

案例步骤：

（1）申请电子邮箱。

步骤 1：登录 163 邮箱（http://mail.163.com）主页，单击“注册新账号”命令文字，打开注册页面如图 7-23 所示。

步骤 2：按照页面的输入要求，输入相应的项，若输入有错，会给出错误提示，所有项填写正确后（包括手机验证码），单击“立即注册”按钮，即申请成功。

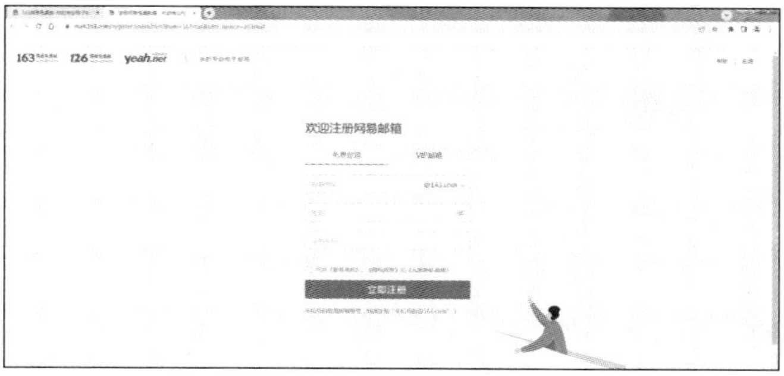

图 7-23　用户注册页面

（2）发送电子邮件。

步骤 1：用任务 1 申请成功的账号登录邮箱。登录成功后界面如图 7-24 所示，界面左侧是邮箱的内容信息，包括未读邮件的数量、已发邮件、垃圾邮件等。

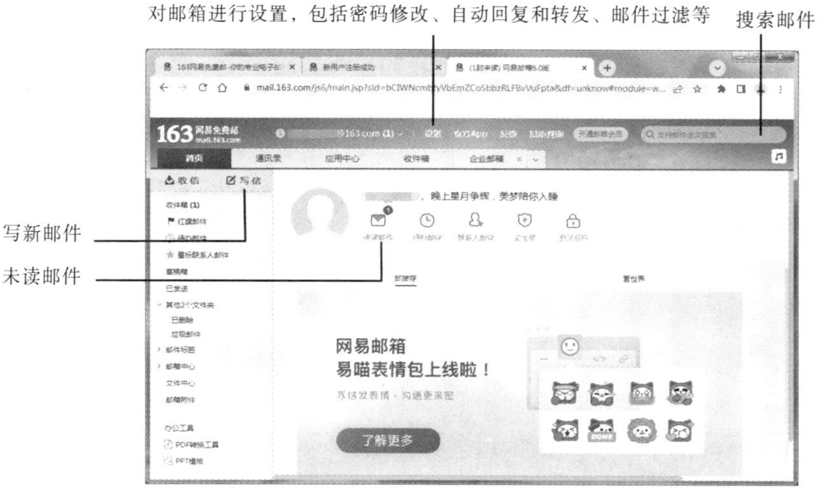

图 7-24　登录邮箱后的界面

步骤 2：单击“写信”按钮，打开图 7-25 所示的界面，就可以给其他人发送邮件了。

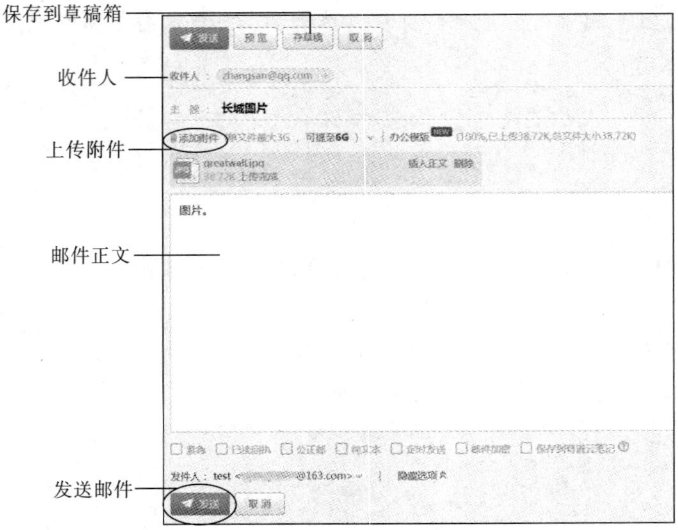

图 7-25　发送邮件

步骤 3：打开百度网站（http://www.baidu.com），搜索一张长城图片，找到图片后下载保存，并重命名为 greatwall.jpg。

步骤 4：在图 7-25 的收件人地址栏输入收件人的邮箱，若收件人是多人的话，每个收件人之间用逗号或分号隔开，也可以单击“抄送”命令文字来加入。单击“添加附件”命令文字，在打开的“文件”对话框中找到并选择“greatwall.jpg”，然后单击“打开”按钮完成文件上传。

步骤 5：单击“发送”按钮，完成邮件发送，发送成功的邮件保存在“已发送”文件夹。

步骤 6：单击“存草稿”可将内容保存到草稿箱，供以后继续编辑发送邮件或单独的存储一些重要信息内容，这时收件人地址可以不填或用文字内容代替。

（3）搜索、删除电子邮件。

步骤 1：当邮箱内容较多时，就可以利用网易邮箱的搜索功能了，在图 7-24 所示的搜索框中输入关键词“欢迎”可以对全部邮件进行搜索，带有“欢迎”内容的邮件将被搜索出来，图 7-26 就是搜索的结果。

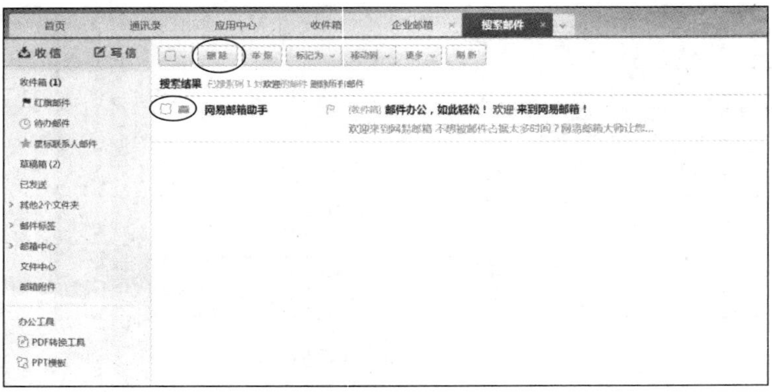

图 7-26　搜索和删除电子邮件

步骤 2：在图 7-26 中，勾选邮件前方的复选框，然后单击“删除”按钮即可将邮件删除，“删除”只是将邮件移动到了“已删除”文件夹。

步骤 3：单击左侧“已删除”选项，打开已删除文件夹里面的邮件，这时可以选中邮件进行进一步的操作，如“永久删除”或“移动到”→“收件箱”等。

（4）管理通讯录。

步骤 1：在图 7-24 所示的页面中，选择“通讯录”选项卡，打开邮箱的通讯录管理页面，在此页面中可以新建联系人、删除联系人、搜索联系人、分组、按组发信等等，如图 7-27 所示。

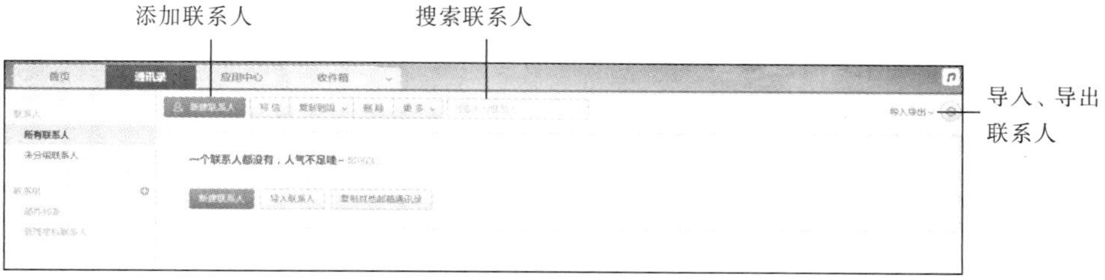

图 7-27　通讯录管理界面

步骤 2：单击“新建联系人”按钮，进入“新建联系人”界面，如图 7-28 所示。

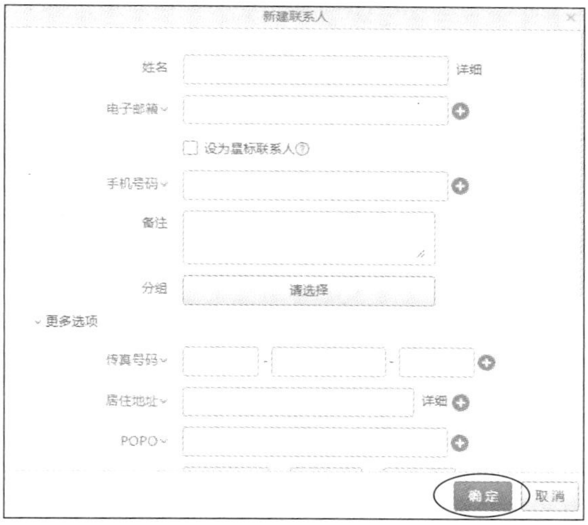

图 7-28　“新建联系人”页面

步骤 3：在图 7-28 所示的页面中，根据提示输入联系人的信息，单击“确定”按钮，完成新建联系人任务。

步骤 4：在图 7-27 所示的页面中，单击“导入导出”按钮，可以将通讯录导出保存，或将保存的通讯录导入，从而避免数据丢失。

提示：

（1）通过设置收到邮件自动答复，可以让发送方确信对方已经收到了邮件。

（2）通过设置黑白名单，可以进行邮件过滤，以防止信息骚扰。

7.4.3　文件传输

Internet 上的文件传输服务是基于 FTP（file transfer protocol，文件传输协议）的，通常被称为

FTP 服务，它是 Internet 最早提供的服务之一，比 Web 服务还早。FTP 能通过网络将文件从一台计算机传送到另一台计算机上。

FTP 不但可以从服务器下载文件，而且还可以将用户自己的文件上传至服务器。除了 FTP 下载外，也可以直接在浏览器中进行单线程下载（基于 HTTP），或是使用迅雷等下载客户端软件。

目前 FTP 服务主要运用在局域网，是一个单位或机构内部进行文件共享的较好方式。客户机安装了 IIS 服务后，也可以开启 FTP 服务。除了 Windows 自带的 FTP 服务软件外，还可以用第三方的 FTP 服务器端软件，如 Serv-U，它的配置更加简单，功能也更强。

FTP 服务可以用浏览器直接登录，或者用专门的 FTP 客户端软件（如 CuteFTP）进行登录。登录过程中可能要输入用户名和密码，若不用输入的话就是匿名登录。匿名登录时，通常只能下载文件，而不能上传文件或删除服务器的文件。下面通过实际的案例进行下载和上传服务的讲解。

案例：FTP 资源的下载和上传

案例功能：FTP 上经常会有很多供我们参考的资料，获取相关的 FTP 服务器网址，在 FTP 服务器上下载和上传资源。

案例要求：

（1）登录 FTP。

（2）下载选中的资源。

（3）将本地资源上传到 FTP。

案例步骤：

步骤 1：假设某 FTP 服务器 IP 为 10.100.84.147，打开一个支持 FTP 功能的浏览器（最新版本的 Google Chrome 不支持 FTP 功能），在地址栏中完整输入 ftp://10.100.84.147 后按【Enter】键，打开如图 7-29 所示的页面。

步骤 2：FTP 可能有多级目录，找到需要的资源后，单击该资源打开下载选项，进行相应选择则可实现下载，值得注意的是在浏览器中不能下载文件夹，只能下载文件。

步骤 3：打开资源管理器或计算机窗口，在地址栏中输入 ftp://10.100.84.147 后按【Enter】键，这样就可以在该窗口中像操作 Windows 资源管理器一样操作 FTP 站点资源，如图 7-30 所示。若要上传某个文件时，先用右键复制该文件，然后在图 7-30 右侧窗口的空白处右击，打开快捷菜单，选择“粘贴”命令，即可实现文件的上传。

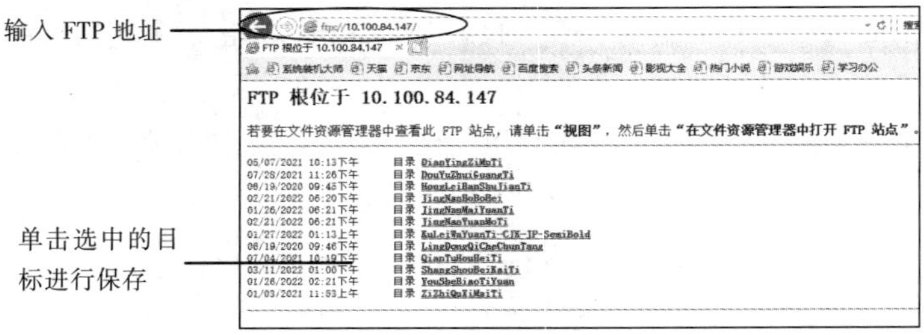

图 7-29 用浏览器访问 FTP 站点

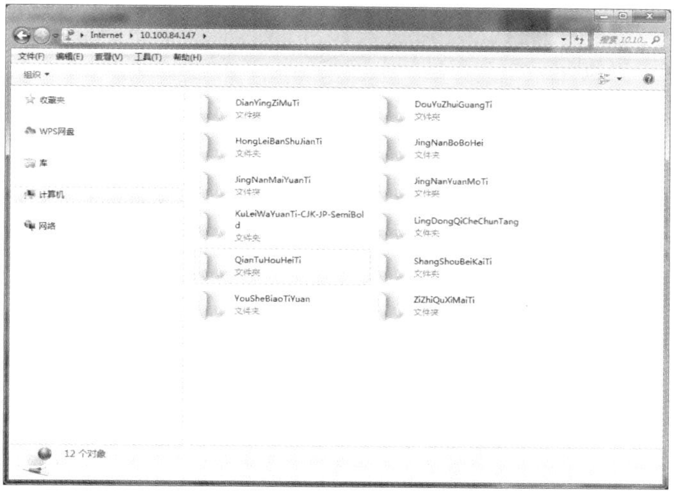

图 7-30 使用 Windows 资源管理器打开 FTP 站点

7.4.4 搜索引擎

搜索就是“在正确的地方使用正确的工具和正确的方法寻找正确的内容”，搜索引擎正是为用户提供搜索的 Internet 工具。目前，比较常用的搜索引擎有百度、Bing、Yahoo、Google 等。对于普通人而言，学会使用其中的一个就可以了。百度是目前最大的中文搜索引擎，因此本节以百度为例讲述搜索引擎的使用方法，其他搜索引擎的使用可以参照自学。

1. 基本搜索

在浏览器地址栏中输入 www.baidu.com 即可进入百度搜索，在该页面的输入框中输入内容后按【Enter】键即可返回搜索的结果。最好输入关键词，若输入的是一句话则不能太长。关键词是一个不用分割即可使用的词语，比如，“贵州中医药大学”，我们可以将其拆分为“贵州”“中医药”“大学”或采用其他方式进行拆分。但目的若是想了解贵州中医药大学，将“贵州中医药大学”作为一个关键词输入是最好的选择。因为输入“中医药”或“大学”显然不能更快速地搜索到贵州中医药大学。

2. 搜索内容包括多个关键词

若搜索结果同时包括多个关键词，则在输入框中用空格分隔多个关键词，表示网页结果是同时包含多个关键词的“与”操作。

输入：NBA 乔丹

结果：关于 NBA 篮球运动员迈克尔•乔丹的网页。(若只输入乔丹，则返回的结果将是任意包含乔丹的网页。)

3. 搜索结果要求不包含某些特定信息

关键词前加一个减号，表示不希望搜索结果中出现包含该关键词的网页。减号应紧靠关键词，并且减号的前面应该加一个空格。

输入：北京大学 - 计算中心。

结果：包含“北京大学”但不包含“计算中心”的网页。

第 8 章　软件基础技术

8.1　程序设计语言和程序

计算机硬件依照指令执行工作。指令是能被计算机识别和执行的二进制代码，它规定了计算机能完成的某一种操作，如加、减、乘、除、存数、取数等都是一个基本操作，分别用一条指令来执行。

程序是人们为解决某一实际问题而编写的指令集合。指令设计和调试过程称为程序设计。

程序设计语言是用于书写计算机程序的语言，通常简称为编程语言，是一组用来定义计算机程序的语法规则，用来向计算机发出指令。

8.1.1　程序设计语言概述

程序设计语言发展到今天，大致可划分为四代，如图 8-1 所示。

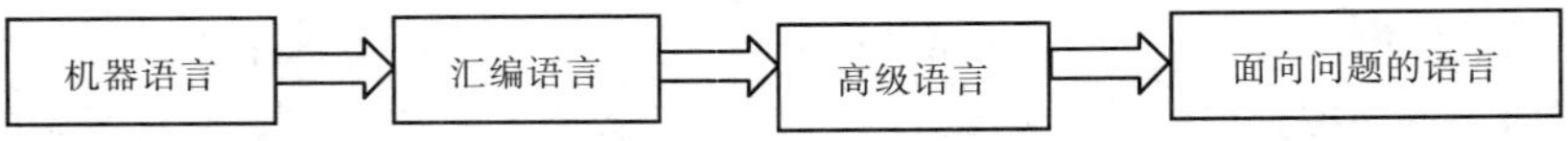

图 8-1　语言的发展

1．机器语言——第一代计算机语言

机器语言是第一代计算机语言。机器语言是唯一能够被计算机识别并直接执行的语言，因而也是执行速度最快的语言。

电子计算机所使用的是由“0”和“1”组成的二进制数，二进制是计算机语言的基础。计算机发明之初，人们只能用一串串由“0”和“1”组成的指令序列交由计算机执行，这种计算机能够认识的语言，就是机器语言。因此最早的程序就是一个个的二进制文件。一条机器语言成为一条指令。指令是不可分割的最小功能单元。机器语言程序难编写、难修改、难维护，需要用户直接对存储空间进行分配，编程效率极低。由于每台计算机的指令系统往往各不相同，所以，在一台计算机上执行的程序，要想在另一台计算机上执行，必须另编程序，造成了重复工作。但由于使用的是针对特定型号计算机的语言，故而运算效率是所有语言中最高的。机器语言是占用内存最少的语言。

2．汇编语言——第二代计算机语言

为了克服机器语言的缺点，人们进行了一种有益的改进：用一些简洁的英文字母、符号串来替代一个特定的指令的二进制串，比如，用“ADD”代表加法，“MOV”代表数据传递等，这样

人们很容易读懂并理解程序在干什么，编写程序以及纠错及维护都变得方便，这种使用助记符来设计程序的语言就称为汇编语言。然而计算机是不认识这些符号的，这就需要一个专门的程序，专门负责将这些符号翻译成二进制数的机器语言，这种翻译程序被称为汇编程序。汇编语言同样十分依赖于机器硬件，移植性不好，但效率仍十分高，针对计算机特定硬件而编制的汇编语言程序，能准确发挥计算机硬件的功能和特长，程序精炼而质量高，占用内存少，所以至今仍是一种常用而强有力的软件开发工具。

汇编语言的指令与机器语言的指令基本上是一一对应的。例如 Intel8086 机的某机器指令为“10000001 11000000 00100011 00000001”，用汇编语言表示为“ADD AX,0123H”，意思是将 0123H 与 AX 寄存器中的数相加后，送回 AX。汇编语言即是由一条条助记符所组成的指令系统，是第二代计算机语言。

3. 高级语言——第三代计算机语言

不论是机器语言还是汇编语言，都是面向硬件具体操作的语言，称为低级语言。使用低级语言编写程序难度很大，要求编写者必须对硬件结构及其工作原理都十分熟悉。由于低级语言依赖于机器，程序不易阅读和修改，可移植性差。低级语言的不方便促成了高级语言的诞生。

高级语言是与人类自然语言相接近并且能为计算机所接受的语言，是第三代计算机语言。高级语言符合自然语言的语法规则和表达方式，程序中数据用十进制表示，通俗易懂，使得程序员通过简单的学习就能掌握编程技巧。高级语言通用性强，用标准版本的高级语言编写的程序可在不同的计算机系统上运行。

高级语言简单明了，语句少，程序简化。据统计，高级语言和汇编语言编写同样的程序，对于同一个问题的编程实现，就程序行数而言，用高级语言书写的程序可比用汇编写出的程序缩短 3～7 倍。高级语言编写的程序最终要翻译成二进制代码，才能由计算机直接执行，因此程序运行速度较慢，占用内存较多，运行效率较低。

按照不同的划分方法，高级语言主要有以下两种类别：

1）按照语言处理程序可分为编译型语言和解释型语言

用高级语言或汇编语言编写的程序称为源程序，源程序不能被计算机直接执行，必须由语言处理程序转换为机器语言才能被计算机执行。高级语言的语言处理程序有两种转换方式：一种是编译方法，即源程序输入计算机后，用特定的编译程序将源程序编译成由机器语言组成的目标程序，然后连接成可执行文件。另一种是解释方法是，即源程序运行时由特定的解释程序对源程序进行解释处理，解释程序将源程序中的语句逐条翻译成计算机能识别的机器代码，解释一条，执行一条，直到程序执行完毕。

编译型语言即是将编写好的程序作为一个整体进行编译，最后生成可执行文件的语言。解释型语言即是将编写好的程序逐句翻译，解释一条执行一条，直至程序执行完毕的语言。

编译和解释的区别：编译是一次性地翻译，程序被编译后，运行时就不再需要源代码了；解释则在每次程序运行时都需要解释器和源代码。这两者的区别类似于外语资料的笔译和实时同声传译间的区别。编译的过程只执行一次，所以编译过程的速度并不是关键，关键是生成的目标代码的执行速度。因此，编译器一般会集成尽可能多的优化技术，使生成的目标代码有更好的执行效率；而解释器因为要追求解释速度不会集成太多的优化技术。

2）按照语义基础主要可分为命令式语言、函数式语言和逻辑型语言

（1）命令式语言。命令式程序设计语言是基于动作的语言，以冯·诺依曼计算机体系结构为背景。机器语言及汇编语言即是最早的命令式语言。在这种语言中，计算机被看作是动作的序列，程序就是用语言提供的操作命令书写的一个操作序列。用命令式程序设计语言编写程序，就是描述解题过程中每一步的过程，程序的运行过程就是问题的求解过程。大部分的命令式高级编程语言都支持 4 种基本的语句：运算语句、循环语句、条件分支语句、无条件转向语句。命令式语言又分为面向过程语言和面向对象语言，各种脚本语言也被看作是命令式语言。现代流行的大多数语言都属于命令式语言，如 BASIC、C、C#、C++、Java、PHP、Python 等。

（2）函数式语言。函数式语言是将计算机运算视为数学上的函数计算的语言。函数式程序设计语言一般包括数据对象定义和函数定义两种基本机制，在其颇具代表性的两种语言中，LISP 采用 λ-表达式的形式定义函数，而 ML 采用递归方程描述函数。函数编程语言最重要的语义基础是数学函数概念的 λ 演算（lambda calculus），λ 演算的函数可以接受函数当作输入（参数）和输出（返回值）。函数式语言主要成分是原始函数、定义函数和函数型。这种语言具有较强的组织数据结构的能力，可以把某一数据结构（如数组）作为单一值处理；可以把函数作为参数，其结果也可为函数，这种定义的函数称为高阶函数。程序就是函数，程序作用在结构型数据上，产生结构型结果，从根本上改变了冯·诺伊曼式语言的“逐词”工作方式，所以函数式语言是一种非冯·诺伊曼式的程序设计语言，非常适合于进行人工智能等工作的计算。典型的函数式语言有 Lisp、Haskell、ML、Scheme、F#等。

（3）逻辑型语言。以形式逻辑为基础的语言，一般为某种符号逻辑系统。其代表是建立在关系理论和一阶谓词理论基础上的 Prolog（programming in logic）语言，关键操作是模式匹配。Prolog 语言是迄今为止发展得较完善和实用的语言，它采用特定的逻辑语句形式描述问题域本身的知识和信息（程序中称为事实和规则）以及待解问题（程序中称为目标），计算机采用某种推理规则（如归结原理）模仿逻辑推理过程求解问题。

4．面向问题的语言——第四代计算机语言

机器语言、汇编语言和高级语言通常被称为前三代的计算机语言或过程式语言。用这些语言进行程序设计，程序员必须指明信息的结构和程序的控制流程。面向问题的语言不需要程序员指明程序实现的过程，只需给出问题和输入数据，并指出输出的形式，就可以得到所需结果。数据库查询语言、报表语言、机床控制专用语言和电路设计专用语言等都是面向问题的语言，也称为非过程式语言或四代语言（4GL）。大量基于数据库管理系统的 4GL 商品化软件已广泛应用，如 Oracle 应用开发环境、Informix-4GL、SQL Windows 等。

此外，一些决策支持语言（decision support language）、原型语言（prototyping language）、形式化规格说明语言（formal specification language），甚至个人计算机环境中的一些工具，如 Macintosh 的 Hypercard，也被认为属于 4GL 的范畴。

8.1.2 BASIC 语言

BASIC 语言由 Dartmouth 学院 John G. Kemeny 与 Thomas E. Kurtz 两位教授于 20 世纪 60 年代中期所创，是一种设计给初学者使用的程序设计语言。BASIC 语言是解释型语言，采用的是解释器，逐句翻译成机器语言程序，译出一句就立即执行，即边翻译边执行。与编译器比起来，解释

器费时比编译器更多，但占用计算机的内存少。

1. BASIC 语言特点

（1）构成简单：BASIC 语言的最基本语句只有 17 种，而且它们都是常见的英文单词或其变形，如 READ、END 等，很容易学习和掌握。

（2）是一种“人机会话”式的语言：用 BASIC 语言编写代码，每输入一句代码，可即时进行解释执行，可立刻发现语法错误。用 BASIC 语言编写完的程序，可以在计算机上边编写、边修改、边运行。而且还可以在运行中向人们提示信息的指出错误，要求人去改正，即实现了人和机器的对话。

（3）功能较全、适用面广：BASIC 语言除了能进行科学计算和数据处理外，还能进行字符处理、图形处理、音乐演奏等。因此 BASIC 语言不仅适用于科学计算，也适用于事务管理、计算机辅助教学和游戏编程等方面。

（4）执行方式灵活：BASIC 语言提供两种执行方式，分别是程序执行方式和命令执行方式。程序执行方式把 BASIC 语言编写成一个完整的程序送入计算机执行；命令执行方式不编写程序，直接从键盘输入某些命令（称键盘命令），计算机能立即执行这些命令。

2. BASIC 发展史

BASIC 语言早期是以直译程式的方式创始，也演化出许多不同名称的版本。微软公司在 MS-DOS 时代推出 Quick BASIC，并逐渐将之改良为兼具直译与编译双重翻译方式。1988 年微软公司推出 Visual Basic for Windows，1991 年 4 月，发布 Visual Basic 1.0，这个连接编程语言和用户界面的进步被称为 Tripod（有时叫 Ruby），最初的设计是由阿兰·库珀（Alan Cooper）完成的。1998 年，VB6.0 发布。2001 年，Visual Basic .NET 和.NET Framework 发布，Visual Basic .NET 正式诞生。2005 年，微软宣布将不会再对非.NET 版本的 VB 进行支持。2010 年，Visual Basic.NET 随 Microsoft Visual Studio 2010 发布，不再提供单独的 Visual Basic.NET 的 IDE。Microsoft Visual Studio 是 Windows 平台应用程序的集成开发环境（IDE），支持用户通过多种不同的程序语言进行开发，目前最新版为 2022 年发布的 Microsoft Visual Studio 2022。

目前，除了微软的产品 Visual Basic .NET 等之外，基于 BASIC 的编程工具及语言变种还有 PowerBASIC、RealBasic、PureBasic、freebasic、NiceBASIC 等。

Visual Basic .NET 属 BASIC 系语言，其语法特点是以极具亲和力的英文单词为基础标识，以及与自然语言极其相近的逻辑表达，有时会觉得写 VB.NET 代码就好像在写英文句子一样，从这个角度来说，VB.NET 似乎是最高级的一门编程语言，最为贴近英文自然语法，当然在 Basic 系语言中 VB.NET 也是迄今为止最强大的编程语言之一。

8.1.3　C、C++、C#语言

1. C 语言

C 语言是面向过程的语言，是编译型高级语言，同时具有某些汇编语言的功能，可以直接对硬件进行操作，是一种不需要任何运行环境支持便能运行的编程语言，是一门应用广泛的通用计算机编程语言。它可以作为系统软件设计语言，编写系统应用程序，也可以作为应用程序设计语言，编写不依赖于计算机硬件的应用程序。C 应用范围广泛，具备很强的数据处理能力，不仅仅是在软件开发上，各类科研都可以用到C语言，适于编写系统软件，以及三维、二维图形和动画等，也被广泛应用于单片机以及嵌入式系统等硬件开发领域。

1）C语言的特点

（1）允许直接访问物理地址，对硬件进行操作。由于C语言允许直接访问物理地址，可以直接对硬件进行操作，因此它既具有高级语言的功能，又具有低级语言的许多功能，能够像汇编语言一样对位（bit）、字节和地址进行操作。而这三者是计算机最基本的工作单元，可用来写系统软件。

（2）生成目标代码质量高，程序执行效率高。C语言描述问题比汇编语言迅速，工作量小、可读性好，易于调试、修改和移植，而代码质量与汇编语言相当。C语言一般只比汇编程序生成的目标代码效率低10%～20%。

（3）可移植性好，代码跨平台。C语言在不同机器上的C编译程序，大部分代码是公共的，所以C语言的编译程序便于移植。在一个环境上用C语言编写的程序，不改动或稍加改动，就可移植到另一个完全不同的环境中运行。由于标准的存在，使得几乎同样的C代码可用于多种操作系统，如Windows、DOS、UNIX等；也适用于多种机型。C语言对编写需要进行硬件操作的场合，优于其他高级语言。

（4）运算符丰富：C语言的运算符包含的范围很广泛，共有34种运算符。C语言把括号、赋值、强制类型转换等都作为运算符处理。从而使C语言的运算类型极其丰富，表达式类型多样化。灵活使用各种运算符可以实现在其他高级语言中难以实现的运算。

（5）数据类型丰富：C语言的数据类型有整型、实型、字符型、数组类型、指针类型、结构体类型、共用体类型等。能用来实现各种复杂的数据结构的运算。并引入了指针概念，使程序效率更高。

（6）简洁紧凑、灵活方便、表达力强：C语言一共只有32个关键字，9种控制语句，程序书写形式自由，区分大小写。C语言具有强大的图形功能，支持多种显示器和驱动器。语法限制不太严格，程序设计自由度大，如对整型量与字符型数据及逻辑型数据可以通用等。C语言是以函数形式提供给用户的，这些函数可方便地调用，并具有多种循环、条件语句控制程序流向，从而使程序完全结构化。

2）C语言发展史

C语言由美国贝尔研究所的D.M.Ritchie于1972年推出，1978年后，C语言已先后被移植到大、中、小及微型机上。20世纪80年代，为了避免各开发厂商用的C语言语法产生差异，由美国国家标准协会专门成立C标准委员会，为C语言制定了一套完整的国际标准语法，称为ANSI C，作为C语言最初的标准。1990年推出ISO/IEC 9899: 也通常被简称为“C90”；1999年推出“C99”；2011年推出“C11”。目前最新标准为ISO/IEC 9899: 2018。用C语言开发的系统和程序浩如烟海，在发展的同时也积累了很多能直接使用的库函数，ANSI C提供的标准C语言库函数沿用至今。

常用的C语言编译软件有Microsoft C或称MS C、Borland Turbo C或称Turbo C、AT&T C、GNU gcc等。这些C语言版本不仅实现了ANSI C标准，而且在此基础上各自作了一些扩充，使之更加方便。

2. C++语言

C++语言是面向对象程序设计语言，在C语言的基础上发展而来，是对C语言的扩充，是一种静态数据类型检查的、支持多重编程范式的通用程序设计语言，它既可以进行 C 语言的过程化程序设计，又可以进行以抽象数据类型为特点的基于对象的程序设计，还可以进行以继承和多态为特点的面向对象的程序设计，常用于系统开发，引擎开发等应用领域。

1）C++语言的特点

（1）具有 C 语言的优点，可设计静态类型、和 C 同样高效且可移植的多用途程序。支持多平台，避免了平台限定。

（2）可以和 C 语言很好地结合，甚至大多数 C 语言程序是在 C++的集成开发环境中完成的。

（3）可支持多种程序设计风格（面向过程程序设计、面向对象程序设计、泛型程序设计等）。

（4）C 语言的缺点主要表现在数据的封装性上，这一点使得 C 在数据的安全性上有很大缺陷，C++基于面向对象设计对数据进行了封装，弥补了 C 的一些缺陷。

（5）出于保证语言的简洁和运行高效等方面的考虑，C++的很多特性都是以库（如 STL）或其他的形式提供的，而没有直接添加到语言本身中。

（6）支持类、封装、继承、多态等面向对象特性。对数据抽象的支持主要在于类概念和机制，对面向对象风范的支持主要通过虚拟机制函数。

2）C++发展史

C++由贝尔实验室的 Bjarne Strou-strup 于 1982 年设计和实现，此后 ISO C++标准委员会为其设立标准：

（1）C++ 98 标准：1998 年发布，正式名称为 ISO/IEC 14882:1998。

（2）C++ 03 标准：2003 年发布，正式名称为 ISO/IEC 14882:2003。

（3）C++ 11 标准：2011 年发布，正式名称为 ISO/IEC 14882:2011。

（4）C++ 14 标准：2014 年发布，正式名称为 ISO/IEC 14882:2014。

（5）C++ 20 标准：2020 年发布，正式名称为 ISO/IEC 14882:2020。

常用的 C++语言编译软件有 Microsoft Visual C++、Dev-C++、Borland C++、GNU g++等，不断支持新的 C++标准，并有各自的一些扩展。

3. C#语言

C#是微软公司专门为.NET 应用开发的基于 C 语言语法基础的语言，是一种面向对象的、运行于.NET Framework 之上的高级程序设计语言。它于 2000 年 6 月由微软公司研究员 Anders Hejlsberg 主持开发成功。C#在继承 C 和 C++强大功能的同时去掉了一些它们的复杂特性（如没有宏以及不允许多重继承）。C#综合了 VB 简单的可视化操作和 C++的高运行效率，是第一个面向组件的编程语言，其源码会编译成 msil 再运行。C#适合为独立和嵌入式的系统编写程序，从使用复杂操作系统的大型系统到特定应用的小型系统均适用。

4. 集成开发环境

C++与 C 语言完全兼容，用 C 语言编写的程序可以不加修改地用于 C++。适用于 C/C++的集成开发环境主要有：

（1）C/C++的集成开发环境：

① CodeBlocks：开源免费、跨平台的 IDE 开发工具，可以在 Linux，Mac，Windows 上运行。

② Dev-C++：开源免费的适用于 Windows 平台的轻量级 C/C++ 集成开发环境。

③ C++ Builder：由 Borland 公司推出的一款快速的可视化开发环境，支持控件（component）拖动，通过它可以快速地建立应用程序界面。

（2）基于项目的 C 和 C++模板的 Netbeans C++，它提供了使用 C 和 C++中的动态和静态库构建应用程序的功能；开源免费跨平台的 CodeLite；仅支持 Linux 平台的开源软件 Anjuta 等。

（3）C/C++/C#的集成开发环境：

① Microsoft Visual Studio Code:跨平台的免费的针对编写现代 Web 和云应用的开源代码编辑器，可运行于 Mac OS X、Windows 和 Linux 平台，可用于查看、编辑、运行和调试应用程序的源代码。内置支持 JavaScript、TypeScript 和 Node.js 开发，也可通过安装扩展插件支持 C++、C#、Java、Python、PHP、Go 等语言。

② Microsoft Visual Studio：美国微软公司的开发工具包系列产品，目标代码适用于微软支持的所有平台。支持 C、C++、C#等多种不同的程序语言开发。

8.1.4 Java 语言

1. Java 概述

Java 是一种可以撰写跨平台应用软件的面向对象的程序设计语言。Java 语言作为静态面向对象编程语言的代表，极好地实现了面向对象理论。Java 具有简单性、面向对象、分布式、健壮性、安全性、平台独立与可移植性、多线程、动态性等特点，因此应用范围很广，可以编写桌面应用程序、Web 应用程序、分布式系统和嵌入式系统应用程序等。

在 Java 出现以前，WWW 主页只能用 HTML 语言描述静态超文本信息，即“静态网页”。Java 在 Internet 环境下，可以制作功能丰富并具有交互能力的 WWW 主页，使网页能够传输可执行程序，因此迅速成为一种主要的网络应用开发工具。

2. Java Applet

Java Applet 即用 Java 语言编写的小应用程序，可以直接嵌入到网页中，并能够产生特殊的效果。Java Applet 能跨浏览器运行且与平台无关。包含 Applet 的网页被称为 Java-powered 页，可以称其为 Java 支持的网页。由于 Applet 是在用户的计算机上执行的，因此它的执行速度不受网络带宽或者 Modem 存取速度的限制，用户可以更好地欣赏网页上 Applet 产生的多媒体效果。在 Java Applet 中，可以实现图形绘制、字体和颜色控制、动画和声音的插入、人机交互及网络交流等功能。Applet 提供了名为抽象窗口工具箱(abstract window toolkit, AWT)的窗口环境开发工具。AWT 利用用户计算机的 GUI 元素，可以建立标准的图形用户界面，如窗口、按钮、滚动条等。含有 Applet 的网页的 HTML 文件代码中带有<applet> 和</applet>这样一对标记，当支持 Java 的网络浏览器遇到这对标记时，就将下载相应的小应用程序代码并在本地计算机上执行该 Applet。

3. Java 的特点

（1）半编译、半解释特征。Java 应用程序的执行过程如下：Java 源程序通过 Java 编译器生成 Java 虚拟机的机器指令——二进制字节码，然后由 Java 解释器对字节码解释执行。这种半编译、半解释的执行过程兼具编译执行的效率优势和解释执行的灵活性，同时提高了 Java 的可移植性，不仅源程序可移植，编译后的中间代码（字节码）也可以移植。但是，解释过程必然损失部分执行效率，弥补这种损失的方法便是研制直接以字节码为机器指令系统的 Java 芯片。

（2）可移植性强。Java 是迄今为止对可移植性提供最佳支持的编程语言。任何机器只要配备了 Java 解释器，便可运行 Java 程序。在移植过程中，Java 源程序不需修改，甚至也不需重新编译。这种可移植性一方面源于 Java 的半编译、半解释特征，另一方面也得益于 Java 采用标准的独立于硬件平台的数据类型。

（3）分布式特征。分布式包括数据分布和操作分布。数据分布指数据可以分散存储在不同的网络结点上，操作分布指计算可由不同的网络结点完成。通过 Java 的 URL 类，Java 程序可以访问网络上的各类信息资源，访问方式完全类似于本地文件系统。此外，Java 通过嵌在 WWW 传输数据中的小应用程序将计算从服务器分布至客户机，小应用程序由 WWW 浏览器在客户端执行，从而避免了网络拥挤，提高了系统效率。

（4）完全面向对象。Java 是“纯”面向对象的语言（不含任何非面向对象的语言成分），它对面向对象方法学的支持也最为全面。与 C++一样，Java 的对象有模块化性质和信息隐藏能力，满足面向对象的封装要求。Java 对面向对象的继承性的支持方式也与 C++类似。Java 通过抽象类和接口支持面向对象的多态性要求：一个对外接口，多种内部实现。

（5）多线程。线程是比进程更小、更为经济的并发执行单位，它与进程的主要差异在于它不拥有单独的内存空间，而是与其他线程共享内存，这样就简化了处理器切换线程的工作量。Java 对多线程的支持体现在两个方面：Java 运行系统具有多线程特征，可以利用系统空闲完成内存回收等动作；Java 在语言级提供了多线程编程设施，方便进行多线程程序设计。

（6）安全性。Java 作为网络编程语言，可通过以下手段提供网络编程的安全性：

① 在语言级可通过 Protected 和 Private 关键字限制外界使用对象的属性和方法；通过 Final 关键字禁止类的继承或子类对父类方法的修改；取消指针，自动进行内存管理并对数组下标进行检查，从而确保 Java 程序无法破坏不属于它的内存空间。

② 在字节码传输过程中采用公共密钥加密机制（PKC）进行加密处理。

③ 在字节码进入解释器时，字节码校验器将进行检查，以确保编译后到解释执行前这一期间字节码未被恶意篡改。

④ 此后，Java 运行系统的类装载器（class loader）将再次进行安全性检查，包括确定程序是否违反存取权限，方法调用的参数类型是否正确等。Java 程序执行时的内存布局也由类装载器动态确定。这样，破坏者就不能通过预知的内存布局进行破坏或窃密。

⑤ 最后，WWW 浏览器在运行 Java 小应用程序时可以对其资源配额、权限和行为进行限制，进一步提高系统的安全性。

（7）简单方便：Java 不仅吸收了 C++语言的各种优点，还对 C++中容易引起软件错误的成分进行了相当成功的改造，如去掉指针，取消多重继承和运算符重载，将内存管理任务由程序员移向 Java 内嵌的自动内存回收机制等，从而减少出错机会，减轻程序员负担。Java 的语法和语义都比较单纯，容易学习和使用。Java 支持代码重用，Java 提供大量功能丰富的可重用类库简化了编程工作量。例如，访问远程的 Internet 资源、打开 JPEG 和 GIF 格式的图像文件，在 C++中需要编写大量复杂的程序，但使用 Java 只需数行代码，其余工作由 Java 类库完成。

编辑 Java 源代码可以使用任何无格式的纯文本编辑器，在 Windows 操作系统上可以使用微软记事本（notepad）、EditPlus 等程序，在 Linux 平台上可使用 VI 工具等。

4. Java 发展史

Java 是 Java 面向对象程序设计语言和 Java 平台的总称。Java 由 James Gosling 和同事们共同研发，1995 年 Sun 公司正式发布 Java 1.0 版。此后，Java 的版本也不断更新，出现了标准版、企业版、服务器版等满足不同需要的版本，由此 Java 分为三个体系，分别为 Java SE（J2SE，java 2 platform standard edition，标准版）；JavaEE（J2EE，java 2 platform, enterprise edition，企业版）；Java ME（J2ME，java 2 platform micro edition，微型版）。2009 年，甲骨文公司宣布收购 Sun，2011 年，甲骨文公司正式发布了 Java 7。2014 年，Java 8 发布，2017 年，Java 9 发布。同样取得迅速发展的有 JavaBean，其他的 Java 编译器和集成开发环境等第三方软件。常用编程工具有：

（1）Eclipse：一个开放源代码的、基于 Java 的可扩展开发平台。Eclipse 的用途并不只限于 Java 语言，还支持 C/C++、COBOL、PHP、Android 等编程语言的插件。

（2）NetBeans：开放源码的 Java 集成开发环境，适用于各种客户机和 Web 应用。

（3）IntelliJ IDEA：在代码自动提示、代码分析等方面具有很好的功能。

（4）MyEclipse：由 Genuitec 公司开发的一款商业化软件，是应用比较广泛的 Java 应用程序集成开发环境。

（5）EditPlus：如果正确配置 Java 的编译器“Javac”以及解释器“Java”后，可直接使用 EditPlus 编译执行 Java 程序。

5. Java 编程环境

JDK（java development kit）称为 Java 开发包或 Java 开发工具，是一个编写 Java 的 Applet 小程序和应用程序的程序开发环境。JDK 是整个 Java 的核心，包括 Java 运行环境（java runtime enviroment）、一些 Java 工具和 Java 的核心类库（Java API）。Java 应用服务器实质上都是内置了某个版本的 JDK。主流的 JDK 是 Sun 公司发布的 JDK，除了 Sun 之外，还有很多公司和组织都开发了自己的 JDK，例如，IBM 公司开发的 JDK，BEA 公司的 Jrocket，还有 GNU 组织开发的 JDK。

另外，可以把 Java API 类库中的 Java SE API 子集和 Java 虚拟机这两部分统称为 JRE（java runtime environment），JRE 是支持 Java 程序运行的标准环境。JRE 是个运行环境，JDK 是个开发环境。因此写 Java 程序时需要 JDK，而运行 Java 程序时需要 JRE。而 JDK 里面已经包含了 JRE，因此只要安装了 JDK，就可以编辑 Java 程序，也可以正常运行 Java 程序。但由于 JDK 包含了许多与运行无关的内容，占用的空间较大，因此运行普通的 Java 程序无须安装 JDK，而只需要安装 JRE 即可。

8.1.5 Python 语言

Python 是一种具备动态语义、面向对象的解释型高级编程语言，是一种不受局限、跨平台的开源编程语言，语法简洁而清晰，具有丰富和强大的类库。它常被称为“胶水语言”，能够把用其他语言制作的各种模块(尤其是 C/C++)很轻松地联结在一起。它的高级内建数据结构与动态类型及动态绑定相结合，使其在快速应用开发上极具吸引力，也适合于作为脚本或者“黏合剂”语言，将现有组件连接起来。

从理论上说， Python 可以应对任何工作。Python 已经成为目前最流行且发展最迅速的计算机语言之一，应用领域覆盖了数据分析、图像处理、组件集成、Web 开发、科学计算、云计算、系统运维、GUI 编程、人工智能等诸多方面。

1. Python 的特点

（1）多重范型：Python 支持不同的编程和实现范型，例如面向对象和命令式、函数式或者过程式编程。

（2）简单易学：Python 有极其简单的语法，学习使用很容易，其基本语法即使对于非开发人员也很容易学习和理解。阅读一个良好的 Python 程序就像是在读英语一样。它使你能够专注于解决问题而不是去搞明白语言本身。

（3）动态类型：Python 中的类型通常在运行时推知，而不像大部分编译语言那样静态声明。

（4）可扩展性：如果需要一段关键代码运行得更快或者希望某些算法不公开，可以部分程序用 C 或 C++编写，然后在 Python 程序中使用它们。

（5）可嵌入性：可以把 Python 嵌入 C/C++程序，从而向程序用户提供脚本功能。

（6）丰富的库：Python 标准库庞大，可以处理包括正则表达式、文档生成、单元测试、线程、数据库、网页浏览器、CGI、FTP、电子邮件、XML、XML-RPC、HTML、WAV 文件、密码系统、GUI（图形用户界面）、Tk 和其他与系统有关的操作。除了标准库以外，还有许多其他高质量的库，如 wxPython、Twisted 和 Python 图像库等。大量的可用库和工具通常必须在需要（例如，绘图库）时导入或者作为单独的系统进程（例如，Python 交互开发环境）启动。导入意味着使某个库可用于当前命名空间和当前 Python 解释程序进程。

（7）免费开源：Python 和大部分可用的支持库及工具都是开源的，通常都有相当灵活和开放的许可证。Python 是纯粹的自由软件。

（8）可移植性：由于它的开源本质，Python 已经被移植在许多平台上，包括 Linux、Windows、FreeBSD、Macintosh、Solaris、OS/2、Windows CE、PocketPC、Symbian 以及 Google 基于 linux 开发的 android 平台等。它用于构建桌面应用和 Web 应用；可以在庞大的群集和强大的服务器上使用，也可以在树莓派这样的小设备上运行。

（9）垃圾收集：Python 具有自动垃圾收集机制，避免程序员来管理内存。

（10）高层语言：用 Python 语言编写程序无须考虑管理内存、硬件接口等底层细节，底层程序可调用 C 语言。Python 的底层是用 C 语言写的，很多标准库和第三方库也都是用 C 语言写的，运行速度非常快。

2. Python 发展史

Python 由荷兰人 Guido van Rossum 于 1989 年发明，第一个 Python 的公开发行版用 C 语言实现，发行于 1991 年。之后，在 Python 的发展过程中，出现了 Python 2.X 和 Python 3.X 的两个不同系列的版本，这两个版本之间不兼容。Python 2.X 最高版本是 Python 2.7，Python 官网宣布，自 2020 年起不再为 Python 2.X 发布新的版本。Python 3.0 于 2008 年发布，目前更新至 Python 3.11，并将于 2023 年 10 月发布 Python 3.12。

作为解释型语言，Python 规定了一个 Python 语法规则，实现了 Python 语法的解释程序就成为 Python 的解释器，通过它调用不同语言函数库。目前，Python 解释器主要有以下几种：

（1）CPython（classic python）：最早的 Python 实现，需要区别于其他实现时才以 CPython 称呼；或称为 C 语言实现的 Python，这是最常用的 Python 版本。

（2）Jython（原名 JPython）：Java 语言实现的 Python，Jython 可以直接调用 Java 的各种函数库。

（3）PyPy：使用 Python 语言实现的 Python。

（4）IronPython：面向.NET 和 ECMA CLI 的 Python 实现。IronPython 能够直接调用.net 平台的各种函数库，可以将 Python 程序编译成.net 程序。

（5）ZhPy：支持使用繁/简中文语句编写程序的 Python 语言，可通过它直接用中文写程序。

3. Python 的局限性

（1）强制缩进规则，强制用空白符作为语句缩进，有意让违反了缩进规则的程序不能通过编译，以此来强制程序员养成良好的编程习惯。

（2）单行语句和命令行输出存在问题，很多时候不能将程序连写成一行。

8.1.6 PHP 语言

PHP（hypertext preprocessor，超文本预处理器）是一种开源的、解释型的脚本语言，主要用于处理动态网页，也用于开发命令行接口及图形用户界面程序等。PHP 是一种易于学习和使用的服务器端脚本语言，只需要了解 PHP 一些基本的语法和掌握一点编程知识，就能使用 PHP 建立一个简单的交互式的 Web 站点。

PHP 大多运行在网页服务器上，通过运行 PHP 代码来产生网页。它是专门针对 Web 开发设计的语言，对 Web 常见的需求都有内置的实现，主要适用于 Web 开发领域。

PHP 独特的语法混合了 C、Java、Perl 以及 PHP 自创的语法，是一种类 C 语言。

1. PHP 特点

（1）跨平台性强：由于 PHP 是运行在服务器端的脚本，可以运行在 UNIX、Linux、Windows、Mac OS、Android 等平台上。PHP 支持几乎所有流行的数据库以及操作系统。

（2）快捷性：程序开发快，运行快，技术本身学习快。因为 PHP 可以被嵌入于 HTML 语言，相对于其他语言，更加简单实用性，更适合初学者。

（3）免费、开放源代码。

（4）效率高：PHP 消耗相当少的系统资源。

（5）专门针对网页开发设计，以支持脚本语言为主。

（6）安全：PHP 无法调用不同进程内的变量，PHP 脚本在每次被解释时都进行初始化，解释完毕后终止运行。页面创建的变量和其他对象，都只在当前的页面内部可见，无法跨页面访问。PHP 这种模型的优点是杜绝了内存和资源的泄露，保证了安全性。

2. PHP 发展史

PHP 于 1994 年由 Rasmus Lerdorf 创建，是 Rasmus Lerdorf 为了维护个人网页制作的一个简单工具程序，用来显示 Rasmus Lerdorf 的个人履历，以及统计网页流量，是用 C 语言开发的简单的 CGI 工具程序集，用来取代原先使用的 Perl 程序。Rasmus Lerdorf 于 1995 年以 Personal Home Page Tools（PHP Tools）开始对外发表第一个版本，即 PHP1.0。1995 年 6 月 8 日发布版本 PHP 2。两个以色列程序设计师：Zeev Suraski 和 Andi Gutmans 带领的团队在 1998 年 6 月正式发布 PHP 3。此后几乎每隔 5 年更新版本，2015 年发布了 PHP 7，2020 年发布了 PHP 8。

集成开发环境是一种集成了软件开发过程中所需主要工具的集成开发环境，常见的 PHP 集成开发环境有：

（1）Zend Studio：商业版，Zend 官方出品，基于 eclipse。

（2）Eclipse with PDT：免费。

（3）Coda：商业版，针对 Mac 用户。

（4）NetBeans：免费。

（5）PHP Storm：商业版。

（6）Aptana Studio：免费。

（7）Adobe Dreamweaver：商业版。

3. PHP 局限性

PHP 语言开发时存在以下问题：

（1）PHP 对面向对象方法支持不完整，只能单线程模式运行。

（2）页面之间共享数据对象存在限制。

（3）访问数据库方面，PHP 因为无法缓存数据库的连接而使数据库负荷很重，所以需要在程序开发时在数据库前加一个连接池。

（4）PHP 应用访问量大时，设计前端透明可控的 cache 机制，才能确保网站的页面以最少次数查询数据库，保证运行稳定。

8.1.7 程序设计概述

1. 程序设计及步骤

程序是对解决某个实际问题的方法和步骤的一种描述。计算机程序是用某种计算机能理解并执行的计算机语言作为描述语言，对解决问题的方法和步骤的描述。

一个计算机程序主要描述两部分内容：一是描述问题的每个对象和对象之间的关系，二是描述对这些对象做处理的处理规则。其中关于对象和对象之间的关系是数据结构（data structure）的内容，而处理规则是求解的算法（algorithm）。针对问题所涉及的对象和要完成的处理，设计合理的数据结构可简化算法，数据结构和算法是程序最主要的两个方面。

程序设计的任务就是分析解决问题的方法和步骤（算法），并将解决问题的方法和步骤用程序设计语言来描述。什么叫程序设计？对于初学者来说，往往把程序设计简单地理解为编写一个程序，这是不全面的。程序设计反映了利用计算机解决问题的全过程，包含多方面的内容，而编写程序只是其中的一个方面。使用计算机解决实际问题，通常是先要对问题进行分析并建立数学模型；然后考虑数据的组织方式和算法，并用某一种程序设计语言编写程序；最后调试程序，使之运行后能产生预期的结果。这个过程称为程序设计（programming），具体要经过以下四个基本步骤：

（1）分析问题，确定数学模型和方法。要用计算机解决实际问题，首先要对解决的问题进行详细的分析，弄清楚问题的要求，包括需要输入什么数据，要得到什么结果，最后应输出什么。即弄清计算机“做什么”。然后把实际问题简单化，用数学语言描述它，这称为建立数学模型。建立数学模型后，需选择计算方法，即选择用计算机求解数学模型的近似方法。不同的数学模型，往往要进行一定的近似处理，对于非数值运算则要考虑数据结构等问题。

（2）设计算法，画出流程图，即明确要计算机“怎么做”。解决一个问题，可能有多种算法，这时，应该通过分析、比较，挑选一种最优的算法。设计完算法后，要用流程图把算法形象地表示出来。

（3）选择编程语言，按算法编写程序。当为解决一个问题确定了算法后，还必须将该算法用程序设计语言编写成程序，这个过程称为编码（coding）。

（4）调试程序，分析输出结果。编写完成的程序还必须在计算机上运行，排除程序中可能的错误，直至得到正确结果为止。这个过程称为程序调试（debugging）。即使是经过调试的程序，在使用一段时间后，仍然会被发现尚有错误或不足之处。这就需要对程序做进一步修改，使之更加完善。

2. 程序与软件的区别

程序是用程序设计语言描述的适合于计算机处理的语句系列。软件是与计算机系统操作有关的程序、规则及相关文档和数据的集合，它由两部分组成：一是机器可执行的程序及相关数据；二是机器不可执行的、与软件开发、运行、维护、使用和培训有关的文档。

软件必须包含程序，但程序不等同于软件，软件主要由根据用户需求开发的程序所构成，还包括相关的文档、运行数据等，以保证程序的正常使用、运行、维护和升级等，软件是一个综合性概念。

3. 程序设计语言的选择

设计程序前根据实际需求选择语言是重要的步骤。一旦选择了合适的语言，就能减少编码的工作量，产生易读、易测试、易维护的代码，满足项目需求，提高工作效率。

语言的选择应从何入手？首先，要确定求解的问题对编码有哪些要求，把它们按轻重的次序列出。然后，用这些要求来衡量可提供的语言，判断哪几种语言能较好地满足要求。没有一种语言能等量地满足各种不同的需求，所以在做出选择时，必须优先考虑主要的需求，然后适当照顾其余的方面。

当衡量某一语言是否可选作编码语言时，常使用以下几项作为评价标准：

1）应用领域

项目所属的应用领域是选择程序设计语言的首要标准。例如，科学计算领域常使用 Python、C、C++等；数据处理、数据库领域常采用 SQL、4GL 等，在 SQL 中，企业比较常用的大型数据库类有 Oracle、DB2、SQL Server、MySQL 等，小型数据库有 Access、Visual FoxPro 等；实时处理领域常使用 ADA、汇编语言等；编写系统软件或者进行硬件、嵌入式系统开发，常使用 C、汇编语言等；编写手机 App 应用程序，苹果手机 iOS 平台开发语言为 Objective-C，安卓（android）开发语言为 Java，塞班 Symbian 系统开发语言是 C++；人工智能领域常使用 LISP、ProLog 等；编写 Office 程序可用 VBA；编写网页服务器端程序可用 PHP、JSP、XML、ASP 等；编写跨平台、便于移植的程序，可采用 Java、C 等；编写大型程序，需使用交互式开发环境，可使用 Python，方便进行代码整合，便于编程沟通与交流，便于维护。所以程序设计前，应首先从实际应用领域和需求出发选择语言。

2）算法与计算复杂性

命令式语言大多数能支持较复杂的计算与算法。而大多数数据库语言，只能支持简单的运算。

3）数据结构的复杂性

例如 C 语言能支持数组、记录（在 C 语言中称为结构）与带指针的动态数据结构，适于书写系统程序和需要复杂数据结构的应用程序，而 BASIC 等语言只能提供简单的数据结构——数组。

4）效率的考虑

有些实时应用要求系统具有快速的响应速度，此时可酌情选用汇编或 Ada 语言。

随着处理器速度和内存容量的不断提高，尽管人们不再过分强调代码效率，但仍难于接受效率低下的软件，特别是需要优先考虑目标代码效率的软件，因此编译器生成代码的效率仍然是十分重要的。一些典型调查表明，一个程序的执行时间，往往有一大部分是耗费在一小部分代码上的。为了提高效率，只需将一部分代码改用汇编语言，其余代码仍可使用高级语言。有人报道，在一次实验中，把高级语言的 5%用汇编语言改写，执行时间就缩短了 1/3。在另四次试验中，他们把 12%的高级语言编码用汇编语言替代，执行速度平均提高了五倍。

5）将设计翻译为代码的便利程度

语言若直接支持结构化构件、复杂的数据结构、特殊 I/O 处理、按位操作和面向对象的方法，则便于将设计翻译成代码。

6）源代码的可移植性

源代码的可移植性直接支持代码重用。ISO 和 ANSI 标准促进程序代码的可移植性。对于优先考虑可移植性的软件，不论所用语言是否为扩充版，源程序都应该限定只用标准文本中的机制。

7）语言的基本机制

一种程序语言的预定义数据类型的多少和类型，是否支持用户自定义的数据类型和抽象数据类型，是评价程序语言的重要标准。数据类型检查是保证程序可靠性的有效途径，某些语言完全不作类型检查（如 BASIC、LISP），某些语言允许不同类型的操作数进行运算并自动地进行类型转换。此外，还应考虑对象说明（预先说明对象的名字和类型，便于编译程序检查对象合法性，采用隐式对象说明的语言无法检查合法性）、语言类别（过程化或面向对象）等因素。

8）配套的开发工具

现今许多语言都配套了由一整套工具组成的程序设计支撑环境，包含编译器、调试器、源程序格式化工具、预编译器、各种用途的子程序库、浏览器、交叉编译器和支持逆向工程的工具等。工具的齐备可减少源代码的开发时间，同时提高代码质量。

9）可维护性

任何实际软件都存在维护问题。维护软件首先要理解软件，虽然阅读文档是理解软件的重要途径，但最终还需阅读代码并根据设计的变化修改代码及文档。由此可见，便于将设计翻译成代码是软件可维护的一个重要因素。语言本身的自说明特性（如允许长关键字、带括号的格式、自定义数据类型等），能促进软件的可维护性。

10）软件开发人员的知识水平和心理因素

程序设计语言的选择与软件开发人员的知识水平及心理因素有关。选择开发人员熟悉的语言有助于提高编程效率。开发人员应仔细分析软件项目的类型，不断学习新知识，掌握新技术。

程序的质量是由设计的质量决定的。但是，编码的风格和使用的语言，对编码质量也有重要影响。特定的程序设计语言有各自特定的限制，它们影响着程序员描述和处理问题。程序员应综合项目需求和实际情况，做出合理的语言选择。

4．程序设计风格

程序设计的风格在很大程度上影响着程序的可读性、可测试性和可维护性。程序设计风格是指编写程序时所表现出的特点、习惯和逻辑思路。良好的程序设计风格可使程序结构清晰，便于代码纠错。鉴于软件开发的绝大部分成本消耗在测试和维护阶段，努力追求可测试性和可维护性极其重要。

程序设计风格是在不影响性能的前提下，有效地编排和组织程序，以提高程序可读性和可维护性。可参考以下规则进行编程：

1）文档化（documentation）

源程序文档化是指程序用文档进行自说明，包括以下内容：

（1）有效、适当地使用注释，保证注释有意义，说明性强。注释分为序言性注释和功能性注释。序言性注释通常位于每个程序的开头部分，它给出程序的整体说明，主要描述内容包括程序标题、程序功能说明、主要算法、结构说明、开发简介等；功能性注释嵌在源程序体之中，主要描述其后的语句或程序做什么。正确的注释能够帮助读者理解程序。

（2）使用含义鲜明的变量名、符号名。具有实际含义的标识符命名，有助于对程序的理解。

（3）数据说明。在编写程序时，为使程序中的数据说明便于理解和维护，应注意以下几点：数据说明的次序规范化；说明语句中变量说明安排有序化；复杂数据的结构应使用注释。

2）结构化（structure）

尽量把程序的各个构件组织成一个有效系统。具体措施包括：

（1）只编制单入口单出口的代码。

（2）坚持使用统一缩进规则。

（3）按标准化的次序说明数据。

（4）按字母顺序说明对象名。

（5）使用读者明了的结构化程序部件。

（6）采用直截了当的算法。

（7）根据应用背景排列程序各部分。

（8）用公共函数调用代替重复出现的表达式。

（9）检查参数传递情况，保证有效性。

（10）检查多层嵌套结构，确认是否存在某些语句可从内层循环中提出，避免大量使用嵌套循环结构和嵌套分支结构。

（11）避免使用无条件转移语句；避免使用复杂的条件语句。

（12）不随意为效率牺牲程序的清晰度和可读性。

3）模块化（modularity）

把代码划分为内聚度高、富有意义的功能块。通常是把长且复杂的程序段或子程序分解为小且定义良好的程序段，限定一个模块完成一个独立的功能。

4）格式化（layout）

尽量使程序布局合理、清晰、明了。在程序中利用空格、空行、缩进等技巧可使程序逻辑结构清晰，层次分明。适当插入括号，使表达式的运算次序清晰直观，排除二义性。有效利用编程空间（水平和垂直两个方向），以助于读者理解。

5）节俭化（economy）

避免程序中不必要的动作和变量；避免变量名重载；减少程序的体积；减少程序的执行时间；避免模块冗余和重复。

6）简单化（simplicity）

（1）采用简单的算法。

（2）采用简单的数据结构，避免使用多维数组、指针和复杂的表。

（3）以手工方式简化算术和逻辑表达式。

8.2 算　　法

8.2.1 算法概念

算法是对特定问题求解步骤的具体描述，它是指令的有限序列，其中每一条指令表示一个或多个操作。如果对算法作稍详细一点的非形式描述，则算法就是一组有穷的规则，它规定了解决某一特定类型问题的一系列运算。

计算机算法一般可分为数值计算算法和非数值计算算法。数值计算算法就是对所给的问题求数值解，如求函数的极限、求方程的根等；非数值计算算法主要是指对数据的处理，如对数据的排序、分类、查找及文字处理、图形图像处理等。

8.2.2 算法的特性

凡是算法，都必须满足以下五个重要特征：

1. 确定性

算法的每一种运算必须要有确切的定义，即每一种运算应该执行何种动作必须是相当清楚的、无二义性的。在算法中不允许有诸如“计算 5/0”或“将 6 或 7 与 X 相加”之类的运算，因为前者的结果是什么不清楚，而后者对于两种可能的运算应做哪一种也不明确。

2. 可行性

一个算法是可行的，即算法中描述的操作都是可以通过已经实现的基本运算执行有限次数来实现的。即是指算法中有待实现的运算都是基本的运算，每种运算至少在原理上能由人用纸和笔在有限的时间内完成。整数算术运算是可行运算的一个例子，而实数算术运算则不是可行的，因为某些实数值只能由无限长的十进制数展开式来表示，像这样的两个数相加就违背可行性这一特征。

3. 输入

一个算法有零个或多个输入，这些输入是在算法开始之前给出的量，这些输入取自特定的对象集合。

4．输出

一个算法产生一个输出或多个输出，这些输出是同输入有某种特定关系的量。

5．有穷性

一个算法必须总是（对任何合法的输入值）在执行有穷步之后结束，且每一步都可在有穷时间内完成。

算法必须满足以上五条特征。只满足前四条特征的一组规则不能称为算法，只能叫作计算过程。

8.2.3 算法的描述

算法可用各种描述方法来表示，算法的表示应直观、清晰、易懂。描述算法的方法有多种，常用的有自然语言、流程图、伪代码、计算机语言和 N–S 图等，其中最普遍的是流程图和 N–S 图。

1．自然语言

自然语言就是用人们日常使用的语言描述解决问题的方法和步骤，这种描述方法通俗易懂，即使是不熟悉计算机语言的人也很容易理解程序。

【例 8-1】 用自然语言描述商家给客户打折问题，规定一种商品一次消费金额超过 200 元的客户可以获得折扣（10%）。

设变量 *rsum* 为最终客户需付商品价格，*qrt* 为商品单价，*price* 为所购商品数量，该问题用自然语言描述的算法如下：

① 计算 $qrt \times price$ 的值，将结果存入变量 *sum* 中。

② 如果 *sum* 的值大于 200，则执行步骤③，否则执行步骤⑤。

③ 计算 $sum \times 0.1$，将结果存入变量 *discount*。

④ 计算 *sum–discount*，将结果存入变量 *rsum*，继续执行步骤⑥。

⑤ 将 *sum* 的值赋给变量 *rsum*。

⑥ 程序结束。

由于自然语言在语法和语义上往往具有多义性，对程序流向等问题的描述不明了、不直观，除了很简单的问题之外，较为复杂问题的算法描述一般不采用自然语言。

2．伪代码

伪代码是介于自然语言和计算机语言之间的文字和符号，它与一些高级编程语言（如 Visual Basic 和 C、Visual C++）类似，但是不需要真正编写程序时所要遵循的严格规则，它用易于阅读的方式表示算法。在程序开发期间，伪代码经常用于“规划”一个程序，然后再转换成某种语言程序。

【例 8-2】 用伪代码描述商家给客户打折问题，规定一种商品一次消费金额超过 200 元的客户可以获得折扣（10%）。

设变量 *rsum* 为最终客户需付商品价格，*qrt* 为商品单价，*price* 为所购商品数量，该问题用伪代码描述的算法如下：

```
sum=qyt*price
if（sum>200）
    discount=sum*0.1
    rsum=sum-discount
else
    rsum=sum
```

3. 传统流程图

传统流程图，使用不同的几何图形来表示不同性质的操作，使用流程线来表示算法的执行方向，比起前两种描述方式，其具有直观形象、逻辑清楚、易于理解等特点，但它占用篇幅较大，流程随意转向，较大的流程图不易读懂。

传统流程图的基本流程图符号及说明见表 8-1。

表 8-1　流程图符号及说明

流程图符号	名　称	说　明
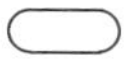	起止框	表示算法的开始和结束
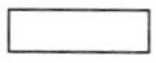	处理框	表示完成某程操作，如初始化或运算赋值等
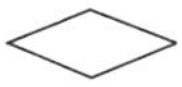	判断框	表示根据一个条件成立与否，决定执行两种不同操作的其中一个
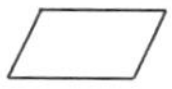	输入输出框	表示数据的输入输出操作
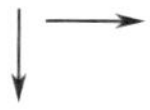	流程线	用箭头表示程序执行的流向
	连接点	用于流程分支的连接

通常，在流程图的各种符号中加上简要的文字说明，以进一步说明该步骤所要完成的操作。

【例 8-3】 用流程图描述商家给客户打折问题，规定一种商品一次消费金额超过 200 元的客户可以获得折扣（10%）。

设变量 RSUM 为最终客户需付商品价格，QRT 为商品单价，PRICE 为所购商品数量，该问题用流程图描述的算法如图 8-2 所示。

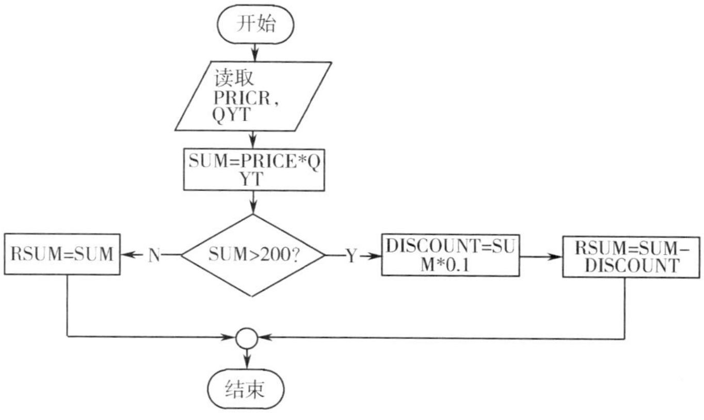

图 8-2　流程图示例

4. N-S 结构化流程图

N-S 结构化流程图是 1973 年美国学者 I.Nassi 和 B.Shneiderman 提出的一种符合结化程序设计原则的描述算法的图形方法，又叫盒图。N-S 结构化流程图有以下几个特点：图中每个矩形框（除 Case 语句中表示条件取值的矩形框外）都是明确定义了的功能域（即一个特定控制结构作用域），以图形表示，清晰可见。它的控制转移不能任意规定，必须遵守结构化程序设计的要求。很容易确定局部数据和全局数据的作用域。很容易表现嵌套关系，也可以表示模块的层次结构。

【例 8-4】 用 N-S 结构化流程图描述商家给客户打折问题，规定一种商品一次消费金额超过 200 元的客户可以获得折扣（10%）。

设变量 RSUM 为最终客户需付商品价格，QRT 为商品单价，PRICE 为所购商品数量，该问题用 N-S 图描述的算法如图 8-3 所示。

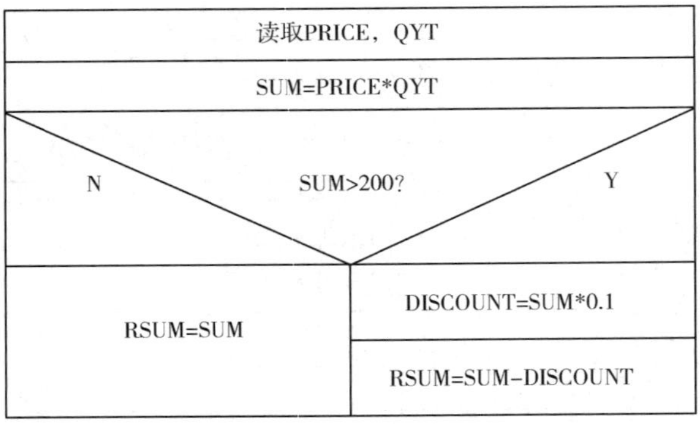

图 8-3　N-S 图示例

8.2.4　算法效率的评价

算法的效率指的是算法执行时间。对于同一个问题，如果有多个算法可以解决，执行时间短的算法效率高。

算法执行时间需通过依据该算法编制的程序在计算机上运行时消耗的时间来度量。而度量一个程序的执行时间通常有两种方法：

（1）一种是事后统计的方法。通常利用计算机内部的计时功能，不同算法的程序可通过统计数据来分辨优劣。这种方法有两个缺陷：一是必须先运行依据算法编制的程序；二是所得时间的统计量依赖于计算机的硬件、软件等环境因素，有时容易掩盖算法本身的优劣。

（2）一种是事前分析估算的方法。一个用高级程序语言编写的程序在计算机上运行时所消耗的时间取决于下列因素：

① 依据的算法采用何种策略。

② 问题的规模。

③ 书写程序的语言。对于同一个算法，实现语言的级别越高，执行效率就越低。

④ 编译程序所产生的机器代码的质量。

⑤ 机器执行指令的速度。

同一个算法用不同的语言实现，或者用不同的编译程序进行编译，或者在不同的计算机上运行时，效率均不相同，因此，使用绝对的时间单位衡量算法的效率是不合适的。撇开这些与计算机硬件、软件有关的因素，可以认为一个特定算法“运行工作量”的大小，只依赖于问题的规模（通常用整数量 n 表示），或者说，它是问题规模的函数。问题的规模与算法执行过程中所需要的最大存储空间有关，因此，通常主要用能反映问题规模的两个指标：算法的时间复杂度和空间复杂度来衡量算法的效率，即算法的时间效率和空间效率。

1. 算法的时间复杂度

时间复杂度用来衡量一个算法在计算机上运行所花费的时间，一般不必精确计算出算法的时间复杂度，只需要大致计算出相应的数量级。

一般情况下，算法中基本操作重复执行的次数是问题规模 n 的某个函数 $f(n)$，算法的时间度量记作 $T(n)=O(f(n))$。其中，n 为问题的规模，$f(n)$表示算法中基本操作重复执行的次数，是问题规模 n 的某个函数。$T(n)$和 $f(n)$是同数量级的函数，它表示随问题规模 n 的增大，算法执行时间的增长率和 $f(n)$的增长率相同，$T(n)$称作算法的渐近时间复杂度（asymptotic time complexity），简称时间复杂度。

问题的基本操作的原操作应是其重复执行次数和算法的执行时间成正比的原操作，多数情况下它是最深层循环内的语句中的原操作，语句的频度指的是该语句重复执行的次数。一个算法的数量级则指的是它所有语句执行频率的和。表 8-2 中分别给出了 a、b、c 三个不同程序段语句的频度和时间复杂度计算。

表 8-2　算法时间复杂度

语　　句	频　　度	时间复杂度
a).{++x;s=0;}	1	$O(1)$
b).for(i=1;i<=n;++i) {++x;s+=x;}	n	$O(n)$
c). for(j=1;j<=n;++j) for(k=1;k<=n;++k) {++x;s+=x;}	$n*n$	$O(n*n)$

表 8-2 中 a、b、c 三个程序段的时间复杂度分别为 $O(1)$、$O(n)$、$O(n^2)$，分别称为常量阶、线性阶和平方阶。由于算法的时间复杂度考虑的只是对于问题 n 的增长率，只需求出它关于 n 的增长率或阶即可。

2. 算法的空间复杂度

算法所需存储空间的量度称为算法的空间复杂度（space complexity），记作 $S(n)=O(f(n))$。其中 n 为问题的规模（或大小）。程序除了需要存储空间来寄存本身所需指令、常数、变量和输入数据外，也需要一些对数据进行操作的工作单元和存储一些为实现计算机所需信息的辅助空间。若输入数据所占空间只取决于问题本身，和算法无关，则只需要分析除输入和程序之外的额外空间，否则应同时考虑输入本身所需空间（和输入数据的表示形式有关）。如果所占空间量依赖于特定的输入，则除特别指明外，均按最坏情况来分析。

8.2.5　算法与程序关系

计算机程序可作为算法的一种表示方法，即利用计算机语言对算法进行描述，但算法不等同于程序，算法是对解题步骤的描述，可以与计算机无关；而程序则是某种计算机语言对算法的具体实现。可以用不同的计算机语言编写程序实现同一个算法，算法只有转换成程序才能在计算机上运行。

要编写解决问题的程序，首先应设计算法，任何一个程序都依赖于特定的算法。程序中的操作语句，实际就是算法的实现。

一个好的算法可以降低程序运行的时间复杂度和空间复杂度。先选出一个好的算法，再配合一种适宜的数据结构，这样可极大提高程序的效率。由此可见，算法的质量和程序的质量密切相关。

1. 算法质量衡量

通常设计一个好的算法应考虑达到以下目标：

（1）正确性（correctness）。算法应当满足具体问题的需求。通常一个大型问题的需求，要以特定的规格说明方式给出，而一个实习问题或练习题，要求不是很严格，大多采用自然语言描述需求，但其算法至少应包括对于输入、输出和加工处理等的明确的无歧义性的描述。设计或选择的算法应当正确地反映问题的需求，正确性的衡量大体应达到以下四个要求：a.程序不含语法错误；b.程序对于几组输入数据能够得出满足规格说明要求的结果；c.程序对于精心选择的典型、苛刻而具有刁难性的几组输入数据能够得出满足规格说明要求的结果；d.程序对于一切合法的输入数据都能够得出满足规格说明要求的结果。达到 d 层意义下的正确极为困难，逐一验证是不现实的，因此对于大型软件需要进行专业测试，可用白盒测试、黑盒测试等测试方法，具体测试方法可参见软件工程学科。一般情况下，通常以 c 层意义的正确作为衡量一个程序是否合格的标准。

（2）可读性（readability）。算法主要是为了人的阅读与交流，其次才是机器执行。可读性好的算法有助于人对算法的理解。可读性差的算法易于隐藏较多错误，致使程序难以调试和修改。

（3）健壮性（robustness）。当输入数据非法时，算法也能适当地做出反应或进行处理，而不会莫名其妙地输出结果。

（4）高效率。算法效率的衡量可用时间复杂度和空间复杂度来衡量。一个高效率的算法，首先应该是执行时间短的算法；其次，应该满足低存储量需求，即尽量降低算法执行过程中所需要的存储空间。而算法执行时间和所需存储空间，这两者都与求解问题的规模有关。

2. 程序构成及质量衡量

程序的构成可用以下公式表示：

程序 = 算法 + 数据结构 + 程序设计方法 + 语言工具和环境

一个程序主要包括两方面内容：

（1）对数据的描述。在程序中要指定数据的类型和数据的组织形式，即数据结构。

（2）对操作的描述。即操作步骤，也就是算法。数据是操作的对象，操作的目的是对数据进行加工处理，以得到期望的结果。正确的数据结构和算法是保证程序功能实现的前提。程序效率是指程序的执行速度以及占用的存储空间。算法的效率直接决定着程序的效率。

程序的质量主要取决于设计的质量，其中，算法和数据结构是决定程序质量的主要因素。算法的效率及采用的数据结构直接影响程序的效率。早期程序设计的好坏，常以运行速度快、占用内存少为主要标准，然而在计算机的运算速度大大提高，存储容量不断扩大的情况下，程序设计方法以及程序所采用的语言工具和环境对程序质量的影响逐渐扩大，程序的可靠性、可扩充性、可重用性和可理解性等逐渐受到重视。

一个质量优良的程序至少应该有一个设计良好的算法，具有正确性、可读性、健壮性、高效率，而其余因素如数据结构是否能充分满足程序需求、程序设计方法、编程采用的语言环境和工具、程序设计风格等也影响着程序的质量。

8.3　程序设计方法

早期的程序设计，由于计算机硬件条件的限制，设计运算速度快和存储空间少的高效率程序是设计目标。随着计算机技术的不断发展，程序设计需要考虑程序的可靠性、可扩充性、可重用性和可理解性等因素，可读性强的程序便于验证其正确性，这对传统的程序设计方法提出了严重的挑战，从而促使了设计方法的进步。

程序设计方法的发展大致经历了从无固定程序设计方法的早期，发展到结构化程序设计方法，再发展到面向对象程序设计方法的三个阶段。

8.3.1　结构化程序设计方法

1968 年，荷兰学者 E.W.Dijkstra 提出了程序设计中常用的 GOTO 语句的三大危害：破坏程序的静态一致性；程序不易测试；限制代码优化。Bohm 和 Jacopini 证明了只用三种基本的控制结构（顺序、选择、循环）即可实现任何单入口/单出口程序。这些工作导致了结构化程序设计方法的诞生。直到今天，结构化程序设计方法仍然是程序设计中采用的主要方法。支持结构化程序设计机制的语言有 C、BASIC 等语言。

1. 结构化程序设计的方法

结构化程序设计方法（structured programming）采用自顶向下、逐步求精和模块化的分析方法，从而有效地将一个复杂的程序系统设计任务分解成许多易于控制和处理的子程序，便于开发和维护。

自顶向下是指对设计的系统要有一个全面的理解，从问题的全局入手，把一份复杂问题分解成若干个相互独立的子问题，然后对每个子问题再做进一步的分解，如此重复，直到每个问题都容易解决为止。

逐步求精是指程序设计的过程是一个渐进的过程，先把一个子问题用一个程序模块来描述，再把每个模块的功能逐步分解细化为一系列的具体步骤，以致能用某种程序设计语言的基本控制语句来实现。逐步求精总是和自顶向下结合使用，一般把逐步求精看作是自顶向下设计的具体实现。

模块化是结构化程序的重要原则。所谓模块化就是把大程序按照功能分为较小的程序。一般地说，一个程序是由一个主控模块和若干子模块组成的。主控模块用来完成某些公用操作及功能选择，而子模块用来完成某项特定的功能。一个复杂的问题可以分解为若干个较简单的子问题来解决。将一个庞大的模块分解为若干个子模块分别完成，然后用主控模块控制、调用子模块，这种设计方法，便于分工合作。

2. 基本结构

结构化程序设计具有顺序、选择和循环三种基本结构。任何单入口、单出口且没有“死循环”的程序都能利用三种基本结构构造出来。结构化程序设计中限制使用 GOTO 语句，任何模块都只有一个单入口，一个单出口。

（1）顺序结构，如图 8-4 所示。

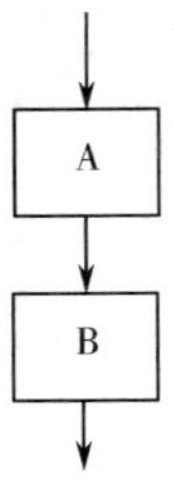

图 8-4　顺序结构

（2）选择结构，又称分支结构，如图 8-5 所示。

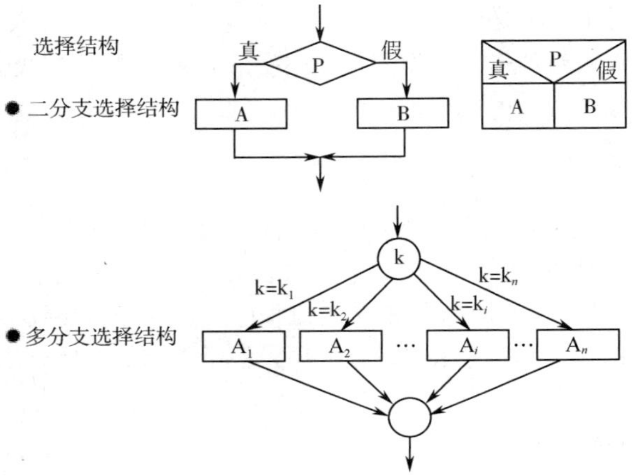

图 8-5　选择结构

（3）循环结构，如图 8-6 所示。循环结构分为两种，先判断条件后执行循环体的称为当型循环；先执行循环体后判断的称为直到型循环。

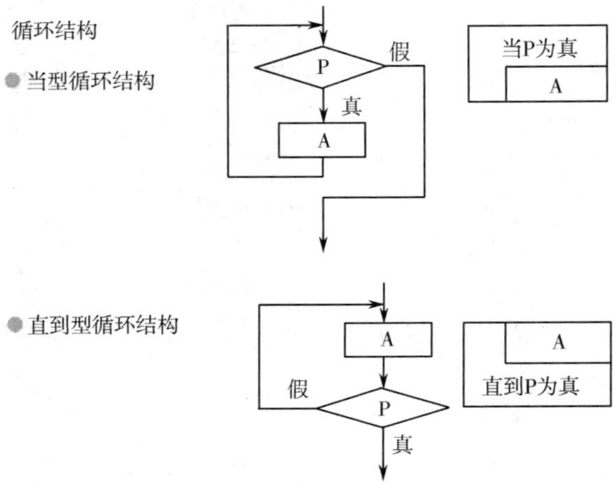

图 8-6　循环结构

8.3.2　面向对象程序设计方法

计算机不断发展的同时，出现了软件危机：软件可移植性差，代码不可重用；软件需求上细微的改动，都需重新编写代码，软件开发和生产远远跟不上计算机应用的需求；软件系统研制周期长，维护费用高……诸多问题促成了面向对象程序设计方法的诞生。如果把编写程序比喻为建造房屋的话，面向过程设计方法就好比是一砖一瓦地逐一砌造房屋的过程，而面向对象方法，则像是搭积木一样，用几个模块组合而成房屋。

面向对象程序设计以对象作为程序的主体。对象是数据和操作的“封装体”，封装在对象内的程序通过消息来驱动运行。在图形用户界面上，消息可通过键盘或鼠标的某种操作来传递。

面向对象程序设计用类、对象、继承、多态性等概念直接对客观世界进行模拟。面向对象程序设计语言最基本的机制包括类、子类、对象和实例的定义，单继承和多继承，对象的部分-整体关系，消息传递和动态链接等。

1. 对象

对象是建立面向对象程序所依赖的基本单元。任何一个对象都应该具有属性和方法两个要素。属性反映对象自身状态的变化，方法是用来描述对象动态特征的一个操作序列。消息是用来请求对象执行某一操作或回答某些信息的要求。

2. 类

类是具有相同属性和方法的一组对象的集合。每个这样的对象被称为类的一个实例。

3. 封装

封装是指把对象属性和操作结合在一起，构成独立的单元，不允许外界直接存取对象的属性，只能通过有限的接口与对象发生联系。

4. 继承

根据继承与被继承的关系，可分为衍类和基类，基类也称为父类，衍类也称为子类。子类从父类获得所有的属性和方法，并能对这些属性和方法进行改造。父类可以派生出若干子类，子类又可以派生出若干孙类。父类的抽象级别高于子类。

5. 多态性

不同的对象收到相同的消息产生不同的动作，这种功能称为多态性。

8.4　典型数据结构

8.4.1　数据结构概述

数据结构是一门研究非数值计算的程序设计问题中计算机的操作对象以及它们之间的关系和操作等的学科。数据结构的研究不仅涉及计算机硬件的研究范围，而且和计算机软件的研究有着更密切的关系，无论是编译程序还是操作系统，都涉及数据元素在存储器中的分配问题。由于数据必须在计算机中进行处理，因此，不仅考虑数据本身的数学性质，而且还必须考虑数据的存储结构等。数据结构不仅是一般程序设计（特别是非数值计算的程序设计）的基础，而且是设计和实现编译程序、操作系统、数据库系统及其他系统程序和大型应用程序的重要基础。

1. 数据

数据是客观事物的符号表示。在计算机科学中是指能输入到计算机中并被计算机程序处理的符号的总称。

2．数据元素、数据项

数据元素是数据的基本单位，它也可以再由不可分割的数据项组成。数据项是组成数据的最小单位。如图 8-7 所示，组成张三同学成绩的一行记录（包括学号、姓名、语文、数学、C 语言单元格的数据）可称为一个数据元素，而数据元素中每个具体数据可称为一个数据项。

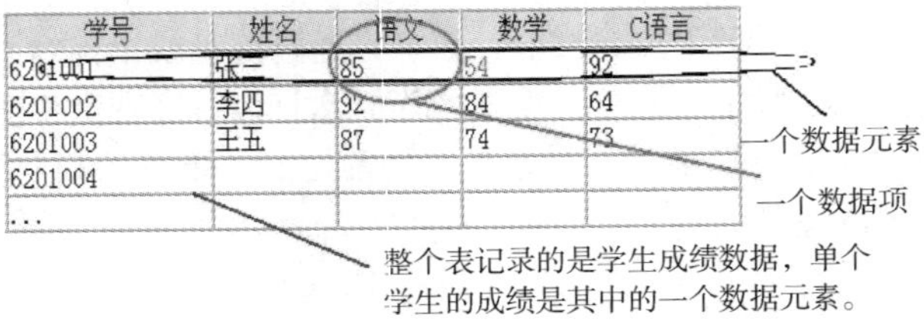

图 8-7 数据元素及数据项

3．数据对象

数据对象是性质相同的数据元素的集合。如图 8-7 中，一个班级的成绩表可以看作一个数据对象。

4．数据类型

在高级程序设计语言中，用数据类型来表示操作对象的特性。具有相同数据结构的一类数据的全体构成一种数据类型。数据类型是一个值的集合和定义在这个值集上的一组操作的总称。例如，C 语言中的整型，其内涵为一定范围的自然数集合，及定义在该集合上的加减乘除及取模、比较大小操作，整型即为一种数据类型。C 语言中的整型、字符型、实型等都是数据类型。

5．数据结构

数据结构是相互之间存在一种或多种特定关系的数据元素的集合。这里的“关系”描述的是数据元素之间的逻辑关系，因此又称为数据的逻辑结构。根据数据元素之间关系的不同特性，通常有下列四类基本结构：

（1）集合：结构中的数据元素之间除了“同属于一个集合”的关系外，别无其他关系。由于“集合”是元素之间关系极为松散的一种结构，因此也可用其他结构来表示它。

（2）线性结构：结构中的数据元素之间存在一对一的关系。

（3）树形结构：结构中的元素之间存在一对多的关系。

（4）图状结构或网状结构：结构中的元素之间存在多对多的关系。表 8-3 即为四类基本结构的关系图。

表 8-3 四类基本结构关系

逻辑结构	特　征	示　例
集合	元素间为松散的关系	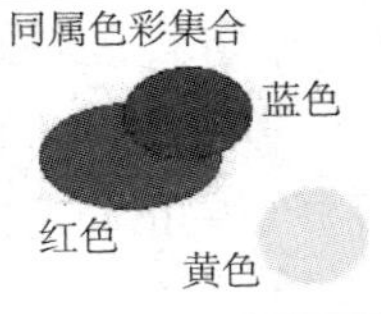
线性结构	元素间为严格的一对一关系	如图 8-8 中成绩表中的各元素

续表

逻辑结构	特　　征	示　　例
树形结构	元素间为严格的一对多关系	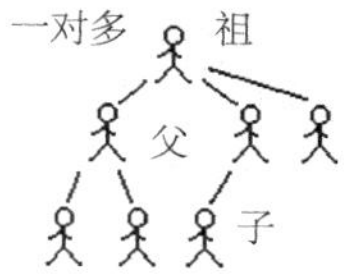
图状结构（或网状结构）	元素间为多对多关系	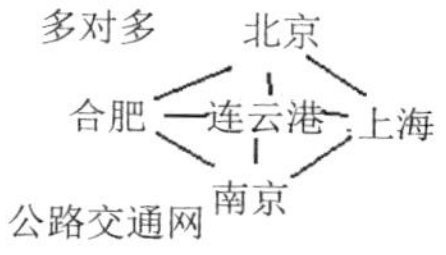

根据数据结构中各数据元素之间的逻辑关系，一般将数据结构分为线性结构与非线性结构两大类型。

数据结构在计算机中的表示称为数据的物理结构，又称存储结构。数据元素之间的关系在计算机中有两种不同的表示方法：顺序映象和非顺序映象，因此数据的存储结构也有两种，即顺序存储结构和链式存储结构。任何一个算法的设计取决于选定的逻辑结构，而算法的实现依赖于采用的存储结构。

8.4.2　线性表

线性表是最常用且最简单的一种线性数据结构。一个线性表是 n 个数据元素的有限序列。

线性结构的特点是：在数据元素的非空有限集中，①存在唯一的一个被称作“第一个”的数据元素；②存在唯一的一个被称为“最后一个”的数据元素；③除第一个之外，集合中的每个数据元素均只有一个前驱；④除最后一个之外，集合中每个数据元素均只有一个后继。

线性表具有如下的结构特点：①均匀性：虽然不同数据表的数据元素可以是各种各样的，但对于同一线性表的各数据元素必定具有相同的数据类型和长度。②有序性：各数据元素在线性表中的位置只取决于它们的序号，数据元素之前的相对位置是线性的。

在实现线性表数据元素的存储方面，一般可用顺序存储结构和链式存储结构两种方法。另外栈、队列和串也是线性表的特殊情况，又称为受限的线性结构。

1．线性表的顺序存储结构

用一组地址连续的存储单元依次存储线性表的数据元素，这种机内表示称为线性表的顺序存储结构或顺序映象。顺序表的特点是以元素在计算机内物理位置相邻来表示线性表中数据元素之间的逻辑关系。例如 C 语言中的数组即采用顺序存储方式。

【例 8-5】 图 8-8 中的成绩表数据，可用 C 语言的结构体数组 classonestu[50]来存储。

```
struct stu {
    int stuno;/*数据项，也称stu位串中的一个子位串，或称为数据域*/
    char name[20];
    int maths;
    int language;
    int c_language;
} classonestu[50];
```

顺序表中，每一个数据元素的存储位置都和线性表的起始位置相差一个和数据元素在线性表中的位序成正比的常数。因此，只要确定了存储线性表的起始位置，线性表中任一数据元素都可随机存取，所以线性表的顺序存储结构是一种随机存取的存储结构。顺序存储结构的优点是可以随机存取表中任一元素，这也造成了以下弱点：①在作插入或删除操作时，需移动大量元素；②在给长度变化较大的线性表预先分配空间时，必须按最大空间分配，使存储空间不能得到充分利用；③由于预先固定的分配，表的容量难以扩充。

2．线性表的链式存储结构

以链式结构存储的线性表称为线性链表。特点是该线性表中的数据元素可以用任意的存储单元来存储。线性表中逻辑相邻的两元素的存储空间可以是不连续的。为表示逻辑上的顺序关系，对表的每个数据元素除存储本身的信息之外，还需要存储一个指示其直接后继的信息。这两部分信息组成数据元素的存储映象，称为结点。

（1）单链表

单链表是用结点序列来表示的线性链表，只含一个头结点（第一个结点）、一个尾结点（最后一个结点）。为了能正确表示结点间的逻辑关系，在存储每个结点值的同时，还必须存储指示其后继结点的地址信息[称为指针（pointer）或链（link）]。单链表的存取必须从头指针开始，头指针指示链表中头结点（即第一个数据元素的存储映象）的存储位置。同时，由于最后一个数据元素没有直接后继，则线性链表中最后一个结点的指针为“空”（NULL）。

【例 8-6】 线性链表的存储实现可用以下算法表示：

```
struct LNODE{
   ElemType data;
   struct LNODE *next;
}
typedef struct LNODE LNode;
typedef struct LNODE *LinkList;
```

单链表是非随机存取的存储结构，存取第 i 个数据元素，必须先找到第 i-1 个数据元素。在单链表中插入和删除一个结点时，仅需修改指针即可，不需要移动元素。建立链式存储结构的过程就是一个动态生成链表的过程，链表可用存储空间可为多个链表共同享用，每个链表占用的空间不需预先分配划定，而是可以由系统应需求即时生成。有的高级语言中没有“指针”数据类型，也就不能动态生成结点，此时只能借用一维数组来描述线性链表，这种存储结构仍需要预先分配较大存储空间。

（2）循环链表

循环链表是首尾相连的链式存储结构。它的特点是表中最后一个结点的指针域指向头结点，整个链表形成一个环。由此，从表中任一结点出发均可找到表中其他结点。

（3）双向链表

在单链表以及单链表循环链表的链式存储结构中，结点只有一个指示直接后继的指针域，因此，从某个结点出发只能顺指针往后寻找其他结点。为克服单链表这种单向性的缺点，可采用双向链表。双向链表的结点中有两个指针域，其一指向直接后继，另一指向直接前驱。和单链表的循环链表类似，双向链表也可以有循环表。在插入、删除双向链表的结点时，需同时修改两个方向上的指针。

8.4.3　二叉树

树形结构是一类重要的非线性数据结构，其中以树和二叉树最为常用。

1. 树的相关概念

树是由 n（$n \geqslant 0$）个结点组成一个具有层次关系的有限集合。在一棵非空树中：①每个元素称为结点（node）；②有一个特定的结点被称为根结点或树根（root）。③除根结点之外的其余数据元素被分为 m（$m \geqslant 0$）个互不相交的集合 T_1，T_2，……T_m–1，其中每一个集合 T_i（$1 \leqslant i \leqslant m$）本身也是一棵树，被称作原树的子树（subtree）。

树的结点包含一个数据元素及若干指向其子树的分支。结点拥有的子树数称为结点的度。度为 0 的结点称为叶子或终端结点。度不为 0 的结点称为非终端结点或分支结点。树的度是树内各结点的度的最大值。结点的子树的根称为该结点的孩子，相应地，该结点称为孩子的双亲。同一个双亲的孩子之间互称兄弟。结点的祖先是从根到该结点所经分支上的所有结点。以某结点为根的子树中的任一结点都称为该结点的子孙。结点的层次从根开始定义起，根为第一层，根的孩子为第二层。其双亲在同一层的结点互为堂兄弟。树中结点的最大层次称为树的深度，或高度。如果将树中结点的各子树看成从左至右是有次序的，则称该树为有序树，否则称为无序树。如果将树中结点的各子树看成从左至右是有次序的，则称该树为有序树，否则称为无序树。

2. 二叉树的定义

二叉树是每个结点最多有两个子树的树结构，即二叉树中不存在度大于 2 的结点，并且，二叉树的子树有左右之分，分为左子树和右子树，其次序不能任意颠倒。

一棵深度为 k 且有 2^k–1 个结点的二叉树称为满二叉树，如图 8-8（a）所示。按图示给每个结点编号，如果有深度为 k 的，有 n 个结点的二叉树，当且仅当其每一个结点都与深度为 k 的满二叉树中编号从 1 至 n 的结点一一对应时，称之为完全二叉树。完全二叉树其实即是在满二叉树的最后一层上仅缺少右侧结点的二叉树。如图 8-8（b）所示即为完全二叉树。图 8-8 中（c）和（d）为非完全二叉树。

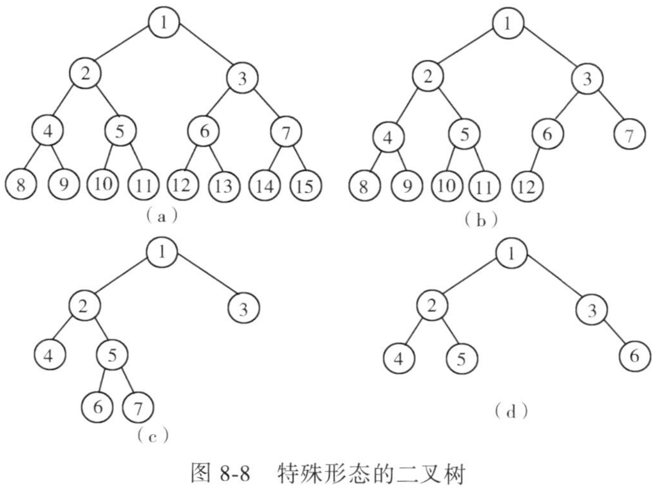

图 8-8　特殊形态的二叉树

3. 二叉树的性质

性质 1：在二叉树的第 i 层上至多有 2^{i-1} 次方个结点（$i \geqslant 1$）。

性质 2：深度为 k 的二叉树至多有 2^{k-1} 个结点（$k \geqslant 1$）。

性质 3：对任何一棵二叉树 T，如果其终端结点数为 n_0，度为 2 的结点数为 n_2，则 $n_0 = n_2 + 1$。

性质 4：具有 n 个结点的完全二叉树的深度为 $\lfloor \log_2 n \rfloor + 1$。

性质 5：如果对一棵有 n 个结点的完全二叉树的结点按层序编号，则对任一结点 i（$1 \leqslant i \leqslant n$）有：

（1）如果 $i=1$，则结点 i 是二叉树的根，无双亲；如果 $i>1$，则双亲 PARENT(i)是结点 $i/2$。

（2）如果 $2i>n$，则结点 i 无左孩子（结点 i 为叶子结点）；否则其左孩子 LCHILD(i)是结点 $2i$。

（3）如果 $2i+1>n$，则结点 i 无右孩子；否则其右孩子 RCHILD(i)是结点 $2i+1$。

4．二叉树的遍历

遍历是对树的一种最基本的运算。遍历二叉树，就是按一定的规则和顺序，将二叉树的所有结点访问且仅访问一次。按照访问根结点位置的不同，可分为前序遍历、中序遍历、后序遍历。

先序遍历二叉树的操作定义为：若二叉树为空，则空操作。否则访问根结点；先序遍历左子树；先序遍历右子树。

中序遍历二叉树的操作定义为：若二叉树为空，则空操作。否则中序遍历左子树；访问根结点；中序遍历右子树。

后序遍历二叉树的操作定义为：若二叉树为空，则空操作。否则后序遍历左子树；后序遍历右子树；访问根结点。

对二叉树遍历的搜索路径除了先序、中序或后序外，还可从上到下、从左到右按层次进行。

8.4.4 查找与排序

数据以各种线性或非线性的数据结构存储在计算机中，相应的数据查找和排序方法也随数据结构的不同而不同。以下介绍几种常用的查找排序方法。

1．查找

关键字是数据元素（或记录）中某个数据项的值，用它可以标识一个数据元素（或记录）。若此关键字可以唯一地标识一个记录，则称此关键字为主关键字，不同的记录，其主关键字不同。不能唯一标识记录的关键字称为次关键字。当数据元素只有一个数据项时，其关键字即为该数据元素的值。

查找即是根据给定条件，确定一个其关键字和给定条件匹配的数据元素，若存在这样一个数据元素，则称查找是成功的，否则查找不成功，查找的结果可给出一个“空”记录或“空”指针。查找算法中需和给定条件进行比较的关键字个数的期望值称为平均查找长度。查找算法的平均查找长度应是查找成功时的平均查找长度与查找不成功的平均查找长度之和。

1）顺序查找

依次从序列开始逐个查找的方法即为顺序查找，顺序查找是最简单最容易实现的查找方法。顺序查找表：从表中第 n 个数据元素开始，逐个进行数据元素的关键字和给定值的比较，若某个数据元素的关键字和给定值比较相等，则查找成功；若表中所有数据元素均与给定值不匹配，则查找失败。

假设每个数据元素的查找概率相等，则顺序查找成功时的平均查找长度为 $\frac{n+1}{2}$。顺序查找不成功时平均查找长度为 $n+1$。因此，顺序查找算法的平均查找长度为 $\frac{3(n+1)}{4}$。顺序查找算法的时间复杂度为 $O(n)$，当 n 值增大时，查找效率降低。

2）折半查找

折半查找又称二分法查找，用于顺序存储结构的有序线性表。算法要求操作对象是按关键字大小有序排列（递增或递减）的顺序表。

折半查找需先确定待查记录所在的范围，然后逐步缩小范围直到找到或找不到该记录为止。具体步骤为：假设表中元素是按升序排列，将表中间位置记录的关键字与查找关键字比较，如果两者相等，则查找成功；否则利用中间位置记录将表分成前、后两个子表，如果中间位置记录的关键字大于查找关键字，则进一步查找前一子表，否则进一步查找后一子表，查找子表时以上一步骤为基础，重新确定子表查找范围，逐步缩小范围，重复以上过程，直到找到满足条件的记录，使查找成功，或直到记录不存在为止，此时查找不成功。

【例 8-7】 已知如下 11 个数据元素的有序表，现要查找给定值为 21 和 84 的数据元素：

（05, 13, 19, 21, 37, 56, 64, 75, 80, 88, 92）

首先需找到有序表的中间位置。假设指针 low 和 hig 分别指示待查元素所在范围的下界和上界，指针 mid 表示有序表的中间位置，则 mid=(low+hig)/2。在此例中，low 和 hig 的初值分别为 1 和 11，则 mid=6。K 为给定值。

先看给定值 K=21 的查找过程：

```
（05, 13, 19, 21, 37, 56, 64, 75, 80, 88, 92）
  ↑low              ↑mid              ↑hig
```

首先令查找范围中间位置的数据元素与给定值 K 相比较，若其值大于 K，则说明待查元素若存在，必在区间[low,mid−1]的范围内，则指针 hig 指向 mid−1 个元素，重新求得 mid=(1+5)/2=3。

```
（05, 13, 19, 21, 37, 56, 64, 75, 80, 88, 92）
  ↑low  ↑mid  ↑hig
```

继续查找，因为 $19<K$，说明待查元素若存在，必在[mid+1,hig]范围内，则指针 low 指向第 mid+1 个元素，求得 mid=4，比较第 4 个元素和 K 值，两者相等，则查找成功。所查元素即为序号等于指针 mid 的值。

```
（05, 13, 19, 21, 37, 56, 64, 75, 80, 88, 92）
            ↑low↑hig
            ↑mid
```

再看给定值 K=84 的查找过程：

```
（05, 13, 19, 21, 37, 56, 64, 75, 80, 88, 92）
  ↑low              ↑mid              ↑hig
（05, 13, 19, 21, 37, 56, 64, 75, 80, 88, 92）
                       ↑low  ↑mid  ↑hig
```

（05, 13, 19, 21, 37, 56, 64, 75, 80, 88, 92）

↑low ↑hig

↑mid

（05, 13, 19, 21, 37, 56, 64, 75, 80, 88, 92）

↑hig ↑low

此时因为下界 low>上界 hig，则说明表中没有关键字 K=84 的元素，查找不成功。

假设折半查找查找成功时每个记录的查找概率相等，则查找成功的平均查找长度最多为 $\log_2 n+1$，查找不成功时平均查找长度也最多为 $\log_2 n+1$，当 n 值较大时，折半查找算法的平均查找长度为 $\log_2(n+1)-1$。折半查找的时间复杂度是 $O(\log_2 n)$ 。折半查找的优点是查找效率高，比较次数少，查找速度快，平均性能好；其缺点是仅适用于顺序存储结构的有序表（线性链表无法进行折半查找），且插入删除困难。因此，折半查找方法适用于不经常变动而查找频繁的有序列表。

2．排序

排序是将一个无序序列排列成按值递增或递减的有序序列。按照排序过程中涉及的存储器不同，可将排序方法分为两大类：一类是内部排序，指的是待排序数据存放在计算机内存中进行的排序过程；另一类是外部排序，是指排序过程中需对外存进行访问的排序过程。内部排序的方法主要可分为选择排序、交换排序、插入排序、归并排序和基数排序五类。

1）选择排序

选择排序基本算法为：每一趟从待排序的数据元素中选出最小（或最大）的一个元素，顺序放在已排好序的数列的最后，直到全部待排序的数据元素排完。简单选择排序是最简单的选择排序法，其方法为：在要排序的一组数中，选出最小（或者最大）的一个数与第 1 个位置的数交换；然后在剩下的数当中再找最小（或者最大）的与第 2 个位置的数交换，依次类推，直到第 n–1 个元素（倒数第二个数）和第 n 个元素（最后一个数）比较为止。简单选择排序算法如下：

```
Smp_Selecpass(ListType &r,int i){
    k=i;
        for(j=i+1;j<n;i++)
        if (r[j].key<r[k].key)
        k=j;
        if(k!=i)
        { t=r[i];r[i]=r[k];r[k]=t;}
    }

    Smp_Sort(ListType &r){
        for(i=1;i<n-1;i++)
        Smp_Selecpass(r,i);
    }
```

【例 8-8】 利用简单选择排序法对线性表（3,1,5,7,2,4,9,6）进行排序。排序过程如下：

原系列：　3，1，5，7，2，4，9，6

第一趟排序：　[1]，3，5，7，2，4，9，6

第二趟排序：　[1]，[2]，5，7，3，4，9，6

第三趟排序：　[1]，[2]，[3]，7，5，4，9，6

第四趟排序：　[1]，[2]，[3]，[4]，5，7，9，6

第五趟排序：[1], [2], [3], [4], [5], 7，9，6
第六趟排序：[1], [2], [3], [4], [5], [6], 9，7
第七趟排序：[1], [2], [3], [4], [5], [6], [7], 9
第八趟排序：[1], [2], [3], [4], [5], [6], [7], [9]

简单选择排序所需进行的关键字间的比较次数相同，均为 $n(n-1)/2$，因此简单选择排序的时间复杂度为 $O(n^2)$。

对简单选择排序的改进算法有二元选择排序、树形选择排序、堆排序等。二元选择排序方法：为每趟循环确定两个元素（当前趟最大和最小记录）的位置，从而减少排序所需的循环次数。改进后对 n 个数据进行排序，最多只需进行[$n/2$]趟循环即可。树形选择排序又称锦标赛排序，首先对 n 个记录的关键字进行两两比较，然后在其中一半较小（较大）者之间再进行两两比较，如此重复，直到选出最小（最大）关键字的记录为止。树形选择算法的时间复杂度为 $O(n\log_2 n)$。堆排序亦是一种树形选择排序，是对直接树形选择排序的有效改进，可减少辅助存储空间、减少比较次数，适用于记录较多的文件的选择排序。设有 n 个元素的序列$\{k_1, k_2..., k_n\}$，当且仅当满足下列关系时，称之为堆。关系一：$k_i \leq k_{2i}$；关系二：$k_i \leq k_{2i+1}$（$i=1,2,...,n/2$）。堆排序方法为：初始时把要排序的 n 个数的序列看作是一棵顺序存储的二叉树（一维数组存储二叉树），调整它们的存储顺序，使之成为一个堆，将堆顶元素输出，得到 n 个元素中最小（或最大）的元素，这时堆的根结点的数最小（或最大）。然后对前面（$n-1$）个元素重新调整使之成为堆，输出堆顶元素，得到 n 个元素中次小（或次大）的元素。依此类推，直到只有两个结点的堆，并对它们作交换，最后得到有 n 个结点的有序序列。

2）交换排序（冒泡排序）

交换排序基本思想为：在要排序的一组数中，对当前还未排好序的范围内的全部数，自上而下对相邻的两个数依次进行比较和调整，它们的排序与排序要求相反时，就将两者互换位置，即像水中气泡一样，让较大的数往下沉，较小的往上冒，因此，又称为冒泡排序。冒泡排序算法如下：

```
void bubbleSort(int a[],int n){
    for(int i=0; i<n-1;++i) {
        for(int j=0; j<n-i-1;++j) {
            if(a[j]>a[j+1])
            {
                int tmp=a[j]; a[j]=a[j+1];  a[j+1]=tmp;
            }
        }
    }
}
```

对冒泡排序常见的改进方法是加入一个标志性变量 exchange，用于标志某一趟排序过程中是否有数据交换，如果进行某一趟排序时并没有进行数据交换，则说明数据已经按要求排列好，可立即结束排序，避免不必要的比较过程。该冒泡排序算法的具体操作步骤如下：

（1）从头开始，比较相邻的元素，如果前者比后者大，就把它们两个调换位置。

（2）依次对每一对相邻元素做同样的工作，从开始第一对到结尾的最后一对。这步做完后，最后的元素会是最大的数。

（3）除了每次比较得到的最后一个元素外，针对其余所有的元素重复以上的步骤。

（4）持续每次对越来越少的元素重复上面的步骤，直到没有任何一对数字需要比较为止。

【例 8-9】 利用冒泡排序法对线性表（3,1,5,7,2,4,9,6）进行排序。排序过程如下：

（其中标志性变量 exchange 为 0 表示无数据交换，为 1 表示有数据交换。）

原系列：　3，1，5，7，2，4，9，6

第一趟排序（exchange=1）：　1，3，5，2，4，7，6，[9]

第二趟排序（exchange=1）：　1，3，2，4，5，6，[7]，[9]

第三趟排序（exchange=1）：　1，2，3，4，5，[6]，[7]，[9]

第四趟排序（exchange=0）：　1，2，3，4，[5]，[6]，[7]，[9]

冒泡排序的时间复杂度为 $O(n^2)$。快速排序是对冒泡排序的一种改进，通过一趟排序将待排记录分割成独立的两部分，其中一部分记录的关键字均比另一部分记录的关键字小，则可分别对这两部分记录继续进行排序，以达到整个序列有序。当待排序的关键字是随机分布时，快速排序的平均时间最短。在所有同数量级的排序方法中，就平均时间而言，快速排序的平均性能被认为是本章所介绍排序算法中最好的。

3）插入排序

插入排序是指将无序序列中的各元素依次插入到已经有序的线性表中。即先将序列的第 1 个记录看成是一个有序的子序列，然后从第 2 个记录逐个进行插入，直至整个序列有序为止。

【例 8-10】 利用插入排序法对线性表（3,1,5,7,2,4,9,6）进行排序。排序过程如下：

第一趟排序：　（3），1,5,7,2,4,9,6

第二趟排序：　（1，3），5,7,2,4,9,6

第三趟排序：　（1，3，5），7,2,4,9,6

第四趟排序：　（1，3，5，7），2,4,9,6

第五趟排序：　（1，2，3，5，7），4,9,6

第六趟排序：　（1，2，3，4，5，7），9,6

第七趟排序：　（1，2，3，4，5，7，9），6

第八趟排序：　（1，2，3，4，5，6，7，9）

插入排序的时间复杂度为 $O(n^2)$。插入排序适用于待排序记录的数量 n 很小时的排序，但当 n 记录数量大时，则不宜采用直接插入排序。

在直接插入排序中，为了找到插入位置，采用了顺序查找的方法。为了提高查找速度，可以采用折半查找，这种排序称折半插入排序。折半插入排序是为减少排序过程中移动记录的次数，在折半插入排序的基础上加以改进的算法。希尔排序是对直接插入排序的改进算法，又叫缩小增量排序。它的基本思想是，先将整个待排序的记录序列分割成为若干子序列分别进行直接插入排序，待整个序列中的记录“基本有序”时，再对全体记录进行依次直接插入排序。操作方法为：先将要排序的一组记录按某个增量 d 分成若干组子序列，每组中记录的下标相差 d。对每组中全部元素进行直接插入排序，然后再用一个较小的增量（如 $d/2$）对它进行分组，在每组中再进行直接插入排序。继续不断缩小增量直至为 1，最后使用直接插入排序完成排序。希尔排序的时间复杂度较直接插入排序低，在时间效率上优于其余插入排序法。

参 考 文 献

[1] 吴刚，屠志青. 医药计算机基础教程[M]. 北京：中国铁道出版社，2017.

[2] 王爱平. 大学计算机应用基础[M].西安：电子科技大学出版社，2017.

[3] 刘德山，杨洪伟，崔晓松. Python 3 程序设计[M]. 2 版. 北京：人民邮电出版社，2022.

[4] 希尔皮斯科. Python 金融大数据分析：第 2 版[M]. 姚军，译. 北京：人民邮电出版社，2020.

[5] 贾宗福. 新编大学计算机基础教程[M]. 3 版. 北京：中国铁道出版社，2014.

[6] 严蔚敏. 数据结构[M]. 2 版. 北京：人民邮电出版社，2015.

[7] 齐治昌. 软件工程[M]. 2 版. 北京：高等教育出版社，2005.

[8] 史济民. 软件工程原理、方法与应用[M]. 北京：高等教育出版社，2000.

[9] 邓正宏. 面向对象技术[M]. 北京：国防工业出版社，2004.

[10] 刘卫国. Visual Basic 程序设计教程[M]. 北京：北京邮电大学出版社，2007.

[11] 喻桃阳. PHP 快速入门与商用项目培训[M]. 北京：清华大学出版社，2011.

[12] 章颖. 大学计算机文化基础[M]. 杭州：浙江大学出版社,2010.

[13] 唐永华. 大学计算机基础[M]. 2 版. 北京：清华大学出版社，2015.

[14] 郭刚. Office 2010 应用大全[M]. 北京：机械工业出版社, 2010.

[15] 约翰逊. Office 2010 图解应用大全[M] . 2 版. 知行科技，译. 北京：中国青年出版社, 2014.

[16] 李密生，韩坤. 计算机硬件及组装维护[M]. 北京：清华大学出版社，2011.

[17] 陈勇. 计算机基础[M]. 天津：天津科学技术出版社，2011.

[18] 张艳. 大学计算机基础[M]. 北京：清华大学出版社，2010.

[19] 张云鹏，朱怡安. 计算机系统导论[M]. 西安：西北工业大学出版社，2009.

[20] 李柳柏. 大学计算机基础[M]. 北京：北京邮电大学出版社，2009.

[21] 孙海霞. 计算机基础[M]. 西安：陕西科学技术出版社，2013.

[22] 张增良. 计算机基础与实践[M]. 西安：西安交通大学出版社，2011.

[23] 秋叶，杨伟洲. 说服力：让你的 PPT 会说话[M]. 北京：人民邮电出版社，2018.